神奇養生茶包超對症速效

製作簡單 攜帶方便 隨時可喝 永遠有效

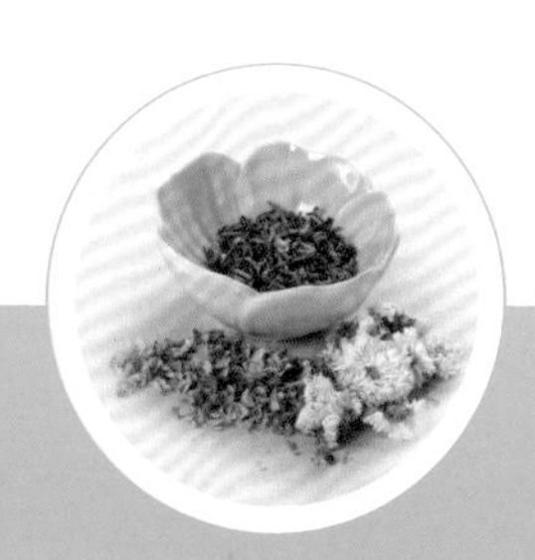
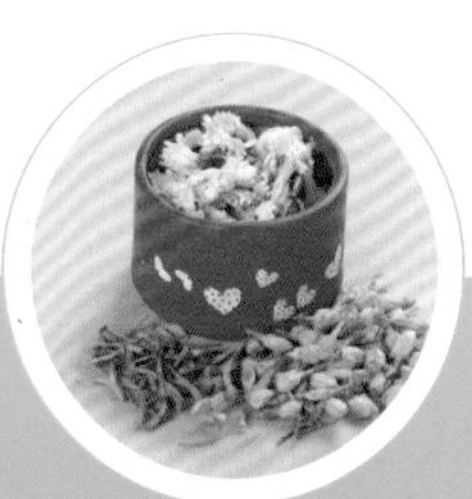
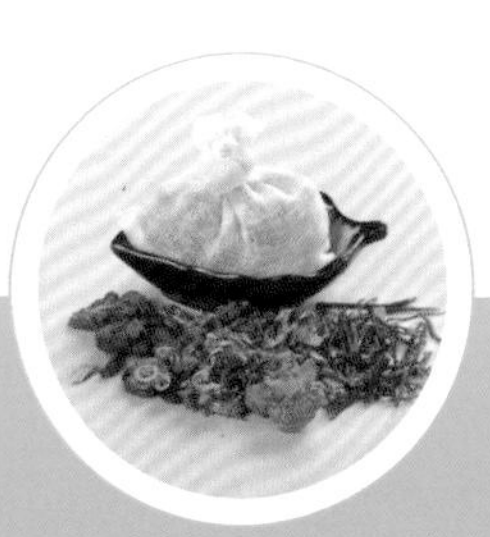
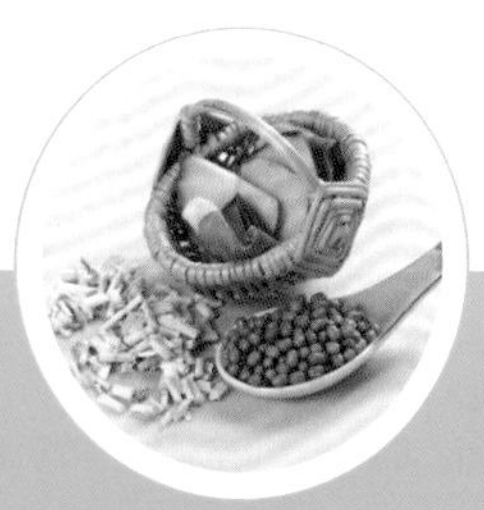

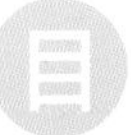

目錄 CONTENTS

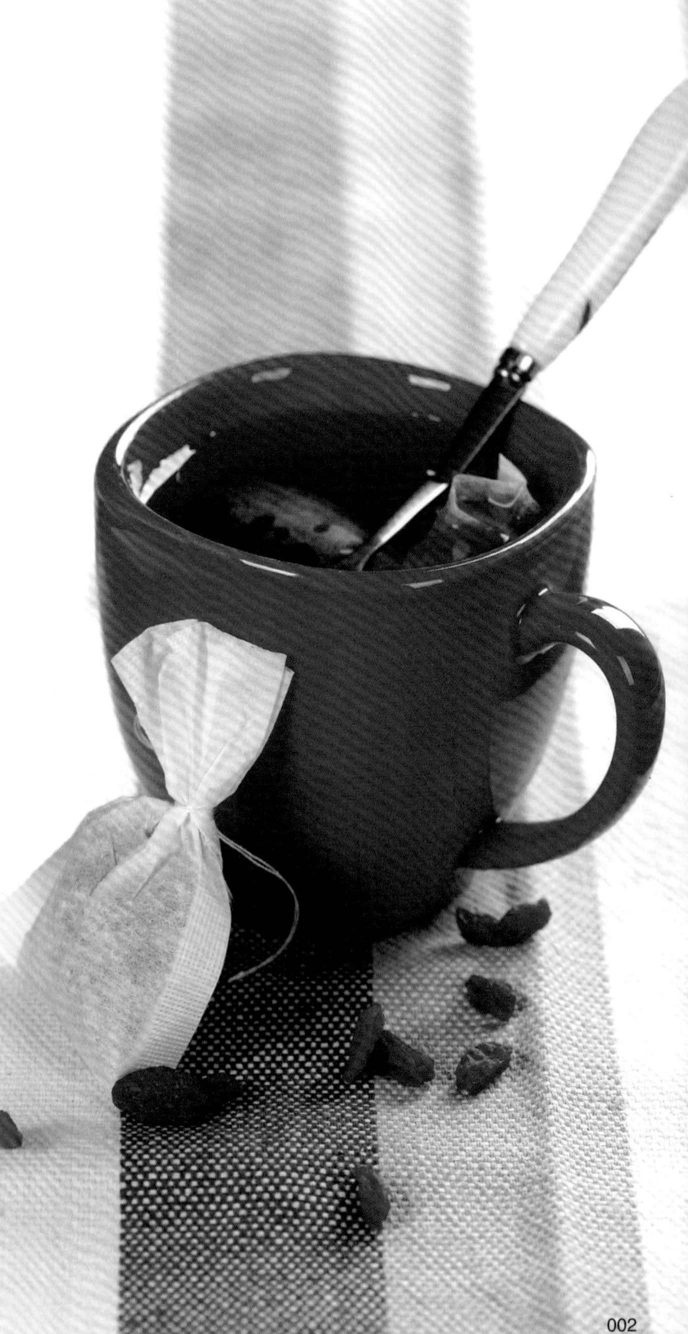

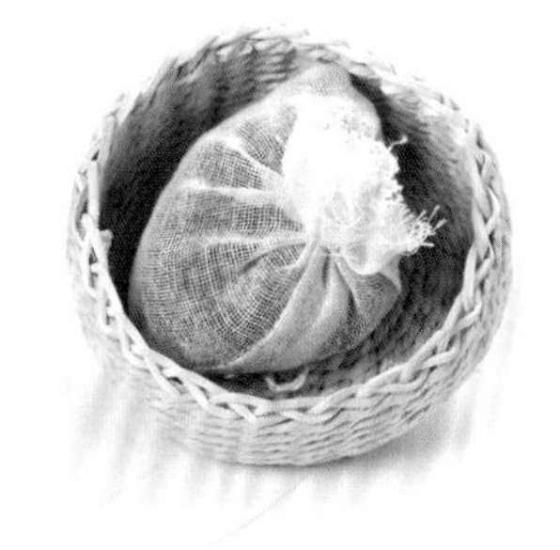

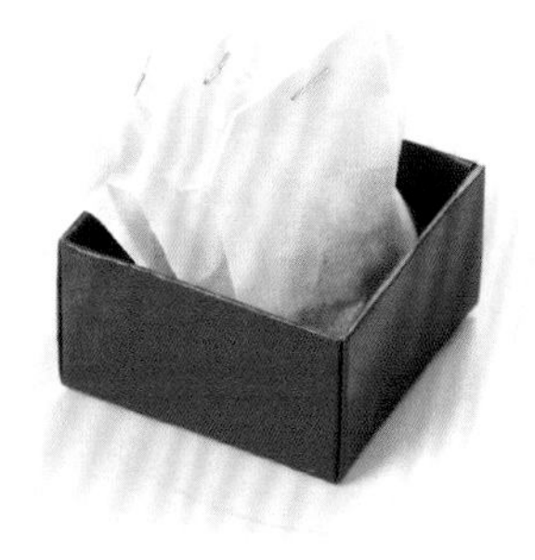

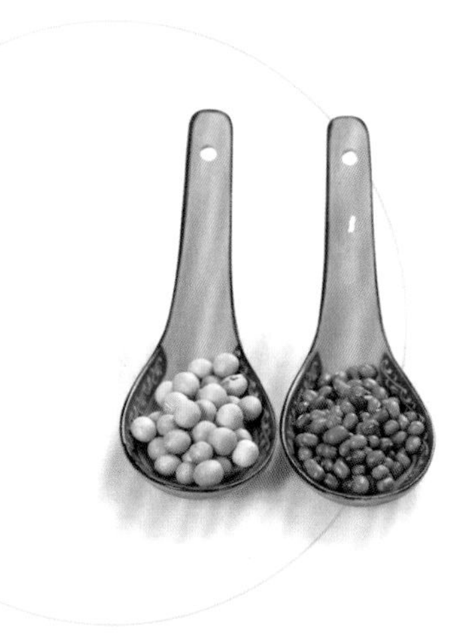

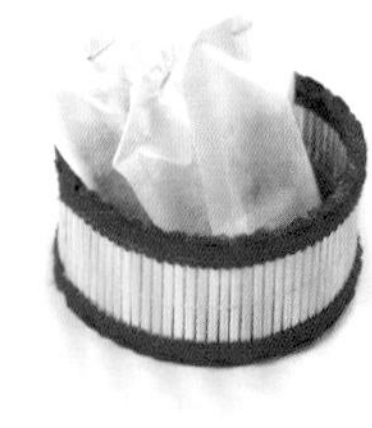

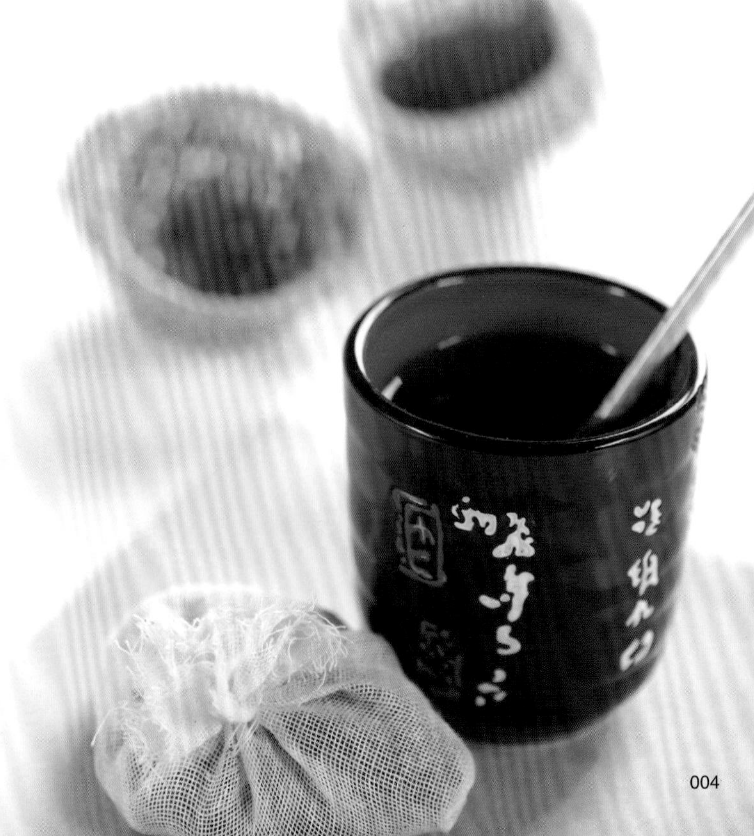

PART 4 為家人量身打造的保健茶包……175

PART 5 給上班族準備的職業茶包……221

附錄　進補茶方

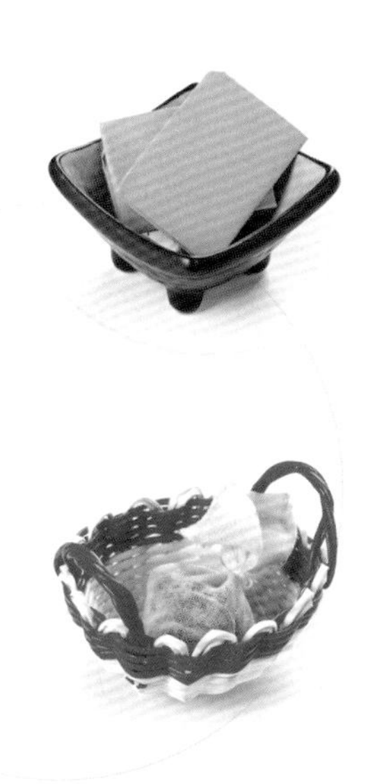

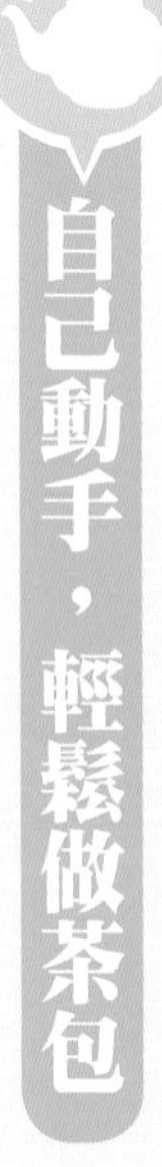

自己動手，輕鬆做茶包

茶飲是一種既傳統又時尚，適合一般人使用的保健養生方式，它既沒有熬製中藥的勞心勞力，喝起來讓人苦不堪言；也沒有烹煮養生藥膳的繁瑣勞累，還要擔心可能造成食材的浪費。

自己在家輕鬆動手，短則幾分鐘，長則十幾分鐘，就可以做出幾天，甚至可供更長時間使用的茶包，喝的時候只要用熱水輕輕一沖就好，簡單方便。而且用量準確，完全不用擔心喝多了有負擔或喝少了沒效果。

享受生活的一杯清茶，就是這麼簡單，也許略帶苦澀，但更多的是沁人心脾的芳香。首先，要懂得選擇合適的茶包袋：

紗布茶包袋

可以直接從藥店購買藥用或普通紗布，使用前，先將紗布用水煮5分鐘，再置於陽光下曬乾，不但能去除醫用紗布難聞的藥味，也能徹底消除普通紗布上可能殘留的細菌。

製作茶包時要根據裡面要包的材料控制大小。普通的茶葉、塊狀、顆粒狀材料需要的茶包袋比較小，一般用3×3公分即可；而其他如葉子、花、根鬚及新鮮材料所佔的空間較大，可以用5×5公分的茶包袋。當然也可以簡單地拿紗布將材料包好，再用棉線一捆即完成。

有些人覺得純棉布也是一種安全衛生的選擇，其實不然，很多的純棉布並非宣傳的100％純棉，也可能會含有一定比例的化學纖維，即使是100％純棉，也是以製作服裝為目的，在加工的過程中可能使用了漂白等程序，不宜用來當做飲用的茶包。

市售茶包袋

市售茶包袋是用專業的濾紙做成的，大小有一定的規格，只要直接把材料裝進去，十分方便。在超市或網路均有販售，價格也很實惠。

市售茶包袋因為是專門為放茶葉製造

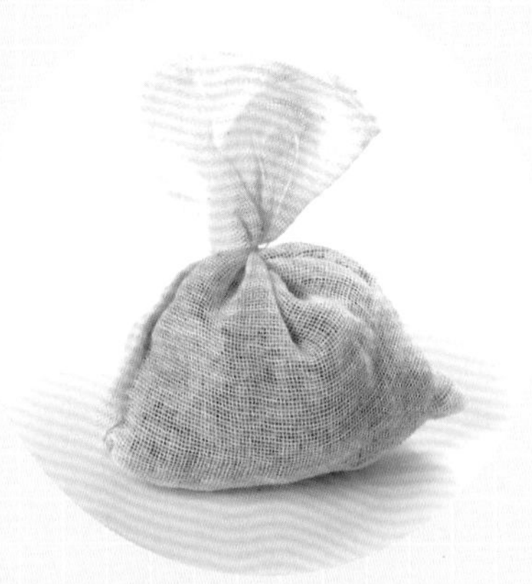

的，所以尺寸偏小，裝填材料比較不方便，我們可以使用湯匙盛取，再放入茶包袋中。家裡有茶具的，可以用盛茶葉的茶則來盛取。

紙茶包

選擇包食品或包藥品的專用紙，將材料包進去即可。紙茶包不能直接拿來沖泡，一般用來包沖服的材料，例如核桃粉、芝麻粉等。

紙茶包包材料時最好直接折好，如果不懂方法，可以用訂書機幫忙，最好不要用膠水或雙面膠，因為裡面都含有一定的化學揮發物質，對健康不利。

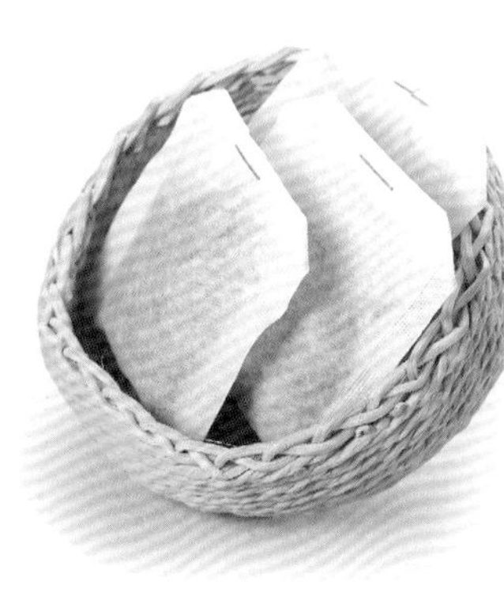
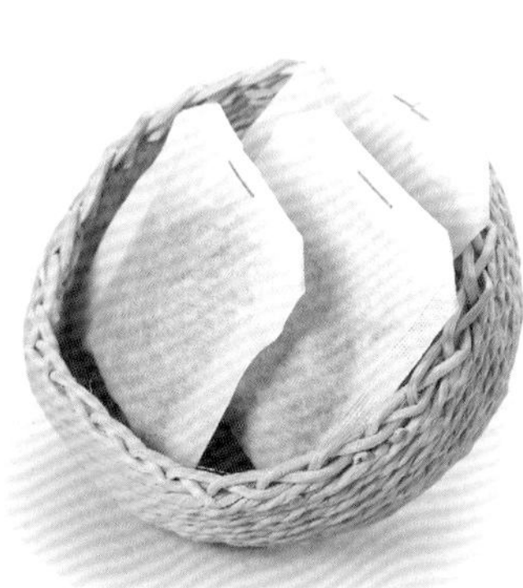
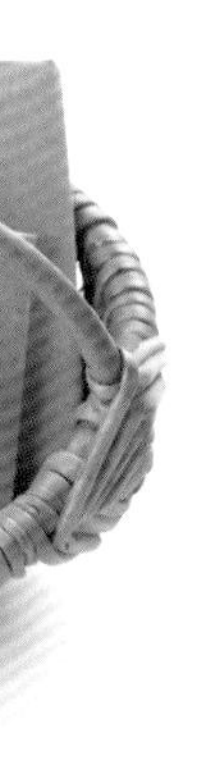

紗布茶包袋和市售茶包袋的優勢比較

市售茶包袋

*外形美觀。
*價格便宜，使用方便。
*可以裝一些粉末狀的材料。

紗布茶包袋

*大小隨意，靈活多變。
*可以包一些枝葉、絲狀和其他體積較大的材料。
*可以包一些新鮮的材料。

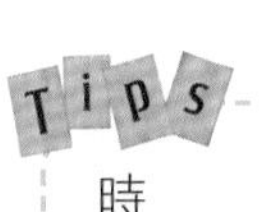

茶包的儲存

為了沖泡方便，我們往往會一次做好幾天份的茶包，普通材料一般預備幾天，甚至一星期，新鮮材料如苦瓜片、冬瓜皮、西瓜翠衣等則一般只做1～2天份。

普通無水分的茶包一般放置在乾燥、避光的常溫環境下即可，如果帶有粉末的細紗布袋，則最好放在盒子裡。

使用了新鮮材料的茶包不能一次做得太多，儲存時可以先用保鮮膜密封，再放在冰箱的冷藏室裡。

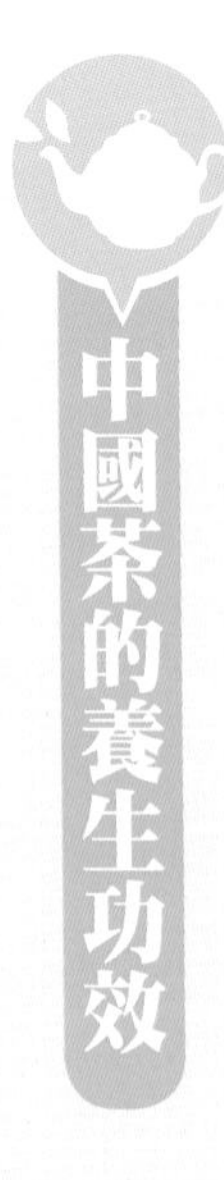

中國茶的養生功效

茶葉本身就是一種非常好的保健食品，李時珍在《本草綱目》中寫道：「茶體輕浮，採摘之時芽蘖初萌，正得春生之氣。味雖苦而氣則薄，乃陰中之陽，可升可降。」說明茶葉是一種適用性非常廣、滋補全面的飲品。

飲茶發展到現在，不僅茶葉的種類、沖泡方法、茶文化等得到了深入發展，關於茶葉的健康功效研究也越來越多。

研究證實，茶葉中含有500多種化學物質，這些成分大多對人體有益，在這些有益元素的共同作用下，可以達到對人體防病治病的療效。

喝茶可以補充營養

茶葉內的化學物質大部分為營養成分，如維生素、蛋白質、胺基酸、類脂類、糖類及礦物質元素等。

喝茶可以預防心臟病

茶葉中含有大量類黃酮和維生素等可使血液不易凝結成塊的天然物質，每天至少喝一杯茶可使心臟病發作的危險降低44％。

喝茶可以明目

《神農本草經》記載，飲茶具有「明目」、「清頭目」的功效，茶所含的維生素，特別是胡蘿蔔素、維生素C、維生素B_1等是維持眼睛生理功能不可或缺的物質。

喝茶可以長壽

《神農食經》曾記載有「久服令人有力悅志」，在《雜錄》中也曾記載有「茗茶輕身換骨」之功效。

喝茶可以健腦

多喝茶能使人的大腦更健康，還能預防因衰老引起的記憶力減退和老年癡呆症等。

喝茶可以消炎

茶中的茶多酚和鞣酸能凝固細菌的蛋白質，將細菌殺死。可用於輔助治療腸道疾病，如霍亂、傷寒、痢疾、腸炎等。其中又以綠茶的抑菌作用強於其他茶葉。

喝茶可以護牙

茶中含有氟，氟離子與牙齒的鈣質有很強的親和力，能變成一種較難溶於酸的「氟磷灰石」，就像給牙齒加上一個保護層，提高了牙齒防酸抗齲能力。

喝茶可以提高抵抗力

茶葉中的兒茶素具有抑制流感病毒活性的作用，堅持用茶水漱口可以有效地預防流感。相對而言，綠茶預防流感的效果最好。

喝茶可以降膽固醇

茶中的咖啡因與磷酸、糖等物質形成核甘酸，核甘酸有很強的脂肪分解能力，對食物的代謝達到了重要的作用；茶中的咖啡因提高胃酸和消化液的分泌量，增強腸胃對脂肪的消化和吸收能力；茶中的兒茶素類化合物能加快脂肪的分解；茶中的葉綠素可阻礙胃腸道對膽固醇的消化和吸收，破壞進入腸肝循環中的膽固醇，使血液中膽固醇的含量降低。

喝茶能防治糖尿病

飲茶可以有效地降低血糖，並具有止渴、增強體力的功效。糖尿病患者一般宜飲粗茶，飲茶量可稍增多一些，一日內可數次泡飲，使茶葉的有效成分在體內保持足夠的濃度。飲茶的同時，可以吃些南瓜食品，這樣效果會更佳。

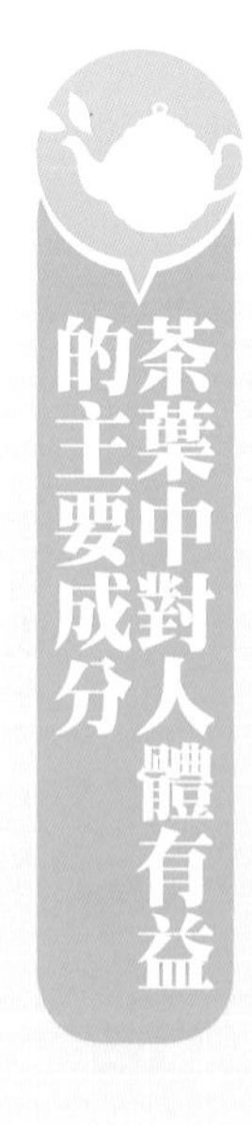

胺基酸

●成分：茶葉中的有20多種，其中茶胺酸的含量占胺基酸總量的50％以上。

●保健作用：有的胺基酸和人體健康有密切關係。如谷胺酸能降低血氨，治療肝昏迷；蛋胺酸能調整脂肪代謝。

多酚類化合物

●成分：可溶性的多酚類化合物在紅茶中的含量為10～20％，它主要由兒茶素類、黃酮類、花青素和酚酸組成，以兒茶素類化合物含量最高，約佔70％，是決定茶葉色、香、味的重要成分；黃酮類物質是形成茶葉湯色的主要物質之一；花青素呈苦味，如花青素過多，茶葉品質就會受到影響；酚酸包括綠原酸、咖啡酸等，含量較低。

●保健作用：多酚類化合物具有防止動脈硬化、降血脂、消炎抑菌、防輻射、抗癌、抗突變等多種功效。

咖啡因

●成分：咖啡因是茶葉中一種含量很高的生物鹼。每杯150毫升的茶湯中含有40毫克左右咖啡因。

●保健作用：咖啡因是一種中樞神經的興奮劑，具有提神的作用。

維生素B群

●成分：茶葉中維生素B群的含量一般為每克茶葉含0.1～0.2毫克。

●保健作用：其含量最高的維生素B_5可以預防癩皮病等皮膚病；茶葉中維生素B_1含量比蔬菜高，能維持神經、心臟和消化系統的正常功能；每天飲用5杯茶可滿足人體維生素B_2需要量的5～7％，維生素B_2可以增強皮膚的彈性和維持視網膜的正常功能；滿足人體維生素B_{11}需要量的6～13％，參與人體核甘酸生物合成和脂肪代謝功能。

維生素C

●成分：高級綠茶中維生素C的含量可高達0.5％。

●保健作用：維生素C能防治壞血病，增加身體的抵抗力，促進傷口癒合。

維生素E

●成分：乾茶葉中維生素E的含量為每克茶葉0.3～0.8毫克。

●保健作用：維生素E可以抵抗人體中脂質過度氧化過程，具有抗衰老的作用。

維生素K

●成分：每克乾茶葉含維生素K 0.3～0.5毫克，每天飲用5杯茶即可滿足人體的需要。

●保健作用：維生素K可促進肝臟合成凝血素。

礦物質

●成分：茶葉中含有氟、鈣、磷、鉀、硫、鎂、錳、鋅、硒、鍺等多種礦物質元素。

●保健作用：鉀可維持心臟的正常功能；錳參與人體多種酶促反應，並與骨骼代謝、生殖功能和心血管功能有關；磷是骨骼、牙齒及細胞核蛋白的主要成分；硒和鍺在抗腫瘤方面也有積極的作用。茶葉的氟含量很高，對預防齲齒和防治老年骨質疏鬆有明顯的效果。部分地區茶葉中的硒含量很高，它具有抗癌功效。

Tips

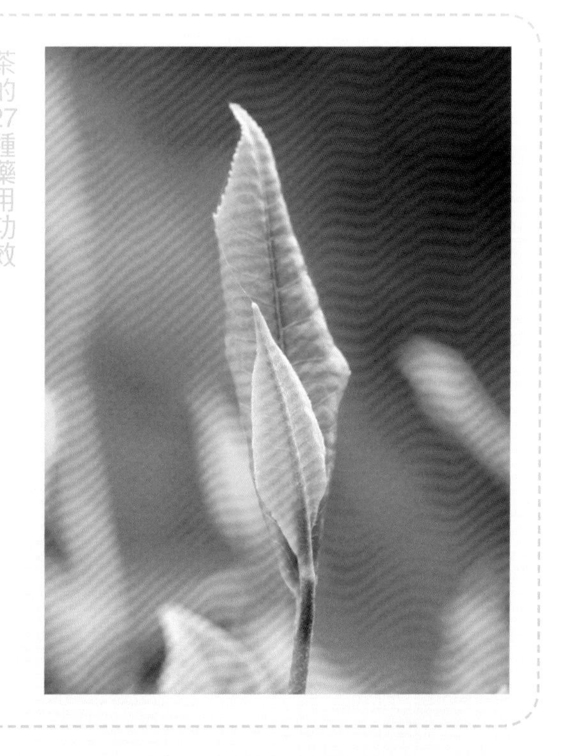

茶的27種藥用功效

安神除煩、助眠、明目、清頭目、下氣、消食、醒酒、解膩、清熱解毒、止渴生津、祛痰、治痢、療瘡、利水、通便、祛風解表、益氣力、堅齒、美膚、減肥、降血脂、降血壓、強心、補血、抗衰老、抗癌、抗輻射。

簡單、有效的泡茶食材和中藥材

花草類

玫瑰花	滋潤養顏、護膚美容、活血、保護肝臟、消除疲勞
薰衣草	去疤美容、鬆弛神經
菊花	平肝明目、清火降壓
茉莉花	化濕和中、理氣解鬱
槐花	清肝瀉火
金銀花	清熱解毒、去火防感冒
柿葉	利尿通便、消腫、減肥、降壓、降脂
馬齒莧	清熱解毒、利水祛濕、散血消腫、消炎止痛
槐葉	清熱、涼血、止血

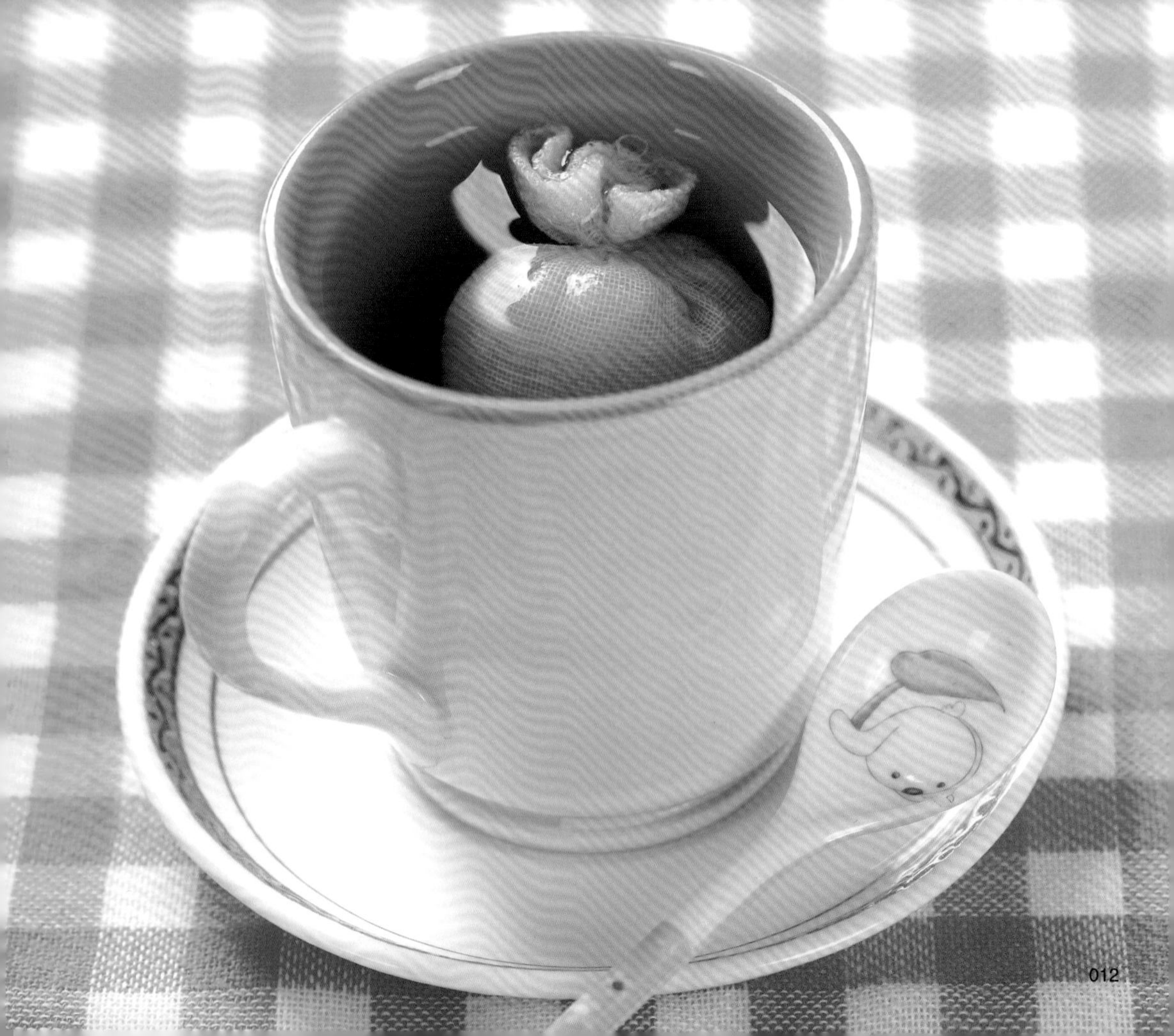

食物類

西瓜皮	利尿、去腫、解熱
芹菜	降壓、預防動脈硬化
荸薺	滋陰潤肺、養胃去火
山楂	消食健胃、活血化瘀、收斂止痢
蓮子	養心、安神明目、健脾補胃、培補元氣
冬瓜皮	治腫脹、消熱毒、利尿
生薑	發汗解表、溫中止嘔、溫肺止咳、解毒
苦瓜	消暑清熱、解毒、健胃、除邪熱、聰耳明目
葫蘆殼	消熱解毒、潤肺利便
白蘿蔔	清熱生津、涼血止血、下氣寬中、消食化滯、開胃健脾、順氣化痰
冰糖	潤肺、止咳、化痰、去火

黑糖	益氣補血、健脾暖胃、緩中止痛、活血化瘀
柚子皮	清火潤肺、止咳消炎
冬瓜子	清肺化痰、消腫排膿
黑芝麻	補肝腎、益精血、潤腸燥
核桃仁	補腎溫肺、潤腸通便
韭菜子	溫補肝腎、壯陽固精、暖腰膝
松子仁	滋陰潤肺、美容抗衰、延年益壽
蔥白	發表散寒、通陽宣竅、解毒殺蟲
辣椒	溫中散寒、健胃消食
胡椒	溫中、下氣、消痰、解毒
蘿蔔子	消食、理氣化痰

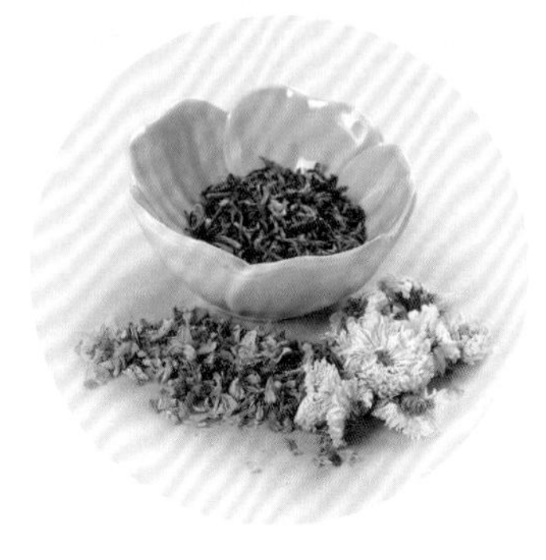

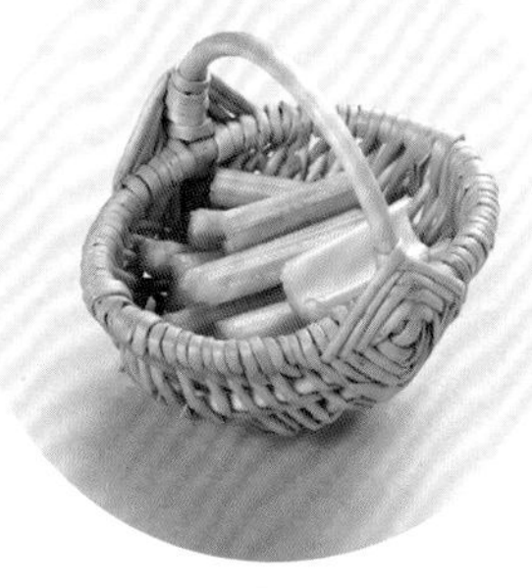

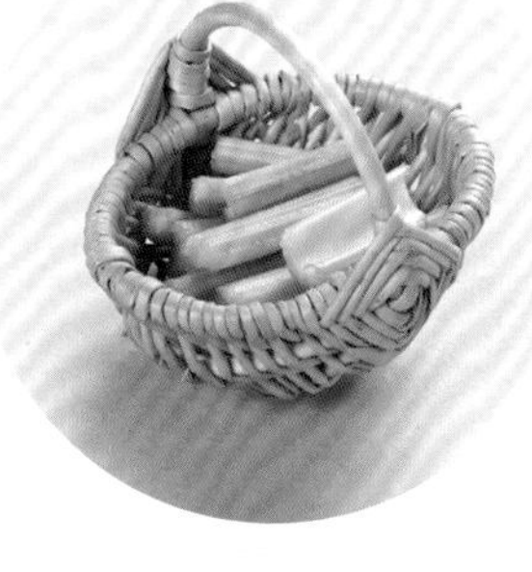

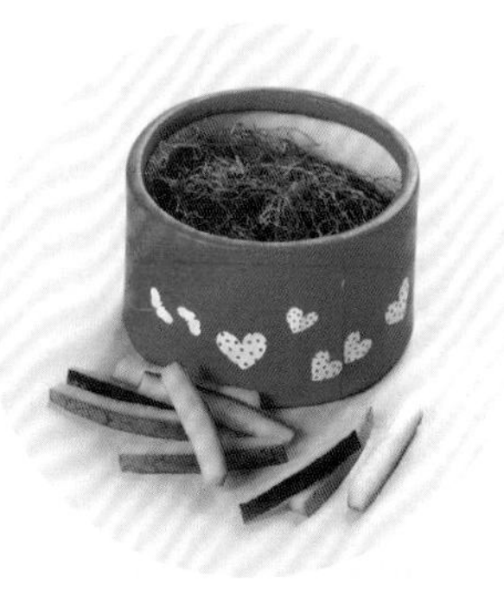

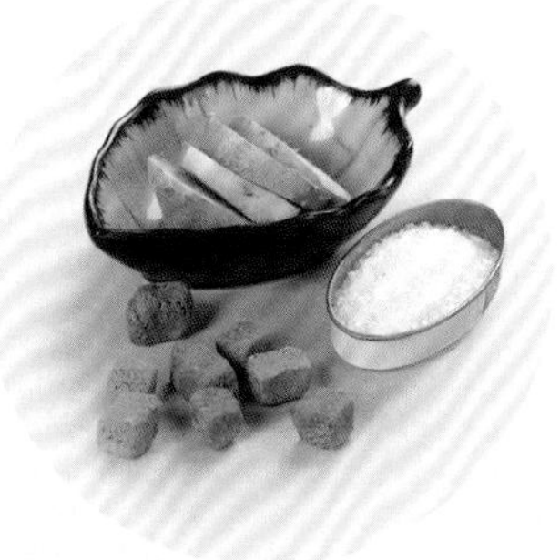

茶葉類

綠茶

綠茶具有提神清心、清熱解暑、消食化痰、去膩減肥、解毒醒酒、生津止渴、降火明目、止痢除濕等作用。綠茶中保留的天然物質成分，對防衰老、防癌、抗癌、殺菌、消炎等均有特殊效果，為發酵類茶所不及。

烏龍茶

烏龍茶具有提神益智、消除疲勞、生津利尿、解熱防暑、殺菌消炎、解毒防病、消食去膩、減肥健美等保健功效，在防癌症、降血脂、抗衰老等方面為茶中之冠。

黑茶

以普洱茶為代表的黑茶中含有較豐富的維生素和礦物質，另外，也有蛋白質、胺基酸、糖類物質等。對主食牛、羊肉和乳酪，飲食中缺少蔬菜和水果的居民而言，長期飲用黑茶，可補充人體必需礦物質和各種維生素。黑茶具有很強的解油膩、助消化等功能，這也是肉食民族特別喜歡這種茶的原因。另外，黑茶還有降脂、減肥、軟化血管、預防心血管疾病等功效。

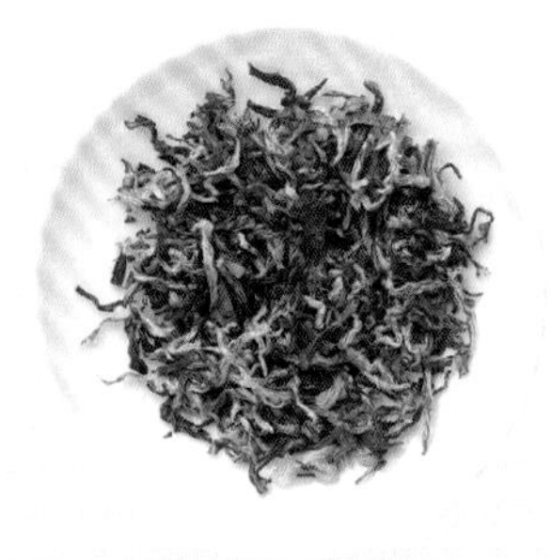

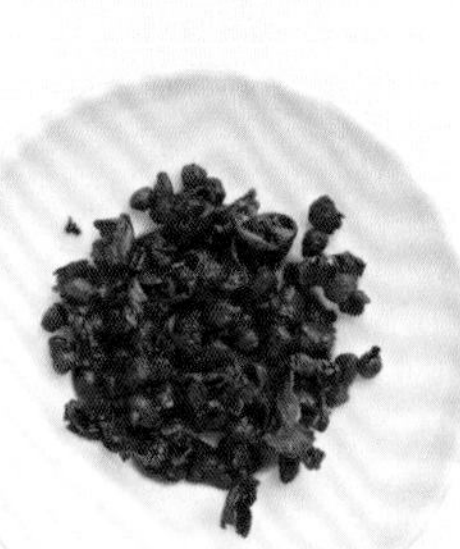

紅茶

紅茶可以幫助消化、促進食慾，利尿消水腫，並有強壯心臟功能。紅茶的抗菌力強，用紅茶漱口可防濾過性病毒引起的感冒，並預防蛀牙與食物中毒，降低血糖值與高血壓。

黃茶

黃茶中富含茶多酚、胺基酸、可溶糖、維生素等豐富營養物質，對防治食道癌有明顯功效。此外，黃茶鮮葉中天然物質保留有85％以上，而這些物質對防癌、抗癌、殺菌、消炎均有特殊效果。

白茶

白茶具有抗癌、防暑、解毒、治牙痛的功效，尤其是陳年的白毫銀針，可用做為兒童痲疹的退燒藥，其退燒效果比抗生素更好。

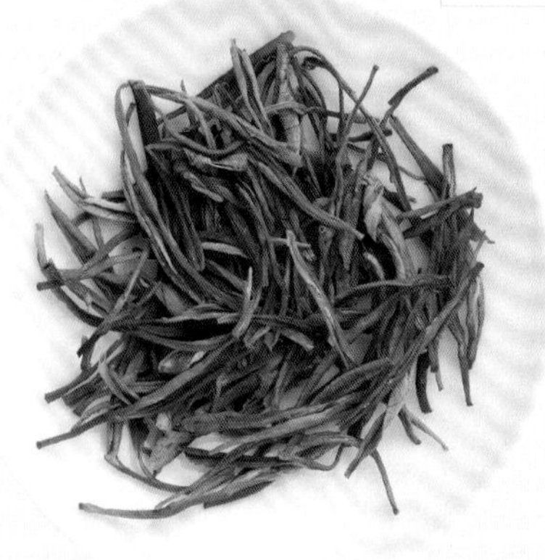

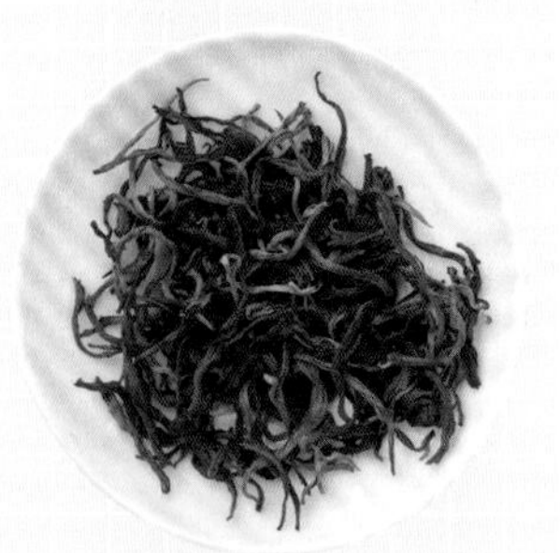

中藥類

人參	大補元氣、複脈固脫、補脾益肺、生津止渴、安神益智
何首烏	養血滋陰、潤腸通便
玉米鬚	涼血、泄熱、利水、消腫
七葉膽	降低血脂、調節血壓及血糖、促進尿酸代謝
決明子	明目、清血
枸杞	降糖、降脂、降壓、養肝
陳皮	理氣開胃、燥濕化痰
花生殼	斂肺止咳
荷葉	清暑利濕、升發清陽、止血、降血壓、降血脂
橘絡	敗毒抗癌、理氣化痰
蓮子心	清心去燥
羅漢果	清熱潤肺、止咳、利咽、滑腸通便
亞麻仁	養血祛風、補益肝腎
五味子	收斂固澀、益氣生津、補腎寧心
枇杷葉	清肺止咳、和胃降逆、止渴
橘紅	潤肺消痰、理氣止咳
僵蠶	祛風解痙、化痰散結
荊芥	祛痰、祛風、涼血

苦杏仁（北杏）	降氣止咳平喘、潤腸通便
棉花根	止咳、祛痰、平喘
白果	斂肺定喘、止帶縮尿
艾葉	散寒止痛、溫經止血
女貞子	補益肝腎、清虛熱、明目
絲瓜藤	舒筋、活血、健脾、殺蟲
牽牛子	瀉水通便、消痰滌飲、殺蟲攻積
川芎	活血行氣、祛風止痛
杜仲	補肝腎、強筋骨、安胎
麥芽	行氣消食、健脾開胃
夏枯草	解熱防暑、清火明目
甘草	補脾益氣、清熱解毒、祛痰止咳

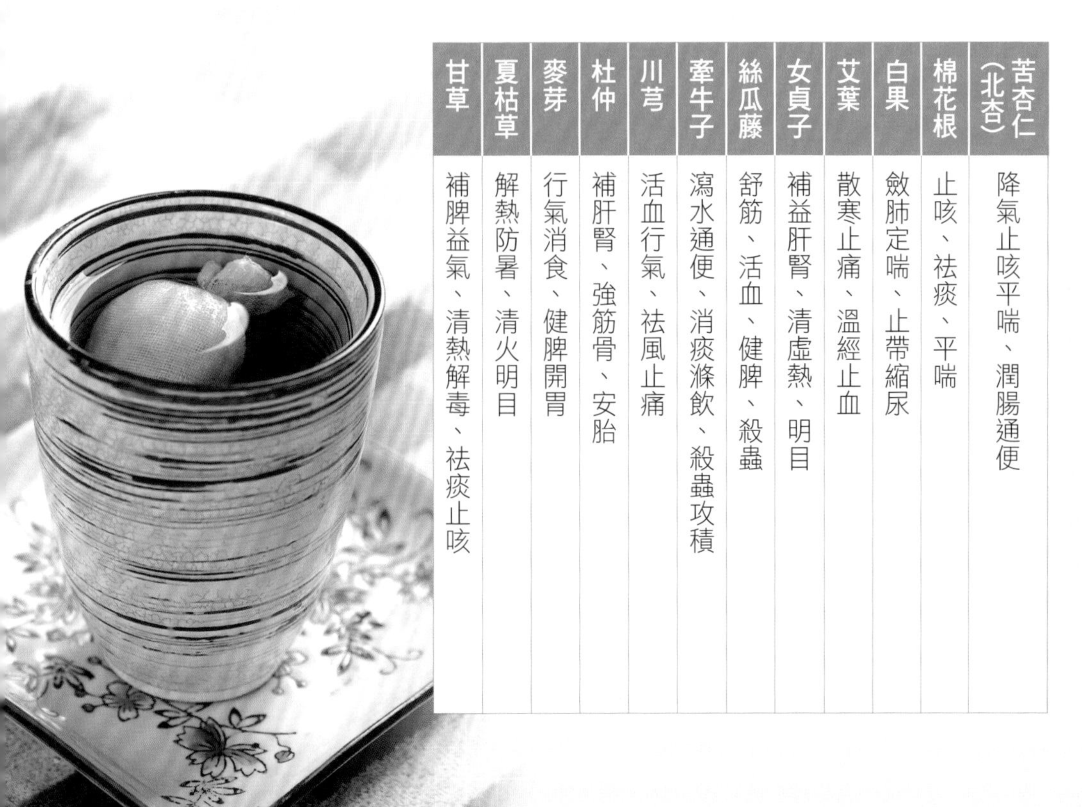

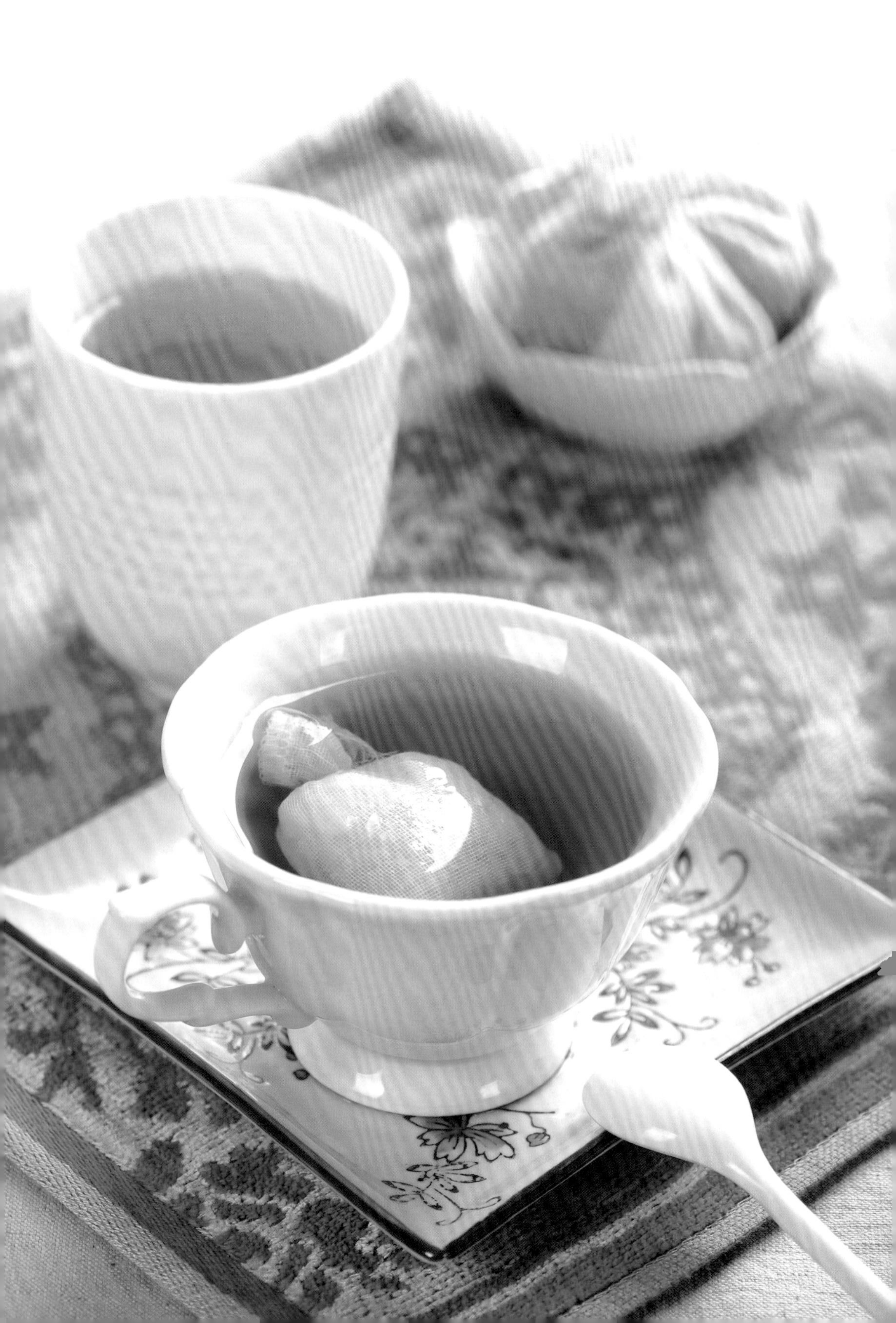

茶包小偏方，預防和調養

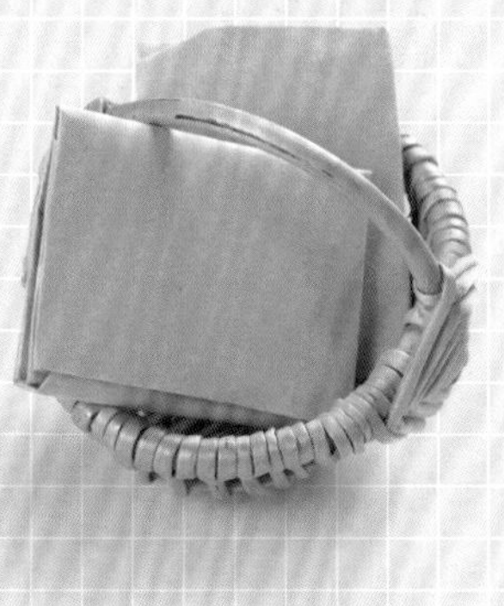

一點廚房裡常見的食材、幾種安全有效的中藥，
親自動手做一些小茶包，
熱水一沖，濃濃的茶香混合著淡淡的藥香，
原來，良藥未必非得苦口。
一點愛家人的心思，一點別具一格的巧思，
幫助家人調理疾病的同時，也緩解了疾病帶來的壞心情。
別忘了，心情愉悅本身也是一味醫百病的良藥。

高血壓

中醫認為，高血壓大多數是因為肝火過旺所導致的，因此調養時以疏肝氣、清肝火為主，要多吃水果蔬菜，尤其是帶苦味的各種蔬菜。飲食要清淡，忌濃烈，如濃茶、濃湯、烈酒、過鹹、過辣等都對高血壓不利。

菊槐雙花綠茶

材料／杭白菊 50 克，乾槐花 50 克，綠茶 20 克。

做法／

1. 先將杭白菊6朵一份分好，再將乾槐花、綠茶各分成等份。
2. 每份分別用茶包袋包好。
3. 取一份茶包，放入杯中，加熱水沖泡 3 分鐘後即可飲用。

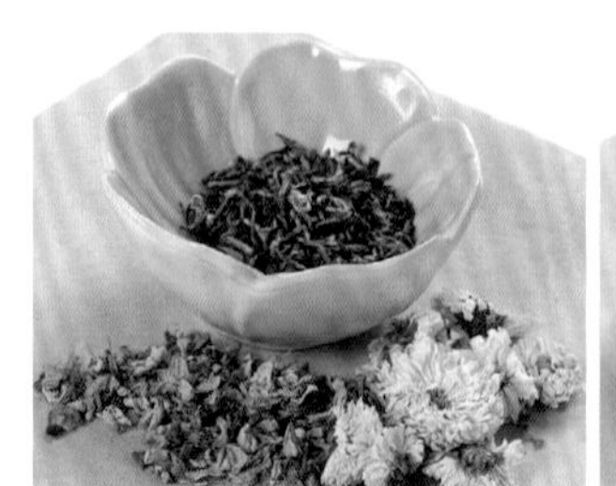

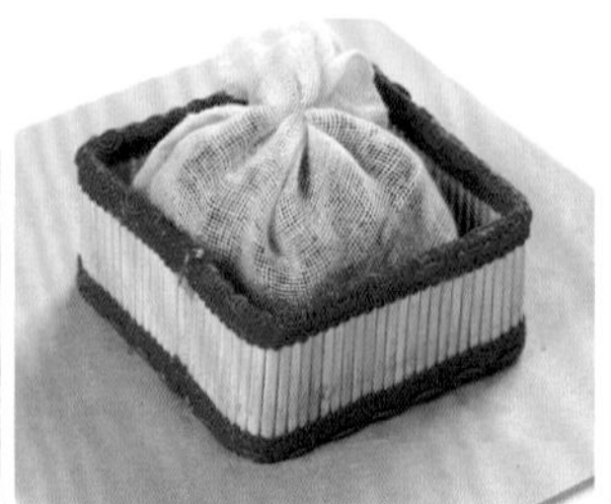

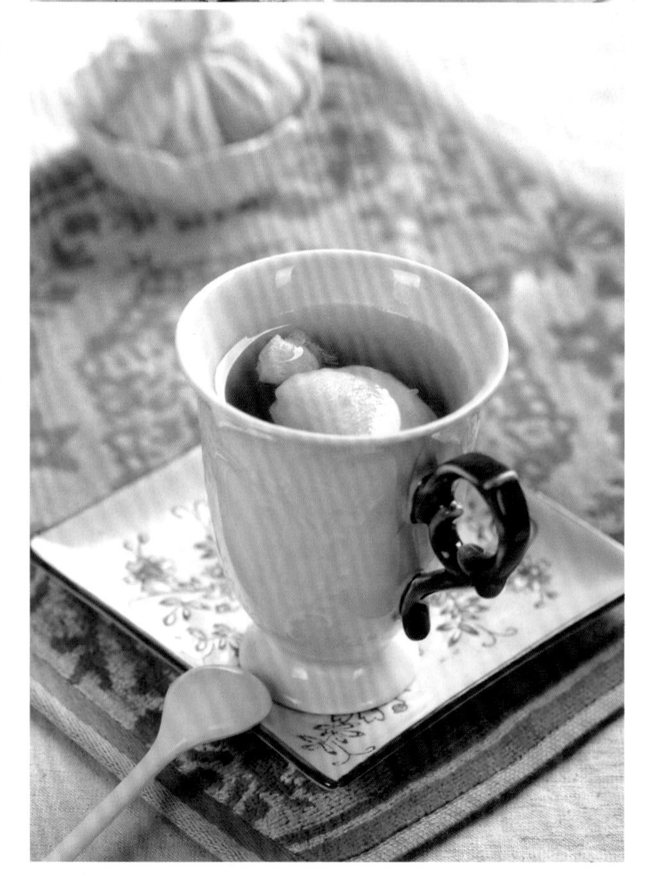

用法及宜忌

代茶飲，不限時間和次數，和平時喝茶一樣即可。脾胃虛寒的人每天不宜超過兩杯，最好飯後飲用以減少對腸胃的刺激。

功效

菊花平肝明目，槐花清肝瀉火，綠茶去火降脂，三合一有平肝祛風、清火降壓的作用，對早期高血壓引起的頭痛、頭暈、目赤腫痛、眼底出血、鼻出血等效果較佳。

小提醒

可用新鮮槐花代替，但使用新鮮槐花時應用 80℃的熱水沖泡，以免燙熟失去效果。

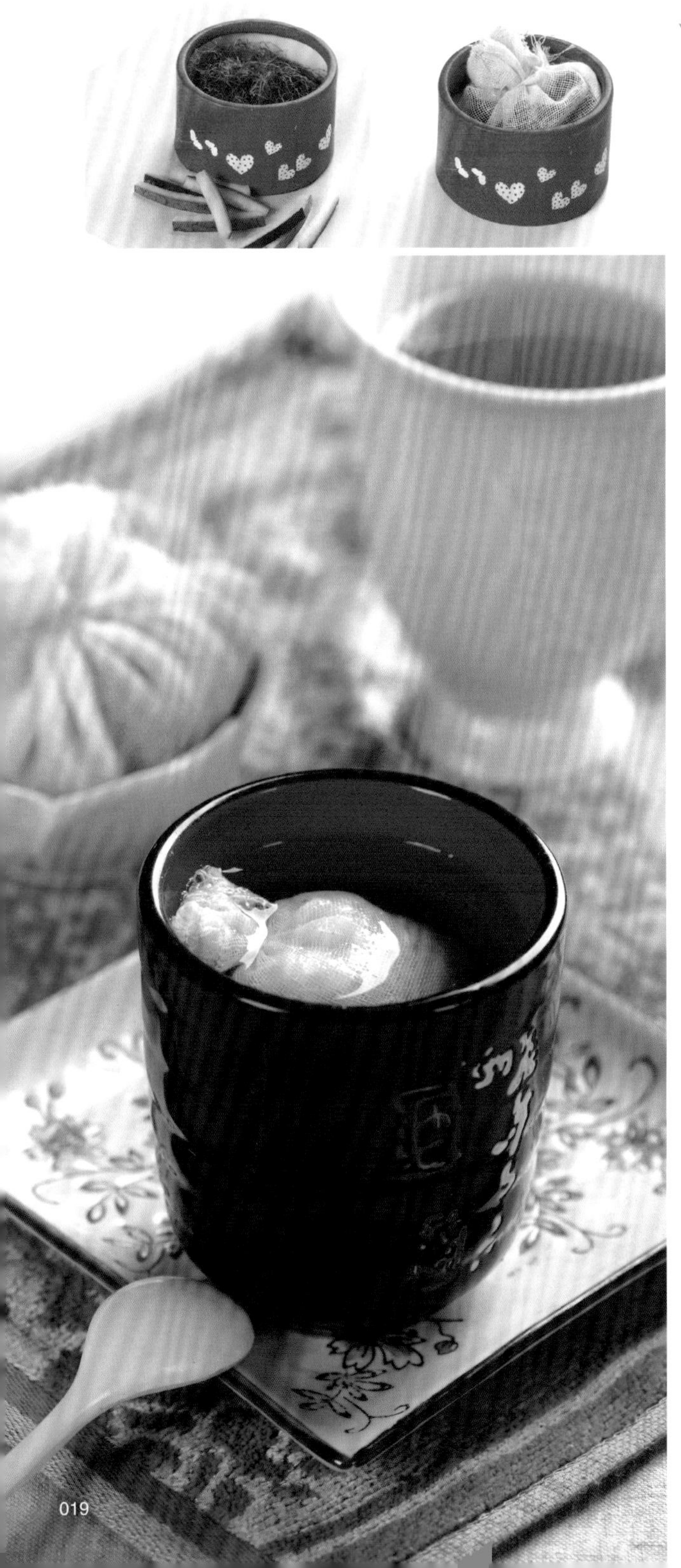

翠玉龍鬚茶

材料／乾玉米鬚 50 克，西瓜翠衣 10 克。

做法／

1. 將吃剩的西瓜用刀子把最外面的綠色皮切下來，0.2 ～ 0.3 公分厚即可。
2. 將西瓜皮切成細絲。
3. 將材料混合後分成 3 等份，各取一份用茶包袋裝好，熱水沖泡即可飲用。

用法及宜忌

每日 3 次，水溫不可過高，燙熟的西瓜皮效果降低。

功效

玉米鬚在中醫保健裡有非常廣泛的應用，它安全無毒、隨處可得，有涼血、瀉熱的功效，可去體內的濕熱之氣，它還能利水、消腫。中醫治療高血壓主要的方法就是清肝火、去煩熱，所以玉米鬚是家庭用非常好的降壓材料。

西瓜皮顏色翠綠，又有個好聽的名字——西瓜翠衣，是一種非常好的保健食品，有利尿、消腫、解熱的功效，可以泡水喝、炒菜吃，也可以晾乾後做成可口的零食。

小提醒

吃西瓜一般是在炎熱的夏季，挑選泡茶用的西瓜皮時一般選擇脆而不硬的，而且西瓜糖分、水分含量都比較高，通常一、兩個小時就會變質，所以加工西瓜皮時不能像橘子皮一樣吃完選擇保存下來，而應該一開始就切好放在冰箱裡。

芹菜茶

材料／芹菜 100 克。

做法／

1. 芹菜去葉留莖，清洗乾淨。
2. 芹菜用開水燙半分鐘。
3. 切成碎末，分成 6 等份用茶包袋包好，用熱水沖泡即可飲用。

用法及宜忌 每天早晚各一杯，無禁忌。

功效 適合各種類型高血壓。

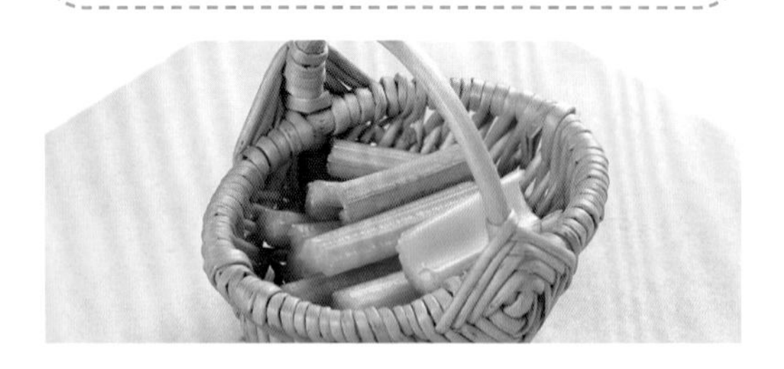

糖醋荸薺茶

材料／冰糖 20 克，荸薺 5 個，白醋適量。

做法／

1. 荸薺洗淨去皮，切成小塊。
2. 將冰糖和荸薺各分成 5 等份，分別用茶包袋包好。
3. 取一包沖入開水，泡 2 分鐘，再滴兩滴白醋攪勻即可。

用法及宜忌 每天早晚各一杯，脾胃虛寒的人少用。

功效 清心明目，解熱殺菌，降血壓。

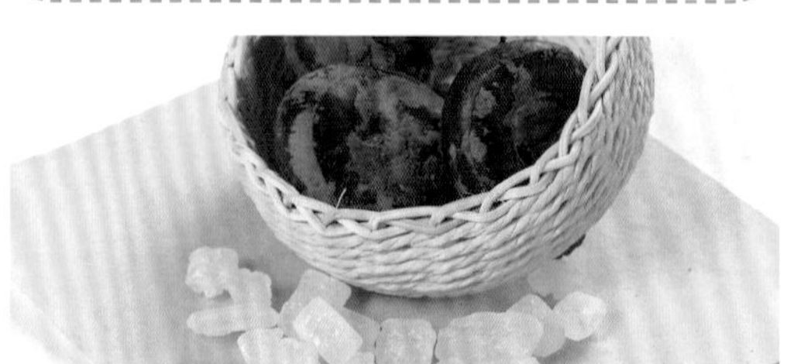

金銀菊花茶

材料／菊花 18 克，金銀花 24 克。

做法／

1. 將菊花和金銀花各均分為 6 等份，各取一份混合均勻用茶包袋包好。
2. 用沸水沖泡 2 分鐘即可飲用。

用法及宜忌 每天早晚各一次，腹瀉患者忌用。

功效 清火降壓，減輕高血壓引起的頭暈、暈眩等症狀。

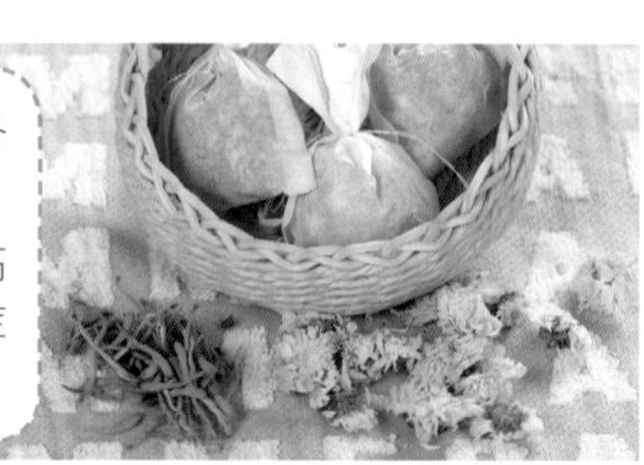

花生殼茶

材料／乾花生殼 60 克。

做法／

1. 將乾的花生殼掰成碎片，用水洗乾淨後晾乾。
2. 將碎花生殼分成 10 等份，用茶包袋分別包好。
3. 用沸水沖泡代茶飲。

用法及宜忌 每日早中晚各一次，無禁忌。

功效 降低高血壓和降低血清膽固醇，對冠心病、動脈硬化等也有良好療效。

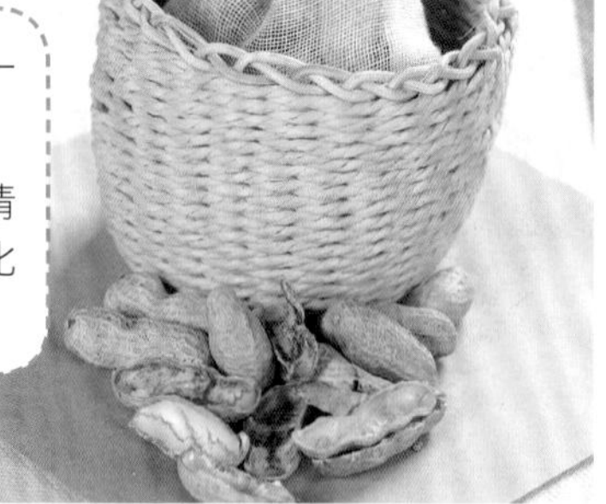

決明枸杞茶

材料／決明子 25 克，枸杞子 20 克，冰糖 20 克。

做法／

1. 將決明子入鍋加熱乾炒，略出香味時出鍋。
2. 將所有材料混合後均勻地分成 5 等份，用茶包袋分別包好。
3. 選擇帶蓋的杯子或茶壺，取一個茶包放入，沖入熱水，蓋上蓋子，15 分鐘後飲用。

用法及宜忌 每天早晚各一杯，腹瀉者禁用。

功效 益肝滋腎、明目通便，適用於高血壓引起的頭暈目眩、雙目乾澀、視物模糊、大便乾結等症狀。

橘絡茶

材料／橘絡 15 克。

做法／

1. 平時吃橘子剝下橘子皮內的筋絡，放在陰涼處晾乾，保存下來。
2. 將橘絡分成 3 等份用茶包袋包好，熱水沖泡即可飲用。

用法及宜忌 隨時代茶飲。

功效 降血壓。

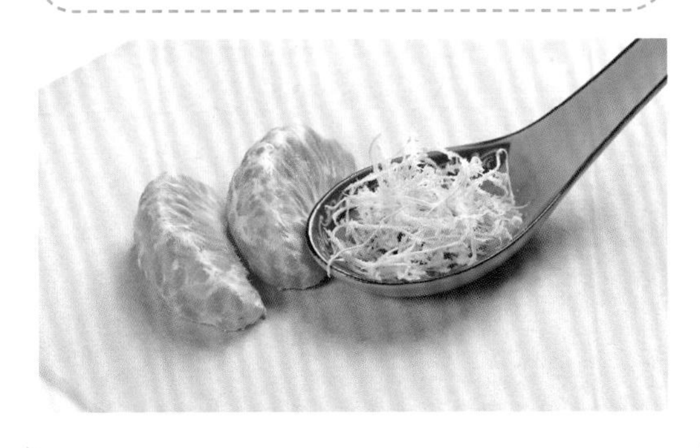

蓮心決明子茶

材料／蓮子心 15 克，決明子 15 克。

做法／

1. 將蓮子心和決明子各分成 5 等份。
2. 各取一份混合用茶包袋包好，熱水沖泡即可飲用。

用法及宜忌 每天兩次，腹瀉、腸胃虛寒者慎用。

功效 降壓、去心火、明目。

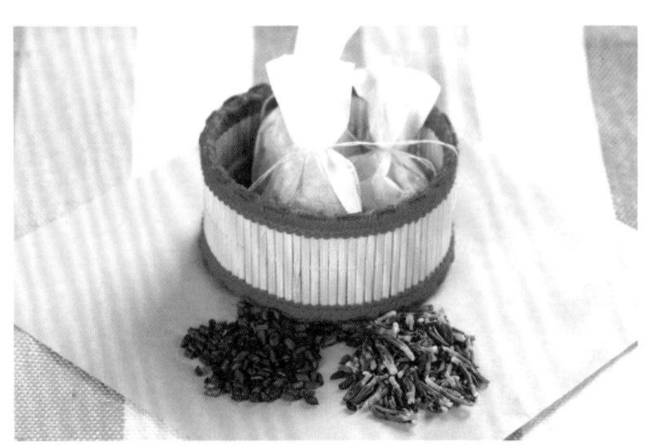

菊花綠茶

材料／龍井綠茶 15 克，杭白菊 9 朵，枸杞子 12 顆。

做法／

1. 將龍井綠茶分成 3 等份，每份加杭白菊 3 朵、枸杞子 4 顆用茶包袋包好。
2. 用 70℃左右的熱水沖泡後飲用。

用法及宜忌 綠茶性寒，脾胃虛寒者少用。

功效 降血壓，預防動脈粥狀硬化。

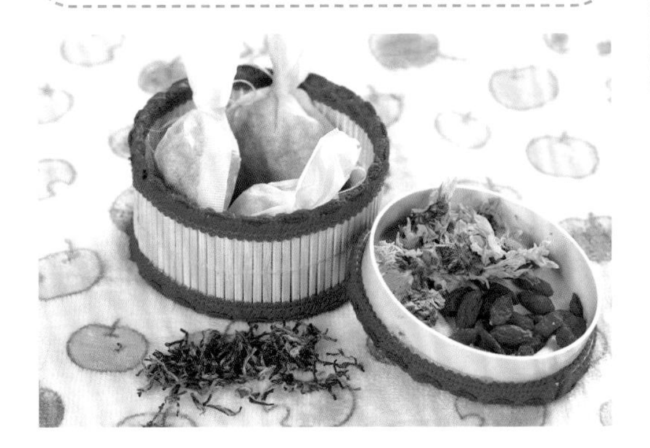

紅果綠葉茶

材料／鮮山楂 6 個，荷葉 10 克。

做法／

1. 將山楂洗淨，去核，切成小塊。
2. 將荷葉洗淨後擦去水，用手撕成小塊。
3. 將上述材料平均分成 3 等份，用茶包袋包好，開水沖泡即可。

用法及宜忌 每天早中晚各一次。荷葉味苦，可加少許冰糖。

功效 助消化、擴張血管、降低血糖、降低血壓，利水利尿。

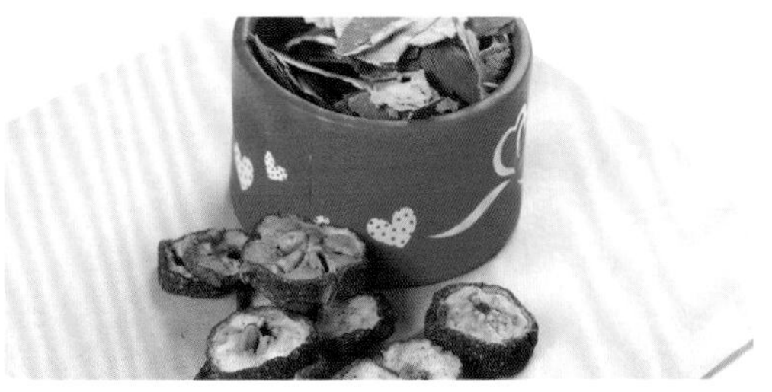

糖尿病

糖尿病是一種以高血糖為特徵的內分泌代謝疾病。由於胰島素不足和血糖過高引起醣、脂肪、蛋白質和電解質的代謝紊亂，臨床上出現煩渴、多尿、多飲、多食、疲乏、消瘦等症狀。糖尿病對飲食治療的依賴非常大，有「三分藥七分吃」之説，喝一些有降血糖功效的茶飲，對糖尿病患者可説是十分必要。

瓜皮粗茶

材料／西瓜翠衣 100 克，冬瓜皮 100 克，粗茶餅 50 克。

做法／

1. 從西瓜、冬瓜上切最表層的綠皮，厚度 0.2 ～ 0.3 公分。
2. 用手將粗茶餅撕成片狀。
3. 每份取 10 克西瓜皮、10 克冬瓜皮、5 克粗茶用茶包袋裝好，熱水沖泡飲用。

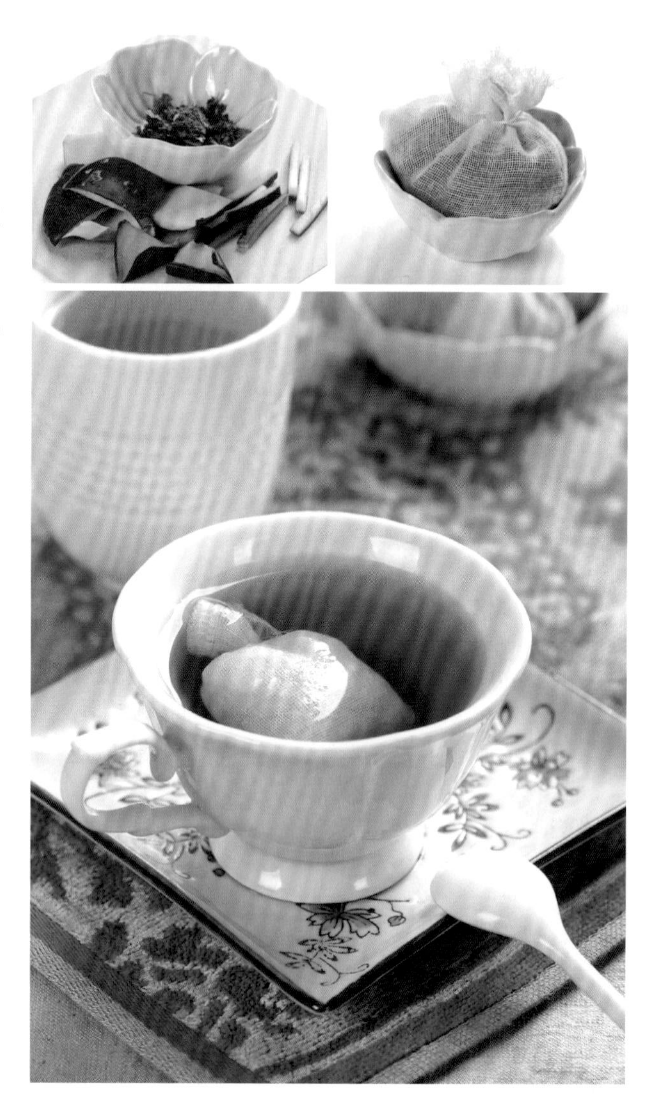

用法及宜忌

每日午飯晚飯後各一杯。不可空腹飲用，體弱，尤其是脾胃虛寒者不宜飲用。

功效

西瓜皮本身有一定的降血糖作用，但最重要的是西瓜皮有降血壓、降血脂、軟化血管的作用，糖尿病患者必須要預防高血壓，否則得到併發症的機率會大大提高，所以西瓜皮是非常適合糖尿病患者的健康食物。

冬瓜皮同樣具有利水化濕的功效，可以幫助糖尿病患者穩定血壓，減少體重，是一種常見的健康食品。

茶葉有較好的降糖效果，其中尤其以粗茶效果最佳。

生薑綠茶

材料／鮮薑 50 克，綠茶 10 克。

做法／

1. 薑洗乾淨切片。
2. 將綠茶分成 3 等份，每份裡放兩片生薑，用茶包袋裝好。沖入熱水即可飲用。

用法及宜忌 飯後代茶飲。

功效 清熱，潤燥，穩定血糖。

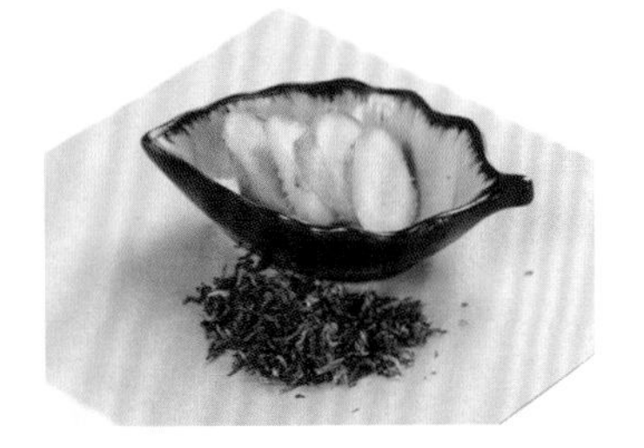

玉米鬚綠豆茶

材料／乾玉米鬚 100 克，綠豆 100 克。

做法／

1. 將綠豆乾炒，炒熟。
2. 玉米鬚、綠豆各取 10 克用茶包袋裝好，沸水沖泡即可飲用。

用法及宜忌 早晚各一杯，用煮的效果比沖泡的更佳。

功效 利水降血糖。

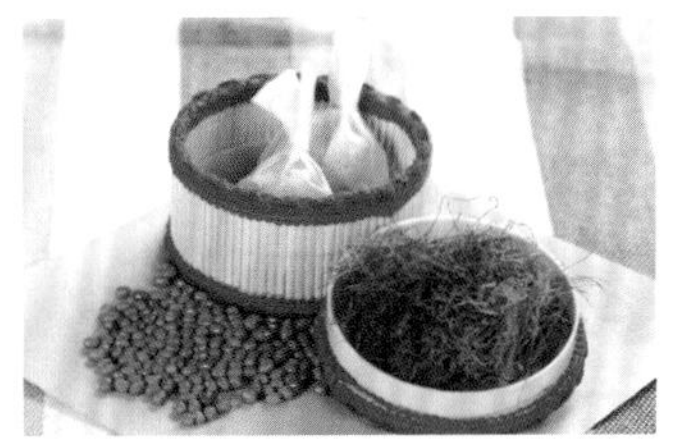

七葉膽茶

材料／七葉膽 100 克。

做法／每 5 克用成茶包袋裝好。熱水沖泡即可飲用。

用法及宜忌 每日早晚各一次。

功效 降血壓、降血糖。

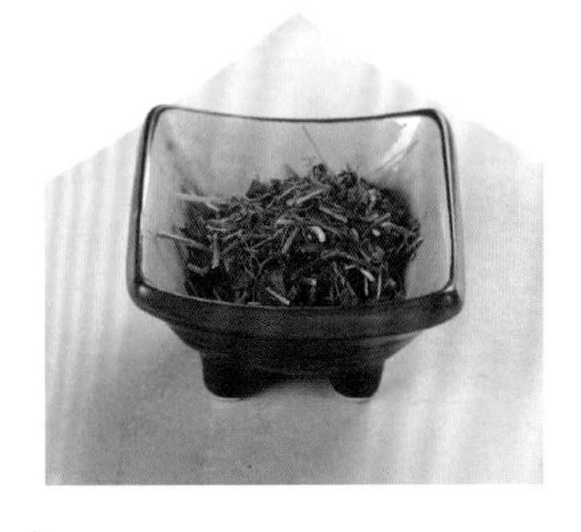

粗茶

材料／陳年粗茶餅 60 克。

做法／

1. 用茶刀或直接用手將粗茶餅弄散。
2. 平均分成6等份，用茶包袋裝好。
3. 喝的時候，杯子裡放進茶包，先倒入半杯開水，略微晃一下，倒掉第一泡後，繼續加開水沖泡即可飲用。

用法及宜忌 午飯、晚飯後各飲一次，忌空腹飲用。

功效 收斂，利尿，生津，止渴。

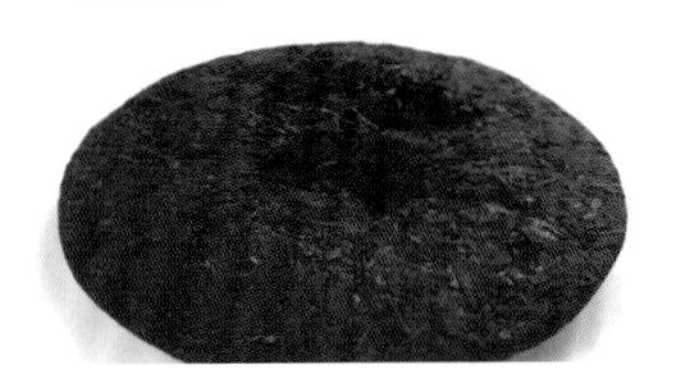

苦瓜枸杞茶

材料／苦瓜 2 條，枸杞子 50 克。

做法／

1. 苦瓜去皮，切片，去掉瓤，放在乾淨的地方曬乾。
2. 4 片苦瓜乾配 5～6 顆枸杞子用茶包袋裝好，熱水沖泡即可飲用。

用法及宜忌 隨時沖泡代茶飲，脾胃虛寒者宜飯後飲用。

功效 降糖、清火、利尿。

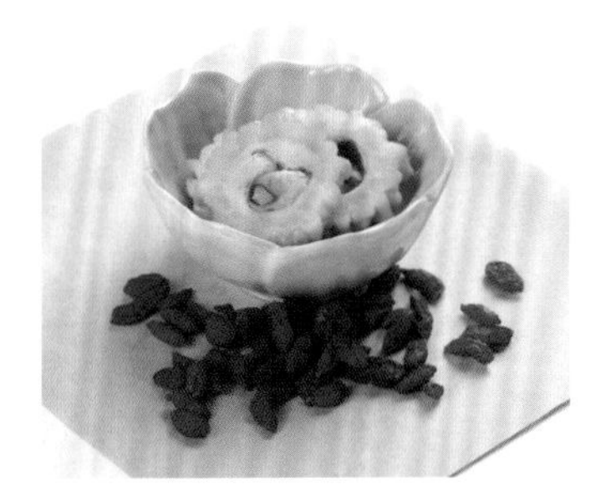

馬齒莧茶

材料／馬齒莧 200 克。

做法／

1. 挖野生新鮮馬齒莧 200 克，洗淨後連根一起晾乾。
2. 每 10 克左右用茶包袋裝好。熱水沖泡即可飲用。

用法及宜忌 每日早晚各一次。馬齒莧是一種普通的野菜，很容易發現，但是注意不要摘取道路兩旁的，因為可能會有污染。

功效 適合糖尿病早期或血糖偏高的患者，對陰虛燥熱型的糖尿病，效果更好。

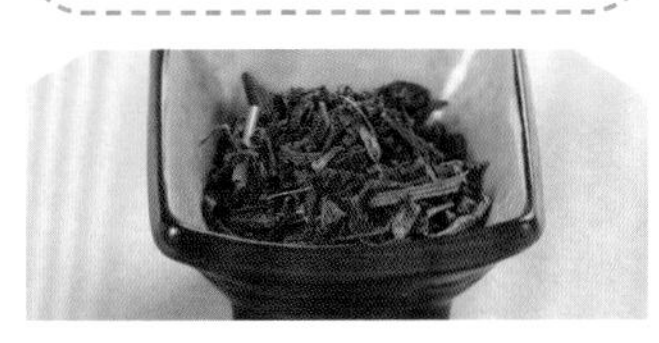

高血脂

高血脂指血液中脂類物質的濃度超過正常範圍，是引起動脈硬化、高血壓、心臟病、心肌梗死等嚴重病變的禍源，對人體危害很大。茶葉中的茶多酚和維生素 C 有活血化瘀、降低血脂、防止血栓形成的作用，尤其是烏龍茶的效果更好。

荷葉烏龍茶

材料／乾荷葉 30 克，烏龍茶 30 克。

做法／

1. 將荷葉撕成小片，去渣。
2. 將荷葉和茶葉各分成 6 等份，各取一份用茶包袋裝好，開水沖泡即可飲用。

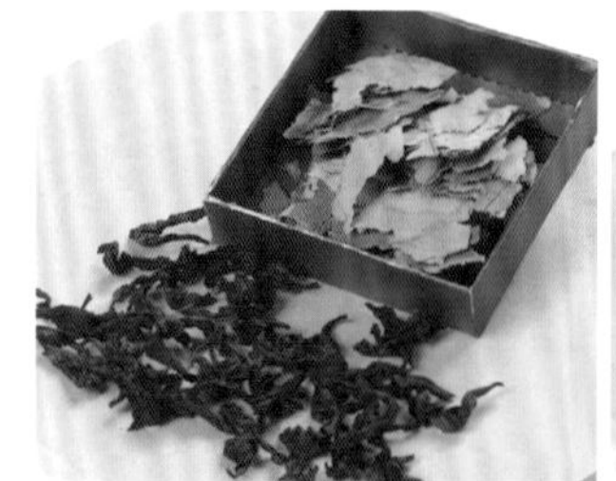

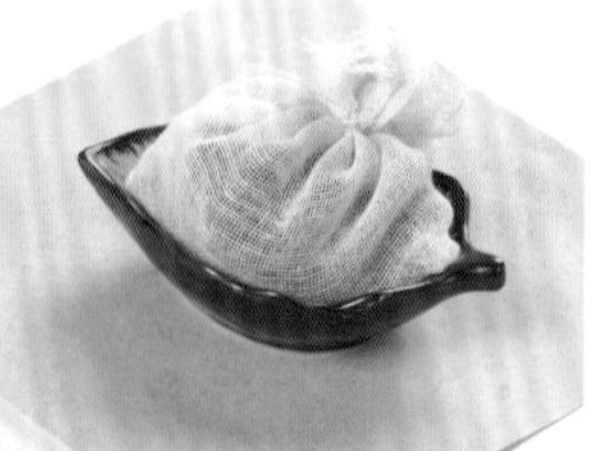

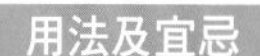

用法及宜忌

每日早晚各一次，胃病患者可適當多加水使茶湯變淡。

功效

荷葉有良好的降脂作用，荷葉中提取的荷葉鹼可擴張血管、清熱解暑、降血壓，同時還是減肥良藥。

所有茶葉都有良好的降脂功效，尤其是烏龍茶效果更明顯，而且烏龍茶還有潤燥、養胃、去火等功效，有利於緩解高血脂患者常見的便祕症狀。

小提醒

不少人認為鮮荷葉比乾荷葉效果更好，其實從藥理上來講兩者差別並不大，大多數情況下可以通用，但乾荷葉中的有效物質水溶性效果更好，所以乾荷葉更適合用來泡茶喝。

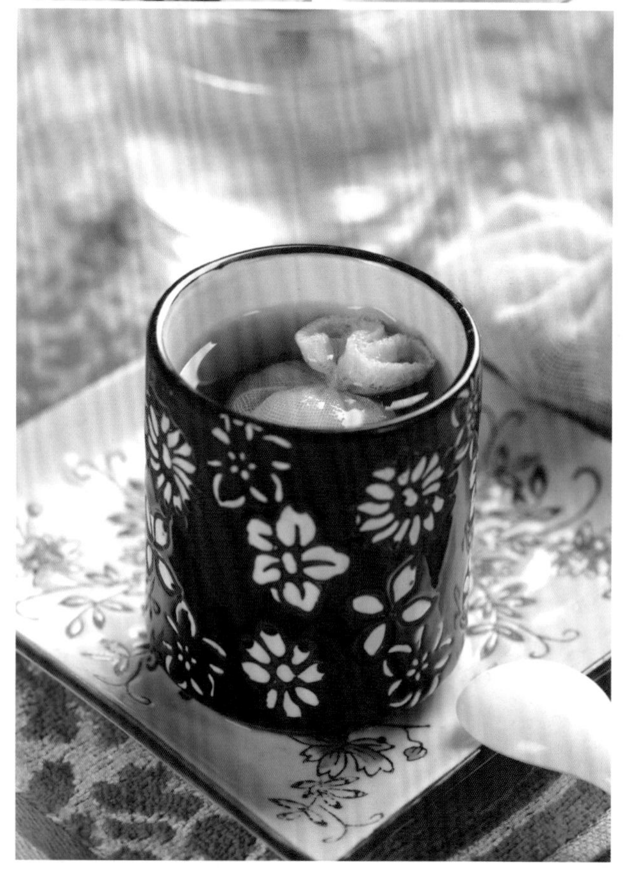

菊花茶

材料／杭白菊50朵，綠茶50克。

做法／杭白菊5朵加5克綠茶用茶包袋裝好，熱水沖泡飲用。

用法及宜忌 中午、晚上各一杯，脾胃虛寒者應在飯後飲用。

功效 降脂，降壓，去火。

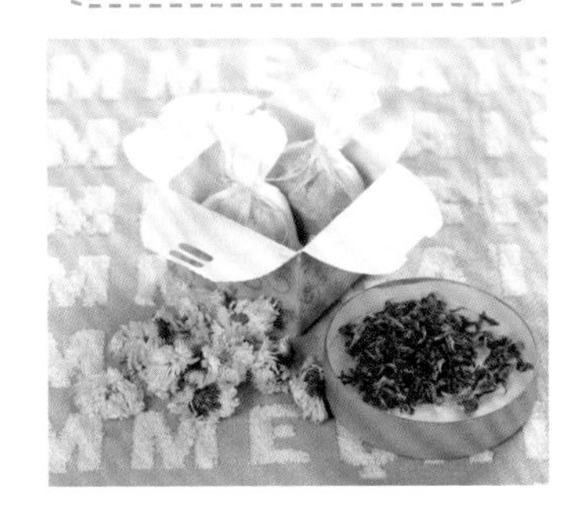

五味決明茶

材料／五味子50克，決明子50克。

做法／將材料各取5克用茶包袋裝好，熱水沖泡即可飲用。

用法及宜忌 隨時代茶飲。

功效 清血脂，明目。

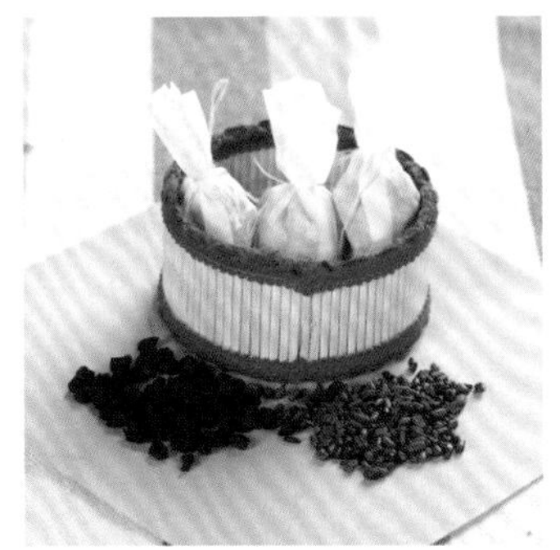

亞麻子茶

材料／亞麻子100克，綠茶50克。

做法／

1. 亞麻子乾炒至熟。
2. 每10克亞麻子、5克綠茶混合用茶包袋包好。熱水沖泡即可飲用。

用法及宜忌 每日早晚各一次。

功效 降脂。

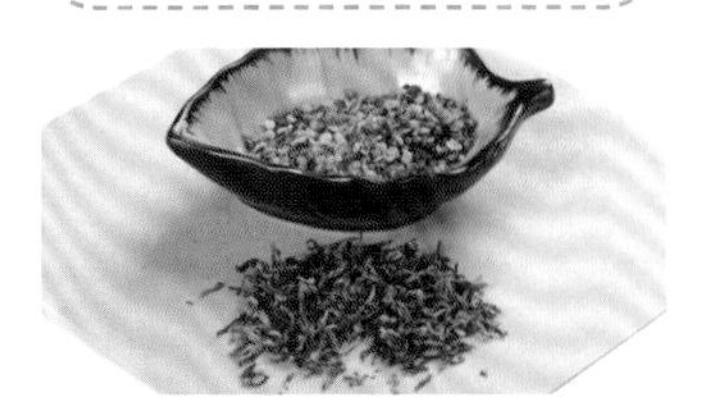

山楂陳皮茶

材料／乾山楂30克，陳皮30克，黑糖適量。

做法／

1. 將乾山楂入鍋乾炒2分鐘。
2. 將材料混合均勻分成6等份，分別用茶包袋裝好。每次取一包用開水沖泡即可。

用法及宜忌 每日晚飯後一杯。

功效 幫助消化，降脂，活血。

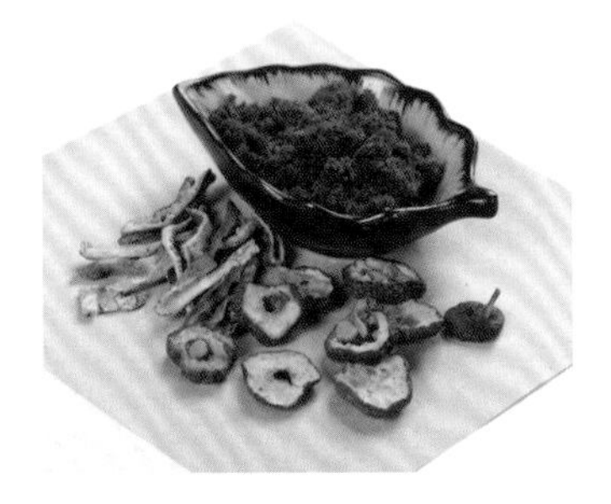

羅漢果菊花茶

材料／普洱茶餅30克，菊花24朵，羅漢果6個。

做法／

1. 將羅漢果打碎，普洱茶餅用茶刀或用手弄碎，均勻地分成6等份。
2. 每份搭配菊花4朵，用茶包袋裝好。開水沖泡即可飲用。

用法及宜忌 每日一次。羅漢果含糖量較高，糖尿病患者少用。

功效 降糖、清火、利尿。

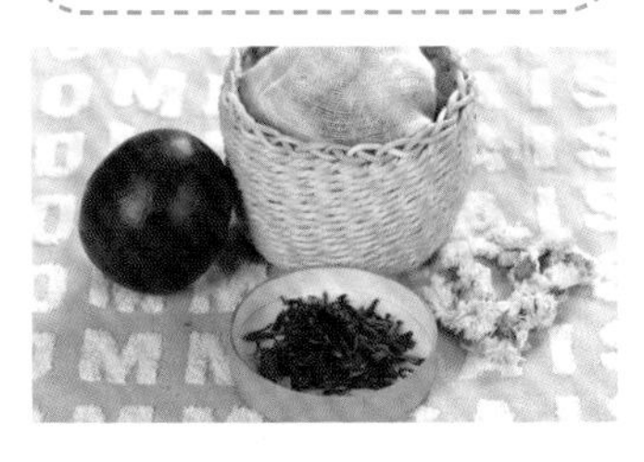

葫蘆茶

材料／葫蘆殼半個，烏龍茶30克。

做法／

1. 將葫蘆殼打碎，搗成米粒大小的碎片。
2. 取葫蘆碎片10克、烏龍茶5克，用茶包袋裝好。用沸水沖泡即可飲用。

用法及宜忌 每日早晚各一次。

功效 降脂化瘀。

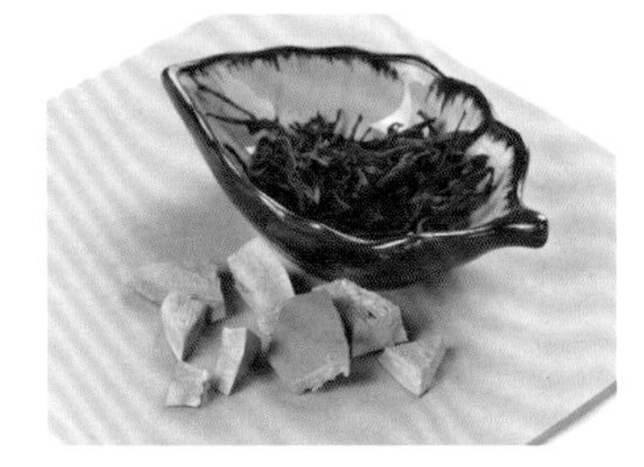

咳嗽

咳嗽是最常見的一種家庭健康問題，引起咳嗽的原因非常多，中醫認為五臟六腑任何一處的疾病都有可能表現為咳嗽。做為普通人我們沒必要研究那麼詳細，咳嗽本身最容易傷害的就是肺和氣管，所以家庭治療也多從潤肺、止咳、化痰入手，方法基本通用。

蘿蔔皮烏龍茶

材料／白蘿蔔皮 60 克，烏龍茶 15 克。

做法／

1. 將白蘿蔔皮切成 3 公分左右長的細條。
2. 將三、四條白蘿蔔皮搭配 5 克茶葉，用茶包袋裝好，開水沖泡飲用。
3. 如果想要多準備一些，可以將蘿蔔皮曬乾，效果同樣不錯。

用法及宜忌

早晚各一次。

功效

清火，止咳，平喘，理氣開胃，適用於氣管炎咳嗽多痰。

蘿蔔有鎮咳化痰的功效，尤其是白蘿蔔皮效果更佳。

在各種茶葉當中，烏龍茶有潤肺止咳的功效，其中含有多種微量元素也可以幫助提高人體抵抗力，從根本上緩解症狀。

有句諺語說：「吃蘿蔔喝茶，氣得大夫滿街爬。」這兩種材料不僅能鎮咳，做為日常保健的常用搭檔，可以提高抵抗力，預防各種疾病。

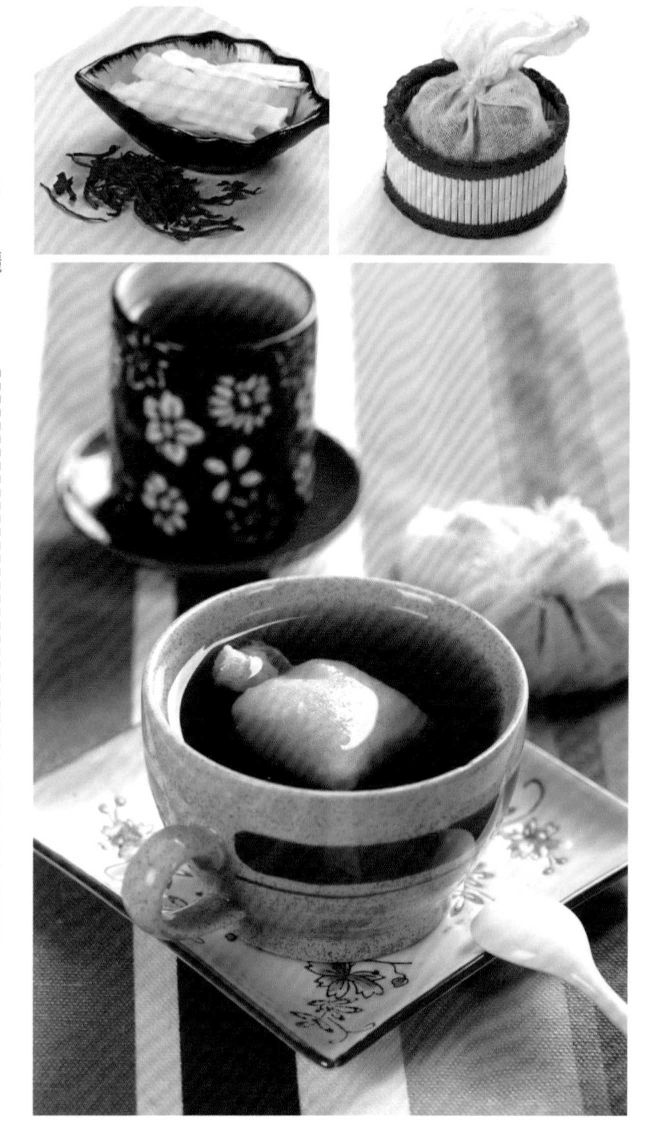

陳皮烏龍茶

材料／陳皮 30 克，烏龍茶 30 克。

做法／

1. 將材料混合均勻，用茶包袋裝成 6 包即可。
2. 沖泡時先倒入少量開水搖晃幾下後倒掉，再加滿開水沖泡飲用。

用法及宜忌　早中晚各一次。

功效　潤肺止咳。

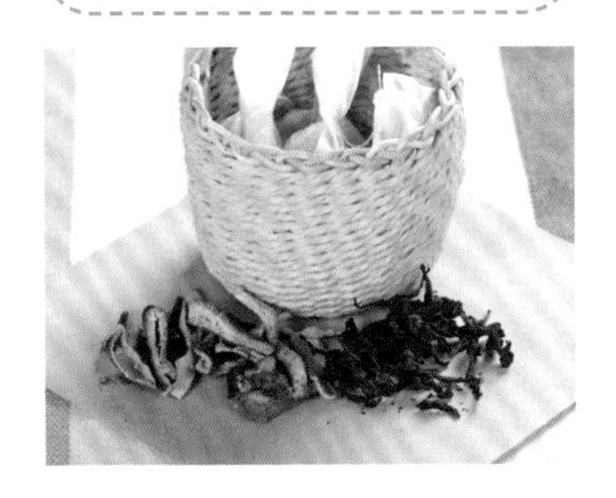

陳皮玉米鬚茶

材料／玉米鬚 50 克，陳皮 50 克。

做法／取玉米鬚、陳皮各 5 克用茶包袋裝好，熱水沖泡即可飲用。

用法及宜忌　隨時代茶飲。

功效　止咳化痰，治風寒咳嗽，痰多。

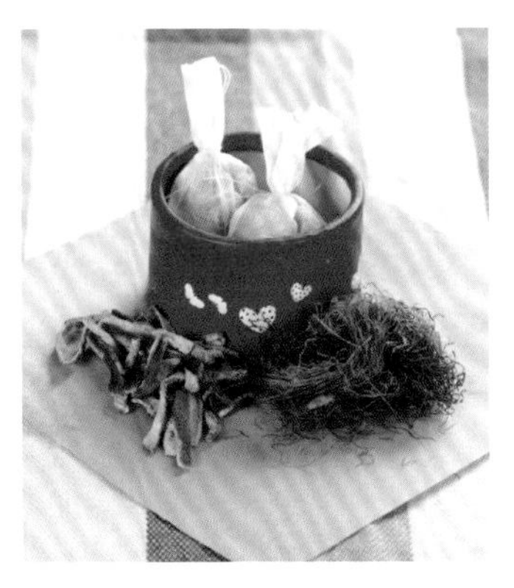

冰糖陳皮茶

材料／陳皮 100 克，冰糖 50 克。

做法／

1. 陳皮剪成細條。
2. 10 克陳皮、5 克冰糖用茶包袋裝成一包，熱水沖泡即可飲用。

用法及宜忌　隨意飲用，也可搭配喜好的茶葉飲用。

功效　潤肺，化痰，生津，治咳嗽多痰等。

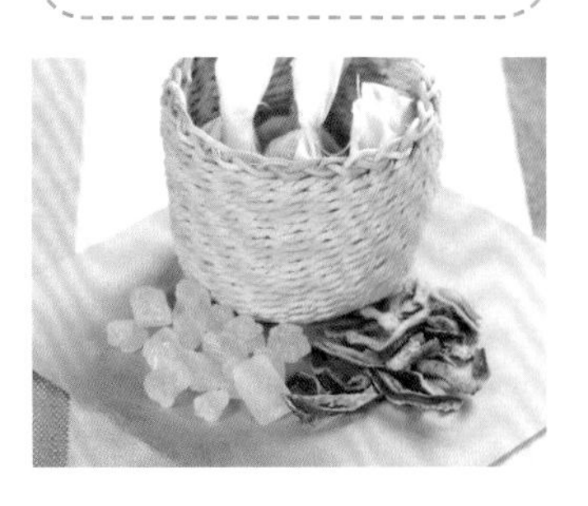

枇杷葉茶

材料／枇杷葉 50 克，茶葉 50 克，蜂蜜適量。

做法／

1. 用牙刷刷掉枇杷葉上的絨毛，再將枇杷葉剪碎。
2. 取枇杷葉、茶葉各 5 克用茶包袋裝好。
3. 飲用時熱水沖泡，加一點蜂蜜即可。

用法及宜忌　每日早晚各一次。

功效　潤肺，止咳化痰。

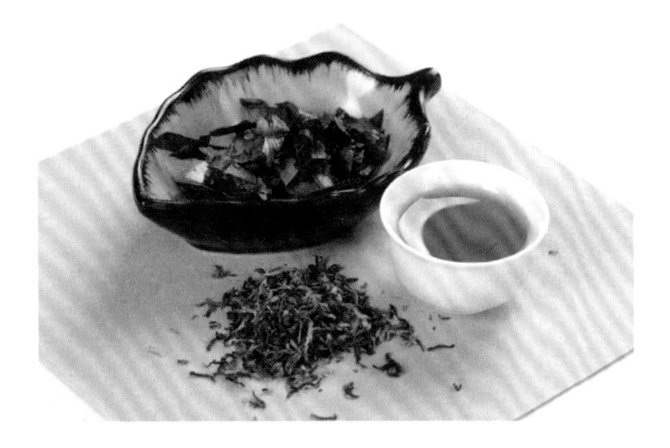

鮮薑黑糖茶

材料／鮮薑 150 克，黑糖 100 克。

做法／

1. 鮮薑洗淨切片。
2. 將薑片插入黑糖中浸漬半小時。
3. 兩片薑加少許黑糖，用茶包袋裝好。熱水沖泡即可飲用。

用法及宜忌　每日中午、晚上各一次。剩餘的茶包需用保鮮膜包好放入冰箱，保存日期不宜超過 3 天。

功效　清熱、去火、化痰、止咳。

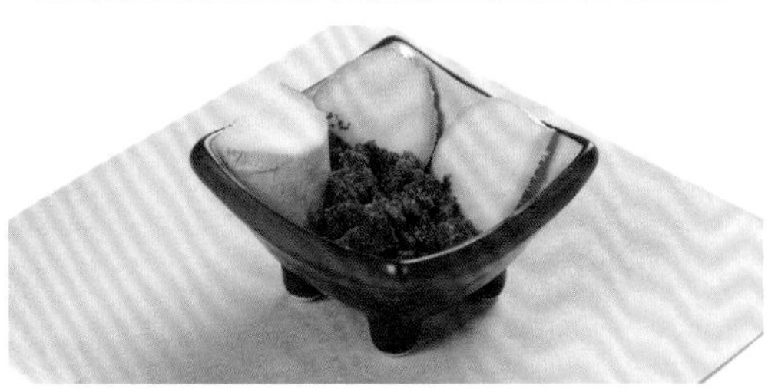

支氣管炎

支氣管炎是細菌、病毒感染或某些物理化學因素的長期刺激而引起的氣管及支氣管黏膜的急、慢性炎症。主要症狀是咳嗽和咳痰。急性支氣管炎多因感冒發病，屬外感咳嗽；慢性支氣管炎多因急性期未及時治癒，反覆發作，傷及內臟，屬於內傷咳嗽。應根據病情，對症選擇藥茶方。

白茅根茶

材料／新鮮白茅根 200 克。

做法／

1. 將新鮮白茅根洗乾淨，切成小段曬乾。
2. 用小錘子或擀麵杖將曬乾的白茅根敲扁。
3. 每 10 克左右用茶包袋裝好，用開水沖泡即可飲用。

用法及宜忌

每日早晚各一次，飯後服用。

功效

白茅根有止血涼血的功效，特別適合熱咳引發的支氣管炎，不僅能除熱毒，對喉嚨發癢、乾咳無痰或痰中帶血的症狀更為有效。

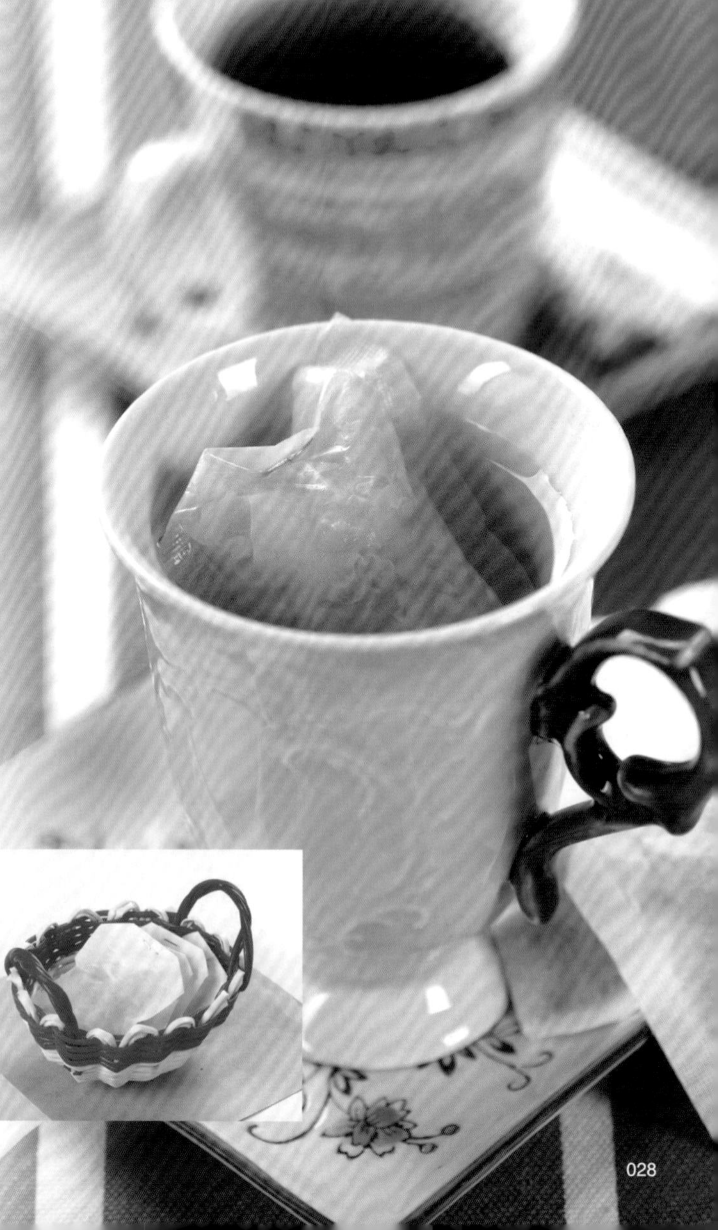

僵蠶止咳茶

材料／僵蠶30克，紅茶末30克。

做法／

1. 僵蠶研磨成末，和紅茶末混合均勻。
2. 取10克左右的混合物用茶包袋包好，熱水沖泡即可飲用。

用法及宜忌 每日晚飯後一次。

功效 消炎止咳。

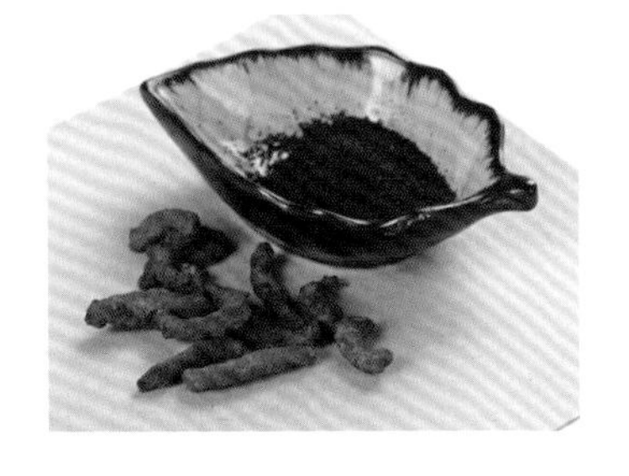

清氣化痰茶

材料／綠茶30克，荊芥穗（貓薄荷）15克，蜂蜜適量。

做法／

1. 將荊芥穗搗碎，和綠茶混合均勻，分成6等份。
2. 每份用茶包袋包好，熱水沖泡加蜂蜜調味即可飲用。

用法及宜忌 每日3次，時間不限。

功效 止咳、消炎、化痰。

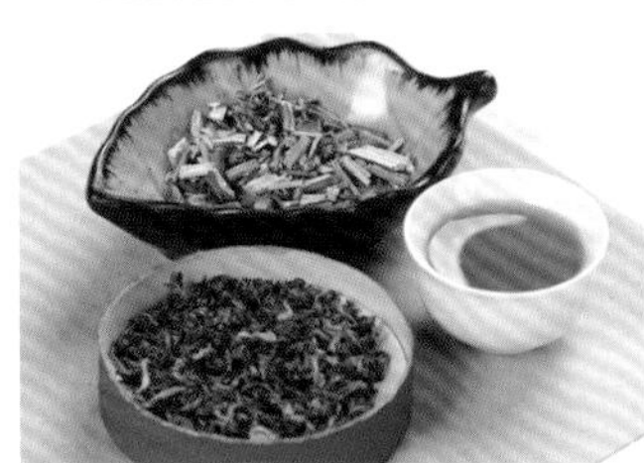

冬瓜子黑糖茶

材料／炒熟的冬瓜子60克，黑糖30克。

做法／

1. 將冬瓜子去殼取仁，與黑糖混合搗碎。
2. 材料分成6等份，用紙包好，每次取一包沖服。

用法及宜忌 每日早晚各一包。

功效 對慢性支氣管炎有療效。

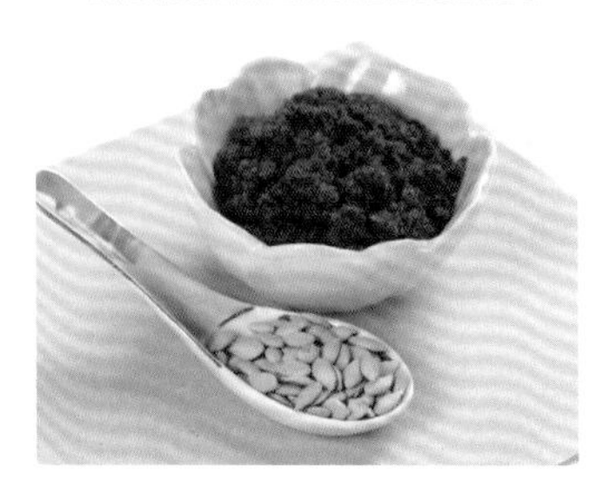

橘紅茶

材料／橘紅15克，綠茶25克。

做法／

1. 將橘紅3克、綠茶5克用茶包袋包好。
2. 取帶蓋的茶杯放入茶包，沸水沖泡，蓋上蓋子泡5分鐘即可飲用。

用法及宜忌 每日一次，時間不限。

功效 潤肺消痰，理氣止咳。適用於咳嗽痰多、痰黏難以咳出等症。

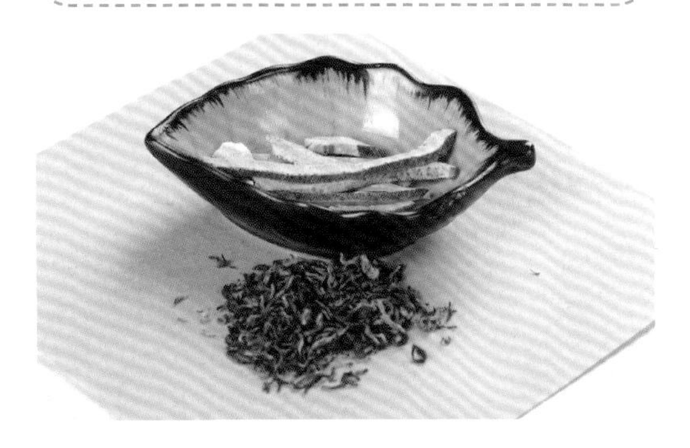

杏仁冰糖茶

材料／苦杏仁30克，冰糖30克。

做法／

1. 將苦杏仁和冰糖一起搗碎拌勻。
2. 取10克混合物用茶包袋裝好，每次沖飲一包。

用法及宜忌 每日早晚各一包。

功效 對老年慢性支氣管炎有療效。

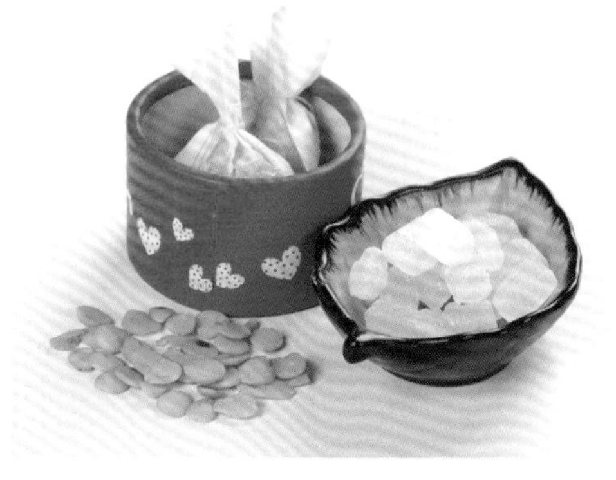

哮喘

哮喘分先天遺傳性和後天兩種，兩種哮喘都有一個共同點，就是大多數哮喘患者都是過敏體質，對某些花粉、寵物、食物、灰塵、藥物等會有較嚴重的過敏反應，平時要注意避開這些過敏源。

白果茶

材料／白果（銀杏果）50 克，冰糖 50 克。

做法／

1. 將白果搗碎，分成 10 等份。
2. 每份白果肉搭配 2 塊冰糖用茶包袋裝好，熱水沖泡即可飲用。

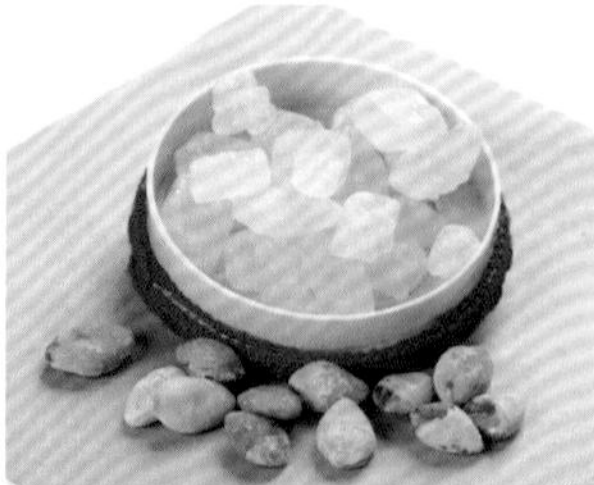

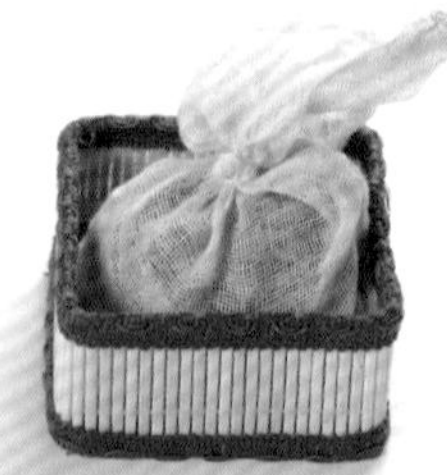

用法及宜忌

每日晚飯後一次，7 天一療程。每次療程需間隔 3 天。

功效

白果有斂肺氣止咳平喘的功效；冰糖養陰生津，潤肺止咳，對肺燥咳嗽、乾咳無痰、痰中帶血都有很好的輔助治療作用，用於肺燥、肺虛、風寒勞累所致的咳喘效果更佳。

小提醒

白果就是銀杏樹的果實，購買時最好還是選購中藥店或超市裡的成品，因為白果有微毒，尤其是新鮮的果皮毒性較大，最好不要擅自食用新鮮白果。

冰糖不可用普通白糖代替，普通白糖並無平喘效果，反而可能會加重症狀。

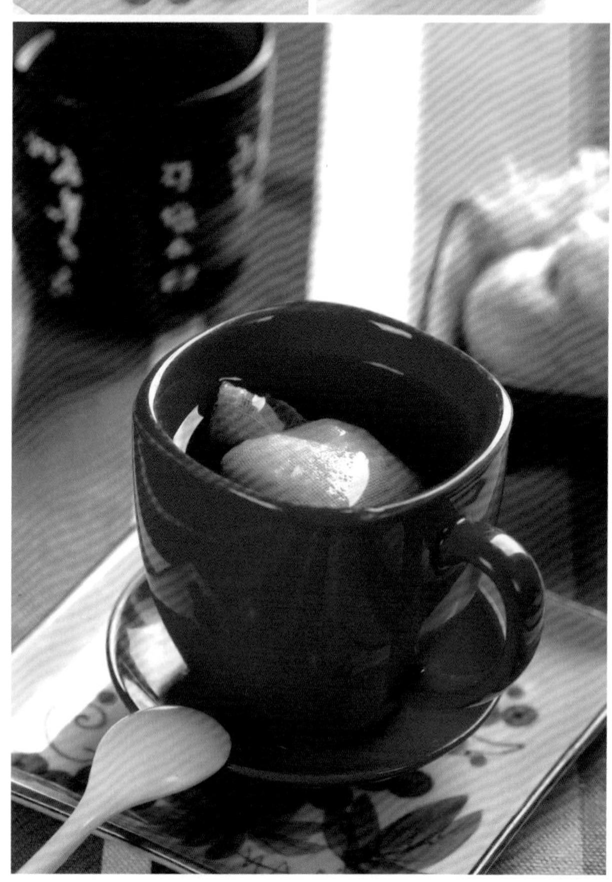

絲瓜藤茶

材料／絲瓜藤 200 克。

做法／

1. 絲瓜藤最好選擇有經歷冬天結霜過的，晾乾後切成 2 公分左右的段狀。
2. 將乾絲瓜藤用擀麵杖敲打幾下或擀幾下，破壞其纖維組織。
3. 每 15 克左右用茶包袋裝好，用水沖服即可飲用。

用法及宜忌 每日晚飯後一次。

功效 對過敏性哮喘有效。

五味子茶

材料／五味子 50 克。

做法／

1. 將五味子入鍋炒香。
2. 研磨成粉，用茶包袋裝成 10 包。每次取一包沖服。

用法及宜忌 每日早晚各一次。

功效 止咳定喘。

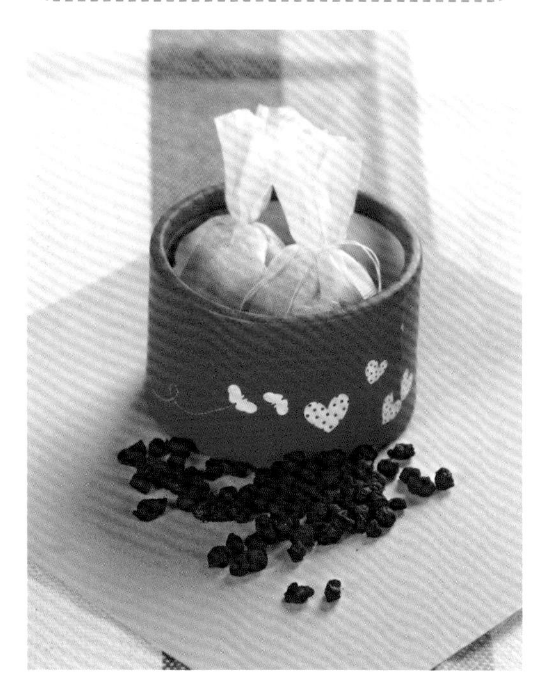

女貞子茶

材料／女貞子 200 克。

做法／

1. 將女貞子蒸 20 分鐘後暴曬曬乾。
2. 搗碎成粉末狀。
3. 每 5 克左右用紙包好，溫開水沖服即可。

用法及宜忌 每日晚飯後一次。

功效 專治虛喘。

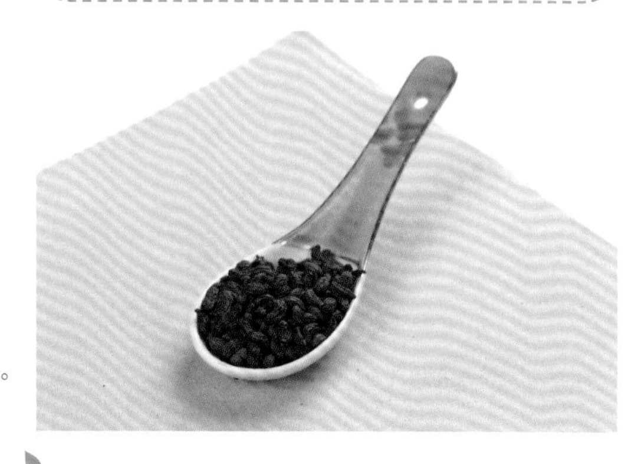

艾葉茶

材料／新鮮艾葉 500 克。

做法／

1. 將艾葉用清水漂洗乾淨，晾乾。
2. 將艾葉用剪刀剪成 1 公分左右的碎塊。
3. 每 10 克左右用茶包袋裝起來，熱水沖泡即可飲用。

用法及宜忌 每日 2 次，不限時間。

功效 專治寒喘。

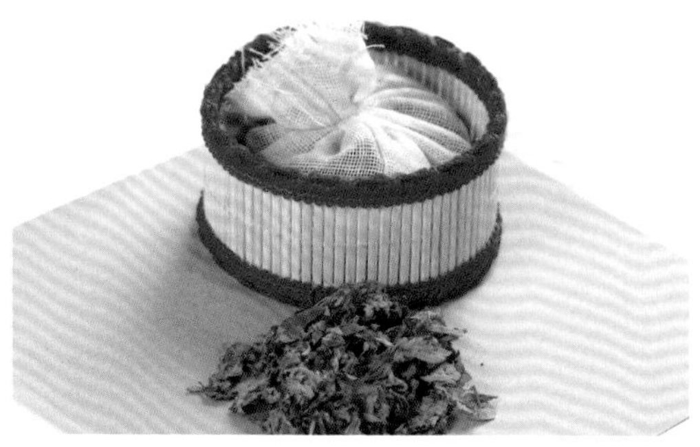

便祕

便祕的判斷比較複雜，一般排便次數減少、大便乾燥、糞便量減少、排便費力等都可以說是便祕的症狀，通常判斷便祕一般都是以排便次數為標準，一般 2 天以上不排便或一周內排便次數少於 3 次即為便祕。以下提供的茶包可以緩解上述各種症狀。

芝麻核桃茶

材料／黑芝麻 100 克，核桃仁 100 克。

做法／

1. 將黑芝麻和核桃仁分別搗碎，碾成碎末。
2. 各取 10 克左右混合在一起用紙包起來，熱水沖服。

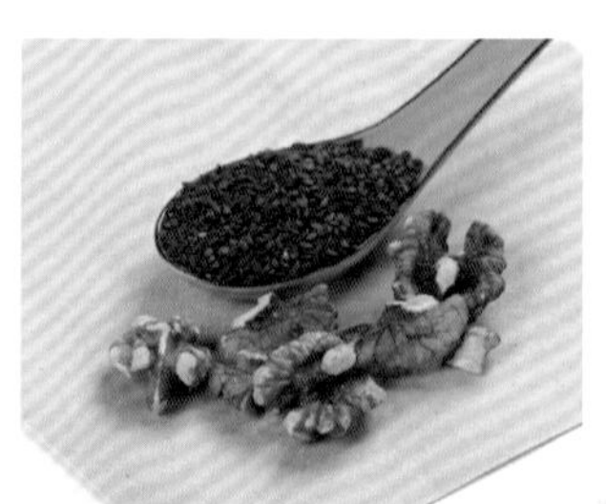

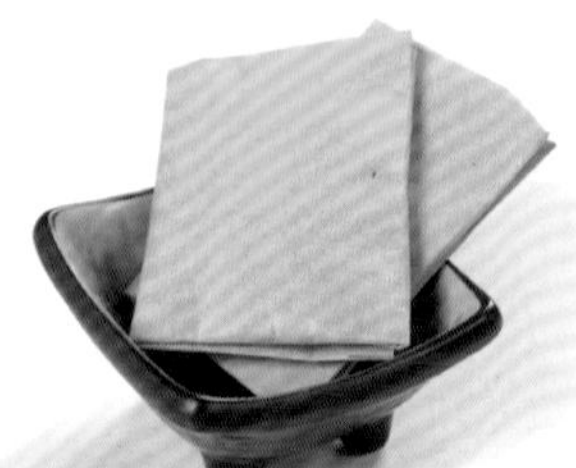

用法及宜忌

每日早晚各一次，高血脂患者每日早上一次即可。

功效

緩解習慣性便祕。

黑芝麻能滑腸治療便祕，有滋潤皮膚的作用；芝麻中含有防止人體發胖的物質卵磷脂、膽鹼、肌醇，吃多了也不會發胖，有利於減肥；黑芝麻中的亞油酸成分可去除附在血管壁上的膽固醇。

核桃裡面含有豐富的不飽和脂肪酸，有潤腸通便的作用，另外核桃還有健腦、抗衰的作用，尤其適合中老年人。但不能多吃，每日吃兩、三個即可。

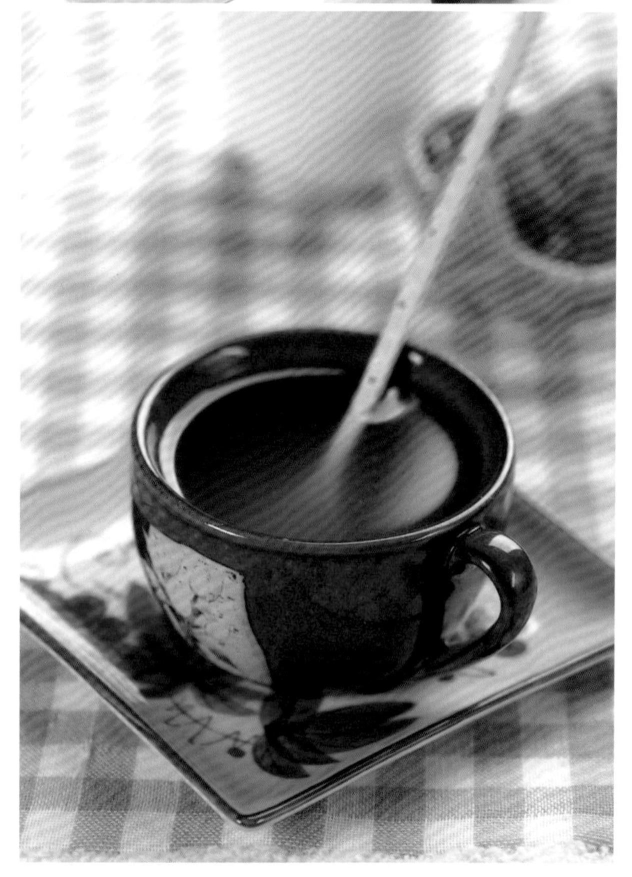

韭菜子茶

材料／韭菜子 60 克。

做法／

1. 將韭菜子用微波爐烘乾。
2. 拿擀麵杖將其擀成碎末。
3. 每次取 5 克左右用紙包好，熱水沖服。

用法及宜忌 每日 3 次，一周內見效。

功效 治療長期便祕。

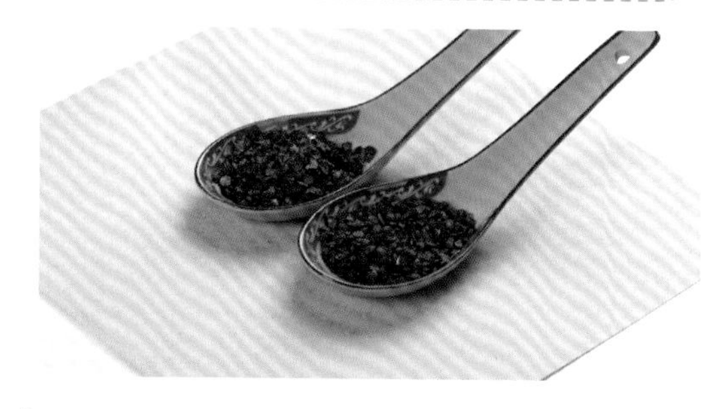

松仁蜂蜜茶

材料／松子仁 100 克，蜂蜜適量。

做法／

1. 將松子仁搗爛。
2. 每 10 克用茶包袋裝好，熱水沖泡加蜂蜜調味即可飲用。

用法及宜忌 每日午飯晚飯後各一次。

功效 治老年性便祕。

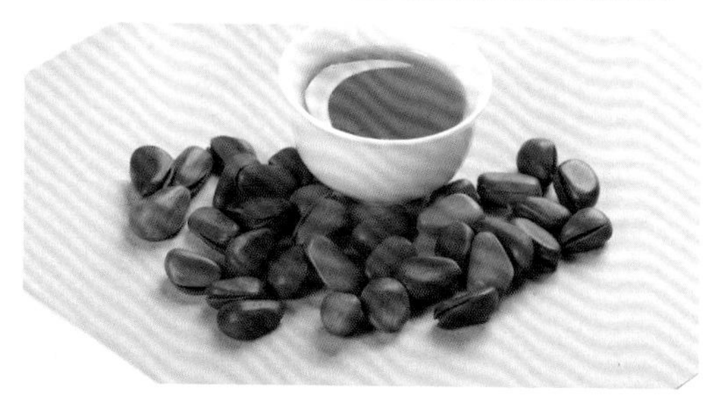

陳皮蜂蜜茶

材料／陳皮、蜂蜜各 100 克，白糖 50 克。

做法／

1. 鍋內加入 500 毫升水以小火加熱，加入蜂蜜、白糖，攪拌均勻至完全溶解。
2. 陳皮切絲，加入鍋中繼續攪拌，一直至黏稠攪拌不動為止。
3. 撈出陳皮，晾乾後取 10 克左右用茶包袋裝好，加熱水沖泡即可飲用。

用法及宜忌
每日早中晚各一次。

功效 清火潤腸，治便祕。

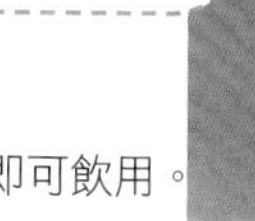

槐葉茶

材料／嫩槐樹葉 200 克。

做法／

1. 將槐樹葉蒸熟，曬乾。
2. 取 15 克左右用茶包袋裝好，熱水沖泡即可飲用。

用法及宜忌
每日 3 次，不限時間。

功效 清熱涼血、止血，治療大便出血、痔瘡出血以及血淋等症。

牽牛子薑片茶

材料／牽牛子 30 克，生薑一大塊。

做法／

1. 將牽牛子入鍋乾炒 2 分鐘。
2. 用擀麵杖將其擀為碎末。
3. 生薑切片。
4. 每次取 2 片生薑和 5 克牽牛子一起用茶包袋裝起來，熱水沖泡即可飲用。

用法及宜忌 每日 1 次。

功效 去毒利便。

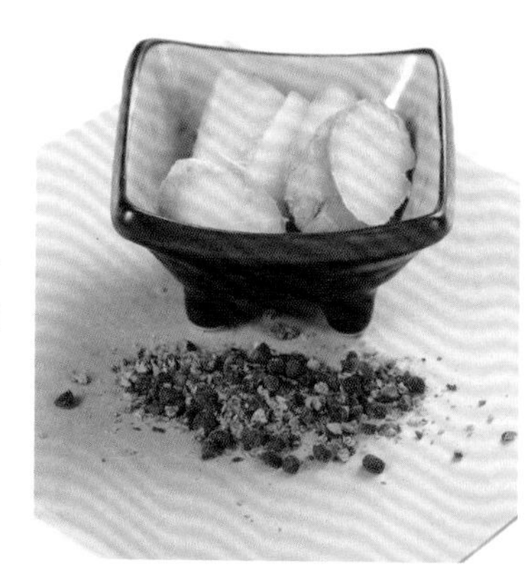

頭痛

很多頭痛的原因都不清楚，但也有一些頭痛是由高血壓、腰部疾病、眼部疾病引起，特別是老年人的頭痛，或伴隨暈眩、嘔吐的頭痛，一定要到醫院查明病因，不能輕視。以下提供的茶包主要是針對日常風寒、風熱頭痛。

核桃蔥茶

材料／核桃仁 30 克，綠茶 15 克，蔥白 10 克。

做法／

1. 核桃仁搗碎，蔥白切成碎末。
2. 取核桃仁 10 克、蔥白 2～3 克、綠茶 5 克用茶包袋包好，熱水沖泡即可飲用。

用法及宜忌

每日早晚各一次。

功效

解表，發汗，止痛，適用於風寒頭痛。核桃本身沒有止痛的效果，但是核桃中含有多種營養物質，有非常好的健腦效果，風寒、風熱頭痛患者都可以吃一點來提高抵抗力。尤其適合那些因為用腦過度、熬夜過度導致的頭痛。

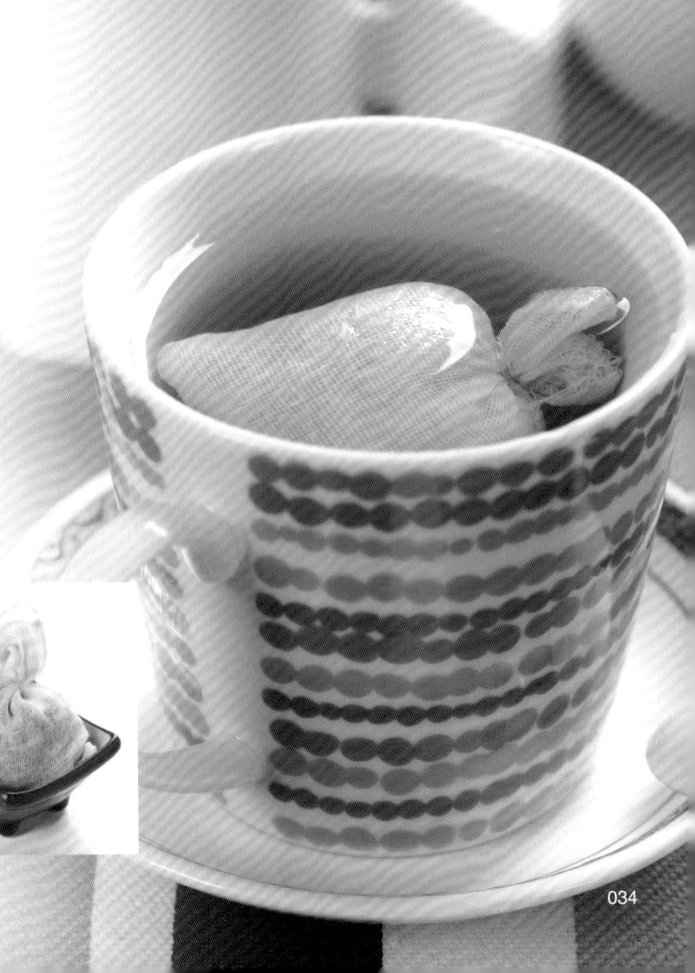

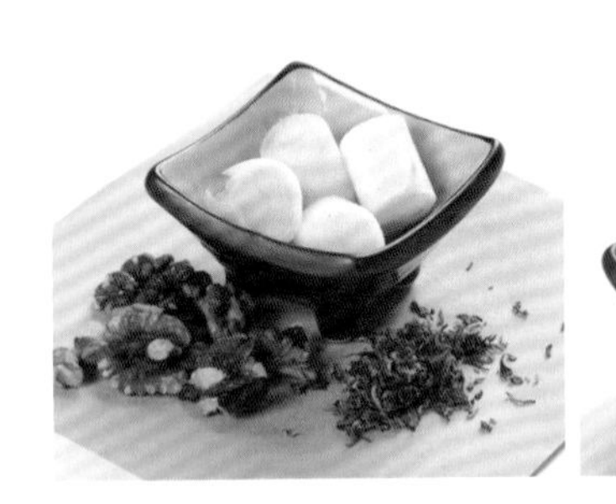

黑糖生薑茶

材料／生薑一大塊，紅茶 15 克，黑糖 15 克。

做法／

1. 生薑切片。
2. 兩片生薑、5 克紅茶、5 克黑糖用茶包袋包好，熱水沖泡即可飲用。

用法及宜忌 每日早晚各一次。

功效 祛風，解表，止痛，適用於風寒頭痛。

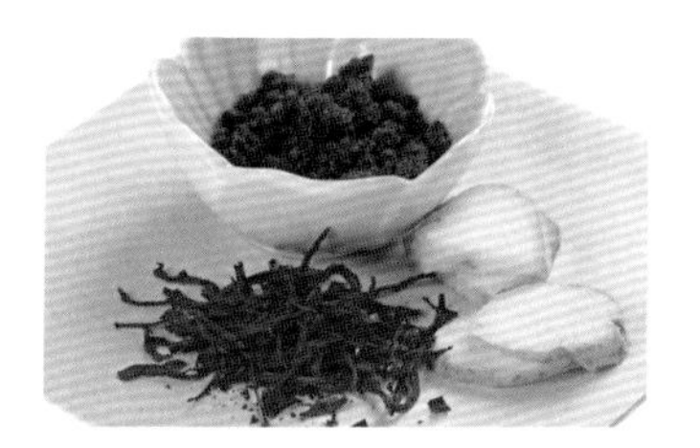

辣子茶

材料／乾紅辣椒 200 克，茶葉 50 克，花椒少許。

做法／

1. 三根紅辣椒掰碎，配 5 克茶葉，3～5 顆花椒用茶包袋裝起來。
2. 每次取一包，用熱水沖泡即可飲用。

用法及宜忌 隨時代茶飲。

功效 清血脂，明目。

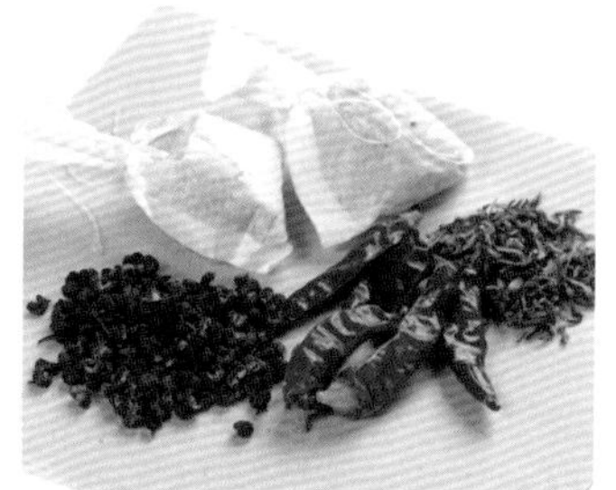

菊花茶

材料／杭白菊 10 克，綠茶 15 克，蜂蜜適量。

做法／

1. 3～5 朵菊花，搭配 5 克綠茶用茶包袋裝好。
2. 取一包加熱水沖泡，加入蜂蜜調味即可。

用法及宜忌 每日早晚各一次，脾胃寒涼者僅晚飯後一次即可。

功效 疏風，清熱，止痛，適用於風熱頭痛。

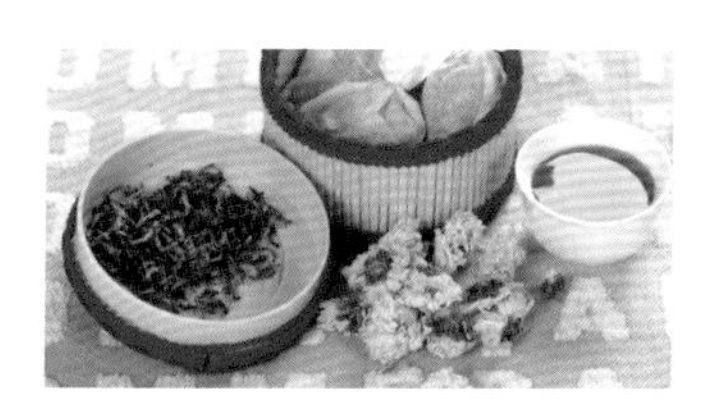

川芎杜仲茶

材料／川芎 30 克，杜仲 30 克，五味子 18 克。

做法／

1. 川芎和杜仲切片，五味子碾碎。
2. 川芎、杜仲各 5 克、五味子 3 克用茶包袋裝好，熱水沖泡即可飲用。

用法及宜忌 每日早晚各一次。

功效 對偏頭痛十分有效。

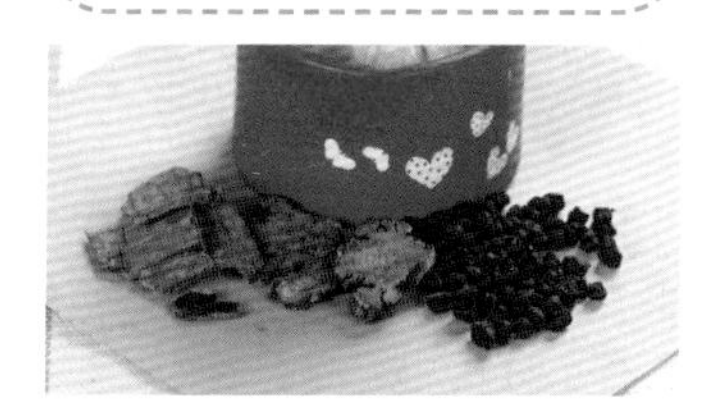

川芎蛇蛻茶

材料／川芎 30 克，蛇蛻 15 克。

做法／

1. 川芎切片，蛇蛻研磨成末。
2. 取川芎 6 克、蛇蛻 3 克用茶包袋包起來，熱水沖泡即可飲用。

用法及宜忌 每日睡前一次。

功效 適用於偏正頭痛經久不愈者。

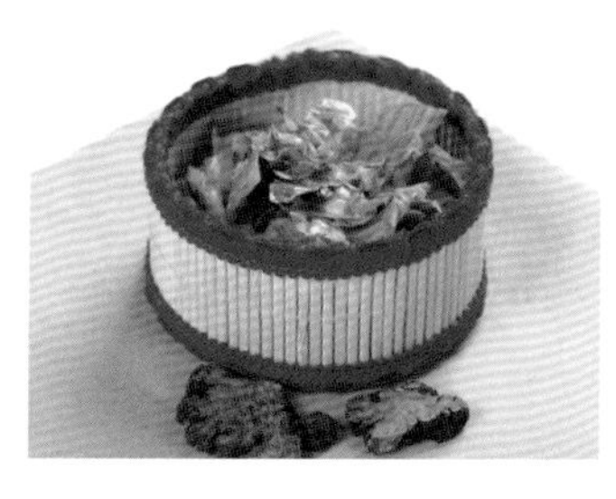

荊芥穗茶（貓薄荷茶）

材料／荊芥穗 50 克。

做法／

1. 將材料搗碎。
2. 取 10 克用茶包袋裝好，熱水沖泡即可。

用法及宜忌 每日睡前一次，表虛自汗者忌用。

功效 主治風氣頭痛目眩。

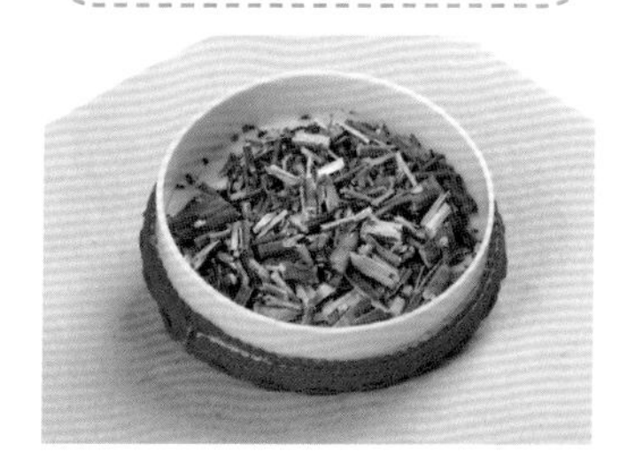

消化不良

消化不良主要為自身消化功能較弱、飲食不當或暴飲暴食引起的食物不化、積食，這類疾病多發生於小孩和腸胃功能減弱的老年人，普通人如果暴飲暴食也可能會出現這種情況。

橘皮生薑茶

材料／新鮮橘皮 200 克，生薑一塊。

做法／

1. 橘皮切絲後曬乾。
2. 生薑切片。
3. 取 10 克橘皮，搭配 2 片生薑，用茶包袋裝好，熱水沖泡即可飲用。

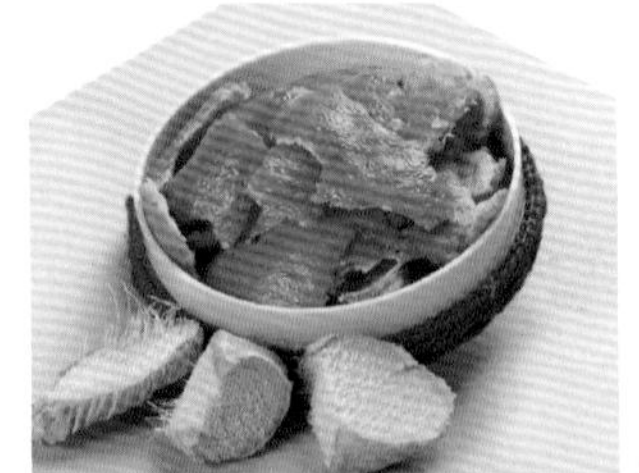

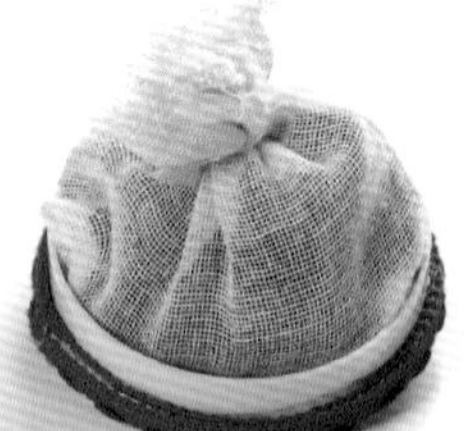

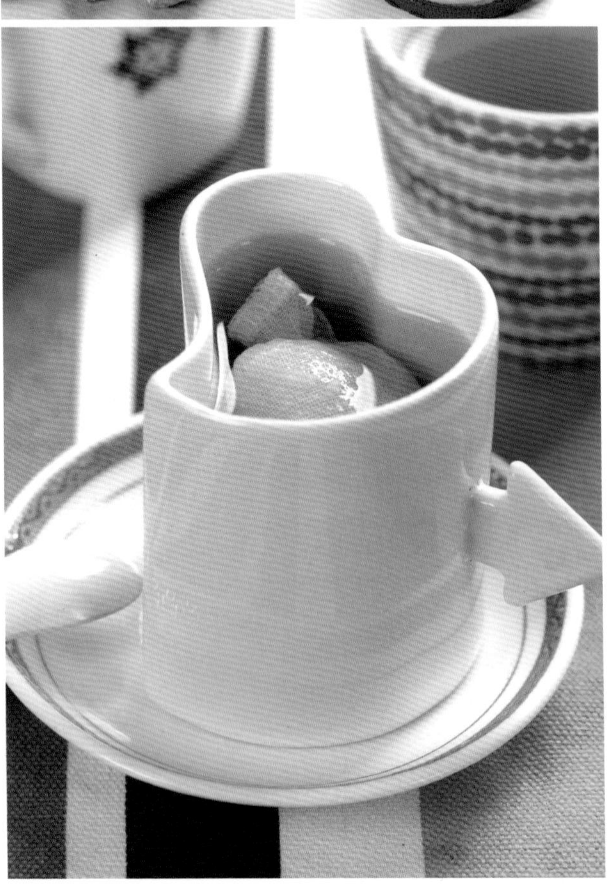

用法及宜忌

中飯晚飯後半小時內各服一次。也可隨意取代茶飲。

功效

可緩解消化不良、胃脘脹滿。

橘皮有寬中理氣的作用，對腸胃有很好的保養作用，適合各種因腸胃功能失調導致的飲食不化。另外，橘皮還有化濕的作用，特別適合痰濕體質，也就是體重超標的人。

生薑的刺激作用可以使腸胃黏膜充血，從而加快腸胃的蠕動，促進消化，這種作用在生薑加熱變熟以後消失，但是生吃的話刺激性太大，很多人又受不了，所以泡茶喝是一種非常好的選擇。

蠶豆皮茶

材料／蠶豆皮 100 克。

做法／

1. 蠶豆皮曬乾，入鍋炒焦。
2. 取 5 克左右用茶包袋裝起來，開水沖泡即可飲用。

用法及宜忌 不限時間及次數，可取代茶飲。

功效 促進消化，健胃止渴。

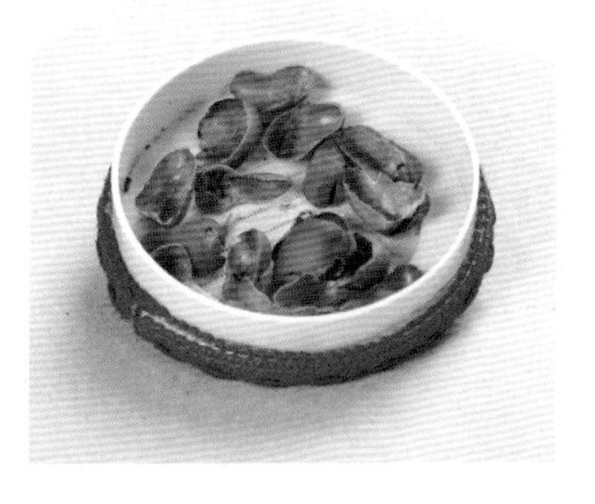

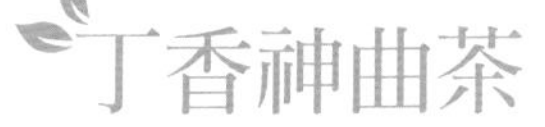

丁香神曲茶

材料／丁香 10 克，神曲 30 克。

做法／

1. 取丁香 2 克、神曲 6 克，用茶包袋裝好。
2. 熱水沖泡即可飲用。

用法及宜忌 晚飯後或積食發生後飲用。

功效 適用於吃生冷果品引起的傷食。

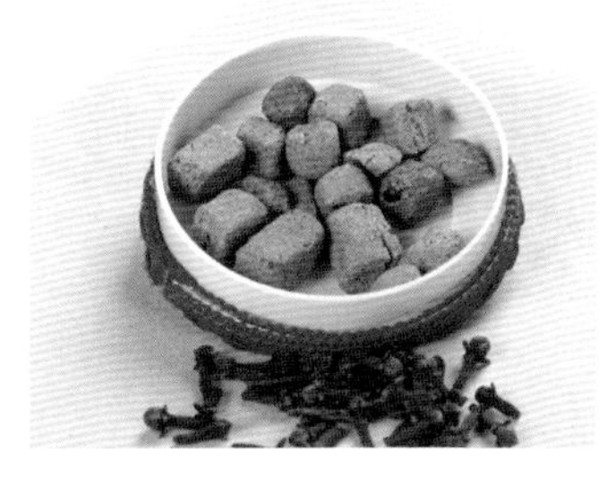

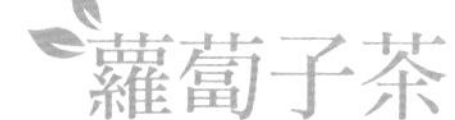

蘿蔔子茶

材料／蘿蔔子 100 克，冰糖 50 克。

做法／

1. 先將冰糖搗碎，加入蘿蔔子繼續搗成碎末。
2. 取 15 克混合物用紙包起來，每次取一包熱水沖服。

用法及宜忌 傷食後每隔 3 小時一次，連續 3 次。

功效 用於吃麵食引起的傷食。

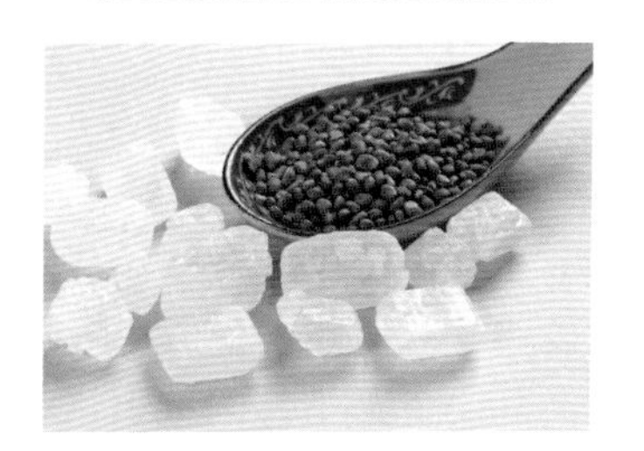

山楂麥芽茶

材料／乾山楂 50 克，麥芽 25 克。

做法／

1. 將麥芽炒出香味。
2. 10 克山楂、5 克麥芽混合均勻後用茶包袋裝好，熱水沖泡即可飲用。

用法及宜忌 飯後各一次，孕婦及哺乳期女性禁用。

功效 各種原因引起的積食，消化不良。

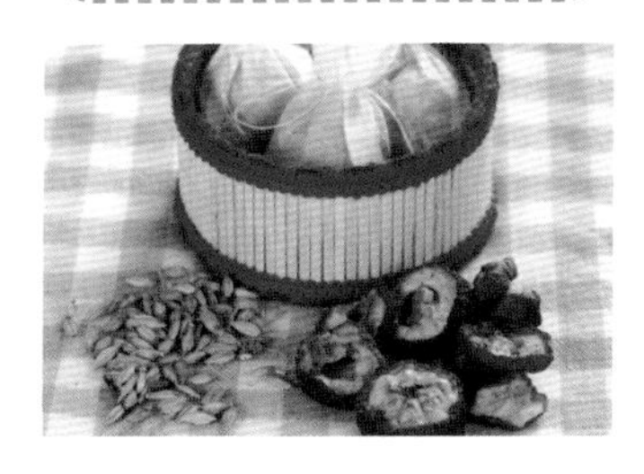

化食茶

材料／紅茶 100 克，冰糖 100 克。

做法／

1. 取紅茶 5 克、冰糖 2 塊用茶包袋裝好。
2. 熱水沖泡即可飲用。

用法及宜忌 隨意飲用。

功效 化食消滯，適用於消化不良、胃脘飽脹不適等症。

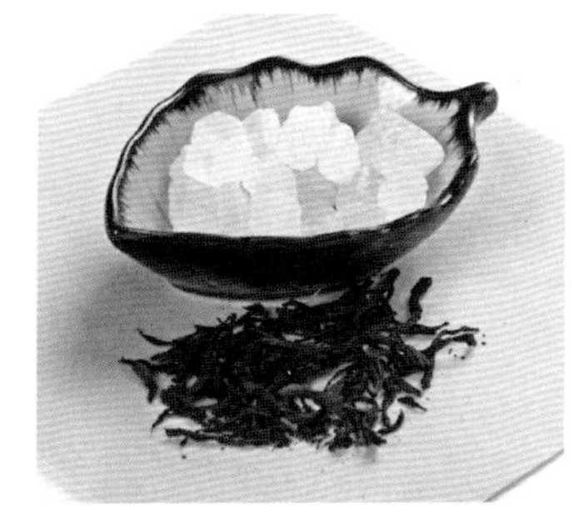

山楂片茶

材料／山楂片 50 克、綠茶 25 克。

做法／

1. 將山楂片掰成小塊。
2. 10 克山楂片混合 5 克綠茶，用茶包袋裝好，熱水沖泡即可飲用。

用法及宜忌 飯後飲用。脾胃虛寒、胃酸過多者少用。

功效 開胃，助消化，降脂。

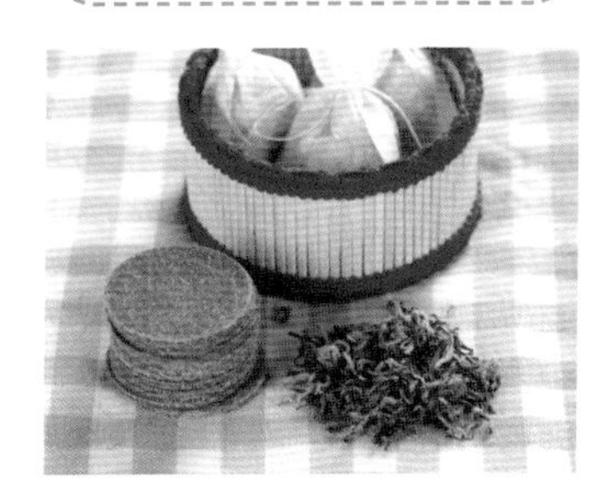

胃痛

臨床上，急慢性胃炎、胃及十二指腸潰瘍、胃神經官能症等均可引起胃痛。茶葉有助於人體消化的同時，還具有防止潰瘍出血的功能，這是因為茶多酚類化合物可以薄膜狀態附著在潰瘍面，達到保護作用，這種作用也有利於腸瘻、胃瘻的治療。

薑紅茶

材料／紅茶 50 克，老薑一大塊。

做法／

1. 老薑切片。
2. 取紅茶 10 克、老薑 2 片，用茶包袋裝好，熱水沖泡即可飲用。

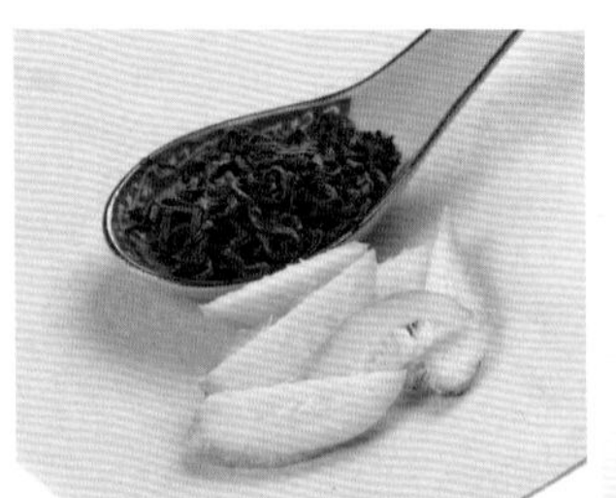

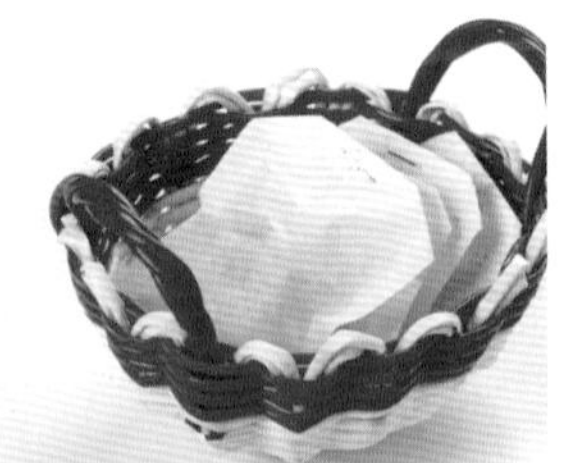

用法及宜忌

午飯晚飯後各一次。

功效

解表，溫中，止嘔，止胃痛。

生薑有消炎作用，可以殺死潰瘍面的細菌，防止病情惡化，生薑又有散寒、止痛的作用。

黑糖具有暖胃、養胃的作用，而且性質溫和，各種胃病都適合。

小提醒

胃潰瘍患者，尤其是較嚴重的時候，忌食寒性食物如苦瓜、西瓜、螃蟹等，少吃生冷食物，即使是有利康復的刺激性食物也應注意不要刺激過度，如生薑就不宜生吃，除了和黑糖搭配以外，飯後再喝此方，刺激性就更小了。

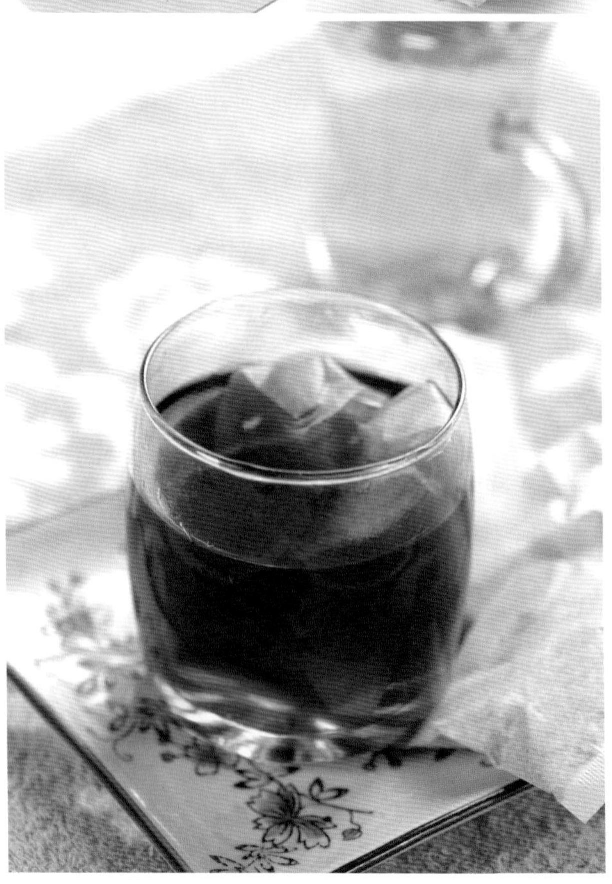

玫瑰花蜜茶

材料／乾燥玫瑰花 20 克，綠茶 20 克，蜂蜜適量。

做法／

1. 乾燥玫瑰花 5 克加綠茶 5 克用茶包袋裝好。
2. 開水沖泡 2 分鐘後加少許蜂蜜調味即可飲用。

用法及宜忌 每日一包，脾胃虛寒者飯後飲用。

功效 健胃，幫助消化，緩解胃神經官能症。

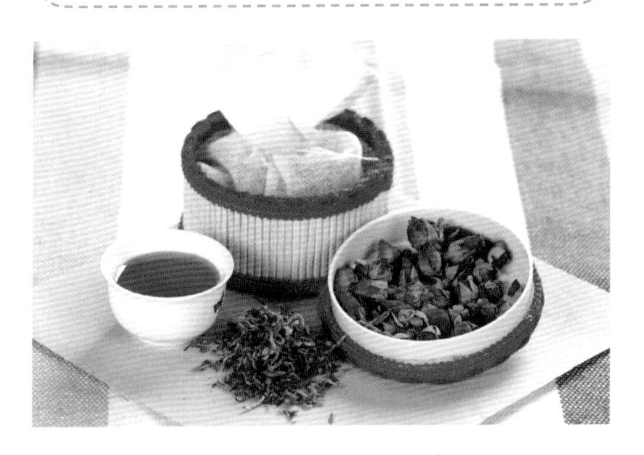

佛手枯草茶

材料／新鮮佛手瓜 1 個，夏枯草 30 克。

做法／

1. 將佛手瓜洗淨切片曬乾，夏枯草切成 2 公分長的段狀。
2. 2 片佛手瓜搭配 10 克左右的夏枯草，用茶包袋裝好。熱水沖泡即可飲用。

用法及宜忌 每晚一次。

功效 疏肝解鬱，和胃止痛，用於胃脘疼痛，心煩喜怒、口乾口苦、便祕尿黃等。

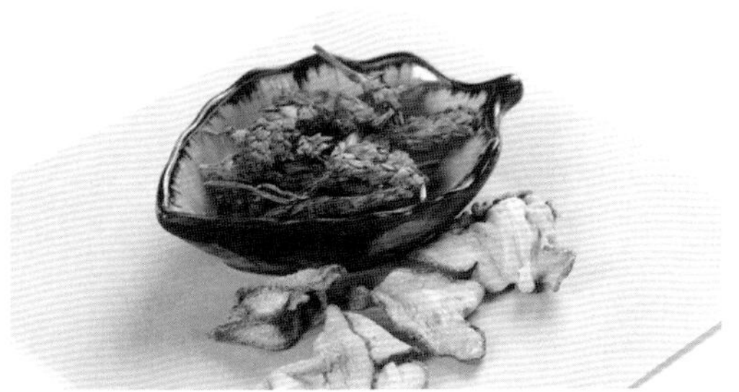

黑糖紅茶

材料／紅茶 30 克，黑糖 30 克。

做法／紅茶 5 克，黑糖 5 克混合均勻後用茶包袋裝好，熱水沖泡即可飲用。

用法及宜忌 每日兩次，不限時間。

功效 和中潤燥，養胃止痛，適用於老年消化性潰瘍。

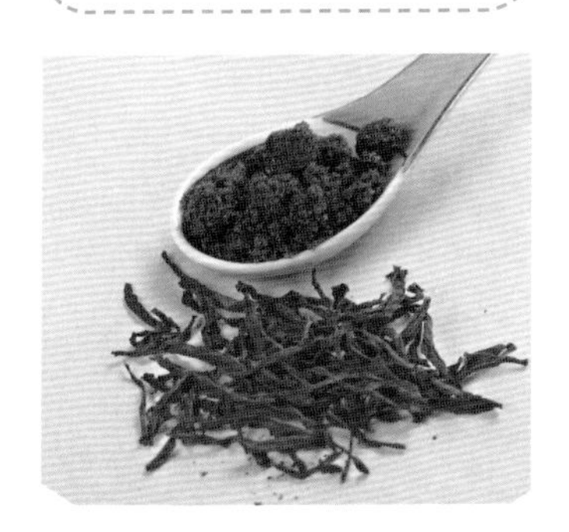

玫瑰佛手茶

材料／玫瑰花 30 克，佛手瓜 1 個。

做法／

1. 佛手瓜洗淨切片後曬乾。
2. 2 片佛手瓜搭配 5 克玫瑰花用茶包袋裝好，熱水沖泡即可飲用。

用法及宜忌 隨意取代茶飲。

功效 理氣解鬱，和胃止痛，適用於肝胃不和所致的脅肋脹痛，胃脘疼痛。

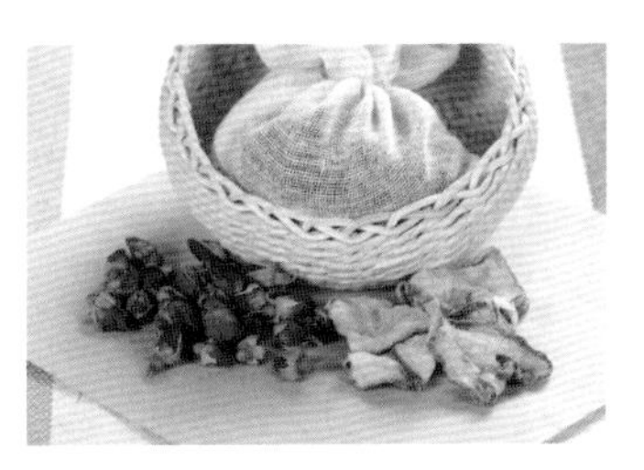

玫瑰甘草茶

材料／乾燥玫瑰花 30 克，甘草 30 克。

做法／5 克玫瑰花搭配 5 克甘草用茶包袋裝好，熱水沖泡即可飲用。

用法及宜忌 每日一劑，可重複沖泡。

功效 理氣解鬱，和胃止痛。

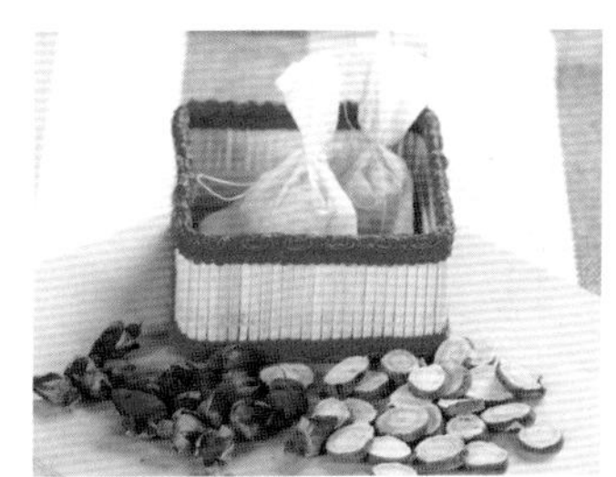

腸炎、腹痛

腸炎是細菌、病毒、真菌或寄生蟲等引起的腸黏膜急性或慢性炎症。臨床表現有噁心、嘔吐、腹痛、腹瀉、稀水便等。以下的茶包主要針對慢性腸炎和各種反覆性腹痛。

雙仁茶

材料／苦杏仁 50 克，桃仁 50 克。

做法／

1. 將苦杏仁和桃仁混合在一起，搗成碎末。
2. 取 15 克左右用紙包好。熱水沖服。

用法及宜忌

每日一劑，手術後禁用。

功效

緩解小腹痛。

苦杏仁有消炎鎮痛的作用，被譽為中藥中的止疼片，同時還有潤腸通便的作用。

桃仁有活血祛瘀、潤腸通便的功效，對急慢性腸炎都有效果。

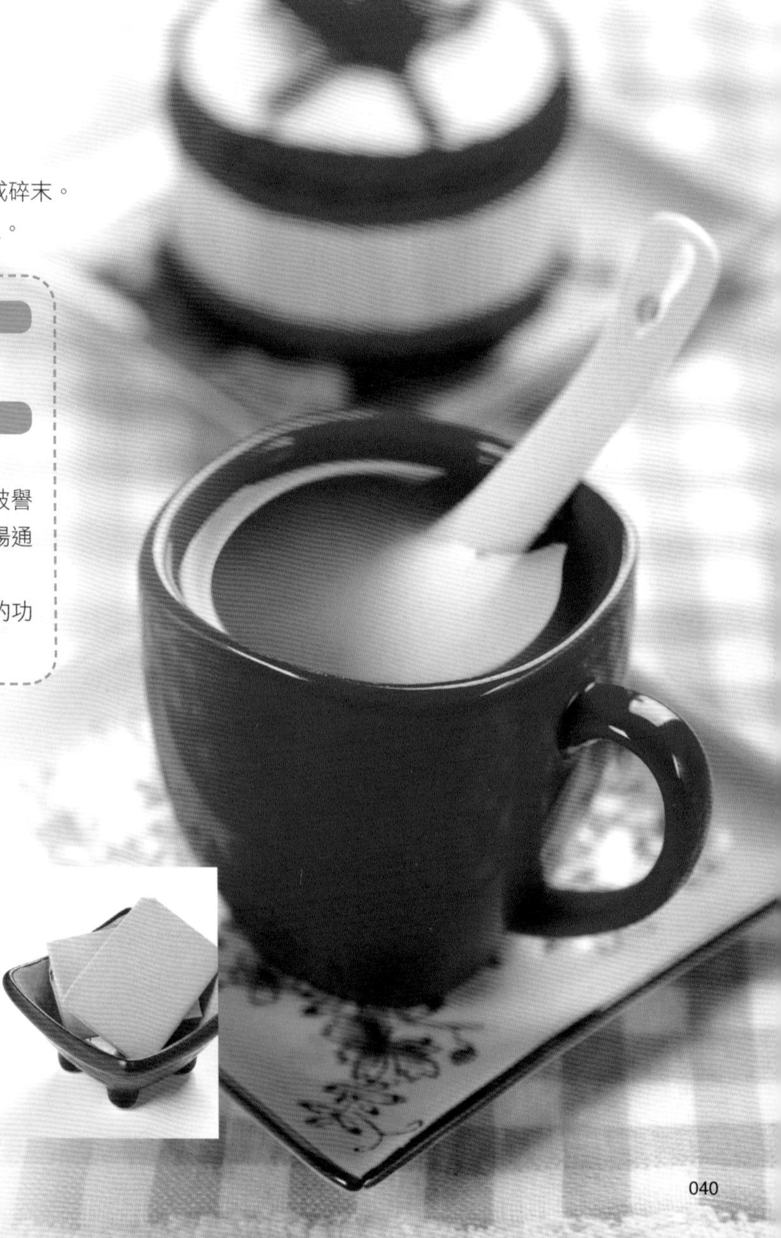

黑糖濃茶

材料／紅茶 50 克，黑糖 100 克。

做法／

1. 紅茶倒入黑糖內，攪拌均勻。
2. 取 20 克左右混合物，用茶包袋裝好，熱水沖服。

用法及宜忌 每日一包，腹痛難忍時可達到鎮痛效果。

功效 收斂，消積，止痛。

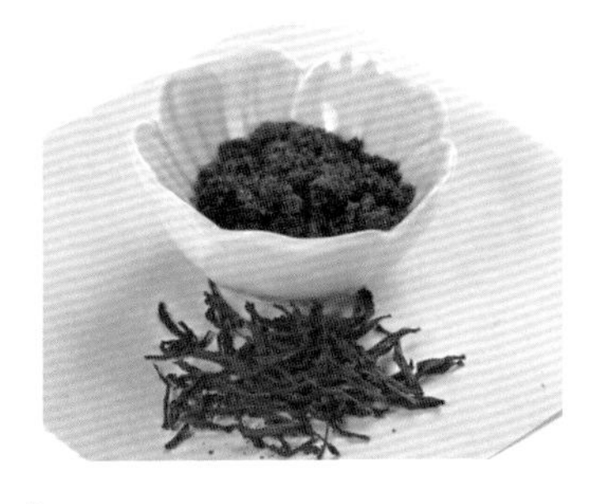

薑茶

材料／茶葉 30 克，乾薑 30 克。

做法／

1. 將乾薑切小片或丁。
2. 取茶葉 5 克、乾薑 5 克用茶包袋裝好，熱水沖泡即可。

用法及宜忌 每日兩次，不拘時間

功效 收斂、發汗、止痛。

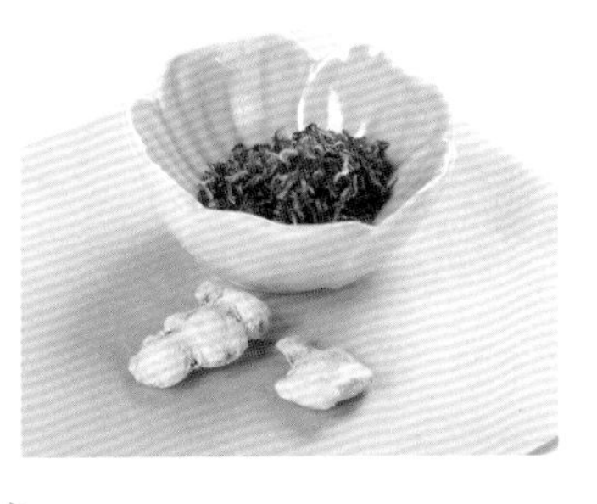

炒鹽茶

材料／食鹽 30 克。

做法／

1. 將食鹽放入鍋內翻炒至焦黃。
2. 每 3 克左右包成一個小紙包。熱水沖服。

用法及宜忌 腹痛時服用即可，高血壓患者禁用。

功效 迅速緩解腹部絞痛。

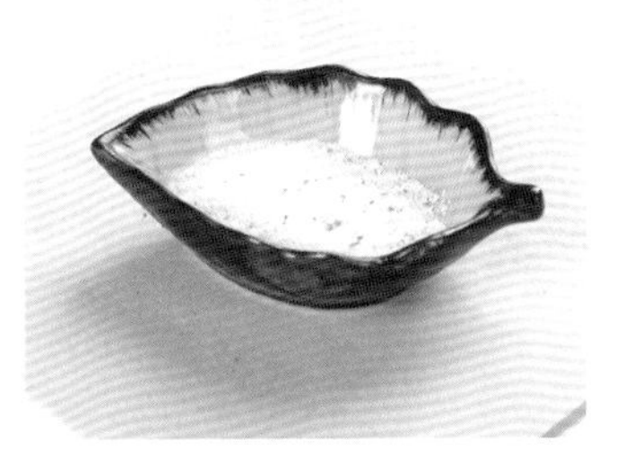

山楂黑糖茶

材料／乾山楂 50 克，黑糖 25 克。

做法／

1. 將乾山楂入鍋炒焦。
2. 山楂 10 克、黑糖 5 克，用茶包袋裝起來，熱水沖泡即可飲用。

用法及宜忌 每日兩次，不拘時間。

功效 專治傷食腹痛。

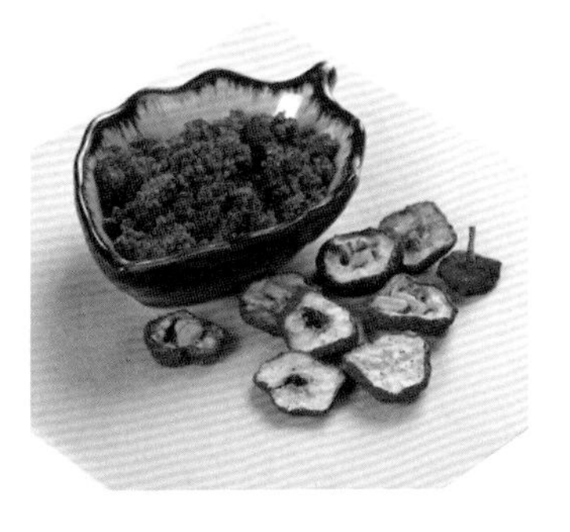

松針茶

材料／松針 200 克。

做法／

1. 將松針用清水浸泡 20 分鐘後沖洗乾淨。
2. 剪成兩段後，放在碗裡搗至表皮破損為止。
3. 每 15 克用茶包袋裝起來，開水沖泡即可飲用。

用法及宜忌 每日兩次，飯後服用。

功效 輔助治療慢性腸炎。

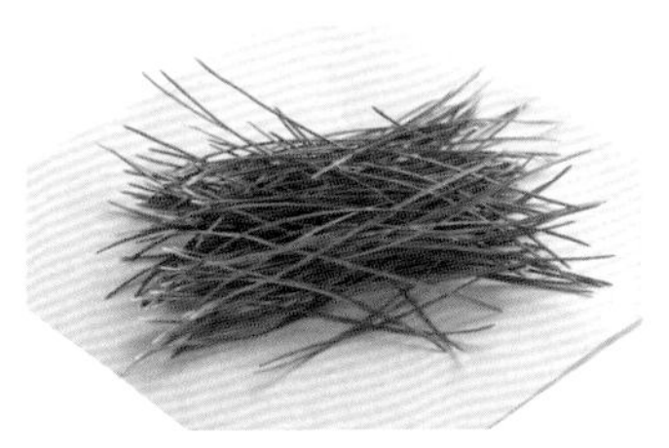

小茴香茶

材料／小茴香 30 克，食鹽 15 克。

做法／

1. 將小茴香搗碎。
2. 5 克小茴香搭配 2 ～ 3 克食鹽用紙包好，熱水沖服即可。

用法及宜忌 每日兩次，高血壓病人不宜。

功效 緩解小腹痛。

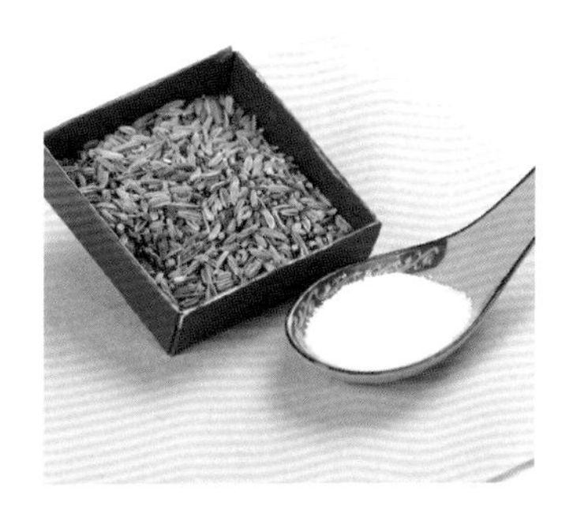

痢疾

痢疾是由痢疾桿菌引起的腸道傳染病，以劇烈的腹瀉、大便呈膿血樣為特徵。雖全年均有發生，但以夏秋兩季最多見。細菌蛋白遇茶葉中的茶多酚後即失去活性，因而達到治療的效果。

蜂蜜紅棗綠茶

材料／紅棗20顆，綠茶50克，蜂蜜適量。

做法／

1. 紅棗去核切碎，分成10等份。
2. 每份紅棗搭配5克綠茶用茶包袋裝好，熱水沖泡後調入蜂蜜即可飲用。

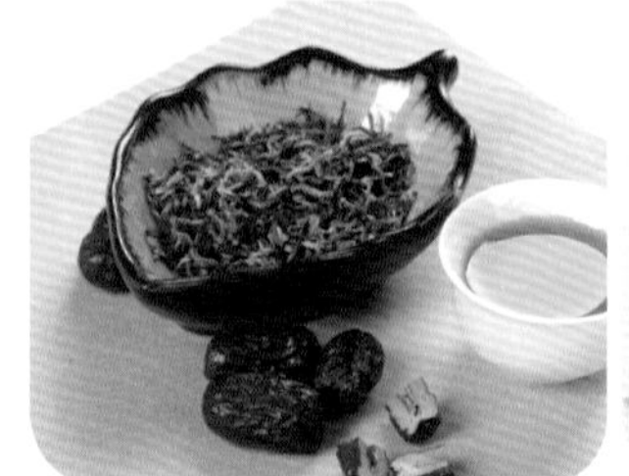

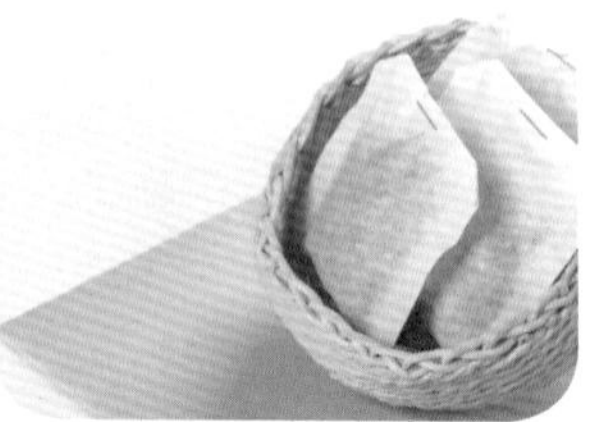

用法及宜忌

隨意飲用即可。

功效

收斂止瀉。

綠茶有良好的收斂、止瀉的作用，同時綠茶中含有的有效物質可以殺死痢疾桿菌和腸道內其他有害細菌，對治療痢疾的作用堪比中藥。

紅棗大益脾胃，對整個消化系統都有良好的保養作用，可以促進痢疾患者康複，同時提高抵抗力。

蜂蜜除了營養豐富，對腸胃還有一定的保護功能，而且可以緩解綠茶的寒性，特別適合脾胃虛弱的人飲用。

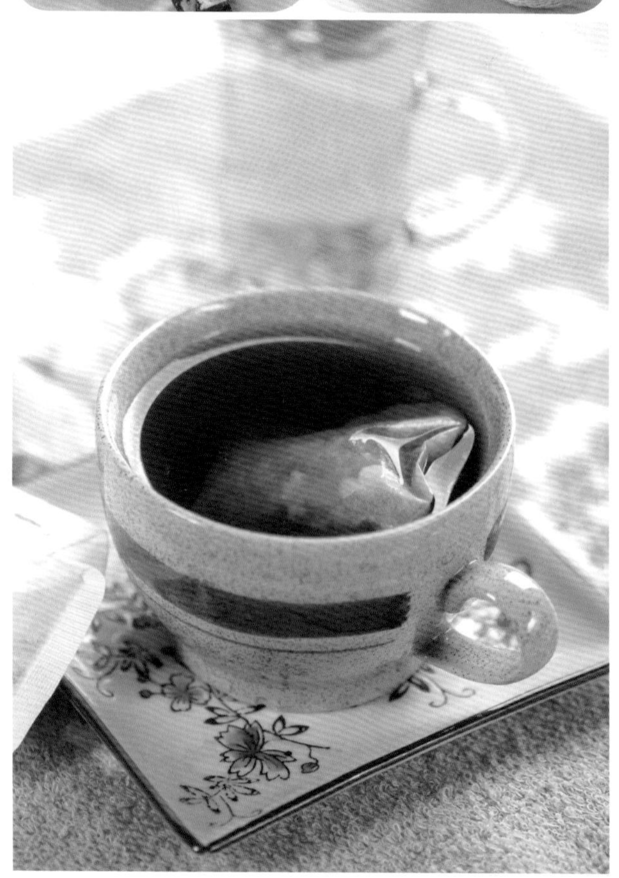

焦茶

材料／茶葉 100 克。

做法／

1. 將茶葉入鍋乾炒至炒焦。
2. 每 10 克茶葉用茶包袋裝好，熱水沖泡即可飲用。

用法及宜忌 每日兩次，茶越濃越好，忌空腹。

功效 止瀉止痛。

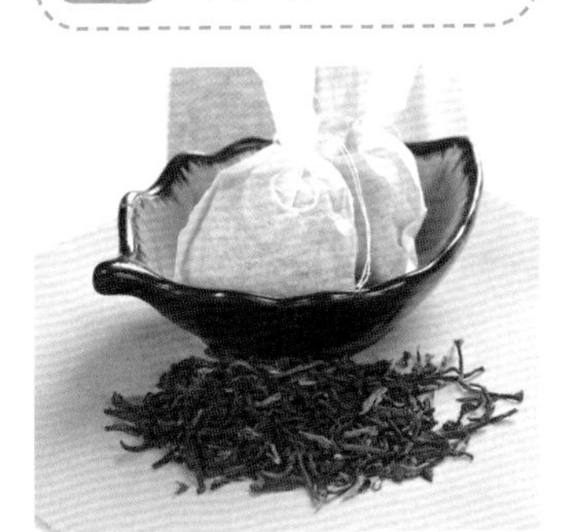

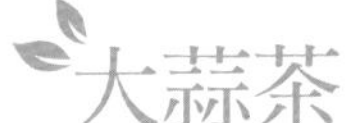

大蒜茶

材料／大蒜半個，綠茶 10 克。

做法／

1. 將大蒜剝好搗成蒜泥。
2. 將蒜泥與茶葉用茶包袋裝好，熱水沖泡即可飲用。

用法及宜忌 每日一次。

功效 殺菌，止痛。適用於慢性痢疾。

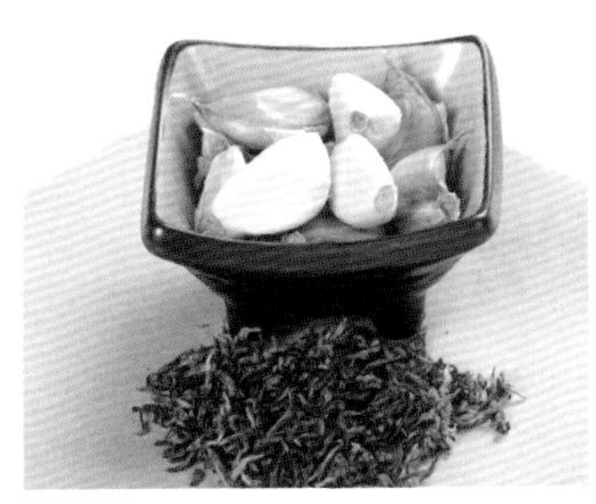

綠豆烏梅茶

材料／綠豆 30 克，烏梅 15 顆，綠茶 15 克。

做法／

1. 將綠豆炒香後研磨成粉末狀。
2. 取 6 克綠豆粉、3 顆烏梅、3 克綠茶分別用茶包袋裝好，熱水沖泡即可飲用。

用法及宜忌 每日一次，連服 3 天。

功效 止瀉，清熱，解毒，治療細菌性痢疾。

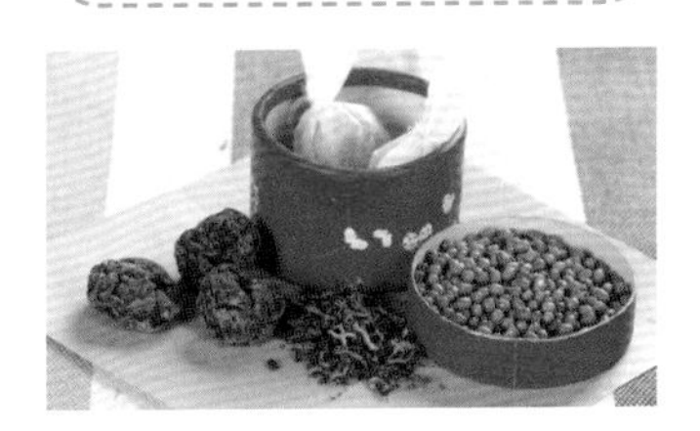

生薑山楂茶

材料／新鮮山楂 100 克，生薑 1 塊，茶葉 20 克，黑糖適量。

做法／

1. 每個山楂去核，切成 4 ～ 6 小塊，生薑切片。
2. 山楂 25 克、生薑 2 片、茶葉 5 克用茶包袋裝好。
3. 熱水沖泡，加黑糖調味即可飲用。

用法及宜忌 每日一次，時間不限。

功效 助消化，和胃，殺菌，止痢，適用於痢疾、細菌性食物中毒。

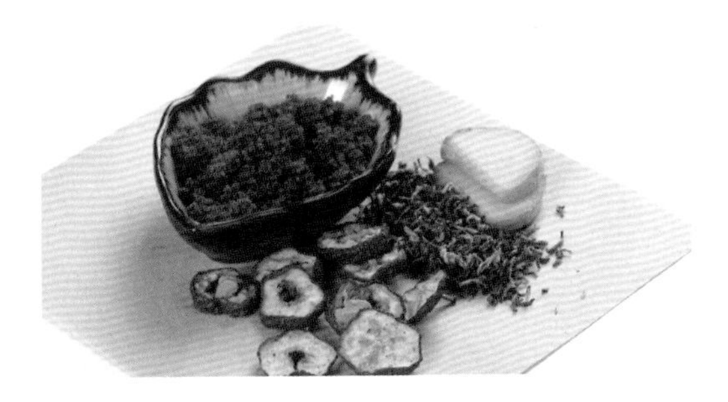

冰糖蓮子茶

材料／蓮子 30 克，綠茶 15 克，冰糖 30 克。

做法／

1. 蓮子清水浸泡 2 小時後煮熟。
2. 將煮熟的蓮子分成兩半晾乾。
3. 蓮子 10 克、綠茶 5 克、冰糖兩塊用茶包袋裝好，熱水沖泡即可飲用。

用法及宜忌 每日一次，時間不限。

功效 和胃，澀腸，健脾。

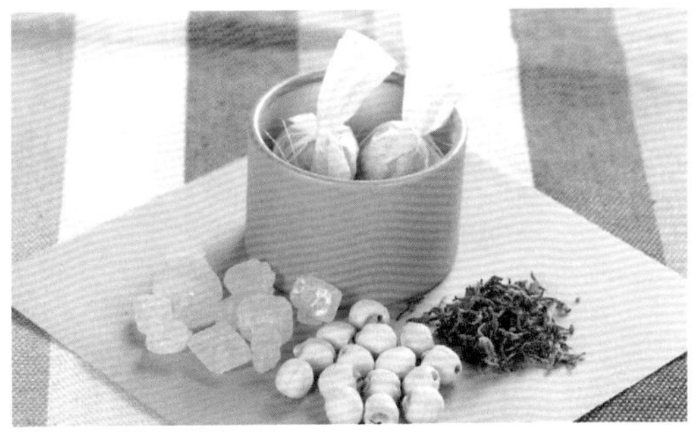

脂肪肝

脂肪在肝臟蓄積過多，必然導致肝臟的「肥胖」，就是通常所說的脂肪肝。脂肪肝形成的原因是多方面的，如長期飲酒、多食葷腥肥膩，缺乏運動或肝炎長期不癒，或體胖少動等都有可能導致脂肪肝。

肝臟中脂肪積聚過多，勢必影響各種功能的正常發揮，引起多種疾病，如肝硬化甚至肝癌等，其危害是顯而易見的。

當歸山楂陳皮茶

材料／當歸 15 克，乾山楂、陳皮各 25 克。

做法／將 3 克當歸、5 克山楂、5 克陳皮用茶包袋裝好，熱水沖泡即可飲用。

用法及宜忌 每日一次，不限時間。

功效 嘔惡，口苦，食慾缺乏。

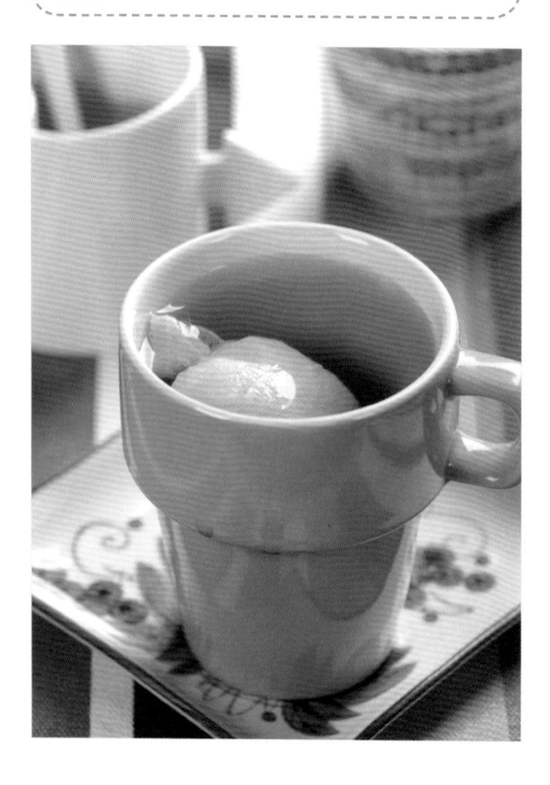

茉莉玫瑰茶

材料／玫瑰花、茉莉花各 15 克，乾荷葉 25 克。

做法／

1. 將荷葉用手撕成小片。
2. 玫瑰花 3 克、茉莉花 3 克、乾荷葉 5 克用茶包袋裝好，熱水沖泡即可飲用。

用法及宜忌 每日一次，飯後飲用。

功效 嘔惡，口苦，食慾缺乏。

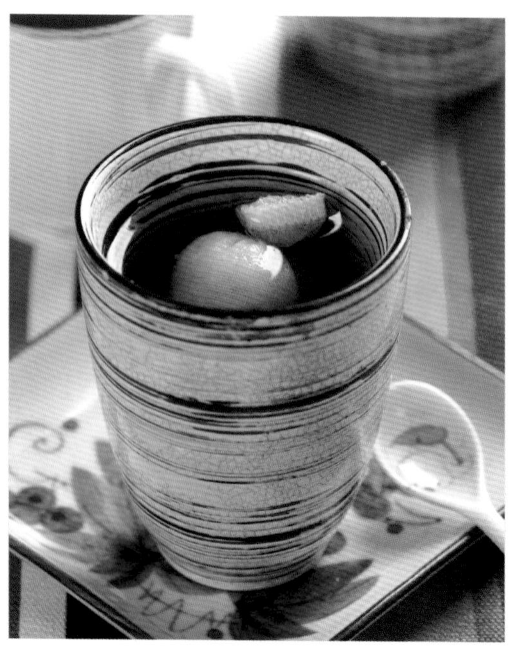

芹菜根荷葉茶

材料／芹菜根 100 克，乾荷葉 50 克。

做法／

1. 將芹菜根洗淨晾乾，略微搗碎。
2. 將荷葉用手撕成碎片。
3. 乾芹菜根 10 克、荷葉 5 克用茶包袋裝起來，熱水沖泡即可飲用。

用法及宜忌 每日兩次，時間不限。

功效 口苦而乾，噁心嘔吐，食慾不振。

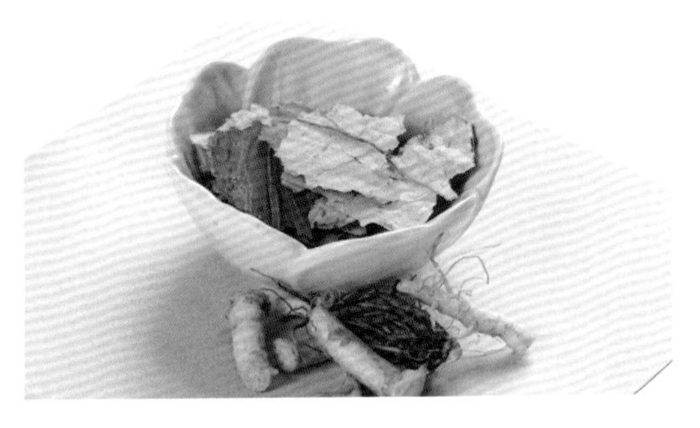

車前茵陳茶

材料／茵陳 50 克，車前子 50 克。

做法／

1. 取茵陳 5 克、車前子 5 克混在一起略微搗幾下。
2. 用茶包袋將搗好的材料包起來，熱水沖泡即可飲用。

用法及宜忌 每日早晚各一次。

功效 口苦而乾，噁心嘔吐，食慾不振。

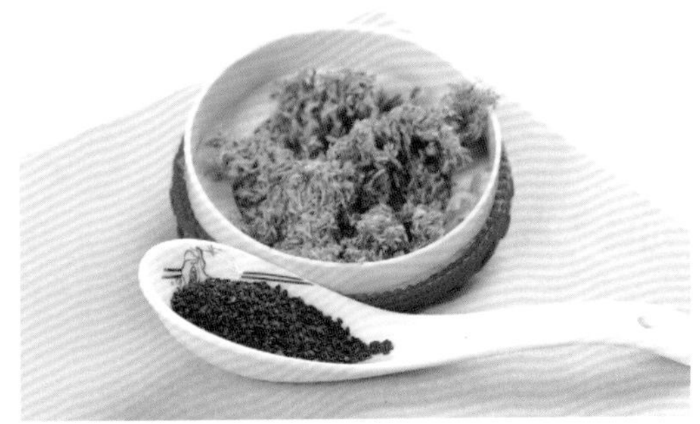

澤瀉山楂茶

材料／乾山楂 50 克，澤瀉 50 克。

做法／

1. 山楂切片。
2. 取山楂 5 克、澤瀉 5 克用茶包袋裝好，熱水沖泡即可飲用。

用法及宜忌 每日一次，飯後飲用。

功效 脅下脹悶，陣痛時作，胸痞食少，噁心欲嘔。

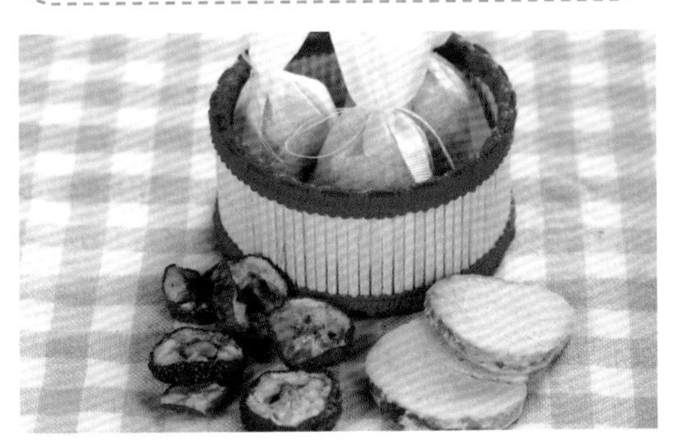

紅花山楂陳皮茶

材料／紅花 10 克，乾山楂 50 克，陳皮 50 克。

做法／

1. 山楂切片，陳皮切絲。
2. 取山楂10克、陳皮10克、紅花2克用茶包袋裝好，熱水沖泡即可飲用。

用法及宜忌 每日一次，時間隨意。

功效 下肢水腫，倦怠乏力，舌淡紫，邊有瘀點、瘀斑。

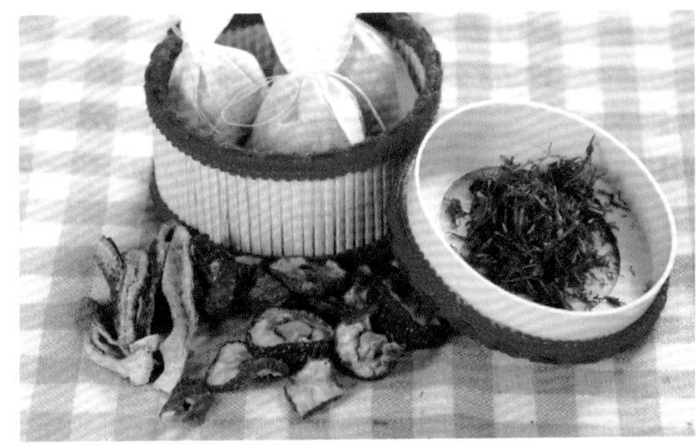

泌尿道感染

泌尿道感染是由細菌感染（多數為大腸桿菌）引起的泌尿系統炎症的總稱。常見的有腎盂腎炎、膀胱炎和尿道炎，以頻尿、尿急、尿痛為主要症狀，偶有血尿，或伴有腰部疼痛，急性期多見惡寒發熱，慢性期可見低熱。發病多見於女性，尤其是孕婦。

急性泌尿道感染 小便灼熱刺痛，頻尿，尿黃，亦可見血尿。

甘竹茶

材料／甘草 30 克，竹葉 30 克。

做法／

1. 取甘草 5 克、竹葉 5 克，略搗幾下。
2. 將搗好的材料用茶包袋裝好，熱水沖泡即可飲用。

用法及宜忌 次數不限，可取代茶飲。

功效 治療急性泌尿道感染。

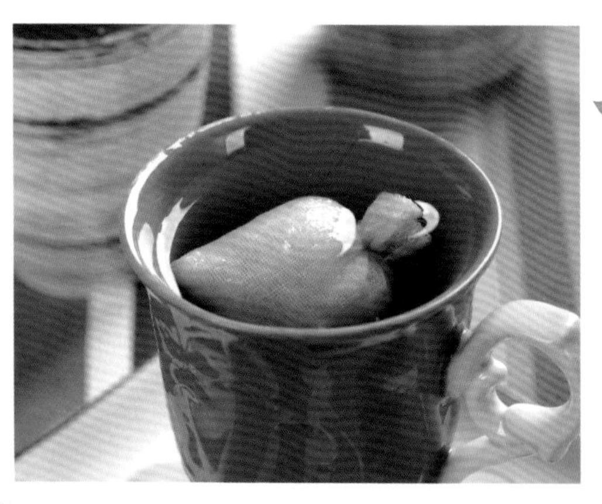

車前竹葉甘草茶

材料／車前草 50 克，乾竹葉 20 克，生甘草 20 克。

做法／

1. 取車前草 10 克、竹葉 4 克、生甘草 4 克混在一起搗幾下。
2. 用茶包袋將搗好的材料包起來，熱水沖泡即可飲用。

用法及宜忌 每日一次，不限時間。

功效 治療急性泌尿道感染。

茵陳茶

材料／茵陳 50 克。

做法／

1. 將茵陳切成 1 公分左右的段狀。
2. 取 10 克用茶包袋裝好，熱水沖泡即可飲用。

用法及宜忌 不限次數，睡前少用。

功效 緩解泌尿道感染、頻尿等。

綠豆芽白糖茶

材料／綠豆芽 50 克，白糖 25 克。

做法／

1. 將綠豆芽稍稍弄碎。
2. 取 10 克綠豆芽、5 克白糖用茶包袋裝好，熱水沖泡即可飲用。

用法及宜忌 不限次數，睡前少用。

功效 緩解泌尿道感染、頻尿等。

慢性泌尿道感染 頻尿，淋瀝不盡，低熱疲勞，腰酸。

利尿清茶

材料／鳳尾草 50 克，白茅根 50 克，蜂蜜適量。

做法／

1. 將鳳尾草和白茅根都切成 1 公分長的小段。
2. 各取 5 克用茶包袋裝好，熱水沖泡，加適量蜂蜜調飲即可。

用法及宜忌 每日睡前一次。

功效 慢性泌尿道感染。

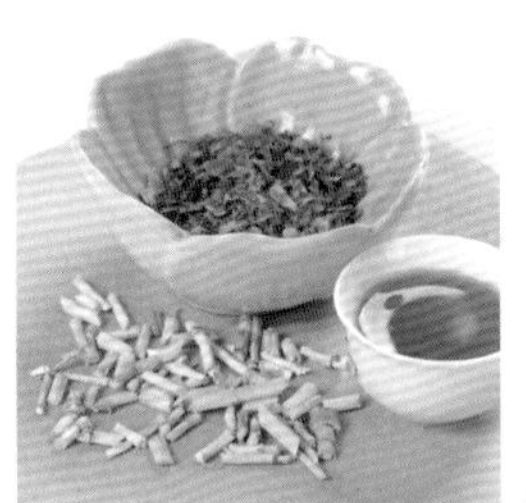
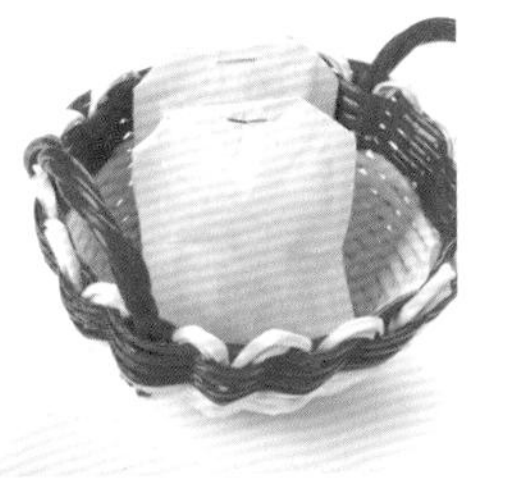
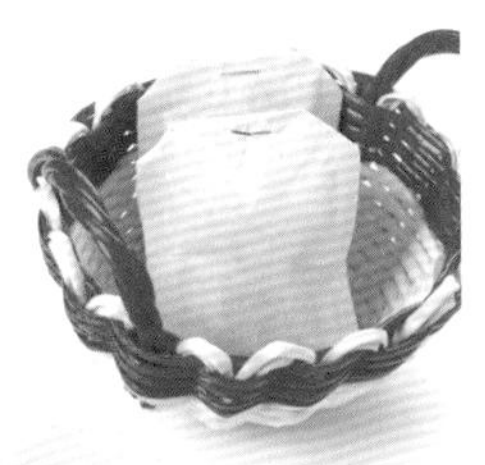
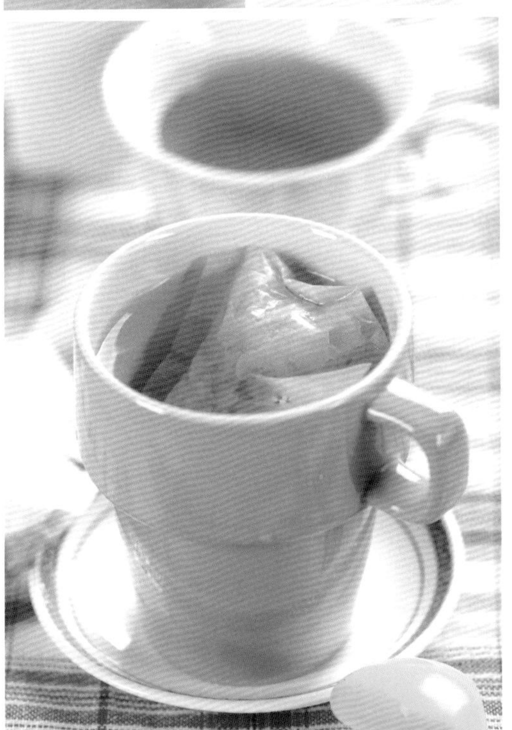

黃耆白茅茶

材料／黃耆、白茅根各 50 克。

做法／

1. 將白茅根剪成 1 公分長的小段。
2. 各取 5 克黃耆和白茅根用茶包袋裝好，熱水沖泡即可飲用。

用法及宜忌 每晚睡前一次。

功效 助陽化氣，清熱利尿。

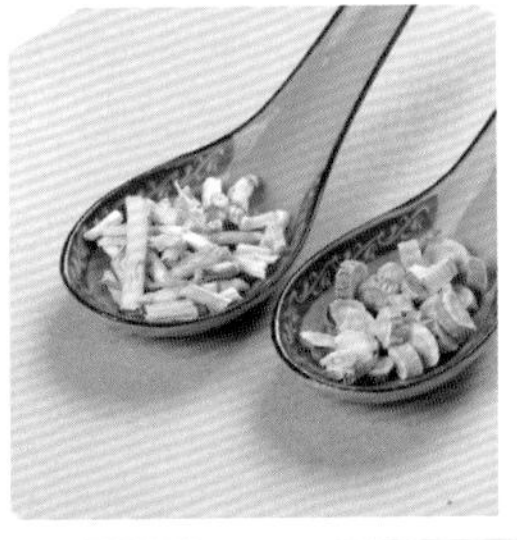
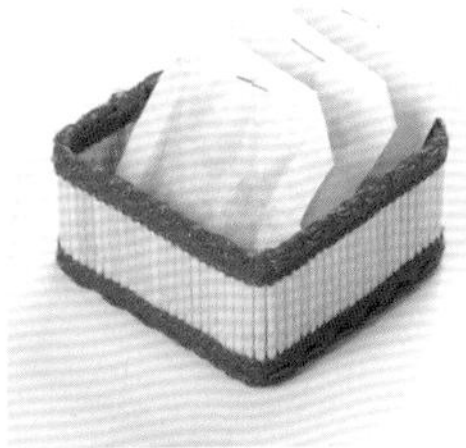
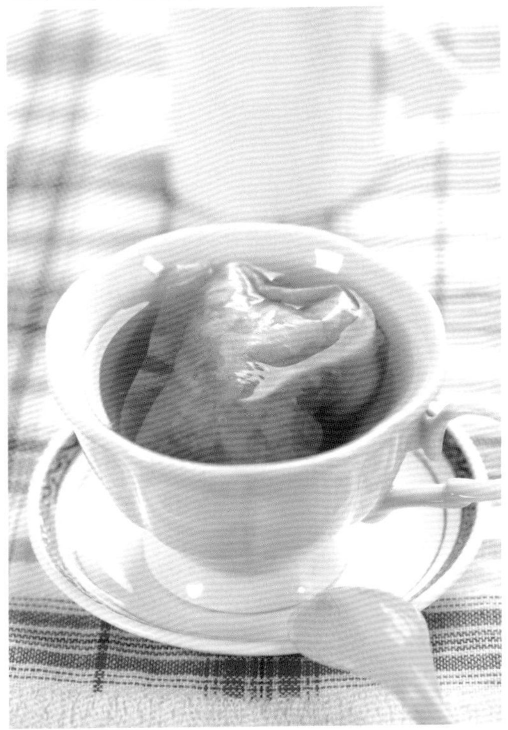

失眠

失眠主要表現在睡眠時間、深度的不足及不能消除疲勞、恢復體力與精力，輕者入睡困難，或寐而不酣，時寐時醒，或醒後不能再寐，重則徹夜不寐。

造成失眠的原因很多，情感因素、飲食內傷、年老體虛、先天體弱，甚至受到驚嚇等都可能導致失眠。失眠雖然不是什麼大病，但是長期下來對健康和情緒的影響極大，甚至不亞於一些重大疾病。

七葉膽紅棗茶

材料／七葉膽 30 克，紅棗 9 顆。

做法／

1. 將每個紅棗都切成大小差不多的小塊。
2. 七葉膽和紅棗各分成 3 等份，各取一份用茶包袋裝好，熱水沖泡即可飲用。

用法及宜忌

隨時取代茶飲用。

功效

健腦益智，鎮靜安神，對神疲乏力、失眠健忘有很大幫助。

七葉膽有安神養性、延緩衰老、提高大腦機能的作用，另外還有一定的鎮靜、催眠作用，這些都有助於改善失眠狀況。

而且七葉膽對預防緩解「三高」等慢性病都有好處，本身口感也不錯，用來沖泡飲用是日常保健的良方。

紅棗有平胃氣、通九竅、安心神的作用，對於飲食或情緒原因引起的失眠效果顯著。

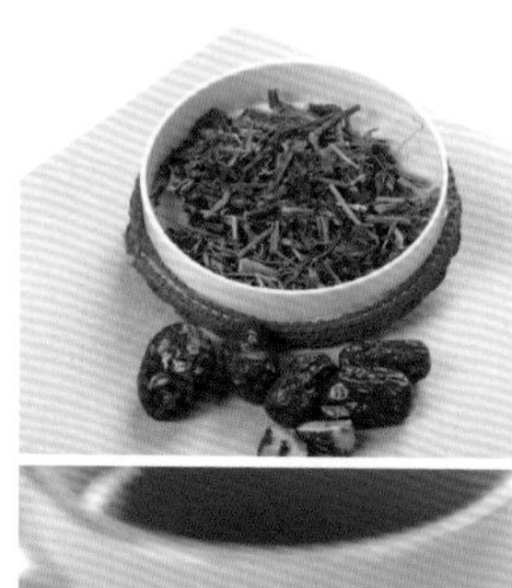

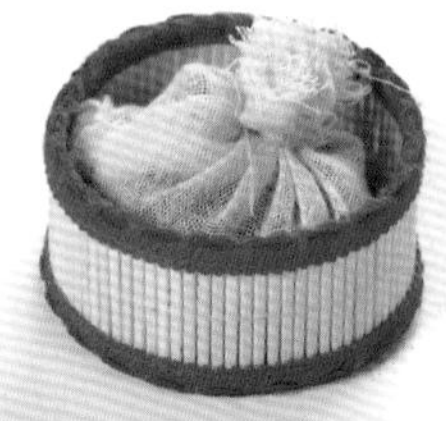

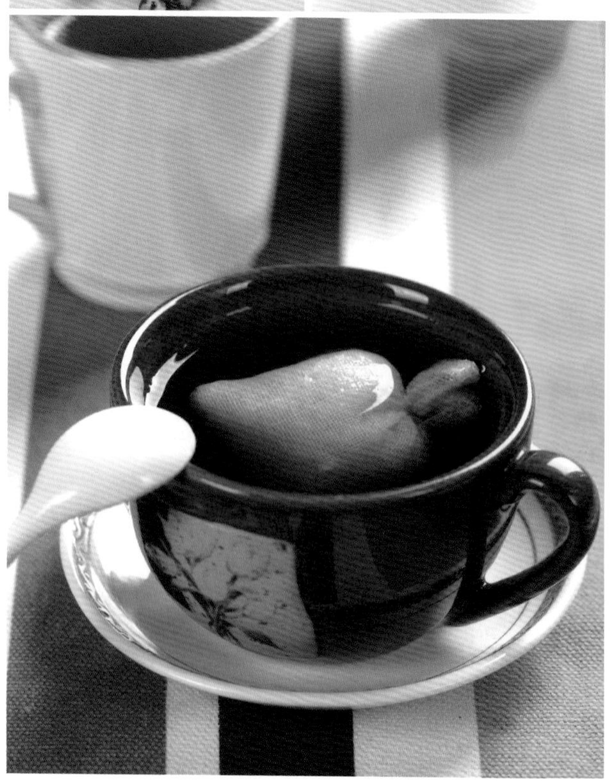

橘葉冰糖茶

材料／新鮮橘葉6片，冰糖10克。

做法／

1. 將橘葉洗乾淨，撕成小塊。
2. 將冰糖、橘葉碎片一起用茶包袋裝好，用開水沖泡飲用即可。

用法及宜忌 可取代茶飲，不限次數，症狀緩解即可。

功效 寧心安神，去燥助眠。

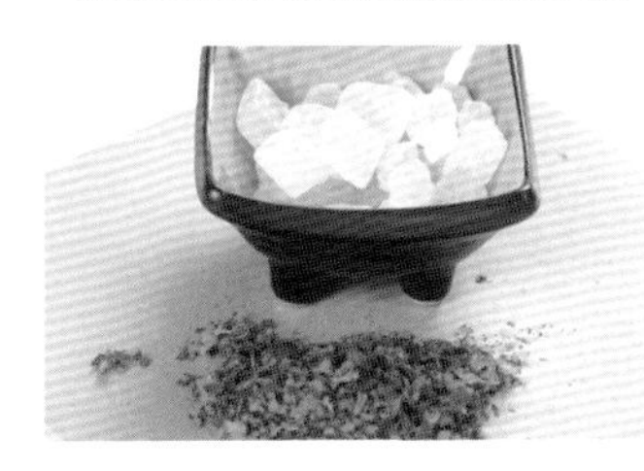

菖蒲安神茶

材料／菖蒲30克，紅棗6顆，黑糖適量。

做法／

1. 菖蒲切片，紅棗切碎，分成6等份用茶包袋裝好。
2. 杯中放入少量黑糖，再放進茶包，沖入開水即可飲用。

用法及宜忌 每日睡前一次。

功效 寧心安神、芳香辟濁，特別適合受驚嚇而導致失眠的人。

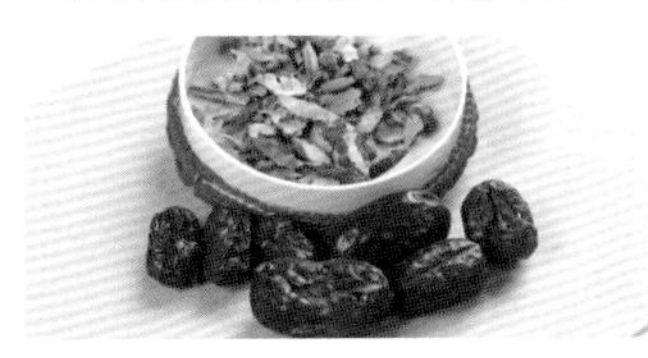

珍珠茶

材料／珍珠粉50克，冰糖50克。

做法／

1. 將冰糖磨成粉末。
2. 5克珍珠粉、5克冰糖混合在一起用紙包好。每次取一包，熱水沖服即可。

用法及宜忌 每日睡前一次。

功效 寧神安眠。

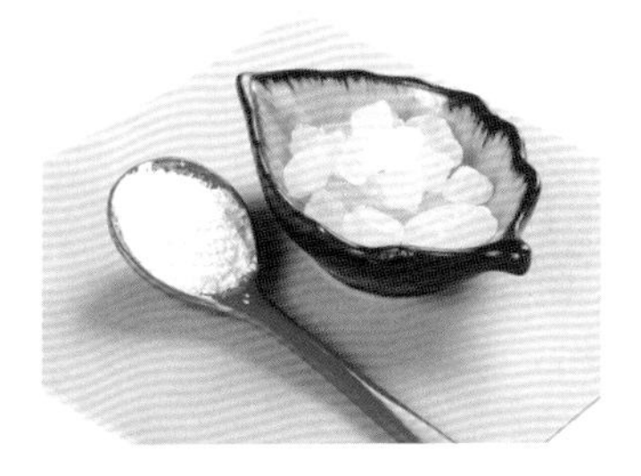

甘草大麥紅棗茶

材料／大麥60克，紅棗15顆，甘草30克。

做法／

1. 大麥乾炒炒熟，放涼後搗碎。
2. 紅棗、甘草用刀切碎。
3. 將所有材料混合在一起分成3等份，分別用茶包袋裝好，用開水沖泡即可飲用。

用法及宜忌 每日早中晚各一次，孕婦慎用。

功效 養心除煩，適合神經衰弱或心火旺盛引起的失眠。

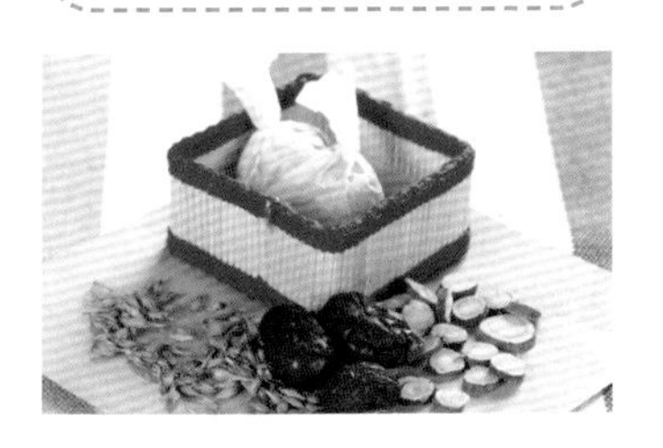

桂圓冰糖茶

材料／桂圓肉50克，冰糖20克。

做法／將桂圓肉和冰糖各分成4等份，用茶包袋裝好，開水沖泡即可。

用法及宜忌 早晚各一次。沖泡時，最好選用帶蓋的杯子，加蓋泡一會兒。上火，尤其有發炎症狀時禁用。

功效 補益心脾、安神益智，可治思慮過度、精神不振、失眠多夢、心悸健忘。

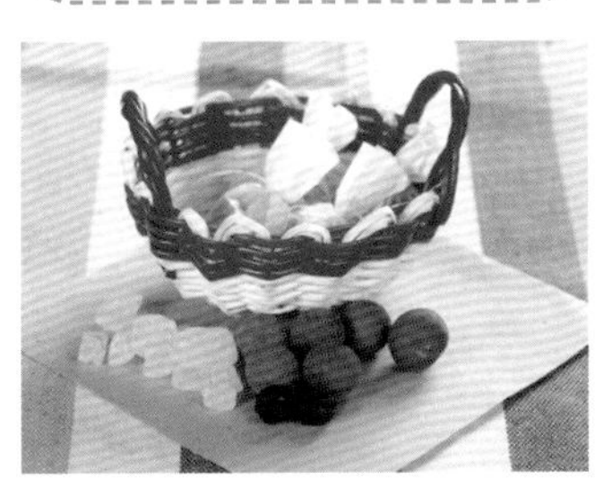

小麥百合安神茶

材料／小麥、乾百合各50克，紅棗5顆，甘草10克。

做法／

1. 將小麥炒熟，晾涼後搗碎。
2. 乾百合、紅棗、甘草切碎。
3. 將材料各分成5等份，各取一份用茶包袋裝好，熱水沖泡即可。

用法及宜忌 早中晚各一次。

功效 益氣養陰、清熱安神，可治心神不寧、心煩易躁、失眠多夢等症。

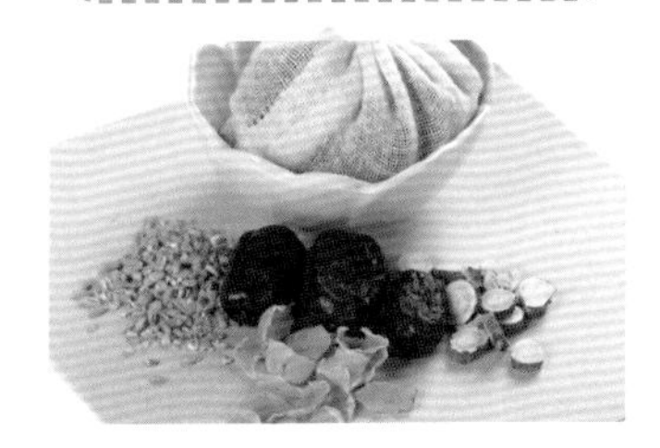

自汗、盜汗

自汗、盜汗病因有別。自汗多由身體虛弱或久病體虛，以致腠理不固所引起。治療以益氣固表為基本原則。盜汗一般多由於陰虛內熱所致，往往伴有午後低熱、面頰潮紅等症狀。食療應益氣陰、清虛熱、固表止汗。

黃耆止汗茶

材料／黃耆 50 克，紅棗 20 顆，浮小麥 50 克。

做法／

1. 黃耆切片，紅棗去核切碎，浮小麥搗碎。
2. 黃耆 5 克、紅棗 2 顆、浮小麥 5 克用茶包袋裝好，熱水沖泡即可飲用。

用法及宜忌 每日一次，不限時間

功效 治氣虛自汗。

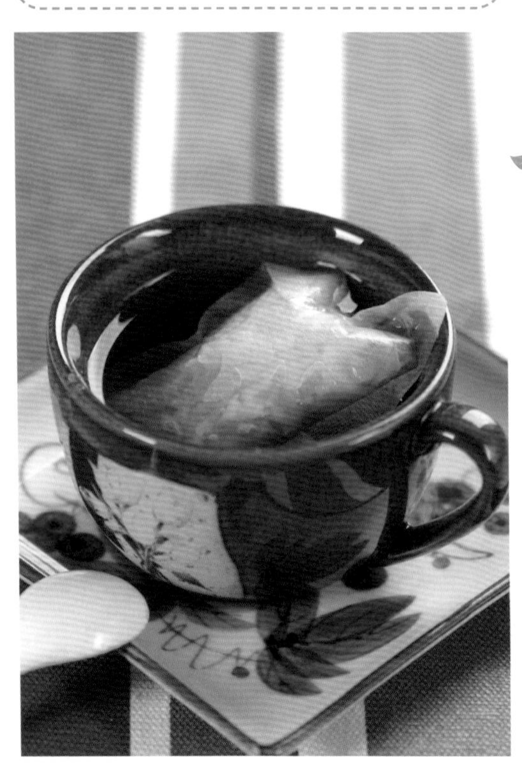

固表茶

材料／黃耆、防風、白朮各 50 克，烏梅 25 克。

做法／

1. 將材料全都切成小塊。
2. 取黃耆、防風、白朮各 5 克，烏梅 2～3 顆，用茶包袋裝好，熱水沖泡 15 分鐘後即可飲用。

用法及宜忌 每日一次，不限時間。

功效 益氣固表，止汗、止渴，對於體虛多汗，易感風邪，經常感冒而又口渴的人來說，是一種較好的保健飲料，可增強抗病能力，使身體日益強壯。

小麥稻根紅棗茶

材料／浮小麥、糯稻根各 50 克，紅棗 20 顆。

做法／

1. 浮小麥洗淨晾乾，搗碎。
2. 糯稻根用剪刀剪成 1 公分長的小段。
3. 紅棗切成兩半。
4. 取浮小麥、糯稻根各 5 克，紅棗 2 枚，用茶包袋裝好，熱水沖泡即可飲用。

用法及宜忌 每晚飯後一次。

功效 養胃清肺，補益心脾，固表止汗，治療自汗。

烏梅紅棗茶

材料／烏梅 20 顆，浮小麥 50 克，紅棗 20 顆。

做法／

1. 浮小麥洗乾淨後搗碎，每個紅棗切成 4 塊。
2. 取烏梅 2 顆、紅棗 2 顆、浮小麥 3 克，用茶包袋裝好，熱水沖泡即可飲用。

用法及宜忌 每日一次，睡前 1 小時服用。

功效 治陰虛盜汗。

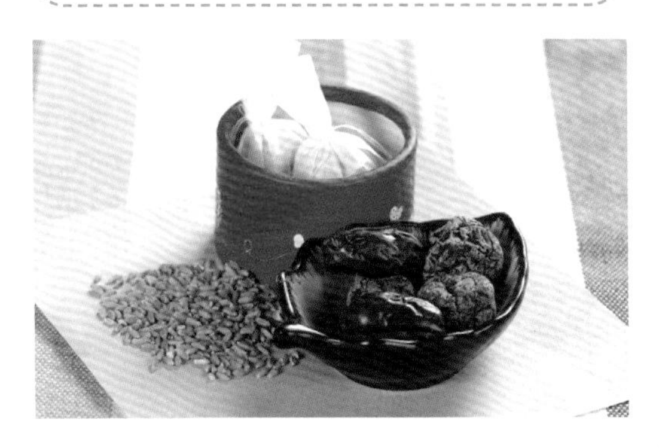

桂圓人參茶

材料／桂圓肉 50 克，人參 25 克，冰糖 30 克。

做法／

1. 人參切片，冰糖搗成碎末。
2. 人參 2～3 克、桂圓肉 5 克、冰糖 3 克用茶包袋裝好，熱水沖泡即可飲用。

用法及宜忌 每日一次，可取代茶飲，病後初癒身體虛弱者慎用。

功效 適宜於氣虛盜汗者。

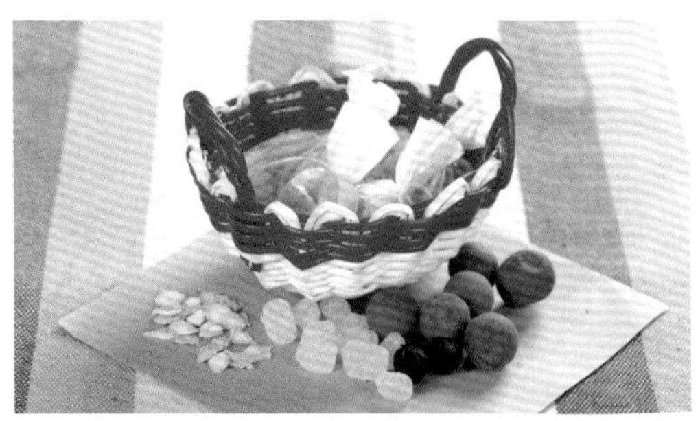

五味子飲

材料／五味子 30 克，紫蘇梗 30 克，蜂蜜適量。

做法／

1. 五味子入鍋炒香，搗碎。
2. 紫蘇梗切成小段。
3. 五味子 5 克、紫蘇梗 5 克用茶包袋裝好，熱水沖泡，蜂蜜調和即可飲用。

用法及宜忌 每日一次，睡前 1 小時服用。

功效 益氣生津、斂陰固表，適用於氣陰兩虛的盜汗、自汗。

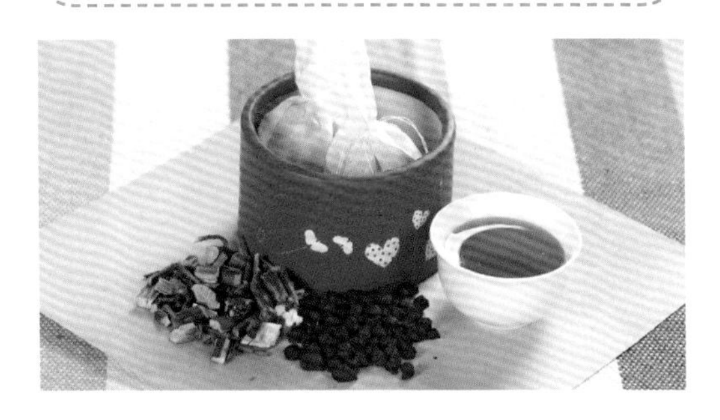

麻黃浮麥茶

材料／浮小麥 50 克，麻黃根 15 克。

做法／

1. 浮小麥搗碎，麻黃根切碎。
2. 取浮小麥 10 克、麻黃根 3 克用茶包袋裝好，熱水沖泡即可飲用。

用法及宜忌 每日一次，脾胃虛寒者慎用。

功效 補虛養心，固表止汗。用於盜汗。

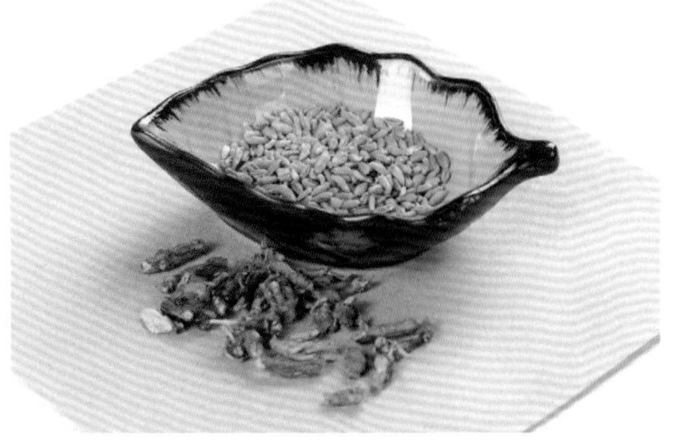

痔瘡

痔是人體直腸末端黏膜下和肛管及肛緣皮下靜脈叢淤血曲張、擴張形成柔軟的血管瘤樣病變，俗稱「痔瘡」。痔的發病率很高，民間有「十人九痔」之説，是成年人的常見病、多發病。治療痔瘡的藥茶，多以具有潤腸通便、解毒消炎、涼血止血功能的藥物為主。

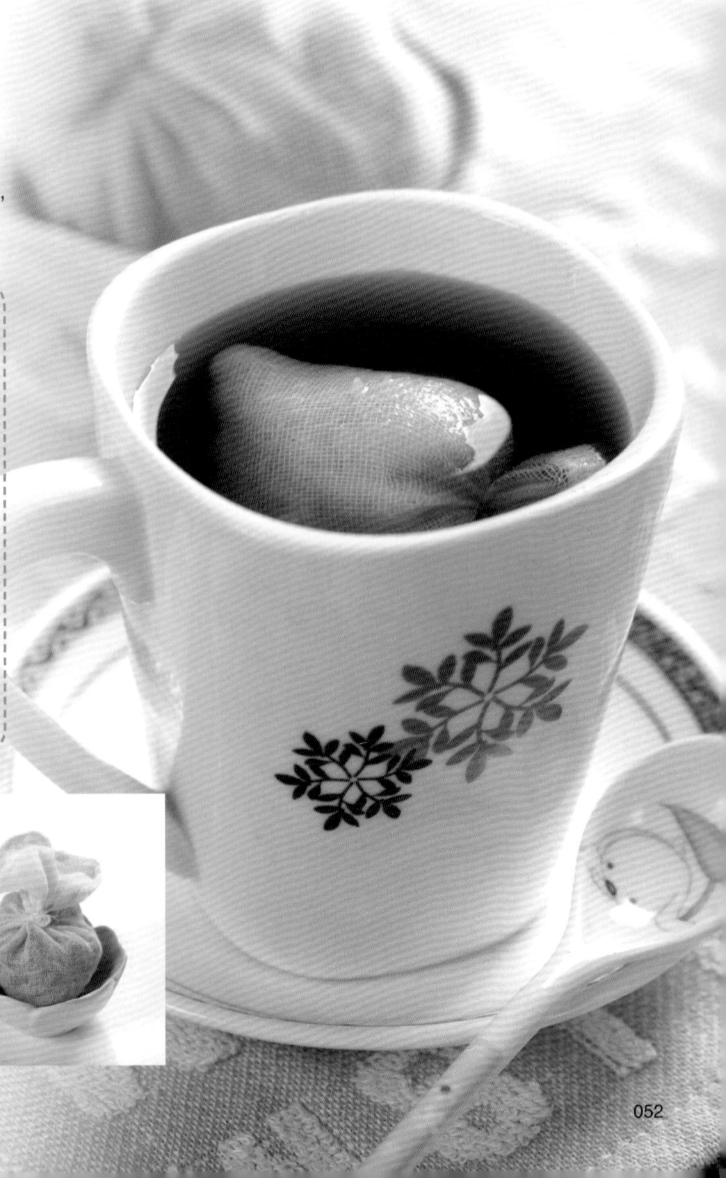

金針黑糖茶

材料／金針乾 50 克，黑糖 25 克。

做法／

1. 金針乾切幾下後，放在碗裡搗碎。
2. 金針乾 10 克、黑糖 5 克用茶包袋裝好，熱水沖泡即可飲用。

用法及宜忌

每日晚飯後一次。

功效

清熱利尿，養血平肝，適用於痔瘡疼痛、出血。

金針有利尿、消腫、止血的作用，同時還能清火，金針本身又含有豐富的膳食纖維，也有幫助排便、減少排便痛苦的功效。

黑糖的營養豐富，有清潔細胞的作用，對腸胃有滋養作用。

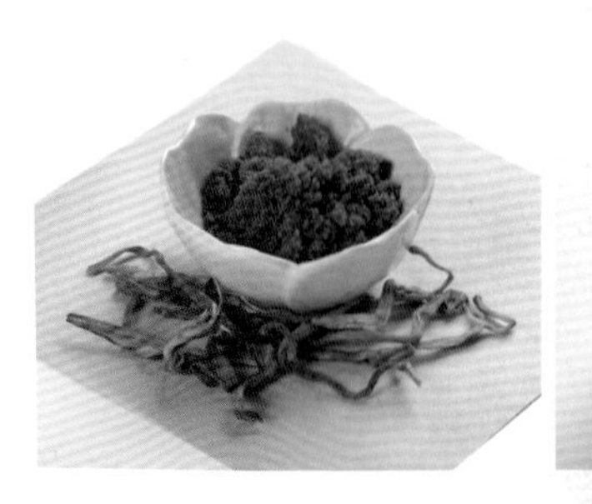

益母草茶

材料／益母草 50 克。

做法／

1. 將益母草剪成段，放在碗裡搗幾下。
2. 取 10 克益母草用茶包袋裝好，熱水沖泡即可飲用。

用法及宜忌 每日一次，時間不限。

功效 治血痔。

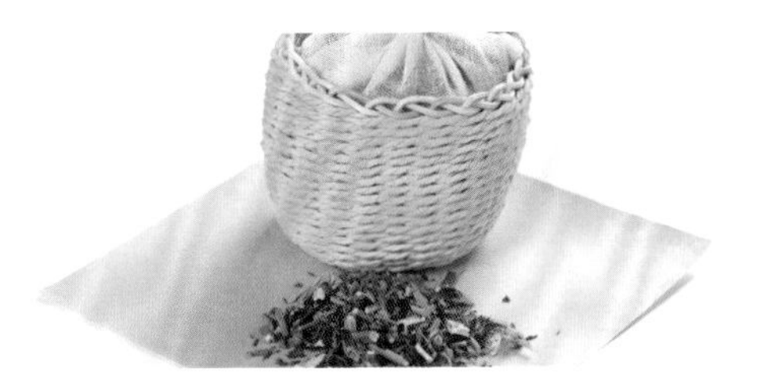

蒼耳蜂蜜茶

材料／蒼耳子 50 克，蜂蜜適量。

做法／

1. 將蒼耳子入鍋炒半焦，研磨成碎末。
2. 取 5 克蒼耳子粉末用茶包袋裝好，熱水沖泡後加蜂蜜調味即可飲用。

用法及宜忌 每日一次，晚飯後服用。

功效 治腸風痔瘻。

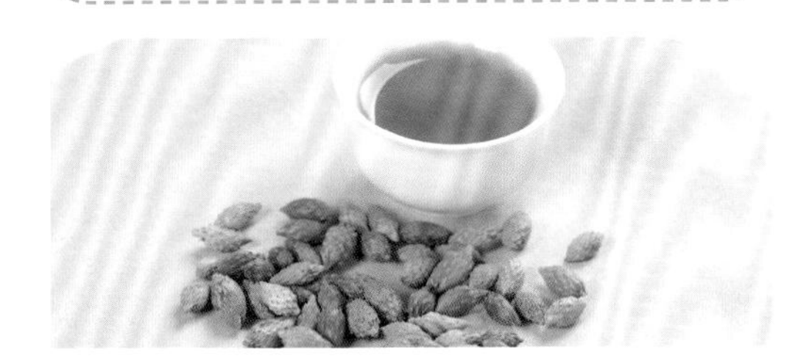

槐實黃芩茶

材料／乾槐實 50 克，側柏葉 50 克，黃芩 20 克。

做法／

1. 黃芩切片。
2. 乾槐實 5 克、側柏葉 5 克、黃芩 2 克，用茶包袋裝好，熱水沖泡即可飲用。

用法及宜忌 每日一次，時間不限。

功效 清熱解毒，涼血止血。用於痔瘡出血。

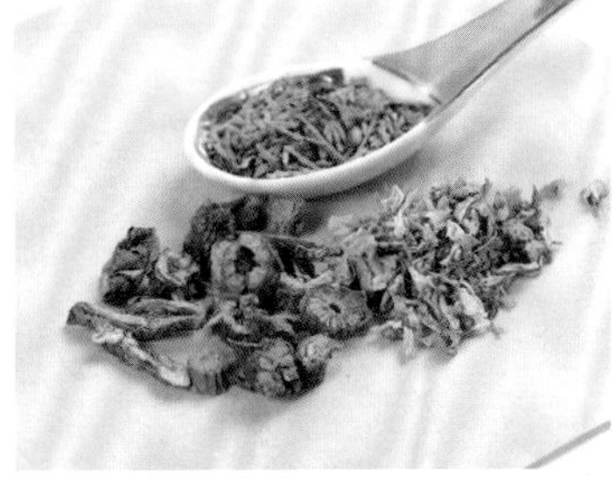

治痔茶

材料／生地黃 30 克，麻仁 30 克，白芍 30 克，生大黃 15 克。

做法／將材料各分成 5 等份，各取一份用茶包袋裝好。熱水沖泡，蓋上蓋子泡 5 分鐘後即可飲用。

用法及宜忌 每日一次，連續 5 天為一個療程。

功效 使大便變軟，降低排便疼痛，便血減少，特別適用於內痔患者。

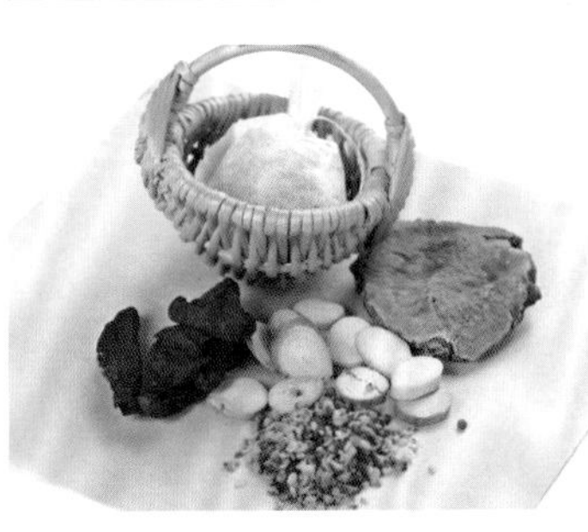

玫瑰花蜜茶

材料／乾玫瑰花 20 克，綠茶 20 克，蜂蜜適量。

做法／取玫瑰花和綠茶各 5 克，用茶包袋裝好。熱水沖泡，加蜂蜜調飲後即可飲用。

用法及宜忌 不限次數，取代茶飲即可。脾胃虛寒者應飯後飲用。

功效 清熱潤腸，涼血止血，適用於痔瘡出血及大便乾硬，腹脹而痛，口乾口苦，面紅身熱，或大便帶血之老年性或習慣性便祕。

皮膚搔癢

皮膚搔癢是多種皮膚病常見的臨床症狀，如濕疹、蕁麻疹、接觸性皮炎、疥癬、牛皮癬等皮膚病都可引起不同程度的皮膚搔癢。中醫治療皮膚搔癢以疏風清熱、祛風散寒和養血息風等為基本原則，以下藥茶可根據皮膚病的辨證屬性加以選用。

烏梅甘草茶

材料／烏梅 12 顆，甘草 30 克。

做法／甘草 5 克，搭配烏梅 2 顆，用茶包袋裝好，熱水沖泡即可飲用。

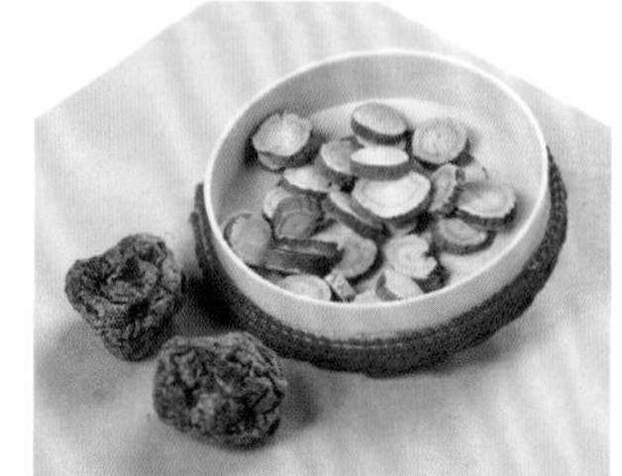

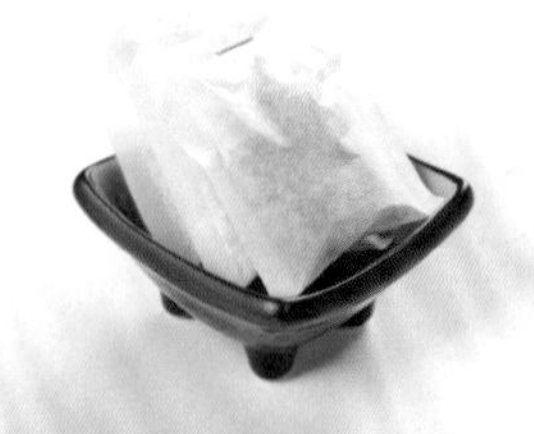

用法及宜忌

每日一次，時間不限。

功效

清熱祛濕，散風止癢，適用於脾濕風毒引起的風濕疙瘩、全身刺癢、怕冷發熱、骨節酸痛等症狀，以及蕁麻疹等過敏性皮膚病。

烏梅清肺氣，同時還有清理血管的作用，這都有利於皮膚表面毒素的排出。

甘草清熱解毒，而皮膚搔癢從中醫的角度看很多時候都是由熱毒引起的。

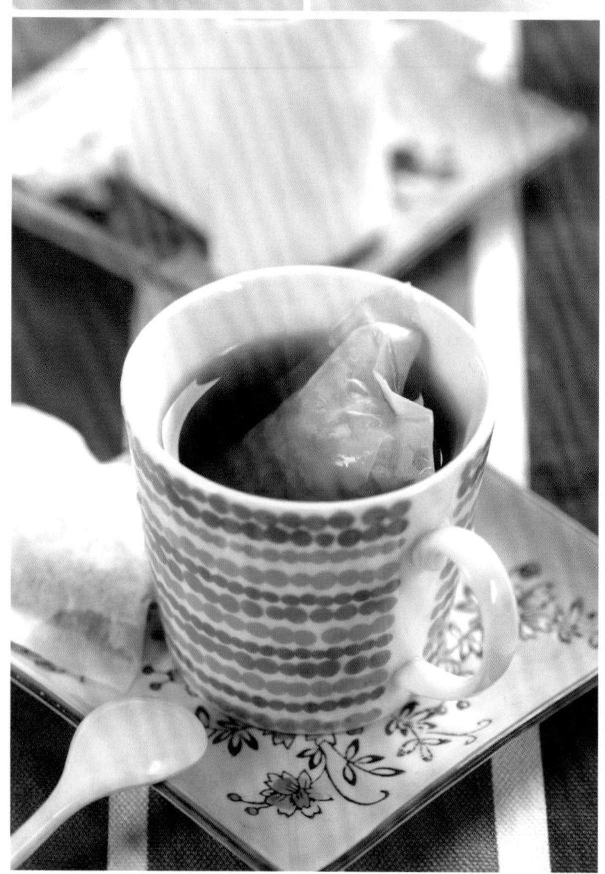

茵陳荷葉茶

材料／茵陳 30 克，荷葉 30 克。

做法／

1. 將荷葉用手撕成小塊。
2. 茵陳 5 克、荷葉 5 克用茶包袋裝好，熱水沖泡即可飲用。

用法及宜忌 每日一次，飯後飲用。

功效 清暑利濕，祛風止癢，適用於夏天痱疹搔癢，色紅成片。

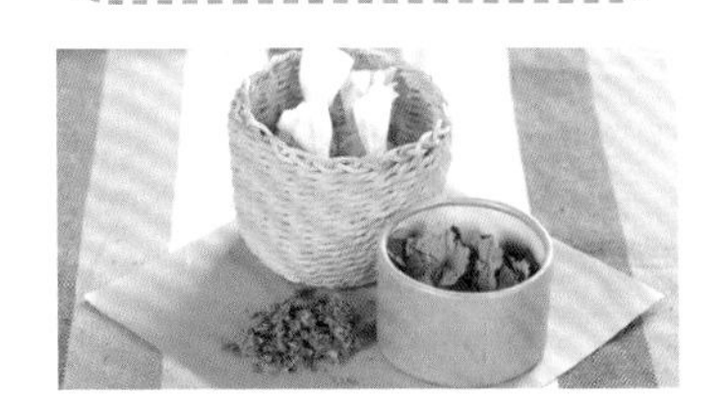

地膚紅棗茶

材料／地膚子 50 克，紅棗 10 顆。

做法／

1. 地膚子搗碎，紅棗去核，切成 4 塊。
2. 10 克地膚子、2 顆紅棗用茶包袋裝好，熱水沖泡即可飲用。

用法及宜忌 每日一次，非濕熱症狀者不宜飲服。

功效 除濕止癢，適用於皮膚搔癢症、濕疹等屬濕熱證者。

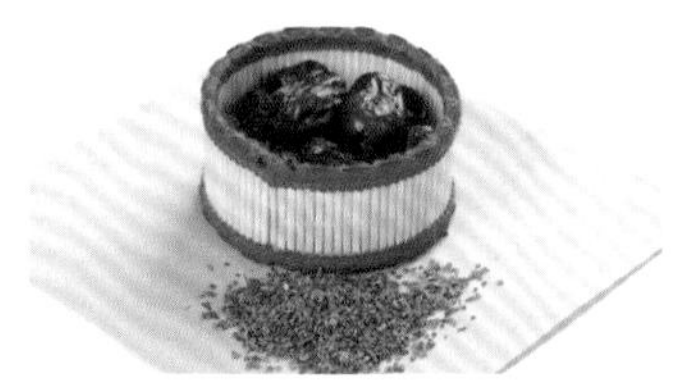

人參菊花茶

材料／人參 30 克，野菊花 30 克。

做法／

1. 人參切片，野菊花搗碎。
2. 將人參 5 克、野菊花 5 克用茶包袋裝好，熱水沖泡即可飲用。

用法及宜忌 每日一次，脾胃虛寒者不宜飲服。

功效 清熱燥濕，涼血解毒。用於癢疹色紅，下肢、軀幹為多，遇熱加重，苔黃膩，舌質紅。

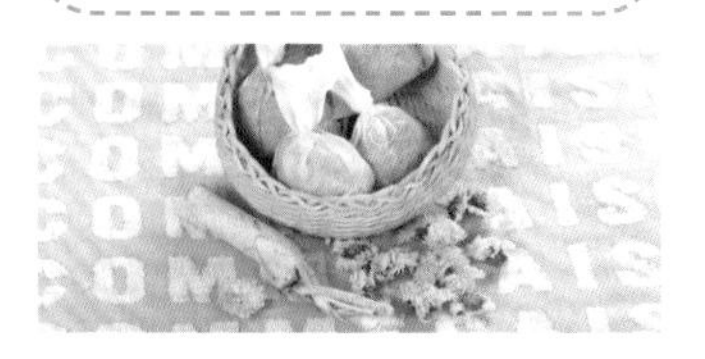

風疹止癢茶

材料／生黃芩 30 克，野菊花 30 克，土茯苓 20 克，荊芥穗（貓薄荷）10 克。

做法／

1. 將上述材料混在一起，研磨成粗末，並攪拌均勻。
2. 取 15 克的粉末用茶包袋裝好，熱水沖泡，蓋上蓋子泡 5 分鐘即可飲用。

用法及宜忌 每日一次，飯後飲用。

功效 清熱解毒，祛風利濕，用於風疹對稱分布於四肢、軀幹和面部，苔黃膩，舌質紅。

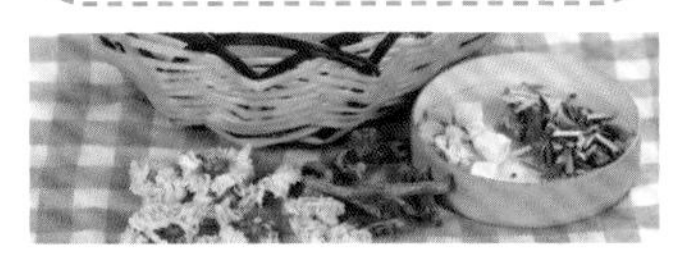

升麻甘草茶

材料／綠茶 10 克，升麻 20 克，甘草 20 克。

做法／

1. 將升麻、甘草剪成小段後搗爛。
2. 5 克升麻、5 克甘草，搭配 2 克綠茶，用茶包袋裝好，熱水沖泡即可飲用。

用法及宜忌 每日一次，可重覆沖泡。

功效 解毒、止癢、抗過敏，適用於過敏性皮膚病，皮膚劇烈搔癢者。

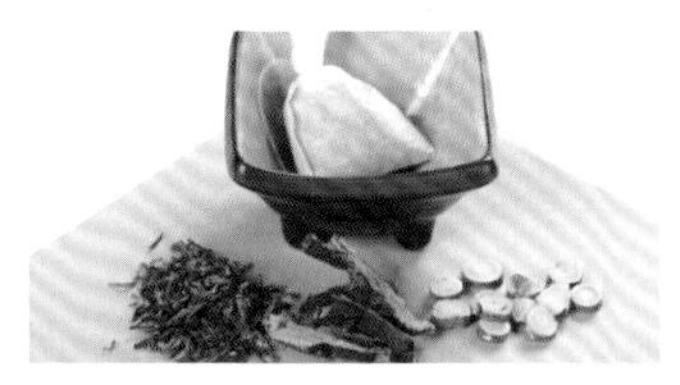

薄荷蟬衣茶

材料／薄荷 30 克，黃芩 30 克，蟬蛻 15 克。

做法／

1. 將所有材料混合在一起，研磨成粉末。
2. 取 1 克的粉末放入茶包袋中，熱水沖泡即可飲用。

用法及宜忌 每日一次，如果沒有工具磨粉，材料加倍，用茶包袋裝好沖泡。

功效 解表清熱，祛風止癢，適合風熱引起的皮膚紅癢，但無丘疹，舌紅，苔薄黃。

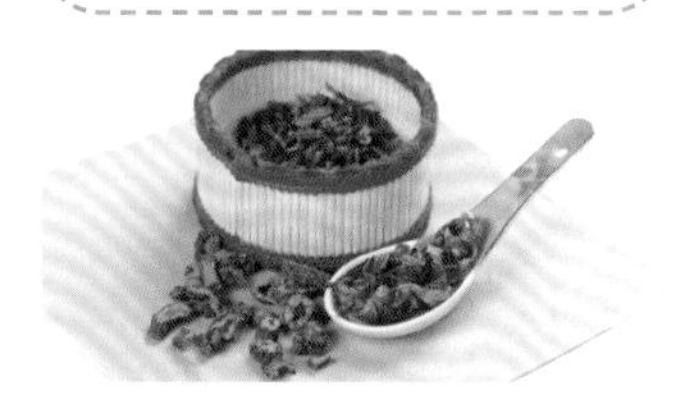

頸椎不適

頸部遭受急性跌、撲、扭、閃損傷，或長期從事低頭伏案工作的人，均可使頸椎間盤、椎後關節、鉤椎關節、頸椎周圍各韌帶及其附近軟組織受到不同程度的損傷，從而破壞頸椎的穩定性，促使頸椎發生骨質增生，引起頸項部、肩背部及上肢部疼痛，並可能出現頭痛、暈眩、手指麻木等症狀。

椎動脈型頸椎不適

主要表現為體位性暈眩，常因頭部轉動或側彎至某一位置時誘發或加重。伴有頸肩痛、頸枕痛、耳鳴、耳聾、噁心、嘔吐，甚至突然暈倒等。治宜舒筋通絡，息風潛陽。

川芎菊花茶

材料／川芎、菊花、綠茶各 30 克。

做法／

1. 川芎搗成小塊。
2. 各取 5 克材料，用茶包袋裝好，熱水沖泡即可飲用。

用法及宜忌 每日三次，飯後飲用。

功效 適用於頭痛、暈眩、眼乾澀、視物模糊者。

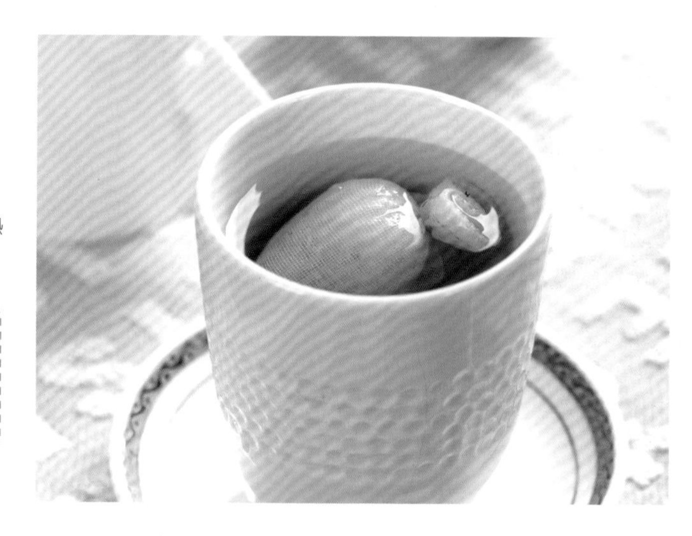

羅布麻葉茶

材料／羅布麻葉 30 克。

做法／

1. 用手將羅布麻葉搓成碎末狀。
2. 每 5 克用茶包袋裝好，熱水沖泡即可飲用。

用法及宜忌 每日一次，不限時間。

功效 適用於暈眩伴有頭部昏痛，煩躁失眠者。

天麻菊槐茶

材料／天麻、菊花、槐實、綠茶各 30 克。

做法／

1. 天麻切片，乾炒至半焦。
2. 每種材料各取5 克，用茶包袋裝好，熱水沖泡即可飲用。

用法及宜忌 每日一次。

功效 適用於頭部持續暈眩，精神委靡不振者。

交感神經型頸椎不適

主要表現為頸部酸痛、有沉重感，頭痛或偏頭痛，頭暈，枕部或頸後痛；伴有噁心嘔吐，視物模糊、眼窩脹痛，心跳加快、心律紊亂，血壓升高、肢體發涼，畏寒、多汗等交感神經興奮症狀；或伴有如頭暈、眼瞼下垂、流淚，心動過緩，血壓偏低，噯氣等交感神經抑制症狀。治宜活血祛瘀，通絡止痛。

丹菊山楂茶

材料／丹參 9 克，菊花 6 克，山楂 9 克。

做法／

1. 丹參、山楂切片，然後與菊花混合，分成 3 等份。
2. 每份用茶包袋裝起來，熱水沖泡即可飲用。

用法及宜忌 每日一次，睡前服用。

功效 適用於頭暈眼花、心悸、怔忡者。

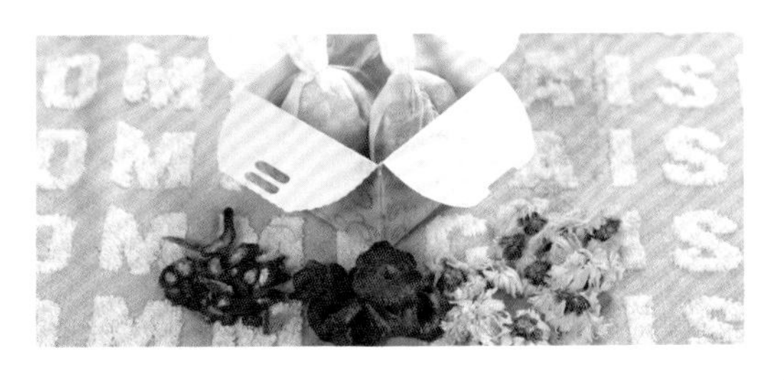

川芎天麻茶

材料／川芎 12 克，天麻 9 克，茶葉適量。

做法／

1. 將材料搗碎混勻，分成 5 等份。
2. 每份用茶包袋裝起來，熱水沖泡即可飲用。

用法及宜忌 每日早晚各一次。

功效 適用於偏頭痛甚者。

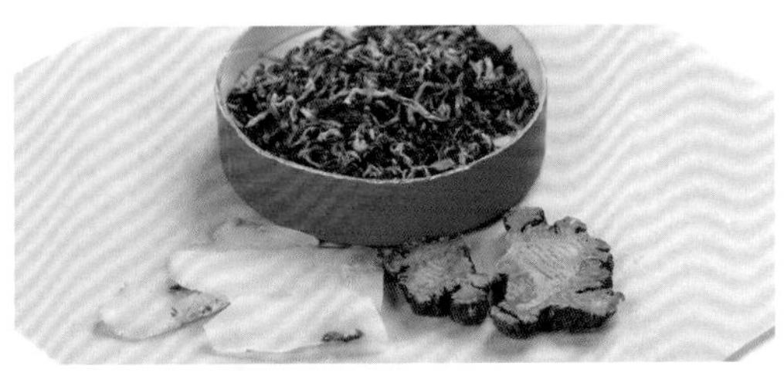

蔓菊決明茶

材料／蔓荊子 9 克，菊花 12 克，決明子 18 克，綠茶 15 克。

做法／

1. 將材料混合均勻，分成 4 等份。
2. 每份用茶包袋裝起來，熱水沖泡即可飲用。

用法及宜忌 每日一次，不限時間，忌空腹。

功效 適用於頭昏痛，暈眩甚，視物模糊者。

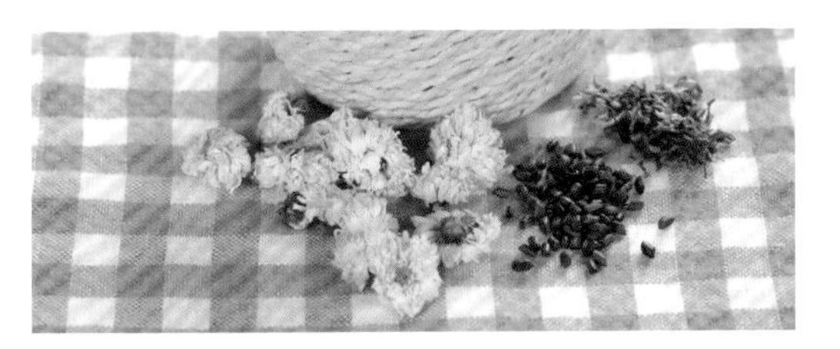

參杞茶

材料／人參、枸杞子各 12 克，綠茶 9 克。

做法／

1. 將材料搗碎混勻，分成 5 等份。
2. 每份用茶包袋裝起來，熱水沖泡即可飲用。

用法及宜忌 每日早晚各一次。

功效 適用於頭昏痛，視物模糊、心悸、怔忡者。

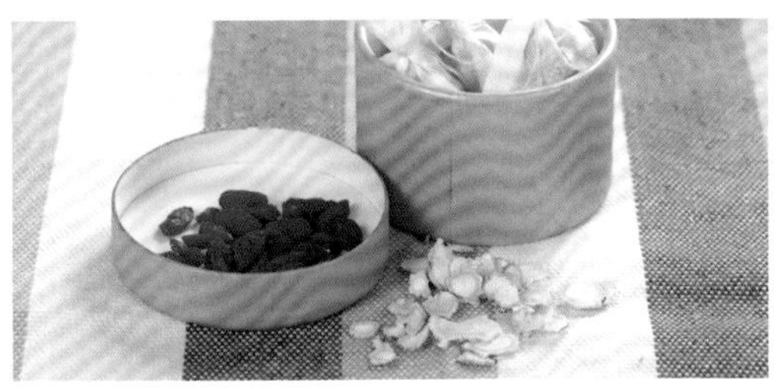

神經根型頸椎不適

主要表現為頸肩背疼痛，並向一側或兩側上肢放射。疼痛為脹痛或灼熱痛，伴有上肢沉重，酸軟無力，握力減退，麻痛部位多出現在手指和前臂。治宜祛風除濕，通絡止痛。

葛根桂枝茶

材料／葛根、桂枝各 30 克，綠茶 30 克。

做法／

1. 將葛根、桂枝剪成小段。
2. 將葛根、桂枝分別搗碎。
3. 取5克葛根、5克桂枝、5克綠茶，用茶包袋裝好，熱水沖泡即可飲用。

用法及宜忌 每日一次，晚飯後服用。

功效 適用於肩頸酸脹者。

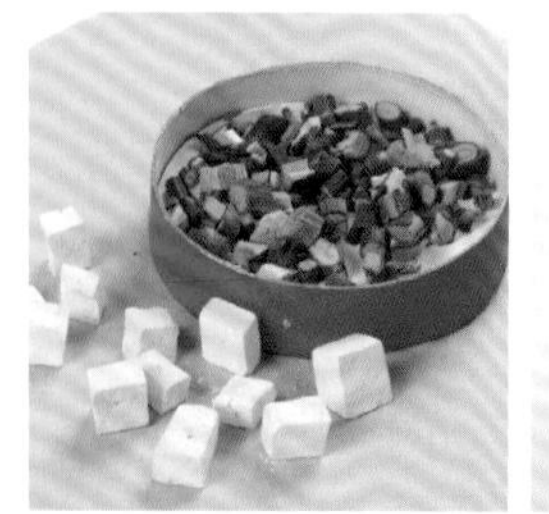

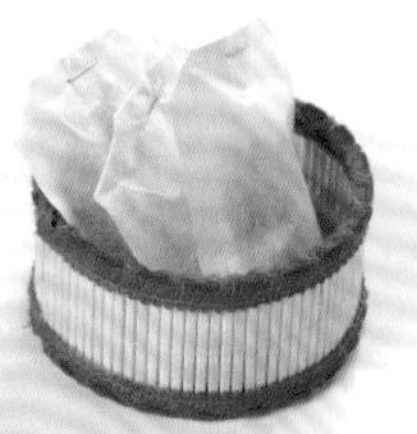

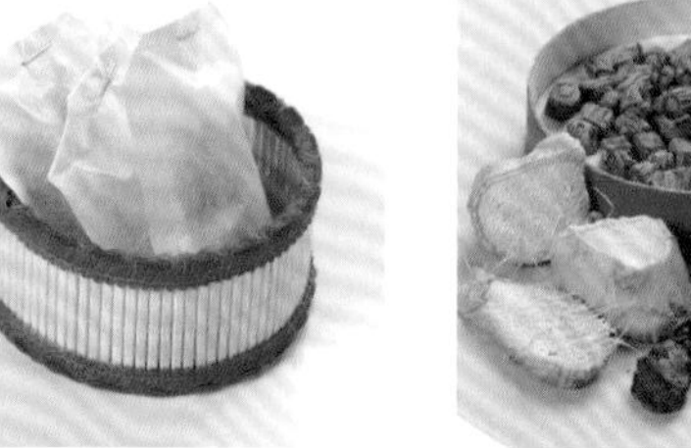

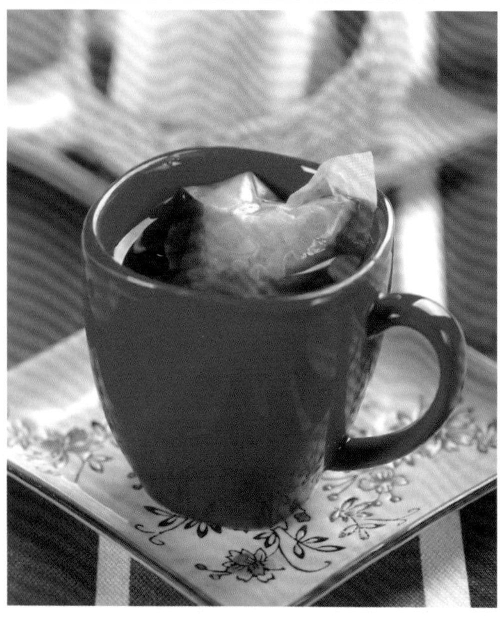

羌防生薑茶

材料／羌活、防風、烏龍茶各 20 克，生薑一塊。

做法／

1. 羌活、防風分別搗碎。
2. 生薑切片。
3. 取羌活、防風、烏龍茶各 5 克，生薑 2 片，用茶包袋裝好，熱水沖泡即可飲用。

用法及宜忌 每日早晚各一次。

功效 適用於頸肩背部酸脹痛者。

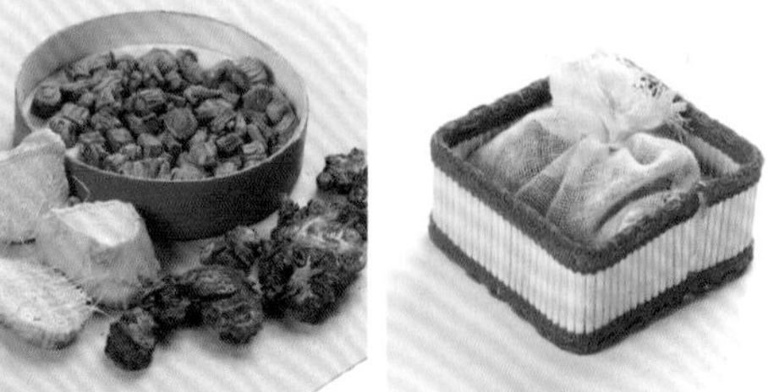

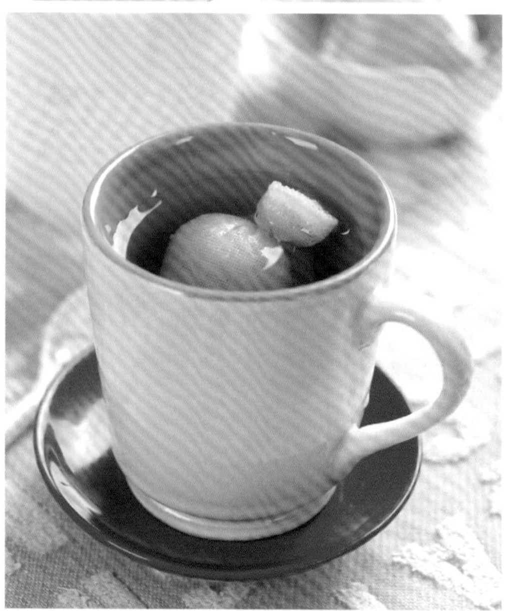

脊髓型頸椎不適

主要表現為慢性、進行性四肢感覺及運動功能障礙，甚至四肢癱瘓。常伴頭頸部疼痛、面部發熱、出汗異常等。早期用補益肝腎、舒筋通絡之品有一定的輔助作用。

杜仲茶

材料／杜仲 30 克，夏枯草 12 克。

做法／

1. 杜仲搗碎成小塊。
2. 夏枯草剪成小段，並搗幾下。
3. 5 克杜仲、2 克夏枯草用茶包袋裝好，熱水沖泡即可飲用。

用法及宜忌 每日午飯後一杯。

功效 適用於頸肩背部疼痛不適，四肢乏力之症。

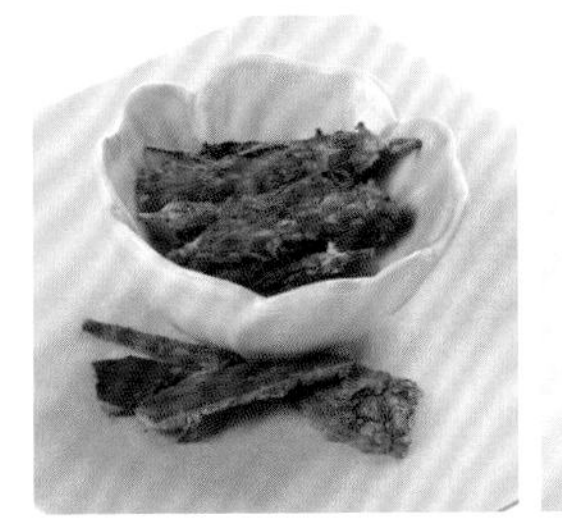

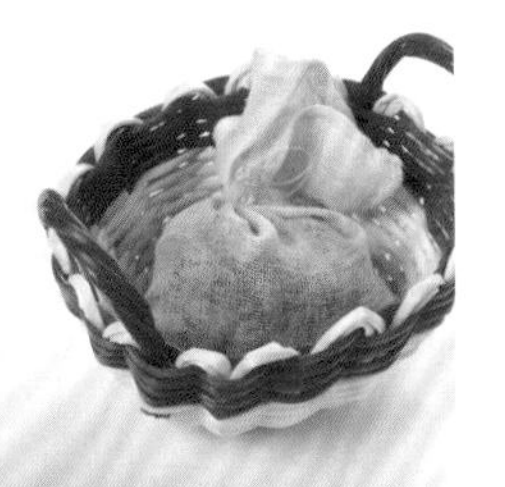

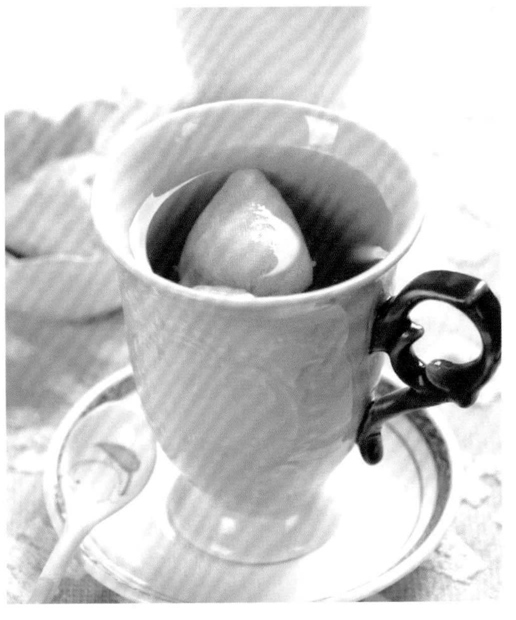

黃耆三寶茶

材料／黃耆、菊花、羅漢果、茶葉各 30 克。

做法／

1. 黃耆切片，或掰成小塊。
2. 黃耆、菊花、茶葉各取 5 克，羅漢果 1 / 4 個，用茶包袋裝好，熱水沖泡即可飲用。

用法及宜忌 每日一次。糖尿病患者禁用。

功效 適用於頭昏眩，四肢乏力之症。

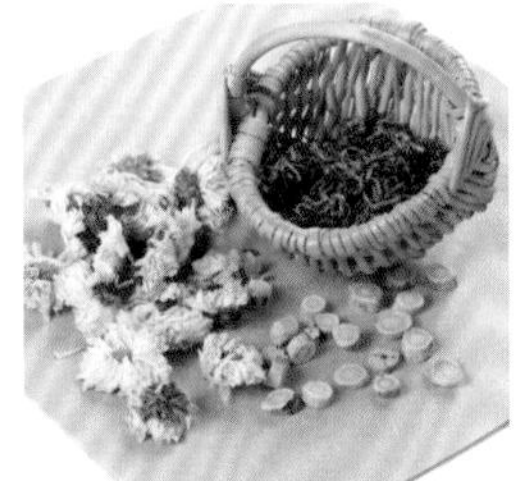

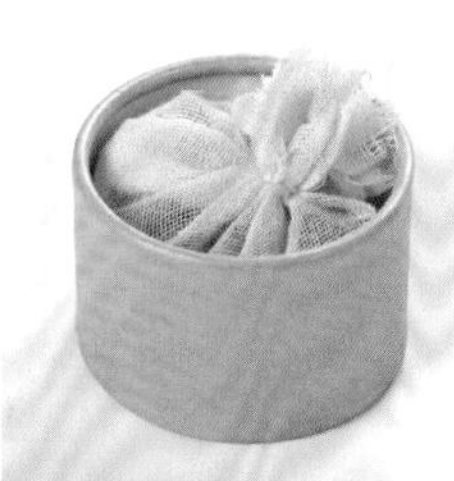

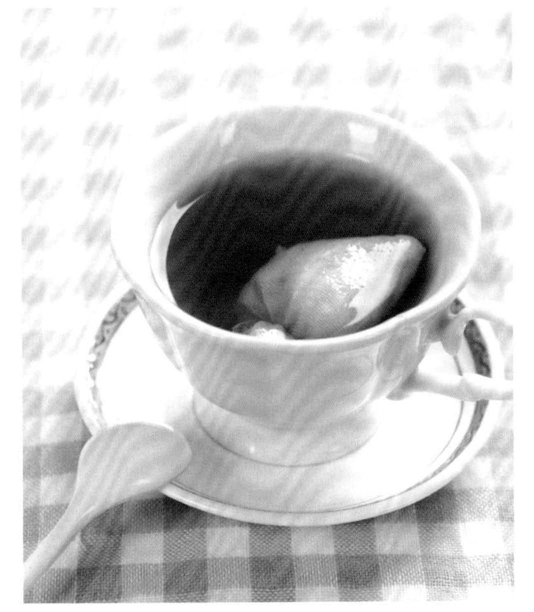

肩關節不適

肩關節周圍發炎簡稱肩周炎，主要表現為肩關節疼痛，關節向各方向活動障礙，怕冷，壓痛，肌肉痙攣與萎縮等。好發於50歲左右的人，一般在過了50歲以後可自行緩解。平時可透過趴牆、劃圈等運動緩解症狀。嚴重時會影響人們日常的工作和生活。中醫認為是由於氣血虛損，筋失濡養，風寒濕外邪侵襲肩部，經脈拘急所致。

急性期

病期約1個月，亦可延續2～3個月。主要表現為肩關節劇烈疼痛，疼痛可為鈍痛、刀割般痛，夜間加劇，甚至痛醒，痛感還會散布至前臂或手部、頸、背部，亦可因運動加重疼痛感。治宜活血祛瘀，行氣止痛。

紅花山楂陳皮茶

材料／紅花10克，乾山楂20克，陳皮20克。

做法／

1. 山楂、陳皮切碎。
2. 取山楂5克、陳皮5克、紅花2.5克用茶包袋裝好，熱水沖泡即可飲用。

用法及宜忌 每日一次，時間隨意。

功效 緩解肩關節疼痛。

元桂荊防茶

材料／延胡索、桂枝、防風各12克。

做法／

1. 將材料搗碎，分成5等份。
2. 每份用茶包袋裝起來，熱水沖泡即可飲用。

用法及宜忌 每日一次，睡前使用。

功效 肩關節疼痛劇烈者。

桃紅元胡生薑茶

材料／桃仁12克，紅花9克，延胡索12克，生薑4片。

做法／

1. 桃仁碾成碎末，將所有材料混合均勻，分成4等份。
2. 每份用茶包袋裝起來，熱水沖泡即可飲用。

用法及宜忌
每日早晚各一次。

功效
肩關節疼痛劇烈者。

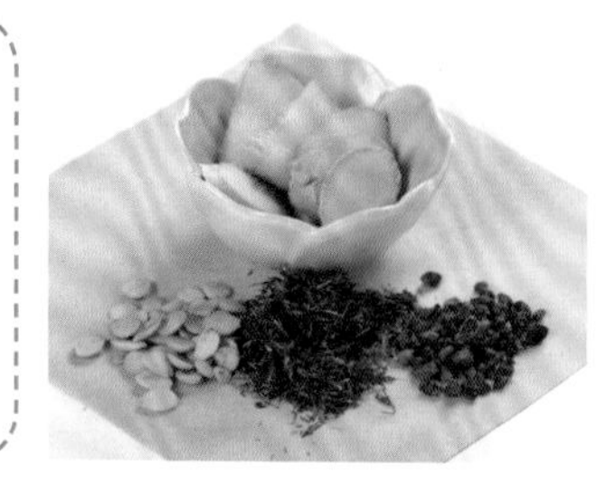

三七羌活靈仙茶

材料／三七、羌活、威靈仙各12克，艾葉6克。

做法／

1. 將三七、羌活、威靈仙搗碎，所有材料混合均勻，分成4等份。
2. 每份用茶包袋裝起來，熱水沖泡即可飲用。

用法及宜忌
每日早晚各一次。

功效
肩關節疼痛劇烈者。

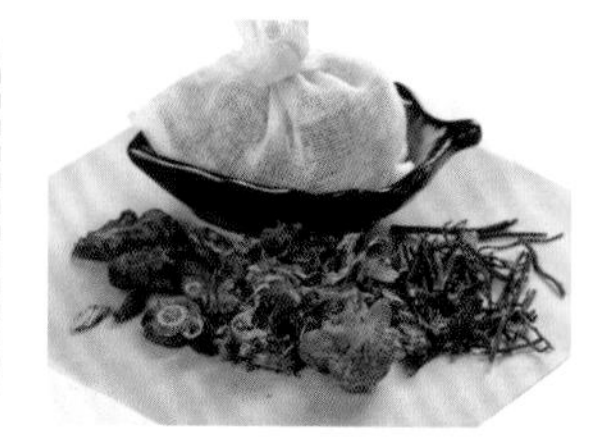

粘連期

病期為 2～3 個月。患者疼痛症狀已明顯減輕，主要表現為肩關節活動嚴重受限，外展及前屈運動時，肩胛骨隨之擺動而出現聳肩現象。治宜溫經通絡，消瘀止痛。

羌活乾薑茶

材料／羌活、威靈仙、乾薑各 30 克。

做法／

1. 乾薑切片，將材料混合均勻，分成 6 等份。
2. 每份用茶包袋裝起來，熱水沖泡即可飲用。

用法及宜忌 每日一次，不拘時間，可反覆沖泡。

功效 適用於肩部疼痛，功能受限者。

川芎蘇木茶

材料／川芎 12 克，蘇木 12 克，艾葉 6 克。

做法／

1. 將材料混合均勻，分成 5 等份。
2. 每份用茶包袋裝起來，熱水沖泡即可飲用。

用法及宜忌 每日早晚各一次。

功效 適用於肩部疼痛，功能受限者。

當歸艾葉茶

材料／當歸 15 克，艾葉 15 克。

做法／

1. 將材料混合均勻，分成 5 等份。
2. 每份用茶包袋裝起來，熱水沖泡即可飲用。

用法及宜忌 每日一次，不拘時間。

功效 適用於肩關節疼痛，功能受限者。

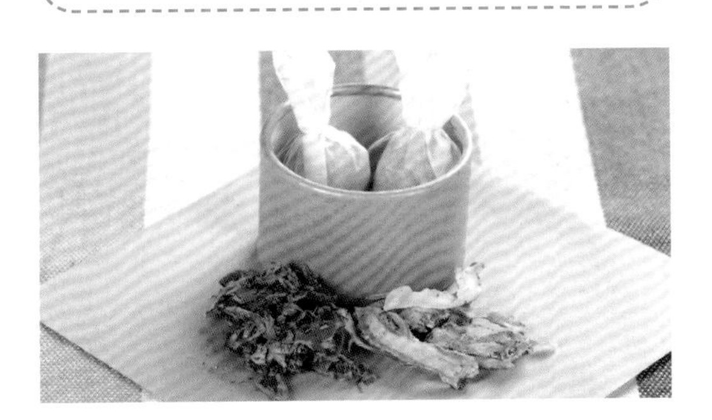

蘇木澤蘭茶

材料／蘇木 30 克，澤蘭 30 克。

做法／

1. 將材料搗成碎塊混合均勻，分成 6 等份。
2. 每份用茶包袋裝起來，熱水沖泡即可飲用。

用法及宜忌 每日早晚各一次。

功效 適用於肩關節疼痛，功能受限者。

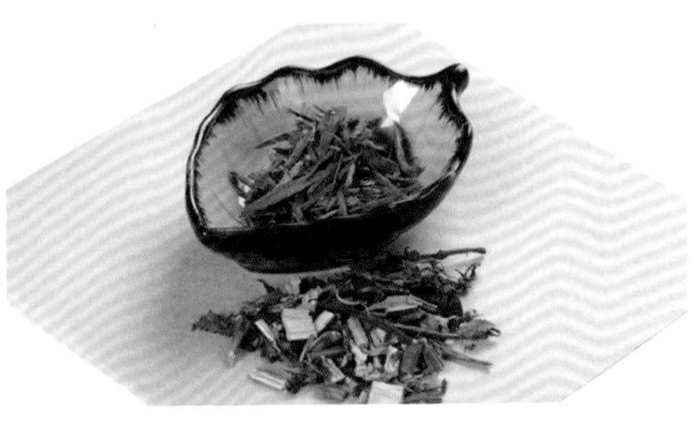

緩解期

病期為 2～3 個月，為本病的恢復期或治癒過程。患者隨疼痛的消減，在治療及日常生活勞動中，肩關節的攣縮、粘連逐漸消除而恢復正常功能。

精耆當歸茶

材料／黃精、黃耆各 12 克，當歸、芍藥各 9 克。

做法／

1. 將材料搗碎後混合均勻，分成 3 等份。
2. 每份用茶包袋裝起來，熱水沖泡即可飲用。

用法及宜忌 每日一次，睡前服用。

功效 適用於體質虛弱，氣血虧虛的患者。

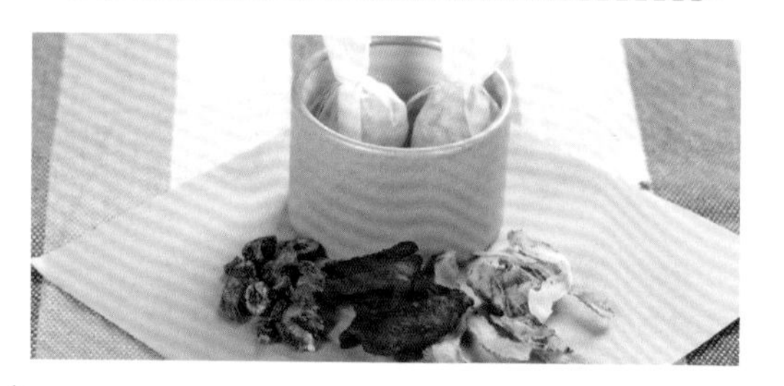

枸杞茱萸菊花茶

材料／枸杞子 12 克，山茱萸 9 克，菊花 9 克，甘草 6 克。

做法／

1. 將材料混合均勻，分成 4 等份。
2. 每份用茶包袋裝起來，熱水沖泡即可飲用。

用法及宜忌 每日一次，腸胃疾病者應慎用。

功效 適用於體質虛弱，肝腎虧虛的患者。

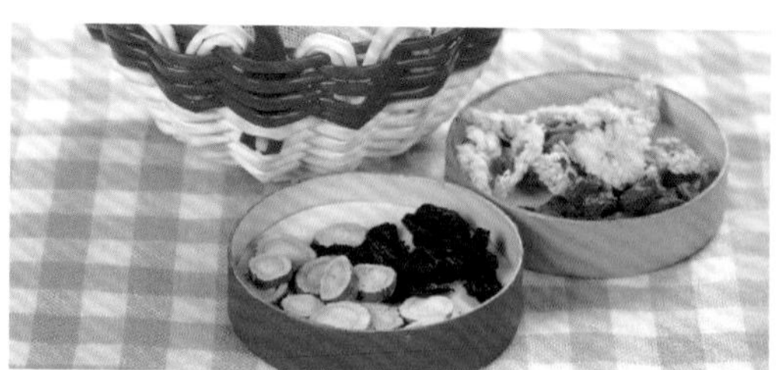

杜仲肉桂茶

材料／杜仲 12 克，肉桂 9 克，鐵觀音 6 克。

做法／

1. 將杜仲和肉桂搗碎後混合茶葉，分成 4 等份。
2. 每份用茶包袋裝起來，熱水沖泡即可飲用。

用法及宜忌 每日一次，時間不限，可反覆沖飲。

功效 適用於體質虛弱，肝腎虧虛的患者。

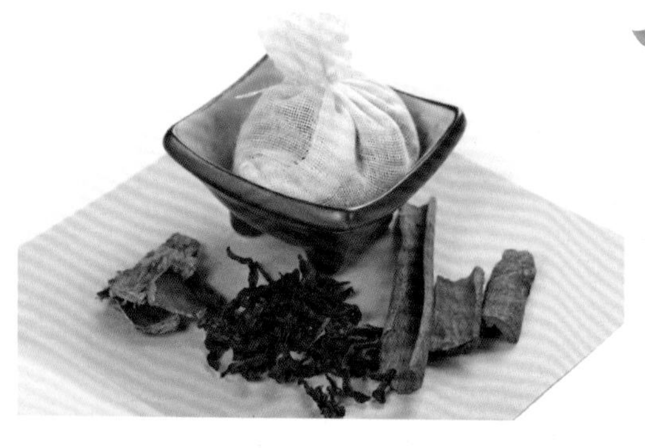

紅花桑桂枝茶

材料／紅花、桑枝、桂枝各 10 克。

做法／

1. 將材料材料混合搗碎，分成 5 等份。
2. 每份用茶包袋裝起來，熱水沖泡即可飲用。

用法及宜忌 每日一次，經期女性及孕婦禁用。

功效 活血化瘀，幫助恢復。

紅花當歸桃仁茶

材料／當歸 10 克，桃仁 10 克，紅花 5 克。

做法／

1. 將材料搗碎，分成 3 等份。
2. 每份用茶包袋裝起來，熱水沖泡即可飲用。

用法及宜忌 每日早晚各一次。

功效 促進血液循環，幫助復原，止痛。

參芪白朮茶

材料／人參、黃耆、白朮各 15 克，甘草 10 克。

做法／

1. 將人參切片，其他材料搗成碎塊，混合均勻，分成 6 等份。
2. 每份用茶包袋裝起來，熱水沖泡即可飲用。

用法及宜忌 每日早晚各一次。

功效 適用於體質虛弱，脾胃氣虛的患者。

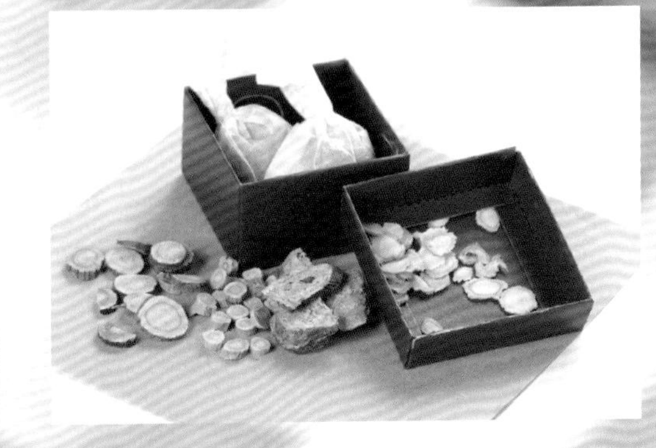

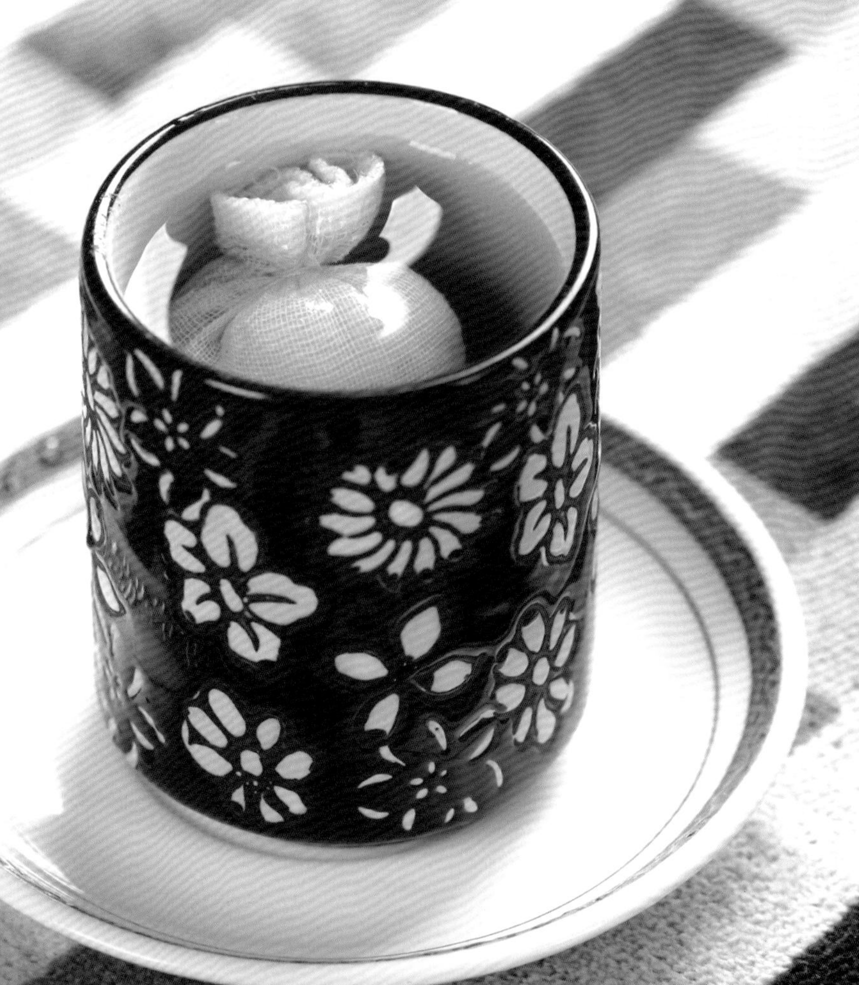

骨折

由於外力作用使骨骼的完整性和連續性遭到破壞者，稱為骨折。損傷後局部腫脹、疼痛、功能受限或喪失。骨折的癒合過程分為血腫機化期、骨痂愈合期和骨痂改造期。在進行斷骨復位、固定治療的同時，配合藥茶治療，是臨床常用而有效的方法之一。

骨折初期——血腫機化期

斷骨周圍腫脹，局部瘀紫，疼痛劇烈，功能活動喪失。治宜活血化瘀，消腫止痛。

木瓜梔子茶

材料／木瓜 15 克，梔子、芍藥各 12 克。

做法／

1. 將材料搗成碎塊後混合均勻，分成 4 等份。
2. 每份用茶包袋裝起來，熱水沖泡即可飲用。

用法及宜忌 每日一次，睡前服用。

功效 適用於骨折初期腫脹疼痛甚者。

紅花續斷茶

材料／紅花 12 克，續斷 12 克，甘草 9 克。

做法／

1. 將材料混合均勻，分成 4 等份。
2. 每份用茶包袋裝起來，熱水沖泡即可飲用。

用法及宜忌 每日一次，可反覆沖泡取代茶飲。

功效 適用於骨折初期腫脹疼痛甚者。

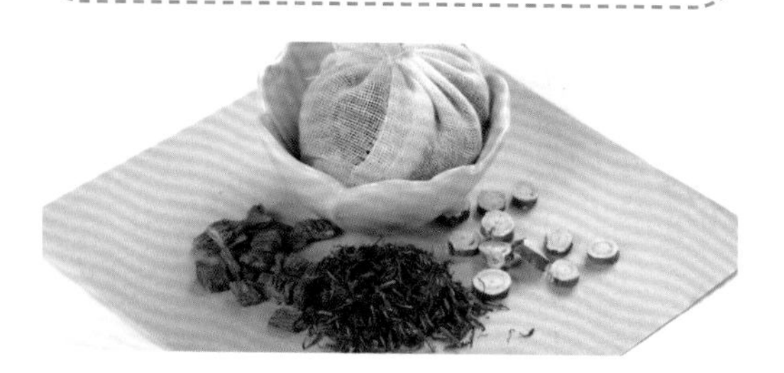

骨折中期——骨痂癒合期

腫脹、疼痛明顯減輕，功能仍有障礙。治宜活血通絡，接骨續筋。

海馬補骨脂茶

材料／海馬 12 克，補骨脂 12 克，甘草 9 克。

做法／

1. 將海馬磨成粉，補骨脂和甘草搗碎，混合分成 5 等份。
2. 每份用茶包袋裝起來，熱水沖泡即可飲用。

用法及宜忌 每日一次，睡前服用。

功效 適用於骨折中期。

三七骨碎補茶

材料／三七 12 克，骨碎補 12 克，當歸尾 9 克。

做法／

1. 將材料搗碎後混合均勻，分成 4 等份。
2. 每份用茶包袋裝起來，熱水沖泡即可飲用。

用法及宜忌 每日一次，睡前服用。

功效 適用於骨折中期。

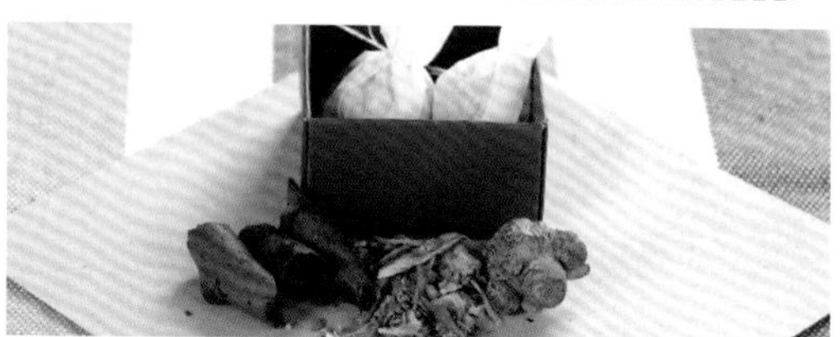

骨折後期——骨痂改造期

此期臨床症狀基本消失，斷骨處進入骨性癒合和骨骼修復階段。可根據患者體質狀況進行益氣養血，補肝腎，強筋骨等治療。

三七歸芍茶

材料／三七30克，當歸30克，芍藥30克，紅棗6顆。

做法／

1. 將紅棗切碎，其他的材料搗成碎塊，混合均勻後分成 6 等份。
2. 每份用茶包袋裝起來，熱水沖泡即可飲用。

用法及宜忌 每日一次，睡前服用。

功效 骨折後期諸症均可以飲用。

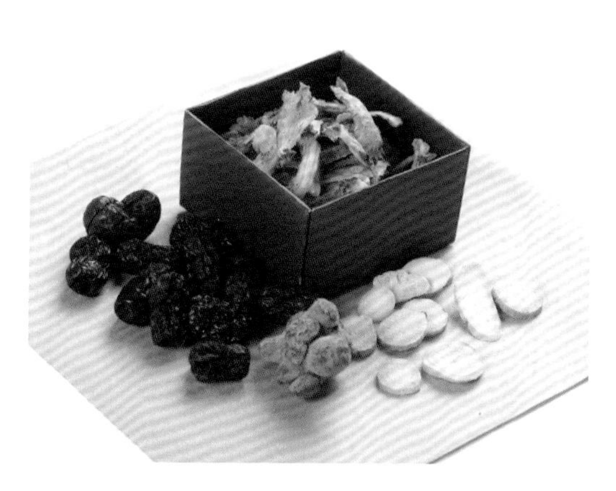

肉桂茱萸茶

材料／肉桂、山茱萸、補骨脂各 20 克，甘草 10 克。

做法／

1. 將材料搗碎後混合均勻，分成 5 等份。
2. 每份用茶包袋裝起來，熱水沖泡即可飲用。

用法及宜忌 每日早晚各一次。

功效 適用於腰酸膝軟等肝腎虧虛的骨折患者。

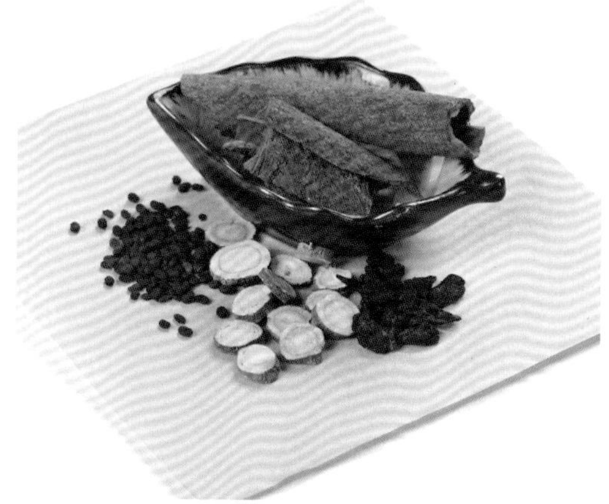

首烏枸杞茶

材料／何首烏 12 克，枸杞子 12 克。

做法／

1. 將何首烏搗碎，與枸杞子混合均勻，分成 4 等份。
2. 每份用茶包袋裝起來，熱水沖泡即可飲用。

用法及宜忌 每日早晚各一次。

功效 適用於腰酸膝軟等肝腎虧虛的骨折患者。

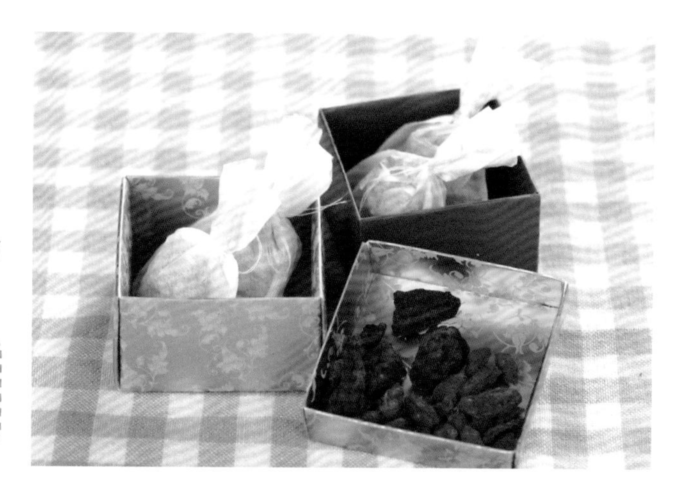

慢性膝關節勞損

慢性膝關節勞損為臨床常見疾病，主要表現為膝關節腫脹、疼痛、功能障礙。當天氣變化及勞累後局部病情明顯加重。此類疾病可包括膝關節慢性滑膜炎、髕腱損傷、髕骨軟化症、髕下脂肪墊損傷等膝關節慢性損傷。

風寒阻絡

主要表現為膝關節疼痛，喜溫熱，惡寒涼，天氣變化及勞累後加重，休息後減輕。治宜溫經通絡，祛風除濕。

桂枝烏龍茶

材料／桂枝、川牛膝各 12 克，烏龍茶 20 克。

做法／

1. 將川牛膝搗成小塊，和其他材料混合分成 5 等份。
2. 每份用茶包袋裝起來，熱水沖泡即可飲用。

用法及宜忌 每日一次，可反覆沖泡。

功效 適用於風寒阻絡型膝關節勞損。

護膝茶

材料／首烏 20 克，懷牛膝 20 克。

做法／

1. 將材料搗碎後混合均勻，分成 5 等份。
2. 每份用茶包袋裝起來，熱水沖泡即可飲用。

用法及宜忌 每日一次，睡前服用。

功效 補益肝腎，強腰壯膝。

木瓜乾薑茶

材料／宣木瓜 12 克，乾薑 12 克，艾葉 9 克。

做法／

1. 宣木瓜弄成小塊，乾薑切片，再將材料混合分成 4 等份。
2. 每份用茶包袋裝起來，熱水沖泡即可飲用。

用法及宜忌 每日早晚各一次。

功效 適用於風寒阻絡型膝關節勞損。

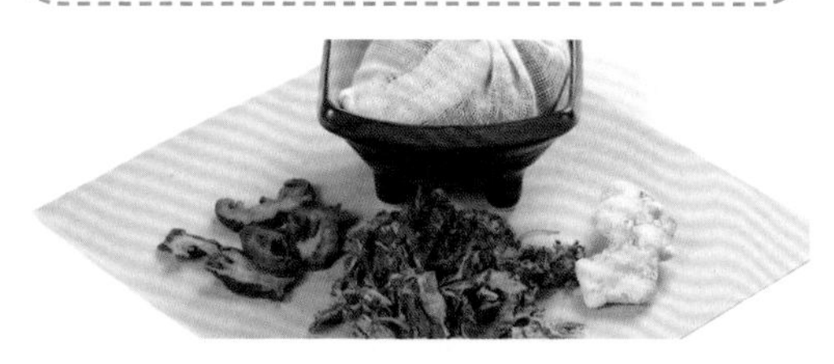

荊防五加皮茶

材料／荊芥（貓薄荷）、防風、五加皮各 12 克，艾葉 9 克。

做法／

1. 將材料弄成小塊混合均勻，分成 4 等份。
2. 每份用茶包袋裝起來，熱水沖泡即可飲用。

用法及宜忌 每日早晚各一次。

功效 適用於風寒阻絡型膝關節勞損。

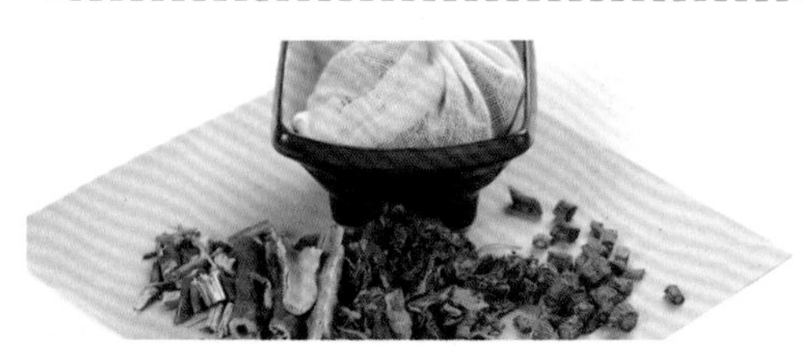

氣滯血瘀

膝關節腫脹、疼痛，或遊走不定，或局部刺痛，病勢纏綿，經久不癒。治宜活血祛瘀，溫經通絡，行氣止痛。

當歸牛膝木香茶

材料／當歸 12 克，川牛膝 12 克，廣木香 9 克。

做法／

1. 將材料弄成小塊後混合均勻，分成 4 等份。
2. 每份用茶包袋裝起來，熱水沖泡即可飲用。

用法及宜忌 每日早晚各一次。

功效 適用於氣滯血瘀型膝關節勞損。

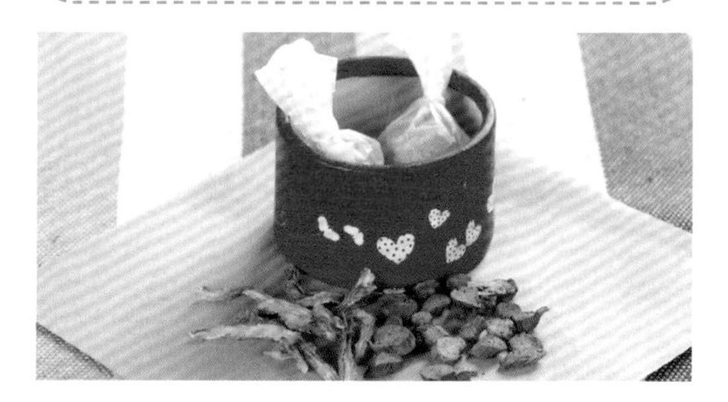

獨活木瓜雞血藤茶

材料／獨活、宣木瓜、雞血藤各 12 克。

做法／

1. 將材料混合均勻，搗碎後分成 4 等份。
2. 每份用茶包袋裝起來，熱水沖泡即可飲用。

用法及宜忌 每日一次，經期及孕婦禁用。

功效 適用於氣滯血瘀型膝關節勞損。

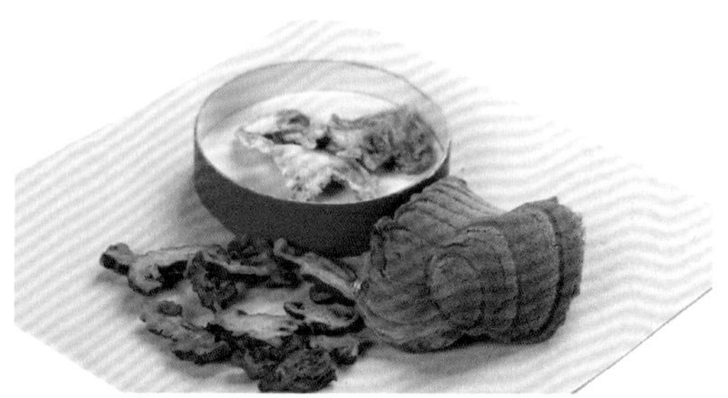

桃紅桑桂枝茶

材料／桃仁 12 克，紅花、桑枝、桂枝各 9 克。

做法／

1. 將桃仁碾成碎末，與其他材料混合後分成 5 等份。
2. 每份用茶包袋裝起來，熱水沖泡即可飲用。

用法及宜忌 每日一次，經期女性及孕婦禁用。

功效 適用於氣滯血瘀型膝關節勞損。

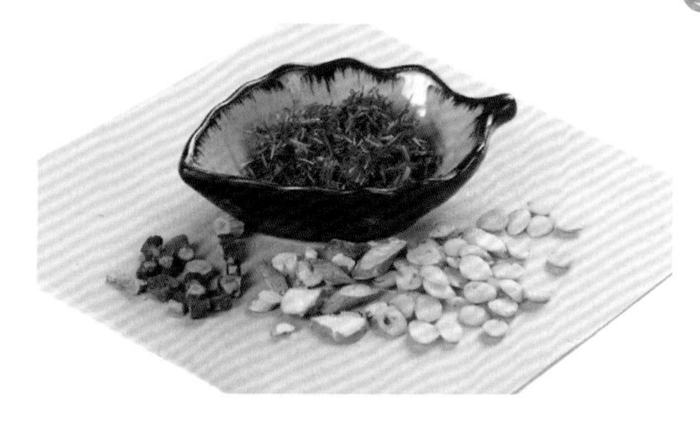

巴戟牛膝茶

材料／巴戟天 20 克，懷牛膝 15 克。

做法／各材料研磨成粗末，平均分成 5 等份，用茶包袋裝好後熱水沖泡即可。

用法及宜忌 每日一次，不限時間。

功效 溫補腎陽，強腰健膝。

艾葉當歸茶

材料／當歸 20 克，艾葉 20 克。

做法／

1. 將材料混合均勻，分成 5 等份。
2. 每份用茶包袋裝起來，熱水沖泡即可飲用。

用法及宜忌 每日一次，不拘時間。

功效 除濕通絡利關節。

氣血虧虛

膝關節腫脹、疼痛，勞累後加重，面無血色，氣短懶言。治宜補益氣血，溫經通絡。

黃耆木瓜茶

材料／黃耆、宣木瓜、威靈仙各 12 克，生薑 9 克。

做法／

1. 生薑切 5 片，其他材料弄成小塊，分成 5 等份。
2. 每份搭配 1 片生薑用茶包袋裝起來，熱水沖泡即可飲用。

用法及宜忌 每日一次，睡前服用。

功效 適用於膝關節腫脹、疼痛。

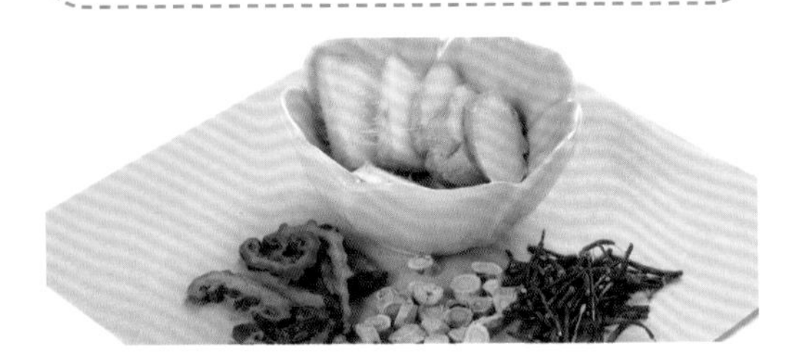

歸芍茶

材料／當歸、芍藥、甘草各 15 克。

做法／

1. 將材料混合放在碗裡用擀麵杖搗成小塊，再分成 5 等份。
2. 每份用茶包袋裝起來，熱水沖泡即可飲用。

用法及宜忌 每日一次，可反覆沖泡取代茶飲。

功效 適用於各種原因引起的膝關節疼痛。

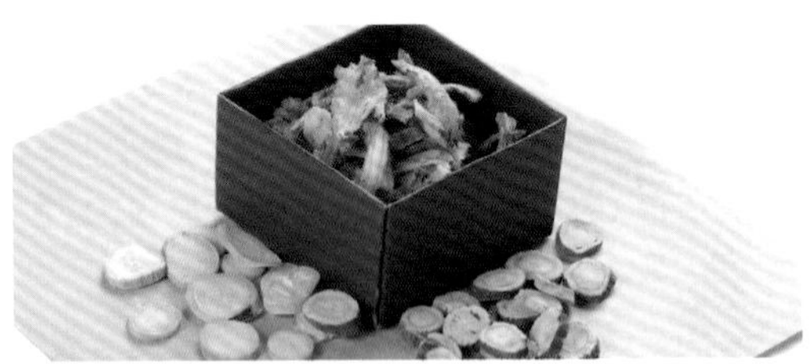

桃仁芎歸茶

材料／桃仁、川芎、當歸各 12 克。

做法／

1. 將材料搗碎後混合均勻，分成 4 等份。
2. 每份用茶包袋裝起來，熱水沖泡即可飲用。

用法及宜忌 每日早晚各一次。

功效 適用於膝關節腫脹、疼痛。

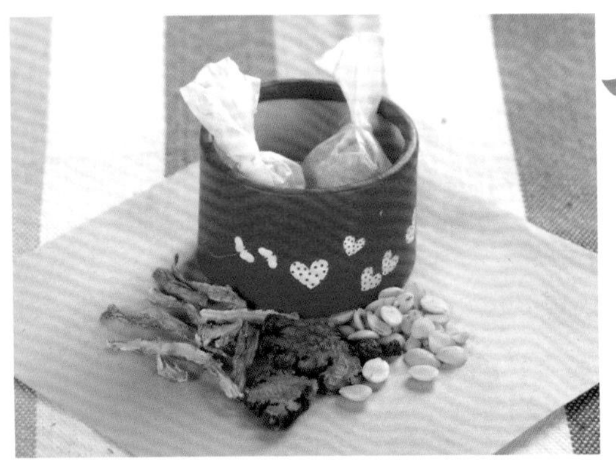

牛膝烏龍茶

材料／紅棗、川牛膝各 12 克，烏龍茶 20 克。

做法／

1. 將川牛膝搗碎，紅棗切成小塊，全部材料混合後分成 5 等份。
2. 每份用茶包袋裝起來，熱水沖泡即可飲用。

用法及宜忌 每日一次，可反覆沖泡。

功效 補氣血，強腿膝。

當歸蘆薈茶

材料／當歸 10 克，蘆薈 20 克。

做法／

1. 將材料搗成小塊，分成 3 等份。
2. 每份用茶包袋裝起來，熱水沖泡即可飲用。

用法及宜忌 每日一次。

功效 補氣血，提振精神。

肝腎虧虛

膝關節腫脹、疼痛，勞累後加重，伴隨腰酸膝軟，神疲倦怠。治宜補益肝腎，溫經通絡。

附桂木瓜茶

材料／附子、肉桂、宣木瓜、綠茶各 6 克。

做法／

1. 將材料搗碎，分成 5 等份。
2. 每份用茶包袋裝起來，熱水沖泡即可飲用。

用法及宜忌 每日早晚各一次。

功效 適用於膝關節腫脹、疼痛。

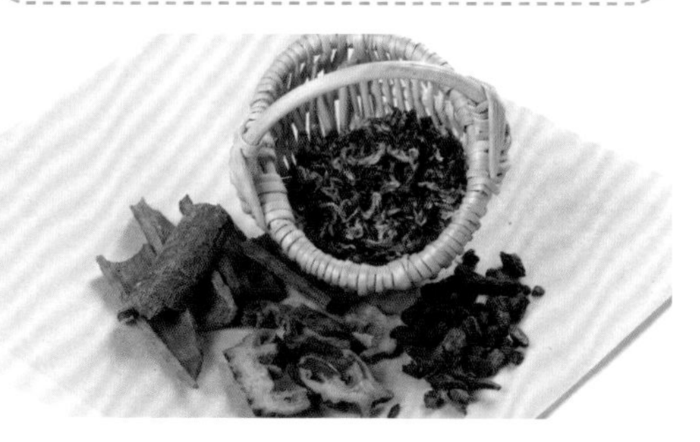

香附骨碎補茶

材料／香附、骨碎補各 12 克。

做法／

1. 將材料混合均勻，分成 4 等份。
2. 每份用茶包袋裝起來，熱水沖泡即可飲用。

用法及宜忌 每日早晚各一次。

功效 適用於膝關節腫脹、疼痛。

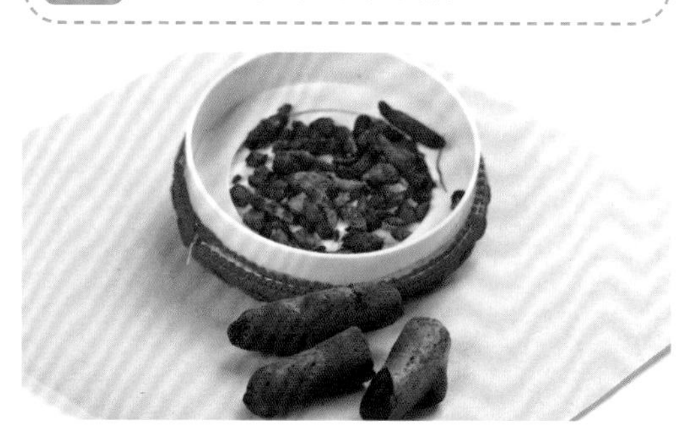

當歸雞血藤茶

材料／當歸、雞血藤各 12 克。

做法／

1. 將材料搗碎，分成 5 等份。
2. 每份用茶包袋裝起來，熱水沖泡即可飲用。

用法及宜忌 每日早晚各一次。

功效 適用於膝關節腫脹、疼痛。

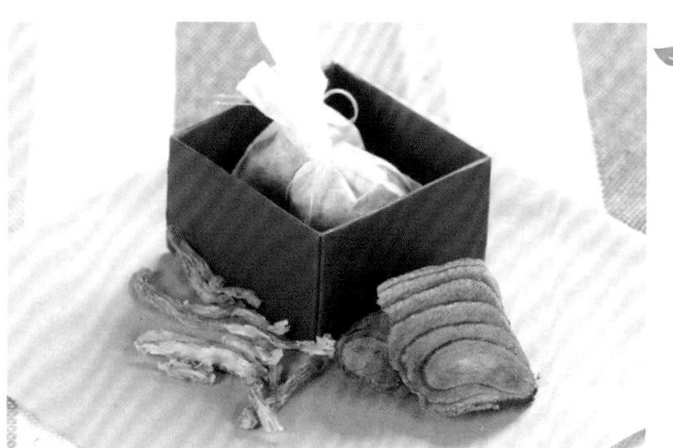

骨碎補紅棗茶

材料／骨碎補 15 克，紅棗 20 克。

做法／

1. 將材料碾碎後混合均勻，分成 5 等份。
2. 每份用茶包袋裝起來，熱水沖泡即可飲用。

用法及宜忌 每日早晚各一次。

功效 幫助膝損傷恢復。

三七骨碎補茶

材料／三七 10 克，骨碎補 10 克。

做法／

1. 將材料搗碎後混合均勻，分成 4 等份。
2. 每份用茶包袋裝起來，熱水沖泡即可飲用。

用法及宜忌 每日一次，睡前服用。

功效 活血，有助後期恢復。

腰椎間盤突出

腰椎間盤突出主要表現為腰痛和一側下肢放射痛，嚴重者不能久坐久站，翻身轉側困難，咳嗽、噴嚏或大便用力時，因腹內壓增高而疼痛加重。下肢放射痛多向一側沿坐骨神經分布區域放射。腰部各方向活動均受限，尤以後伸和前屈為甚。由於劇烈疼痛及功能嚴重受限，患者在工作、生活上會帶來極大不便。

風寒閉阻型腰椎間盤突出

腰腿沉重疼痛，痛處局限，遇寒加重，得溫則減，患側下肢麻木不溫。治宜疏風散寒，通絡止痛。

獨活桑寄生茶

材料／獨活、桑寄生、桂枝、防風各 12 克。

做法／

1. 將材料搗碎後混合均勻，分成 4 等份。
2. 每份用茶包袋裝起來，熱水沖泡即可飲用。

用法及宜忌 每日早晚各一次。

功效 適用於腰腿沉重疼痛，患側下肢麻木不溫者。

仙靈木瓜茶

材料／淫羊藿（仙靈脾）15 克，川木瓜 12 克，甘草 9 克。

做法／

1. 將材料搗碎後混合均勻，分成 4 等份。
2. 每份用茶包袋裝起來，熱水沖泡即可飲用。

用法及宜忌 每日早晚各一次。

功效 適用於腰腿沉重疼痛，下肢不溫者。

伸筋草茶

材料／伸筋草 20 克，雞血藤 15 克。

做法／

1. 將材料搗碎後混合均勻，分成 4 等份。
2. 每份用茶包袋裝起來，熱水沖泡即可飲用。

用法及宜忌 每日一次，睡前服用。

功效 適用於腰腿沉重疼痛。

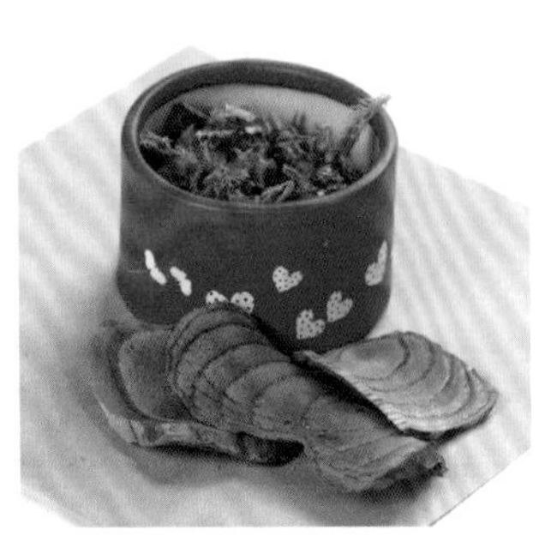

牛膝木瓜薑茶

材料／牛膝 12 克，宣木瓜 12 克，生薑 9 克。

做法／

1. 將生薑切 5 片，其餘材料搗碎，分成 5 等份。
2. 每份加一片生薑用茶包袋裝起來，熱水沖泡即可飲用。

用法及宜忌 每日早晚各一次。

功效 適用於腰腿沉重疼痛，下肢不溫者。

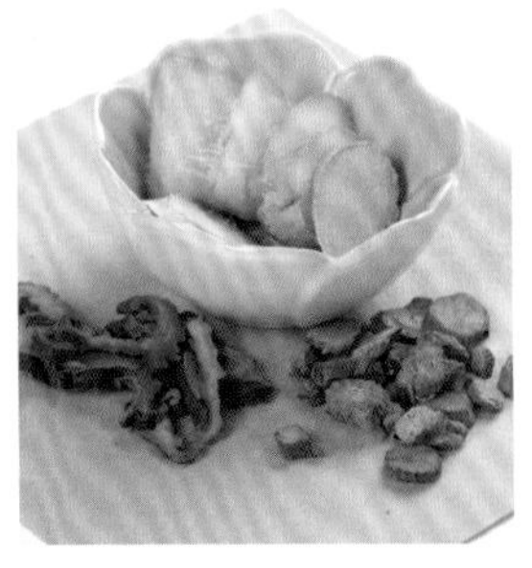

濕熱壅滯型腰椎間盤突出

腰腿沉重疼痛，痛處有熱感，遇熱或潮濕加重，患側下肢麻木。治宜清熱利濕，通絡止痛。

黃柏藤茶

材料／黃柏、雞血藤各 15 克。

做法／

1. 將材料搗成小塊後混合均勻，分成 4 等份。
2. 每份用茶包袋裝起來，熱水沖泡即可飲用。

用法及宜忌 每日早晚各一次。

功效 適用於腰腿沉重疼痛，痛處有熱感，遇熱或潮濕加重。

雞血藤黑糖茶

材料／雞血藤 20 克，黑糖 15 克。

做法／

1. 將材料搗成小塊後混合均勻，分成 4 等份。
2. 每份用茶包袋裝起來，熱水沖泡即可飲用。

用法及宜忌 每日早晚各一次。

功效 補氣，益血。

薏仁防風茶

材料／薏仁 15 克，防風 12 克。

做法／

1. 將材料搗碎混勻，分成 5 等份。
2. 每份用茶包袋裝起來，熱水沖泡即可飲用。

用法及宜忌 每日早晚各一次。

功效 適用於風濕熱之腰腿痛。

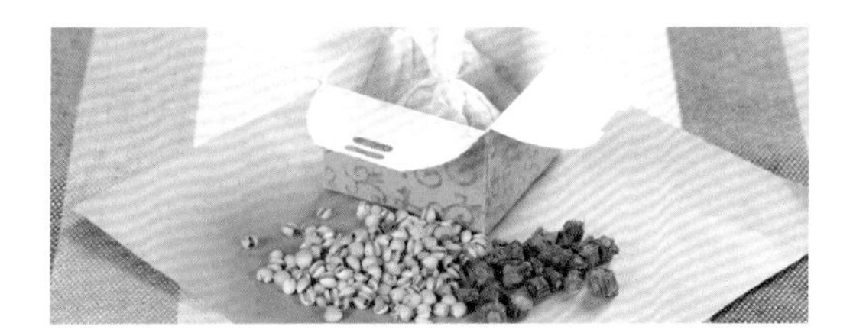

雞血藤茶

材料／雞血藤 20 克。

做法／

1. 將材料搗碎，分成 4 等份。
2. 每份用茶包袋裝起來，熱水沖泡即可飲用。

用法及宜忌 每日一次，睡前服用。

功效 利水消腫。

防風黃連茶

材料／防風、黃連各 15 克。

做法／

1. 將材料搗成小塊混勻，分成 3 等份。
2. 每份用茶包袋裝起來，熱水沖泡即可飲用。

用法及宜忌 每日早晚各一次。

功效 祛濕除熱。

蒼耳牛膝木瓜茶

材料／蒼耳、川牛膝、木瓜各 12 克。

做法／

1. 將材料混合均勻，分成 4 等份。
2. 每份用茶包袋裝起來，熱水沖泡即可飲用。

用法及宜忌 每日早晚各一次。

功效 適用於腰腿沉重疼痛，痛處有熱感，遇熱或潮濕加重。

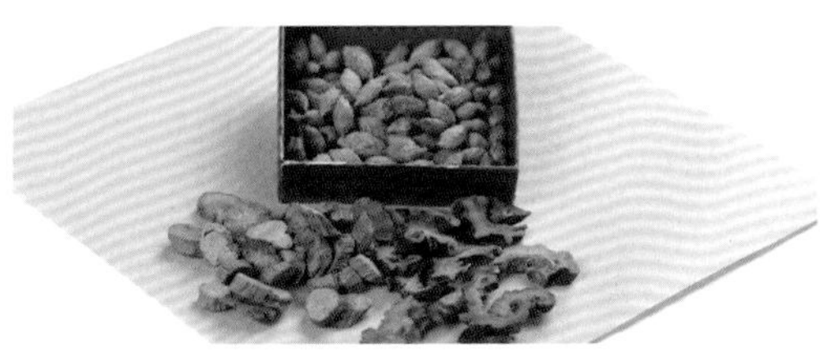

氣滯血瘀型腰椎間盤突出症

腰背疼痛如錐刺、刀割，痛處固定不移，身體轉側困難。治宜活血祛瘀，通絡止痛。

醋茶

材料／綠茶 15 克，陳年醋 15 毫升。

做法／

1. 將綠茶每 5 克分成一份。
2. 每份用茶包袋裝起來，熱水沖泡倒入 5 毫升醋即可飲用。

用法及宜忌 每日一次，睡前服用。

功效 適用於腰部疼痛，難以轉側。

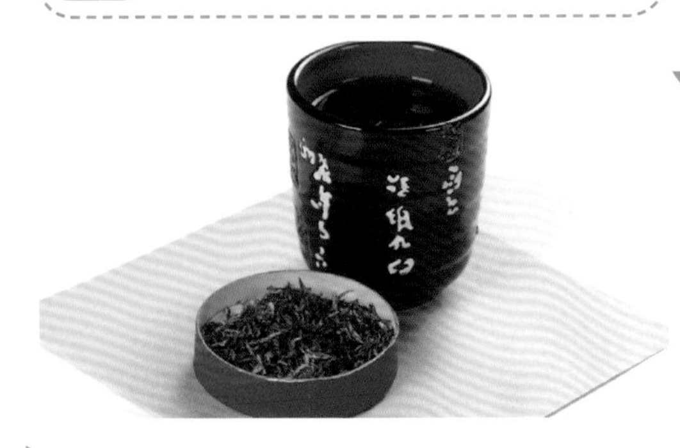

歸尾桃紅茶

材料／當歸尾 20 克，桃仁 12 克，紅花 9 克。

做法／

1. 將材料混合均勻，分成 4 等份。
2. 每份用茶包袋裝起來，熱水沖泡即可飲用。

用法及宜忌 每日早晚各一次。

功效 適用於腰部刺痛，下肢麻木疼痛。

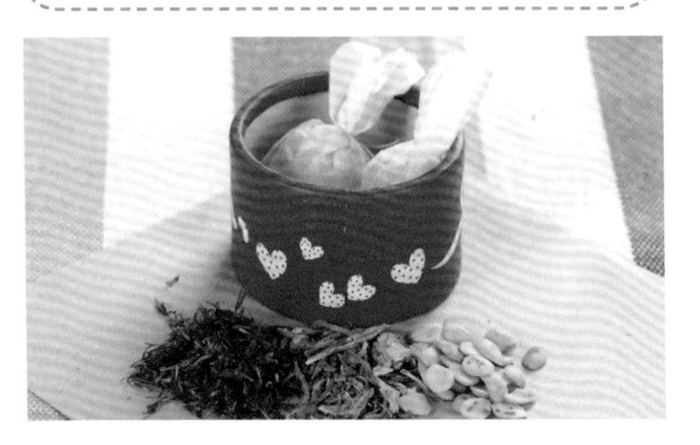

歸尾桃仁茶

材料／當歸尾 12 克，桃仁 12 克，赤芍 9 克。

做法／

1. 將當歸尾和赤芍搗碎，桃仁磨成粉，混合後分成 4 等份。
2. 每份用茶包袋裝起來，熱水沖泡即可飲用。

用法及宜忌 每日一次，睡前服用。

功效 活血，通滯，止痛。

骨碎補茶

材料／骨碎補 50 克，當歸尾 12 克，桂枝 12 克。

做法／

1. 將材料搗碎後混合均勻，分成 5 等份。
2. 每份用茶包袋裝起來，熱水沖泡即可飲用。

用法及宜忌 每日早晚各一次。

功效 適用於腰腿疼痛，身體轉側困難。

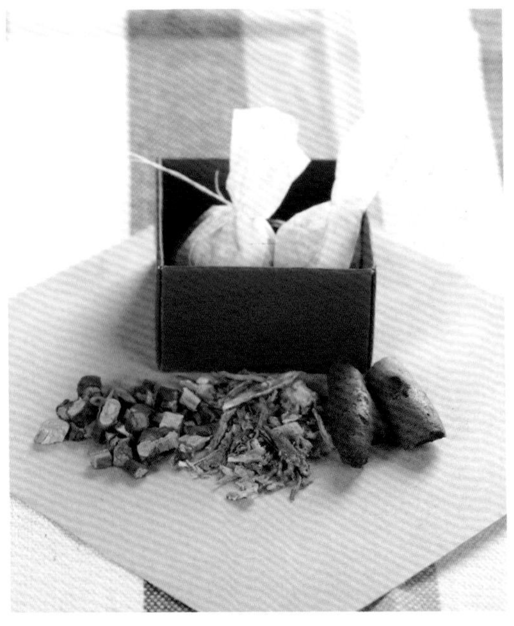

肝腎虧虛型腰椎間盤突出症

主要表現為腰背酸痛，喜揉喜按，遇勞加重，休息後減輕，時發時止，經久不癒。或伴膝軟足跟痛，頭暈耳鳴耳聾等症。治宜滋補肝腎，強壯筋骨。

杜仲桑桂枝茶

材料／杜仲 10 克，桑枝 10 克，桂枝 15 克。

做法／

1. 將材料搗碎混合均勻，分成 5 等份。
2. 每份用茶包袋裝起來，熱水沖泡即可飲用。

用法及宜忌 每日早晚各一次。

功效 適用腰腿沉重疼痛，畏寒肢冷者。

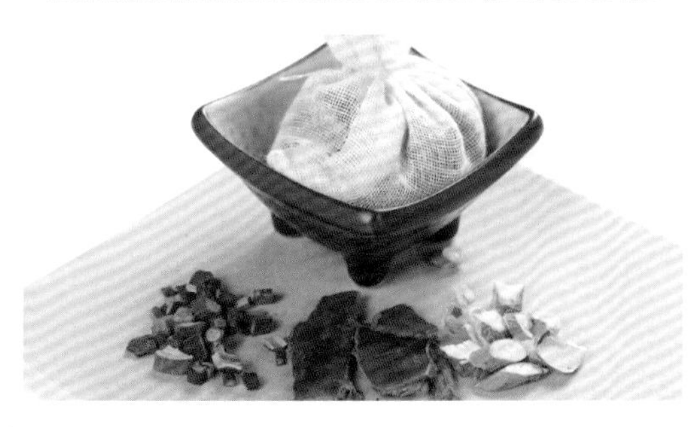

肉桂獨防茶

材料／肉桂、獨活、防風各 12 克，綠茶 6 克。

做法／

1. 將肉桂、獨活、防風搗碎，與綠茶混合均勻，分成 4 等份。
2. 每份用茶包袋裝起來，熱水沖泡即可飲用。

用法及宜忌 每日早晚各一次。

功效 適用於腰腿沉重疼痛，畏寒肢冷者。

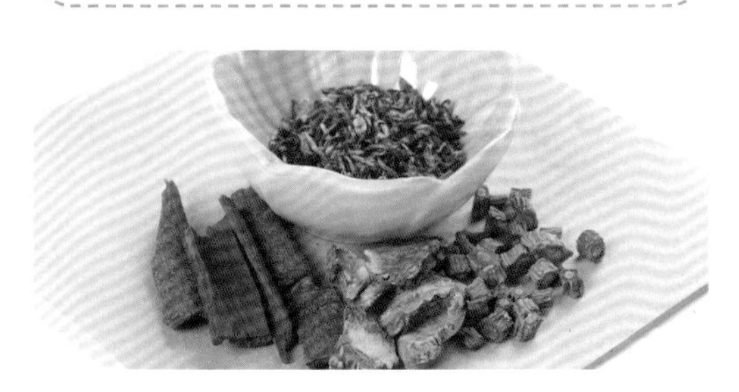

枸杞茱萸茶

材料／枸杞子 20 克，山茱萸 15 克，杜仲 12 克，五加皮 9 克。

做法／

1. 將材料搗碎混合均勻，分成 5 等份。
2. 每份用茶包袋裝起來，熱水沖泡即可飲用。

用法及宜忌 每日早晚各一次。

功效 適用於肝腎陰虛腰腿痛。

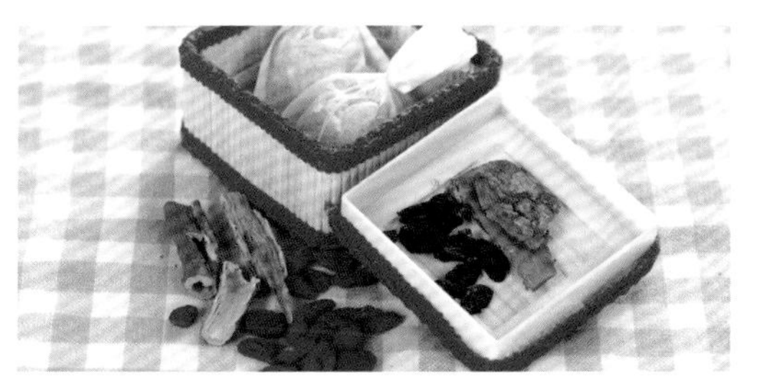

熟地芍藥杜仲茶

材料／熟地黃、芍藥、杜仲各 9 克。

做法／

1. 將材料搗碎混合均勻，分成 4 等份。
2. 每份用茶包袋裝起來，熱水沖泡即可飲用。

用法及宜忌 每日一次，睡前服用。

功效 適用於肝腎陰虛腰腿痛。

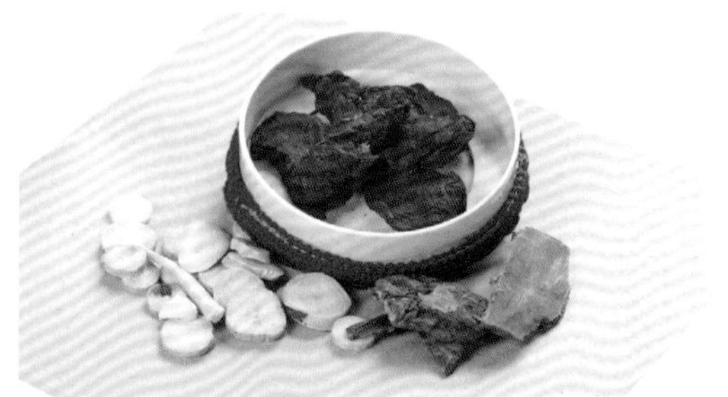

腰肌勞損

慢性腰肌勞損主要表現為長期反覆發作的腰背部疼痛，呈鈍性脹痛或酸痛不適，時輕時重，遷延難癒。休息、適當活動或經常改變體位姿勢可使症狀減輕。勞累、陰雨天氣、受風寒濕影響則症狀加重。腰部活動基本正常。不耐久坐久站，甚至出現腰脊柱側彎、下肢牽掣作痛等症狀。辨證實施藥茶治療，效果明顯。

長期勞損者

腰部刺痛或脹痛，痛有定處，痛處板硬，日輕夜重，痛處拒按。治宜舒筋活血，行氣止痛。

桃紅茶

材料／桃仁 12 克，紅花 9 克。

做法／

1. 將材料搗碎混合均勻，分成 5 等份。
2. 每份用茶包袋裝起來，熱水沖泡即可飲用。

用法及宜忌 每日早晚各一次。

功效 腰部刺痛或脹痛。

核桃仁茶

材料／核桃仁 20 克，白糖適量。

做法／

1. 將材料研磨成粉末混合均勻，分成 4 等份。
2. 每份用紙包起來，熱水沖泡即可飲用。

用法及宜忌 每日早晚各一次。

功效 溫補氣血。

當歸桃仁茶

材料／當歸 15 克，桃仁 12 克，紅花 9 克，桑寄生 9 克。

做法／

1. 將材料搗碎後混合均勻，分成 4 等份。
2. 每份用茶包袋裝起來，熱水沖泡即可飲用。

用法及宜忌

每日早晚各一次。

功效

腰部刺痛或脹痛。

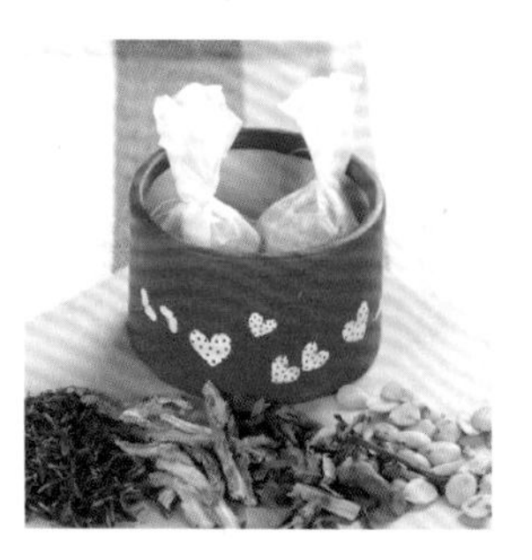

當歸桂枝獨活茶

材料／當歸、桂枝、獨活各 12 克。

做法／

1. 將材料搗碎混合均勻，分成 4 等份。
2. 每份用茶包袋裝起來，熱水沖泡即可飲用。

用法及宜忌

每日早晚各一次。

功效

腰部刺痛或脹痛。

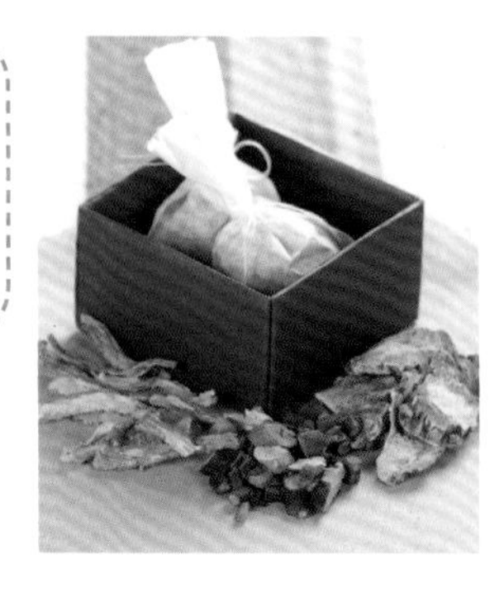

受風寒者

腰部發冷疼痛，有沉重感，陰雨天及夜臥則痛重，得熱或揉按則痛減。治宜溫經散寒，祛風除濕，通絡止痛。

獨活肉桂茶

材料／獨活、肉桂、桑寄生各 12 克，細辛 6 克。

做法／

1. 將材料搗碎混合均勻，分成 4 等份。
2. 每份用茶包袋裝起來，熱水沖泡即可飲用。

用法及宜忌 每日早晚各一次。

功效 適用於腰部冷痛重著，拘急不舒。

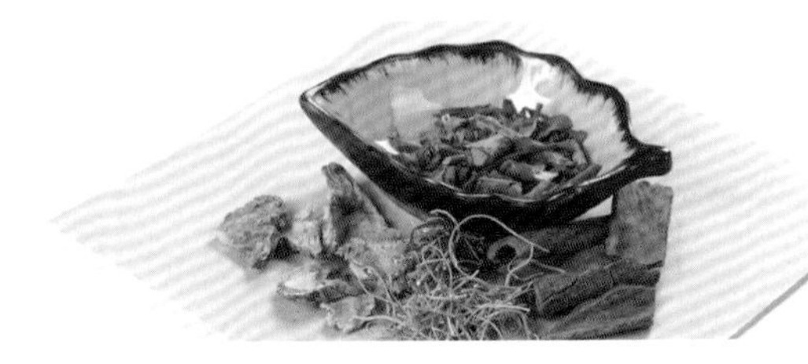

獨活桑寄生茶

材料／獨活、桑寄生、桂枝、防風各 12 克。

做法／

1. 將材料搗碎並混勻，分成 5 等份。
2. 每份用茶包袋裝起來，熱水沖泡即可飲用。

用法及宜忌 每日早晚各一次。

功效 適用於腰腿沉重疼痛，惡風喜溫熱。

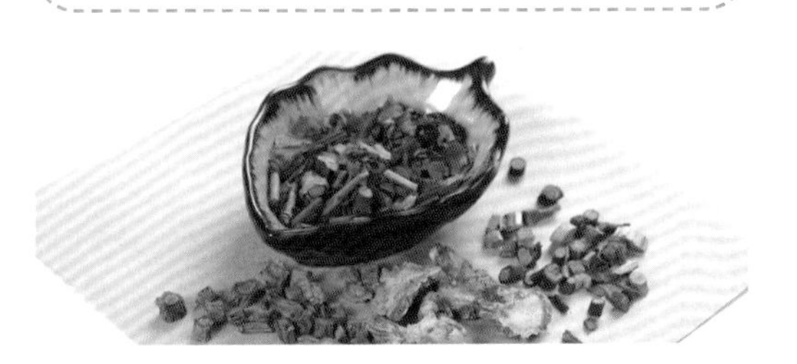

肝腎虧虛，氣血虛弱

腰部酸痛，綿綿不已，喜揉喜按，膝軟無力，勞累加重，休息後減輕，反覆發作。治宜補益肝腎，強筋壯骨。

歸熟枸杞茱萸茶

材料／當歸、熟地黃、枸杞子、山茱萸各 12 克。

做法／

1. 將材料搗碎並混勻，分成 5 等份。
2. 每份用茶包袋裝起來，熱水沖泡即可飲用。

用法及宜忌 每日早晚各一次。

功效 適用於肝腎陰虛之腰肌勞損。

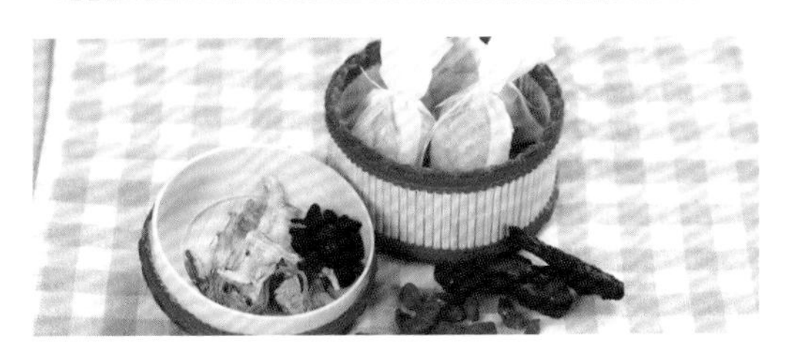

杜仲獨活茶

材料／杜仲、獨活各 12 克，補骨脂、肉蓯蓉各 9 克。

做法／

1. 將材料搗碎混合均勻，分成 4 等份。
2. 每份用茶包袋裝起來，熱水沖泡即可飲用。

用法及宜忌 每日一次，睡前服用。

功效 適用於腎陽虛之腰肌勞損。

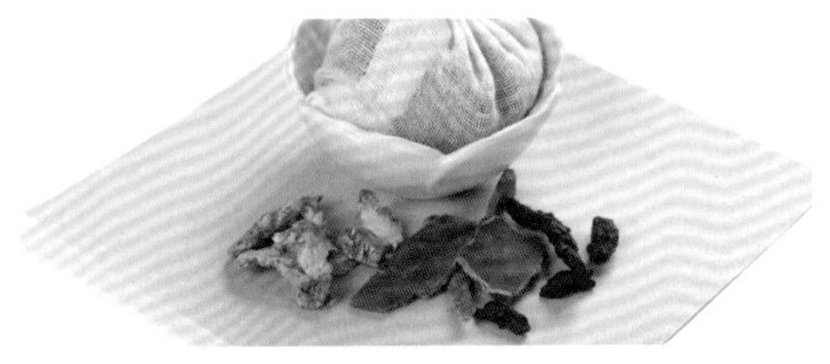

排尿異常

排尿異常包括排尿困難、頻尿、尿急、尿痛、尿滯留、尿失禁、尿流異常、遺尿、少尿及無尿、多尿等症狀。

杜仲補骨脂茶

材料／補骨脂 24 克，杜仲 50 克，核桃仁 20 克。

做法／

1. 將材料碾碎，混合均勻，分成 4 等份。
2. 每份用茶包袋裝起來，熱水沖泡即可飲用。

用法及宜忌 每日早晚各一次。

功效 補腎健腰，適合小便淋漓不盡。

蓮心茶

材料／蓮子心 15 克。

做法／

1. 將材料均勻分成 5 等份。
2. 每份用茶包袋裝起來，熱水沖泡即可飲用。

用法及宜忌 每日早晚各一次。

功效 適用於有虛寒體質者。

白果茶

材料／白果 30 克。

做法／

1. 將材料分成 4 等份。
2. 每份用茶包袋裝起來，熱水沖泡即可飲用。

用法及宜忌 每日早晚各一次。

功效 利水通小便。

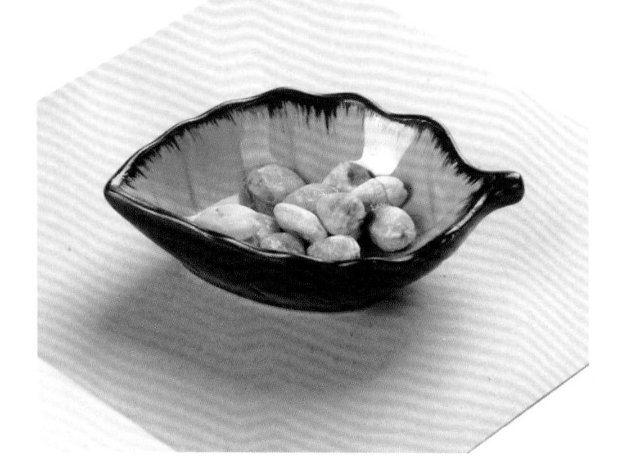

蠶豆皮茶

材料／蠶豆皮 15 克。

做法／

1. 將材料搗碎，分成 5 等份。
2. 每份用茶包袋裝起來，熱水沖泡即可飲用。

用法及宜忌 每日早晚各一次。

功效 利水通小便。

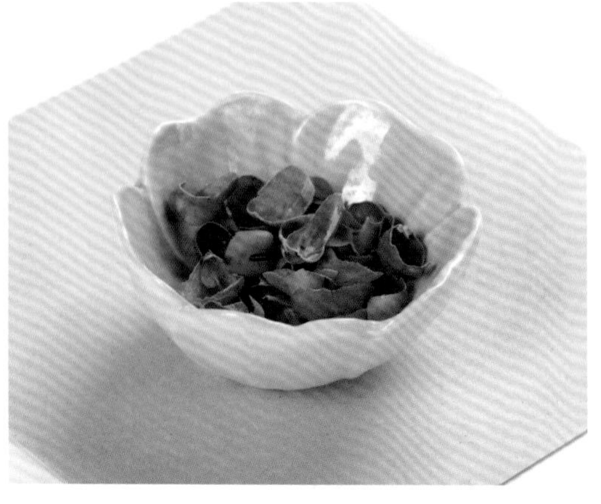

薄荷甘草羅漢果茶

材料／羅漢果 15 克，薄荷 15 克，甘草 10 克。

做法／

1. 將所有材料弄成小碎塊，然後混合均勻，分成 4 等份。
2. 每份用茶包袋裝起來，熱水沖泡即可飲用。

用法及宜忌 每日兩次，飯後服用。

功效 適合上火引起的少尿色深。

竹葉甘草茶

材料／甘草 20 克，竹葉 20 克。

做法／

1. 取甘草 5 克、竹葉 5 克，略搗幾下。
2. 將搗好的材料用茶包袋裝好，熱水沖泡即可飲用。

用法及宜忌 次數不限，可取代茶飲。

功效 泌尿道感染引起的小便疼痛。

荷葉車前子薄荷茶

材料／荷葉 15 克，車前子 20 克，薄荷葉 15 克。

做法／

1. 將材料混合均勻，分成 4 等份。
2. 每份用茶包袋裝起來，熱水沖泡即可飲用。

用法及宜忌 每日早晚各一次。

功效 利水通小便。

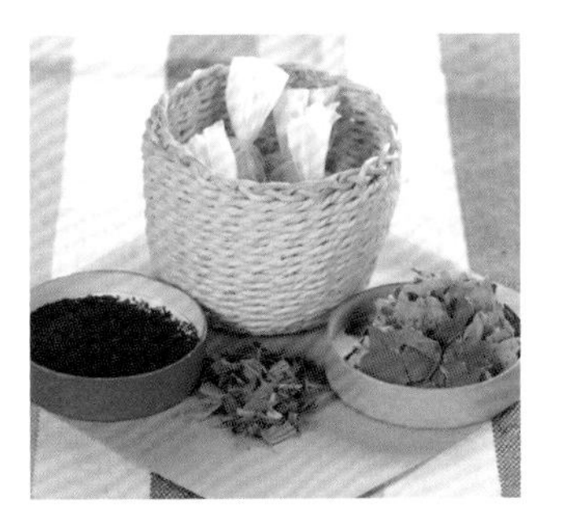

荷葉芹菜茶

材料／乾荷葉 50 克，芹菜 100 克。

做法／

1. 將芹菜洗淨晾乾，切成碎塊。
2. 將荷葉用手撕成碎片。
3. 芹菜 10 克、荷葉 5 克用茶包袋裝起來，熱水沖泡即可飲用。

用法及宜忌 每日兩次，時間不限。

功效 適合肝腎不足引起的小便短黃。

菟絲子首烏茶

材料／菟絲子 30 克，補骨脂 25 克，首烏 30 克。

做法／

1. 將材料搗碎後混合均勻，分成 6 等份。
2. 每份用茶包袋裝起來，熱水沖泡即可飲用。

用法及宜忌 每日早晚各一次。

功效 適用於年老者小便淋漓不盡。

花生衣茶

材料／花生衣 6 克。

做法／

1. 將材料搗成小塊，分成 3 等份。
2. 每份用茶包袋裝起來，熱水沖泡即可飲用。

用法及宜忌 每日早晚各一次。

功效 利水通小便。

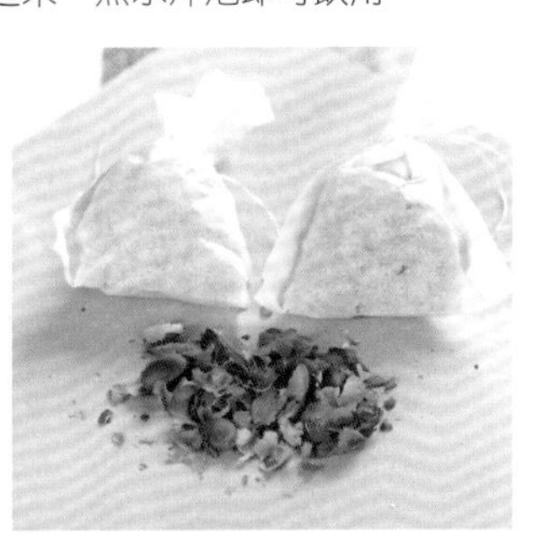

玉米鬚金錢草茶

材料／玉米鬚、金錢草各 30 克。

做法／

1. 將材料混合均勻，分成 4 等份。
2. 每份用茶包袋裝起來，熱水沖泡即可飲用。

用法及宜忌 每日早晚各一次。

功效 利水通小便。

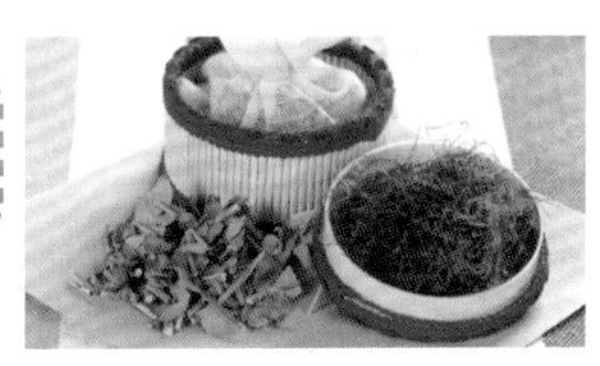

腹瀉

腹瀉是指排便次數明顯超過平日習慣的頻率，糞質稀薄，水分增加，每日排便量超過200克，或含未消化食物或膿血、黏液。

腹瀉分急性和慢性兩類。急性腹瀉發病急劇，病程在2～3周之內。慢性腹瀉指病程在兩個月以上或間歇期在2～4周內的復發性腹瀉。

荔枝乾棗茶

材料／荔枝乾30克，紅棗30克。

做法／

1. 荔枝乾切成兩半，紅棗切碎。
2. 每4顆荔枝乾、2顆紅棗用茶包袋裝好，熱水沖泡即可飲用。

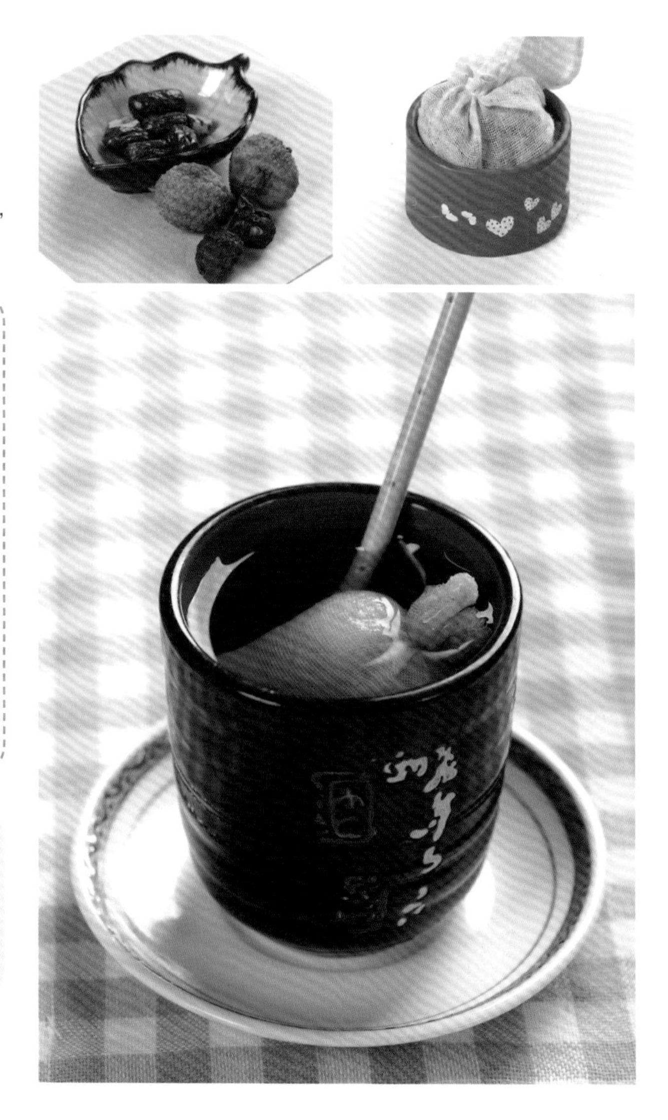

用法及宜忌

中午晚上各一杯，嚴重者不限時間每日4次。

功效

收斂止瀉，保護腸胃。

荔枝乾有很好的補血滋脾功效，中醫認為，脾主疏泄，所以一切腹瀉都要以補脾為基礎。

《本草綱目》記載，紅棗能治療脾胃不和，消化不良，特別適合腹瀉嚴重時緩緩恢複元氣。

小提醒

夏秋季節是腹瀉的易發季節，一定要注意飲食清潔，水要燒開，瓜果要洗乾淨，隔夜的海鮮不吃，腐敗的食品不動。

黑糖茶

材料／紅茶 15 克，黑糖 15 克。

做法／

1. 將材料混勻，分成 3 等份。
2. 每份用茶包袋裝起來，熱水沖泡即可飲用。

用法及宜忌 每日早晚各一次。

功效 收斂止瀉，保護腸胃。

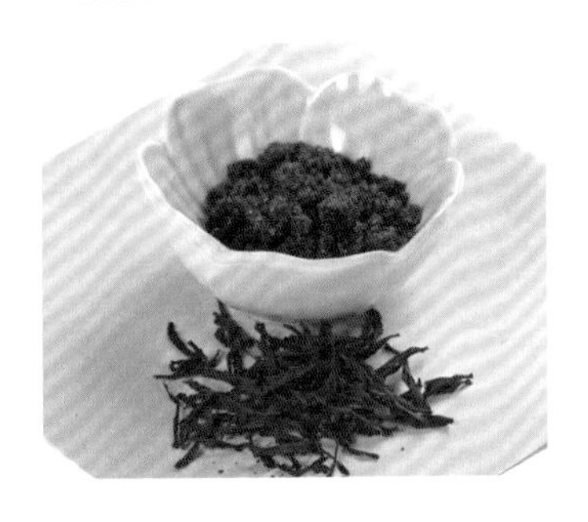

艾葉白米黑糖茶

材料／艾葉 20 克，白米 10 克，黑糖 10 克。

做法／

1. 將材料混合均勻，分成 4 等份。
2. 每份用茶包袋裝起來，熱水沖泡即可飲用。

用法及宜忌 每日一次，睡前服用。

功效 收斂止瀉，保護腸胃。

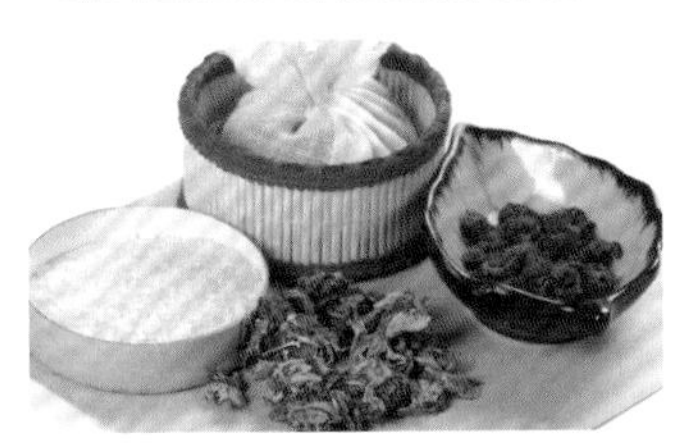

胡椒黑糖茶

材料／胡椒 5 克，黑糖 15 克。

做法／

1. 將材料混勻，分成 3 等份。
2. 每份用茶包袋裝起來，熱水沖泡即可飲用。

用法及宜忌 每日早晚各一次。

功效 收斂止瀉，保護腸胃。

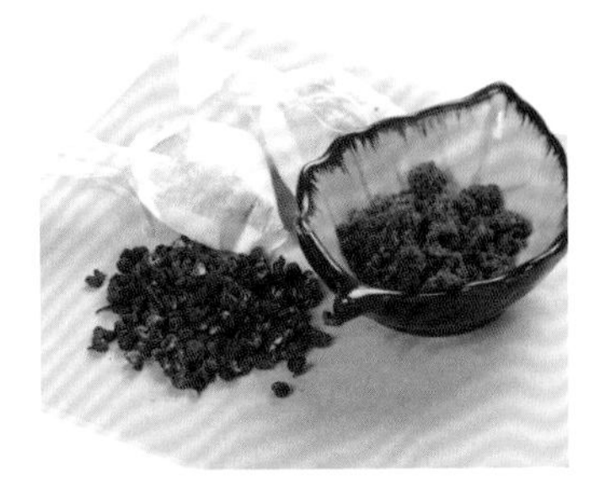

黃豆綠豆茶

材料／黃豆、綠豆各 30 克。

做法／

1. 將材料混合均勻，分成 4 等份。
2. 每份用茶包袋裝起來，熱水沖泡即可飲用。

用法及宜忌 每日早晚各一次。

功效 收斂止瀉，保護腸胃。

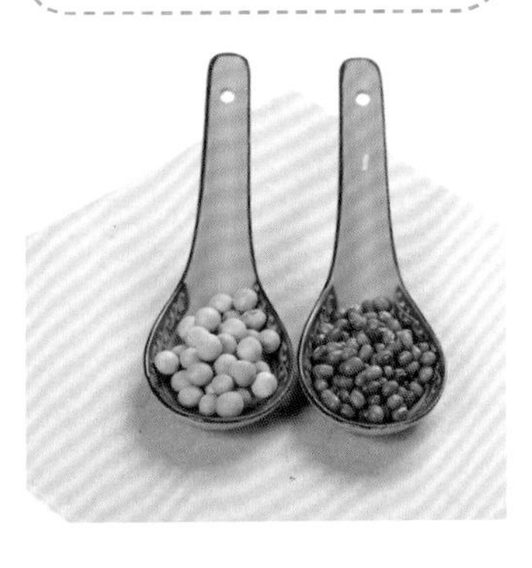

生薑茶

材料／生薑一塊，烏龍茶 15 克。

做法／

1. 生薑切 4 片，烏龍茶分成 4 等份。
2. 每份烏龍茶配 1 片生薑，用茶包袋裝起來，熱水沖泡即可飲用。

用法及宜忌 每日早晚各一次。

功效 收斂止瀉，保護腸胃。

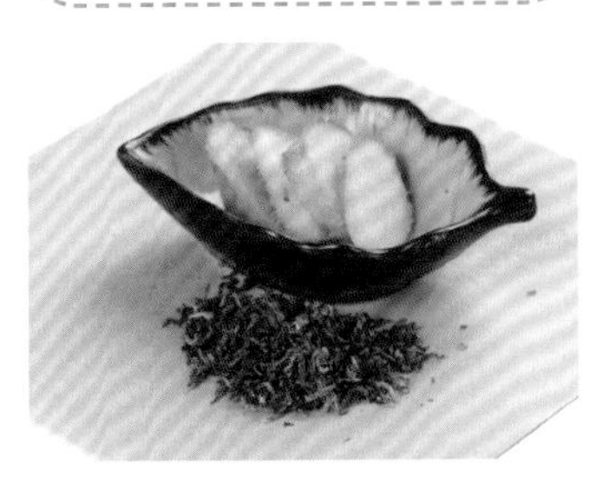

蘿蔔橘皮茶

材料／蘿蔔 30 克，橘皮 15 克。

做法／

1. 蘿蔔切細條，橘皮切成小塊，各分成 3 等份。
2. 每份用茶包袋裝起來，熱水沖泡即可飲用。

用法及宜忌 每日早晚各一次。

功效 收斂止瀉，保護腸胃。

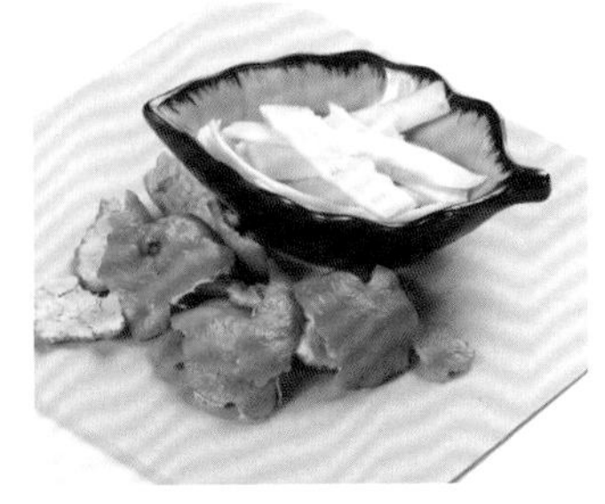

感冒

感冒是最常見的疾病，一年四季都可發生。由於四季氣候不同，病邪與患者體質各異，其臨床表現也有所不同。感冒大體上可以分為風寒感冒和風熱感冒兩大類，其中可以有夾暑、夾濕和體虛等情況。

五神茶

材料／荊芥（貓薄荷）、紫蘇葉、黑糖、茶葉、生薑各 30 克。

做法／

1. 將材料混合均勻，分成 5 等份。
2. 每份用茶包袋裝起來，熱水沖泡即可飲用。

用法及宜忌

每日早晚各一次。

功效

發散風寒，祛風止痛。適用於風寒感冒，畏寒，身痛，無汗等症。

生薑散寒解表，適合各種感冒，除了泡茶以外，還可以口含、煮湯等。

黑糖性質溫和，營養豐富，特別適合風寒感冒。

紫蘇葉對脾、肺、胃都有好處，有散寒熱的功效，適合各種感冒症狀。

荊芥（貓薄荷）有解表散風的功效，而中醫認為感冒都是因為外感風邪引起的，所以效果很好。

小提醒

中醫上感冒分風寒感冒和風熱感冒兩種，一定要分清原因，做到對症治療。

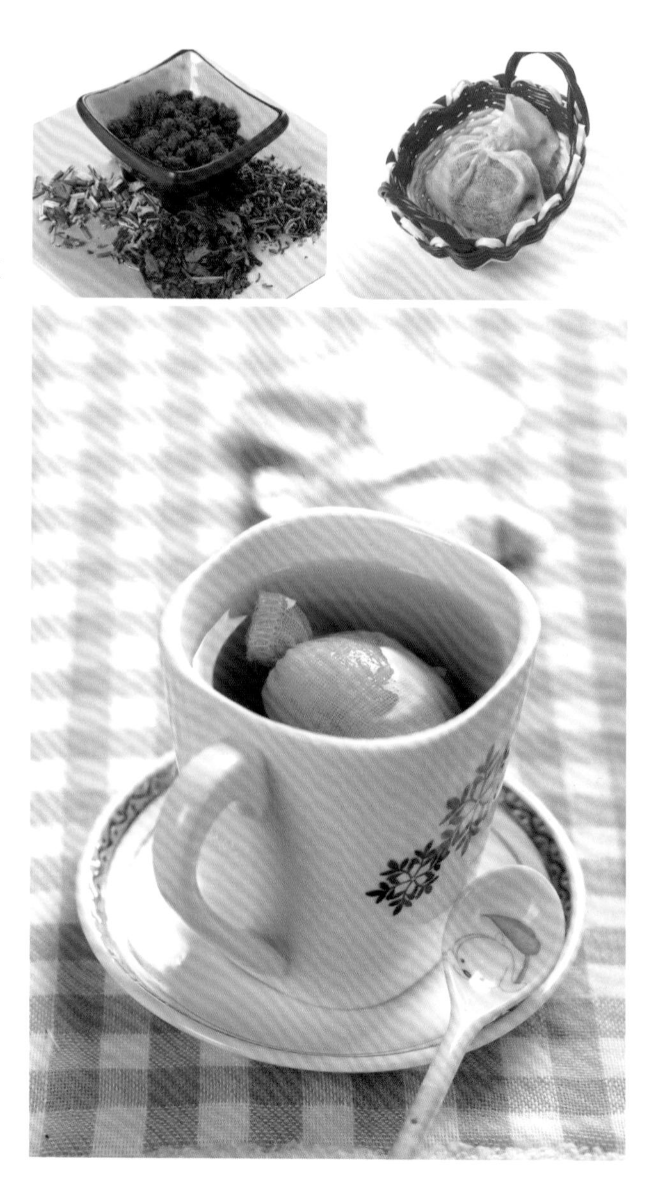

羌白黃芩茶

材料／羌活 30 克，白芷 12 克，黃芩 15 克。

做法／

1. 將材料混合均勻，分成 4 等份。
2. 每份用茶包袋裝起來，熱水沖泡即可飲用。

用法及宜忌 每日早晚各一次。

功效 祛風散寒。適用於外感風寒，頭痛身疼，鼻塞流涕，惡寒發熱等症。

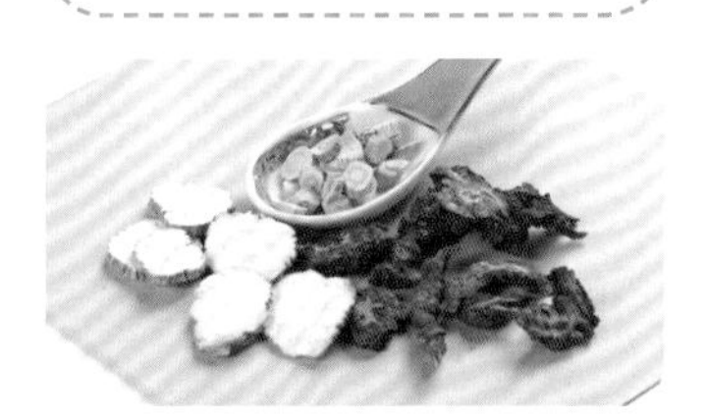

紫蘇葉糖茶

材料／紫蘇葉 15 克，黑糖適量。

做法／

1. 將材料混勻，分成 3 等份。
2. 每份用茶包袋裝起來，熱水沖泡即可飲用。

用法及宜忌 每日早晚各一次。

功效 發散風寒。適用於感冒風寒初期，鼻塞流涕，畏寒，全身肢節酸痛等症。

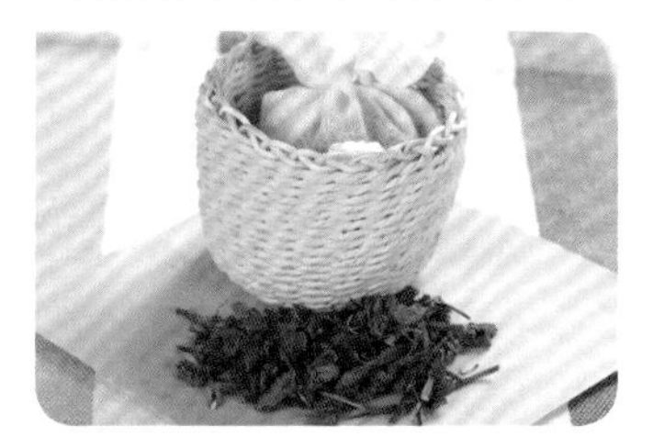

薑蘇茶

材料／生薑、紫蘇葉各 16 克。

做法／

1. 生薑切片。將材料混合均勻，分成 4 等份。
2. 每份用茶包袋裝起來，熱水沖泡即可飲用。

用法及宜忌 每日早晚各一次。

功效 疏風散寒，理氣和胃。適用於風寒感冒，頭痛發熱，或有噁心、嘔吐、胃痛、腹脹等症的胃腸型感冒。

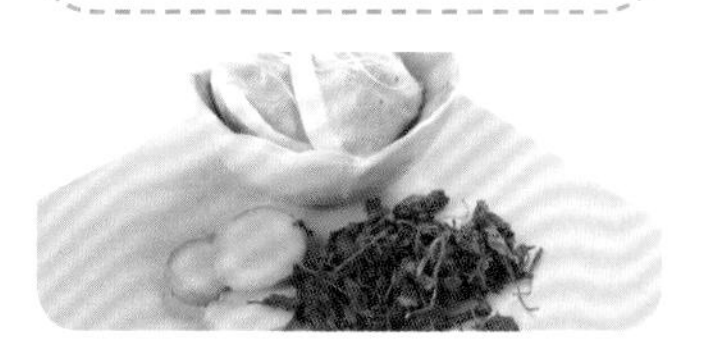

二椒茶

材料／辣椒 50 克，茶葉 10 克，花椒、食鹽各適量。

做法／

1. 將材料混合均勻，分成 4 等份。
2. 每份用茶包袋裝起來，熱水沖泡即可飲用。

用法及宜忌 每日一次，胃及十二指腸潰瘍、氣管炎及肝膽病、腎病的患者忌用。

功效 散寒解表，開胃、幫助消化。適用於傷風頭痛，頭昏，食慾減退等症。

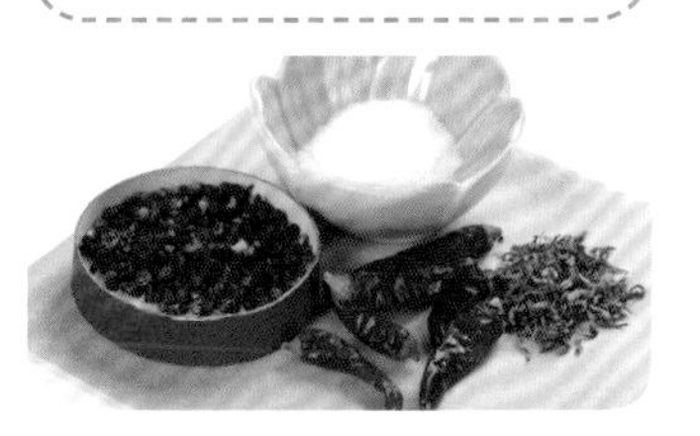

蘇羌茶

材料／紫蘇葉、羌活、茶葉各 9 克。

做法／

1. 將材料混勻，分成 3 等份。
2. 每份用茶包袋裝起來，熱水沖泡即可飲用。

用法及宜忌 每日一次，睡前服用。

功效 辛溫解表。適用於風寒感冒，惡寒發熱，頭痛無汗，肢體酸痛等症。

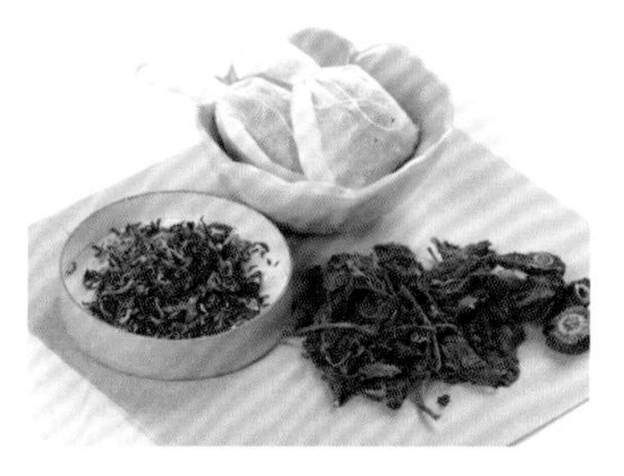

薑糖茶

材料／生薑 3 片，黑糖適量。

做法／

1. 將材料混合均勻，分成 3 等份。
2. 每份用茶包袋裝起來，熱水沖泡即可飲用。

用法及宜忌 每日早晚各一次。

功效 發汗解表，溫中和胃。適用於風寒感冒，惡寒發熱，頭痛，咳嗽，無汗，或噁心、嘔吐、腹脹、胃痛等症。

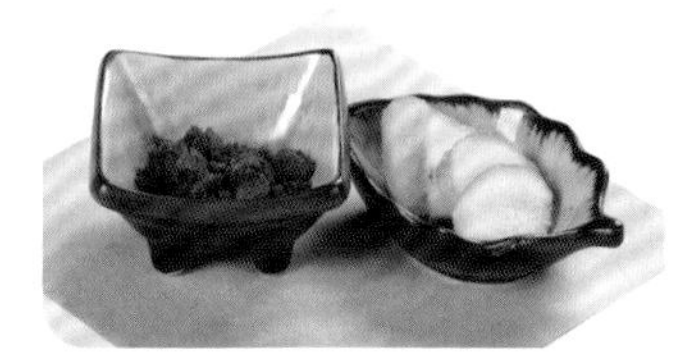

桑菊竹葉茶

材料／桑葉、菊花各 5 克，竹葉、白茅根各 30 克，薄荷 3 克，白糖 20 克。

做法／

1. 將材料混合均勻，分成 4 等份。
2. 每份用茶包袋裝起來，熱水沖泡即可飲用。

用法及宜忌

每日早晚各一次。

功效

清熱散風，解表。適用於惡寒發熱，頭痛身疼，或鼻塞流涕，腮部腫脹不甚，局部不紅等症。

桑葉苦寒，有疏散風熱、清肺潤燥、平抑肝陽、清肝明目、涼血止血的功效，多用於風熱感冒。

菊花有散風清熱、平肝明目的作用，同時還有殺菌消毒的作用，可用於退燒，適合風熱感冒。

竹葉、白茅根、薄荷都是散風清熱的寒性中藥，白糖則是為了調和脾胃，防止苦寒的中藥傷到腸胃。

小提醒

小孩子感冒，如果發燒的話，家長應先採取物理降溫的方法，防止引起其他疾病，千萬不要隨意用藥，尤其是處方藥。即使是普通的中藥也不要用，可以用一些藥食同源的藥材或食物，如生薑、黑糖、冰糖等。

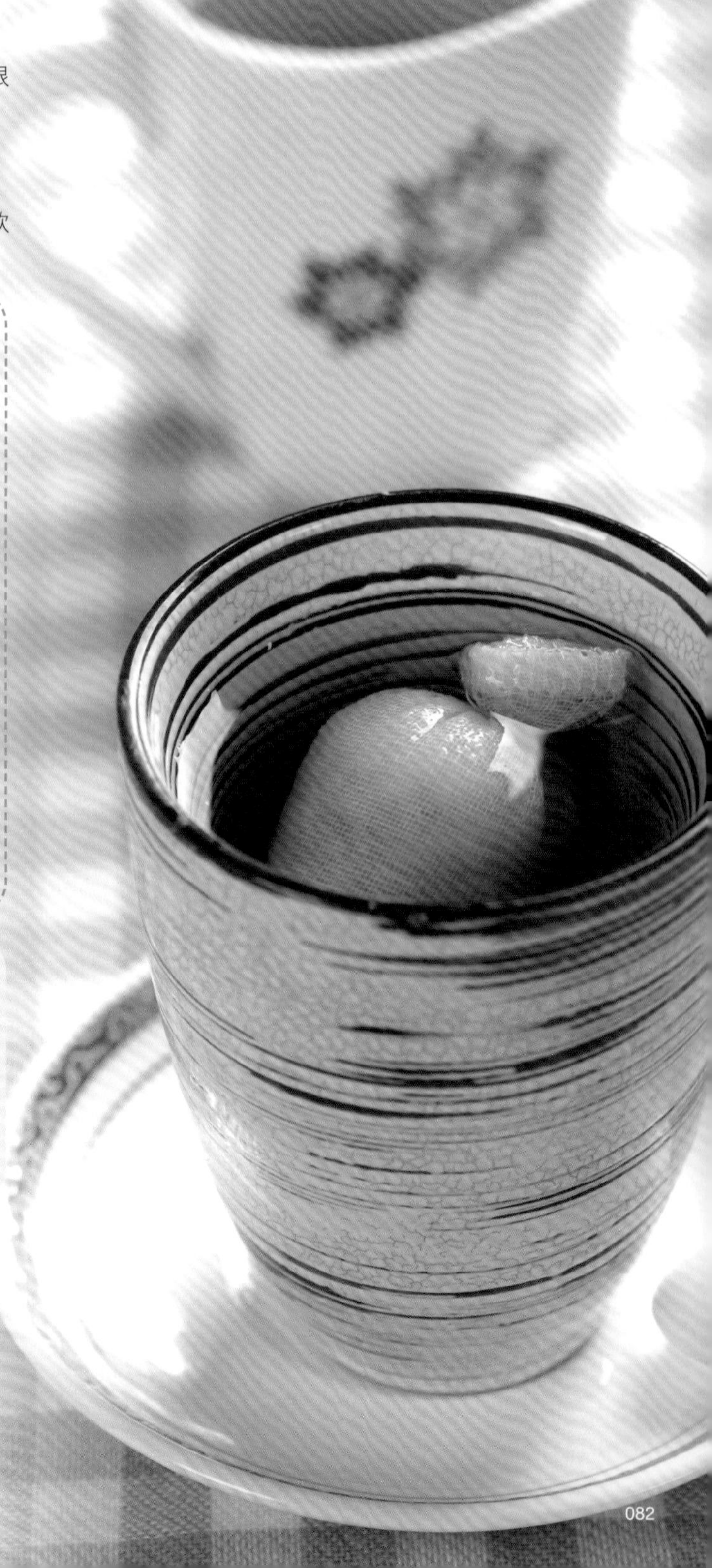

三花茶

材料／金銀花15克，菊花10克，茉莉花3克。

做法／

1. 將材料混合均勻，分成3等份。
2. 每份用茶包袋裝起來，熱水沖泡即可飲用。

用法及宜忌 每日早晚各一次。

功效 清熱清毒。適用於熱毒所致的風熱感冒，咽喉腫痛，癰瘡等。

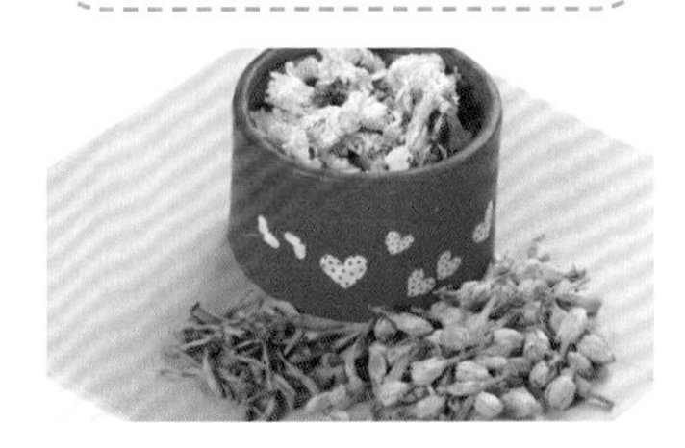

桑葉枇杷茶

材料／菊花、桑葉、枇杷葉各10克。

做法／

1. 將材料混合均勻，分成4等份。
2. 每份用茶包袋裝起來，熱水沖泡即可飲用。

用法及宜忌 每日早晚各一次。

功效 清熱散風，解表，化痰。適用於流行性感冒，咳嗽，咳黃痰等症。

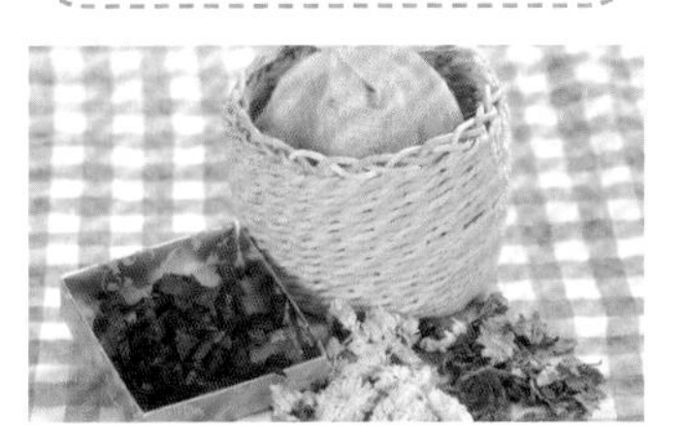

陳皮茶

材料／陳皮12克，綠茶6克。

做法／

1. 將材料混合均勻，分成3等份。
2. 每份用茶包袋裝起來，熱水沖泡即可飲用。

用法及宜忌 每日早晚各一次。

功效 有效降火，治療頭暈頭昏症狀。

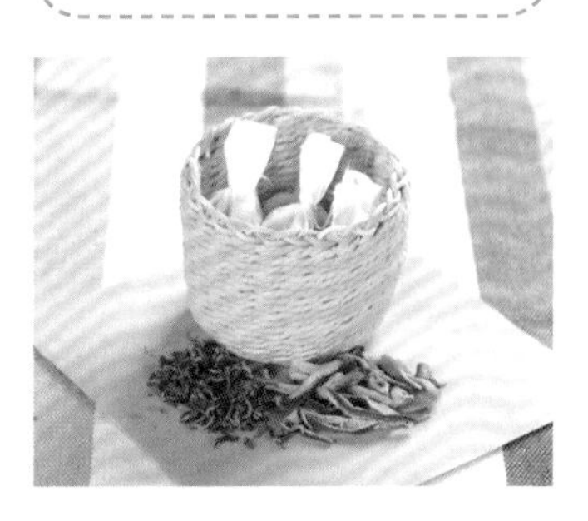

白菊花烏龍茶

材料／白菊花8克，烏龍茶6克，冰糖適量。

做法／

1. 將材料混合均勻，分成4等份。
2. 每份用茶包袋裝起來，熱水沖泡即可飲用。

用法及宜忌 每日一次，睡前服用。

功效 白菊花可以去除毒氣，幫助人體抵抗有害輻射與放射性物質。

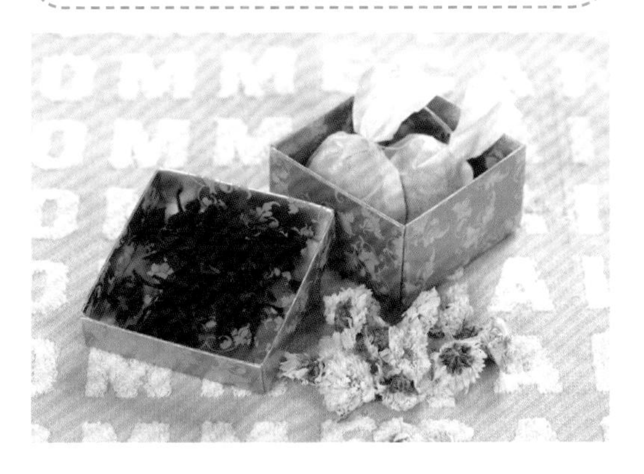

參蘇茶

材料／黨參15克，紫蘇葉12克。

做法／

1. 將材料混合均勻，分成4等份。
2. 每份用茶包袋裝起來，熱水沖泡即可飲用。

用法及宜忌 每日早晚各一次。

功效 益氣解表。適用於氣虛感冒。此茶飲是一種較好的預防感冒茶，適合做為老年人和體質虛弱者的保健飲料。

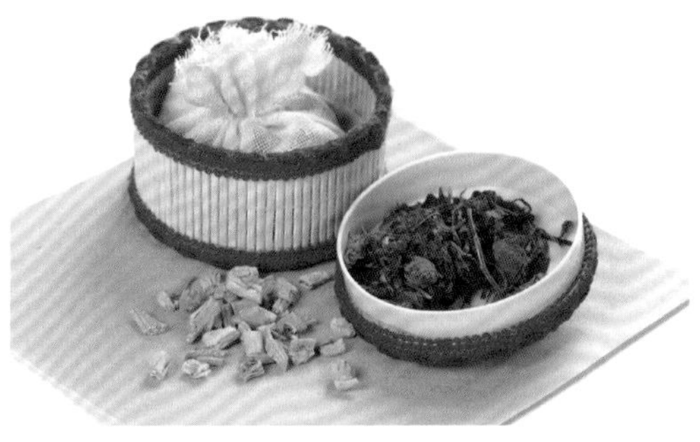

胸脅痛

胸脅痛是中醫的一種說法，主要指胸部、肋部的疼痛，一般都是因為氣血運行不暢所致，採用的胸脅痛治療方法也多是散氣理氣。

胡椒綠豆茶

材料／胡椒 14 顆，綠豆 21 顆。

做法／

1. 將材料搗成碎末，分成 3 等份。
2. 每份用紙茶包包起來，熱水沖泡即可飲用。

用法及宜忌

每日早晚各一次。

功效

止痛順氣。

胡椒能宣能散，開豁胸中寒痰冷氣，有溫中下氣的功效，同時可以消心肺之火，讓人精神舒爽。

綠豆性寒，可以除煩熱，但是有一定的凝滯作用，與胡椒相結合，相輔相成。

小提醒

胡椒有很強的散氣功效，對平常人來說偶爾調味可以，但是不可以長期吃，尤其是身體虛弱的人，不宜把胡椒當成常用佐料。

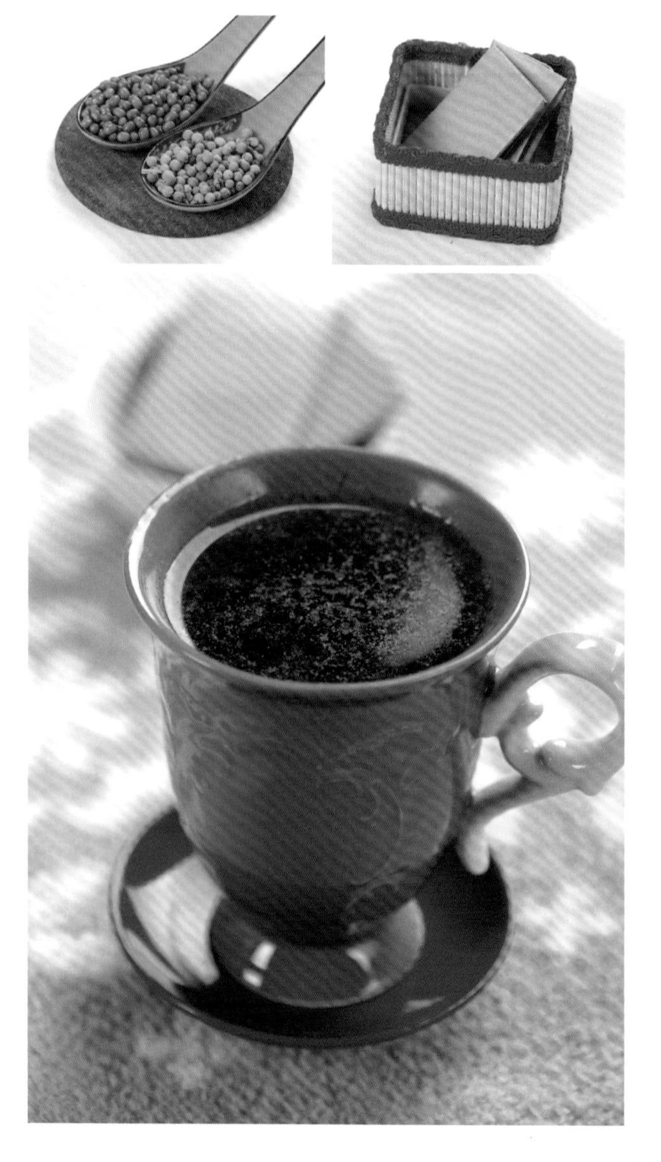

白鳳豆殼茶

材料／白鳳豆殼 12 克。

做法／

1. 將材料分成 4 等份。
2. 每份用茶包袋裝起來，熱水沖泡即可飲用。

用法及宜忌 每日早晚各一次。

功效 止痛順氣。

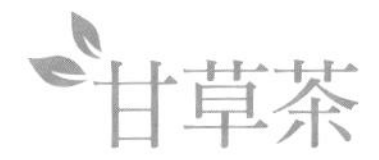

甘草茶

材料／甘草 50 克。

做法／

1. 將材料搗成小塊，分成 3 等份。
2. 每份用茶包袋裝起來，熱水沖泡即可飲用。

用法及宜忌 分早、中、晚三次服用。

功效 止痛順氣。

延胡索茶

材料／延胡索 10 克。

做法／

1. 將材料搗成小塊，分成 3 等份。
2. 每份用茶包袋裝起來，熱水沖泡即可飲用。

用法及宜忌 每日早晚各一次。

功效 止痛順氣。

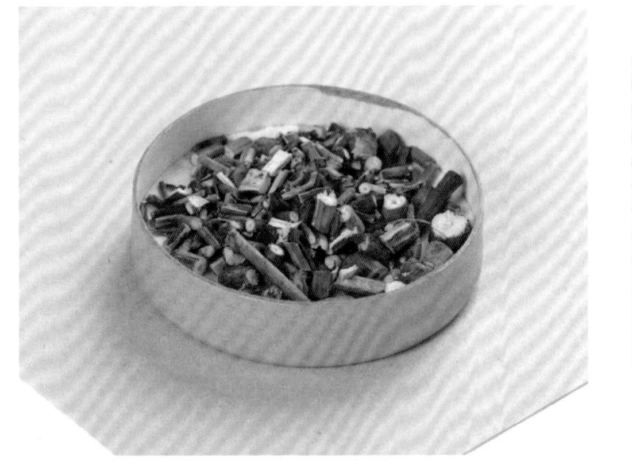

黃連茶

材料／黃連 20 克。

做法／

1. 將材料搗成小塊，分成 4 等份。
2. 每份用茶包袋裝起來，熱水沖泡即可飲用。

用法及宜忌 每日早晚各一次。

功效 止痛順氣。

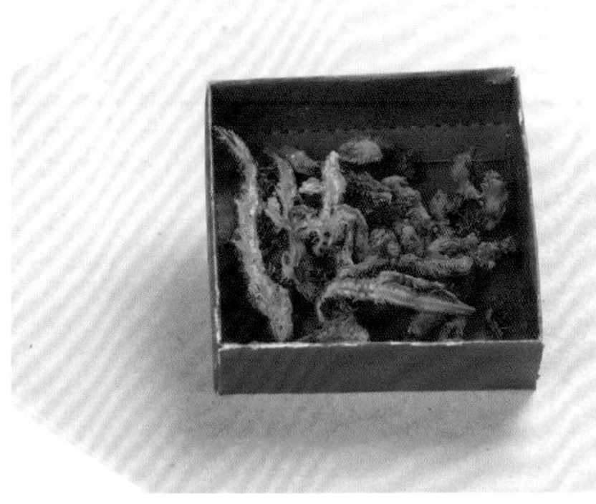

桃仁茶

材料／桃仁 7 枚。

做法／

1. 將材料搗成小塊，分成 4 等份。
2. 每份用茶包袋裝起來，熱水沖泡即可飲用。

用法及宜忌 每日早晚各一次。

功效 止痛順氣。

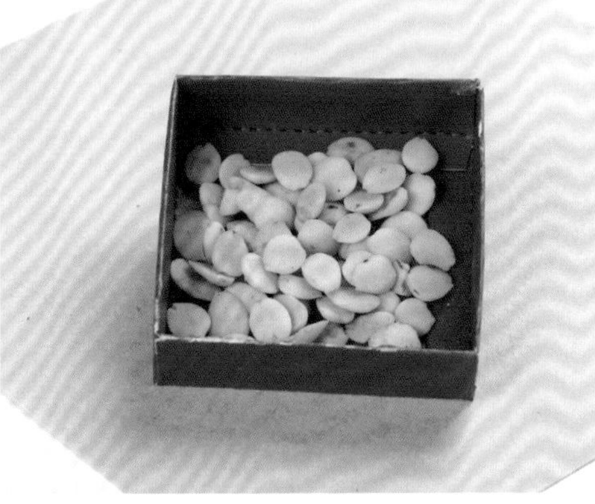

噁心嘔吐

噁心是嘔吐的前期症狀，也可單獨出現，上腹部往往有特殊不適感，常伴有頭暈、流涎、脈緩、血壓降低等症狀。

嘔吐大多數情況是人體的一種保護性反應，是為了將有害物質排出去，但是持久而劇烈的嘔吐可引起體內的電解質紊亂，甚至引發其他危險。

烏梅冰糖茶

材料／烏梅 12 克，冰糖 15 克。

做法／

1. 將材料搗成小塊後混合均勻，分成 4 等份。
2. 每份用茶包袋裝起來，熱水沖泡即可飲用。

用法及宜忌

每日一次，睡前服用。

功效

止嘔、開胃、順氣。

烏梅有通下氣的功效，能止嘔，同時烏梅中含有的酸性物質有收斂的作用，對於上吐下瀉的患者，還有止瀉功效。

冰糖有養胃益氣的功效，可以有效緩解噁心和嘔吐所產生的口腔異味。

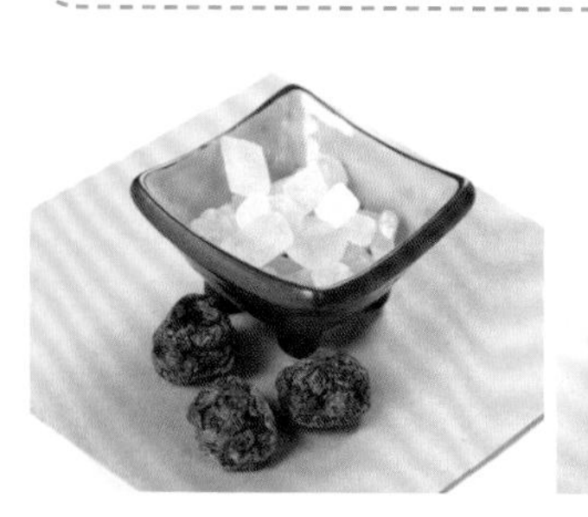

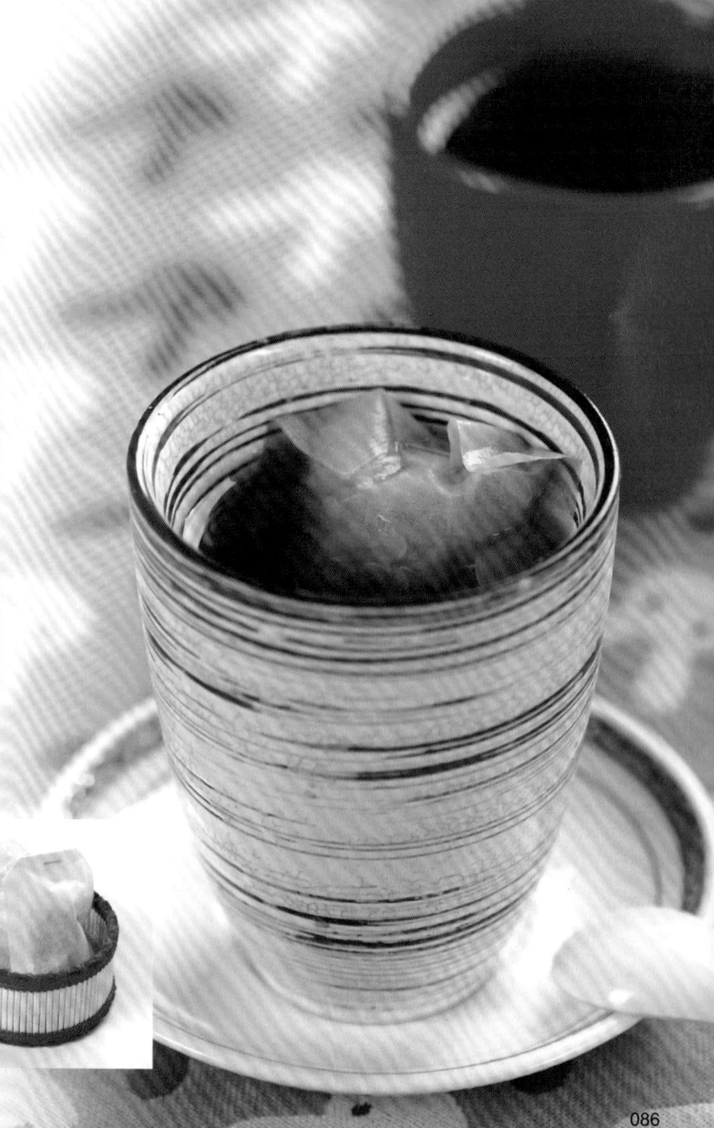

連翹茶

材料／連翹 20 克。

做法／

1. 將材料搗成小塊，分成 3 等份。
2. 每份用茶包袋裝起來，熱水沖泡即可飲用。

用法及宜忌 每日早晚各一次。

功效 止嘔、開胃、順氣。

枇杷葉茶

材料／枇杷葉 20 克。

做法／

1. 將材料刷去表面浮毛，剪成小塊，分成 4 等份。
2. 每份用茶包袋裝起來，熱水沖泡即可飲用。

用法及宜忌 每日早晚各一次。

功效 止嘔、開胃、順氣。

絲瓜葉茶

材料／絲瓜葉 20 克。

做法／

1. 將材料分成 4 等份。
2. 每份用茶包袋裝起來，熱水沖泡即可飲用。

用法及宜忌 每日早晚各一次。

功效 止嘔、開胃、順氣。

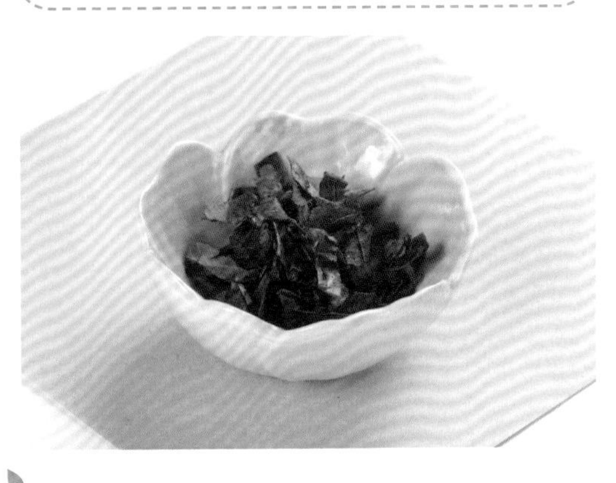

花椒茶

材料／花椒 15 克。

做法／

1. 將材料平均分成 3 等份。
2. 每份用茶包袋裝起來，熱水沖泡即可飲用。

用法及宜忌 每日早晚各一次。

功效 溫中散寒，止嘔。

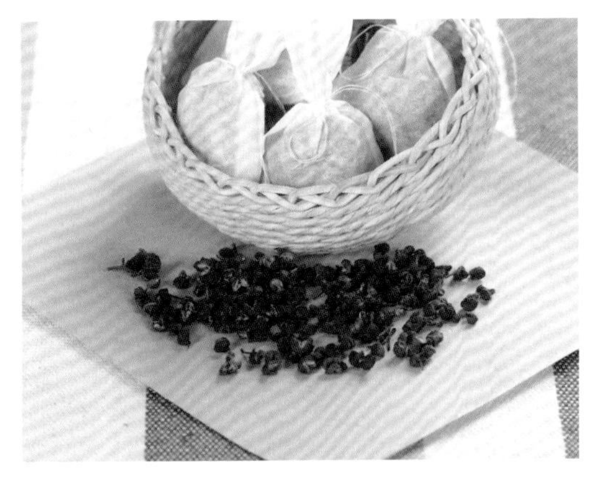

荷葉茶

材料／乾荷葉 15 克。

做法／

1. 將材料剪成小塊，分成 4 等份。
2. 每份用茶包袋裝起來，熱水沖泡即可飲用。

用法及宜忌 每日早晚各一次。

功效 止嘔、開胃、順氣。

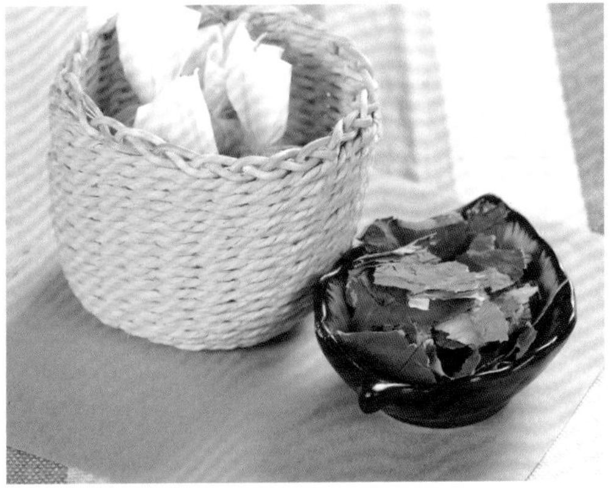

暈眩

暈眩指感覺周圍物體或自身在旋轉、移動及搖晃，常伴有站立和行走不穩、傾倒、視物不清、耳鳴、噁心、嘔吐、冒冷汗等症狀。可能由高血壓、高血脂、心腦血管疾病、頸椎病、內耳疾病或過於疲勞、久坐等多種原因導致，老年人的發病率較高。暈眩本身有可能帶來其他意外危險。若有暈眩，要及時去醫院檢查。

黑糖木耳茶

材料／黑糖 50 克，黑木耳 40 克。

做法／

1. 將材料混合均勻，分成 4 等份。
2. 每份用茶包袋裝起來，熱水沖泡即可飲用。

用法及宜忌

每日兩次，飯後服用。

功效

補血抗暈。

黑木耳氣血雙補，適合體虛造成的暈眩。另外，黑木耳中含有多種健腦成分，對緩和暈眩症狀也有幫助。

黑糖營養豐富，性質溫和，適合各種體虛引起的暈眩。

小提醒

暈眩有真、假之分。症狀較輕，僅有頭重腳輕、眼花、四肢乏力者為假性暈眩；如呈陣發性的外物或自身的旋轉、傾倒感，持續時間較短者為真性暈眩。無論何種暈眩，都應及早去醫院檢查。

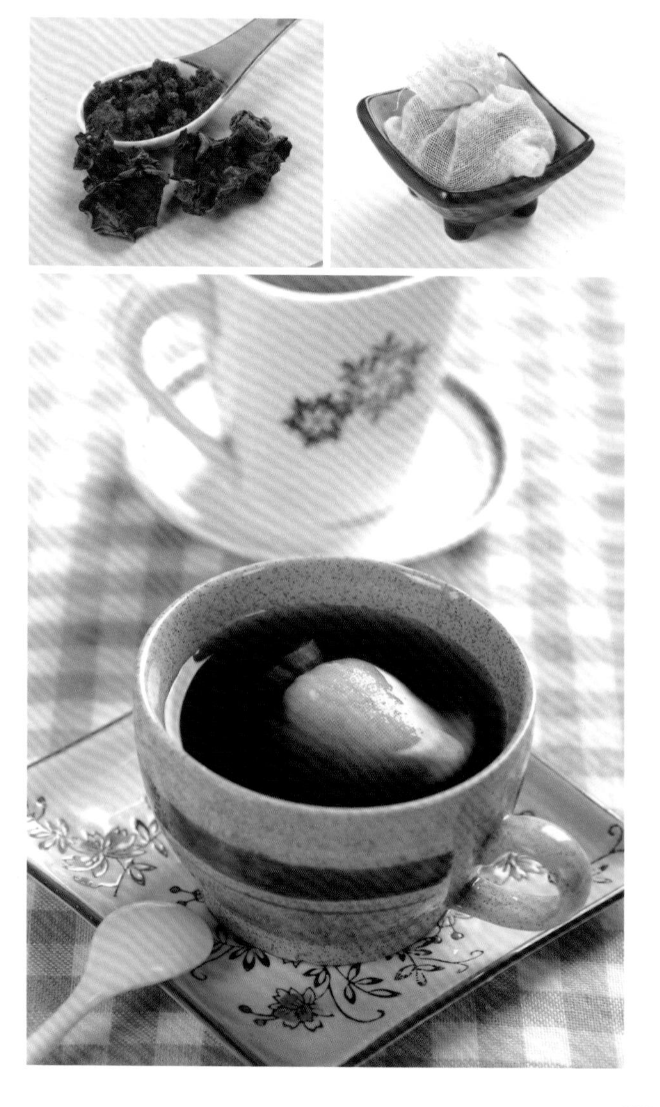

向日葵根茶

材料／向日葵根 20 克。

做法／

1. 將材料搗成小塊，分成 3 等份。
2. 每份用茶包袋裝起來，熱水沖泡即可飲用。

用法及宜忌 每日早晚各一次。

功效 補血抗暈。

蒼耳茶

材料／蒼耳子 15 克。

做法／

1. 將材料搗成小塊，分成 3 等份。
2. 每份用茶包袋裝起來，熱水沖泡即可飲用。

用法及宜忌 每日一次，睡前服用。

功效 提神抗暈。

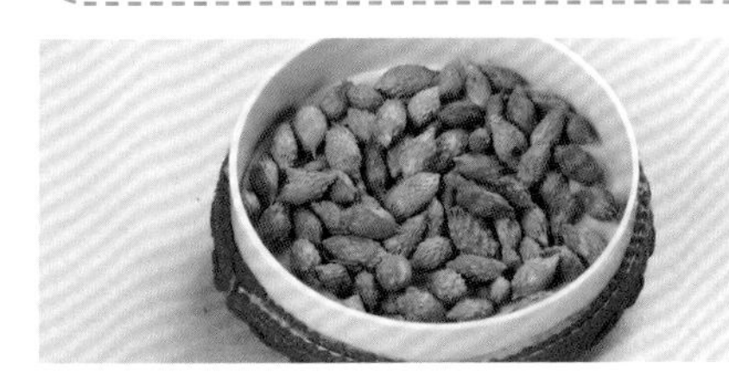

大黃茶

材料／大黃 15 克。

做法／

1. 將材料研磨成末，分成 4 等份。
2. 每份用茶包袋裝起來，熱水沖泡即可飲用。

用法及宜忌 每日早晚各一次。

功效 補氣血，提振精神。

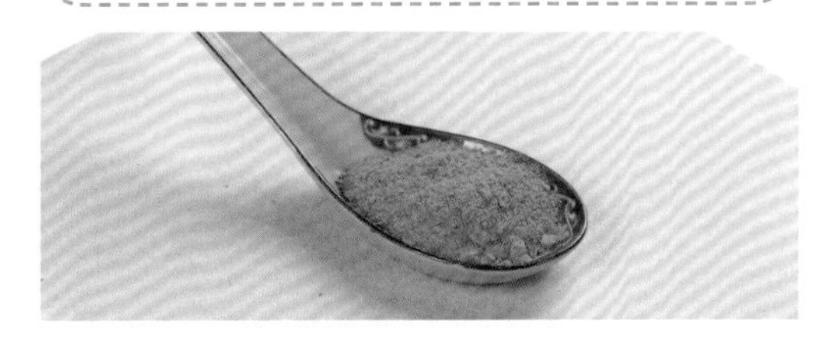

菊花茶

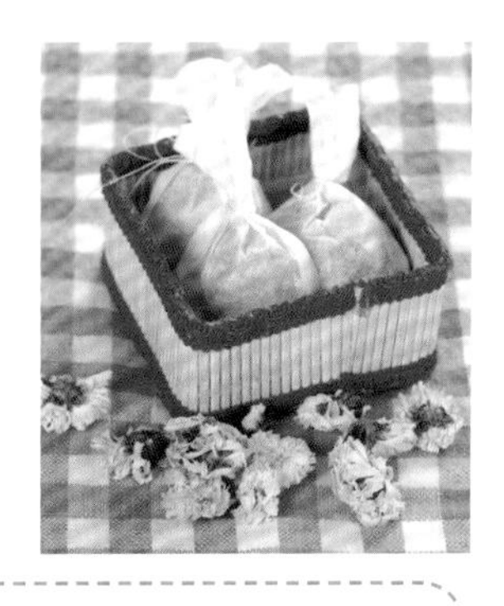

材料／菊花 15 克。

做法／

1. 將材料分成 3 等份。
2. 每份用茶包袋裝起來，熱水沖泡即可飲用。

用法及宜忌 每日早晚各一次。

功效 提神抗暈。

白果茶

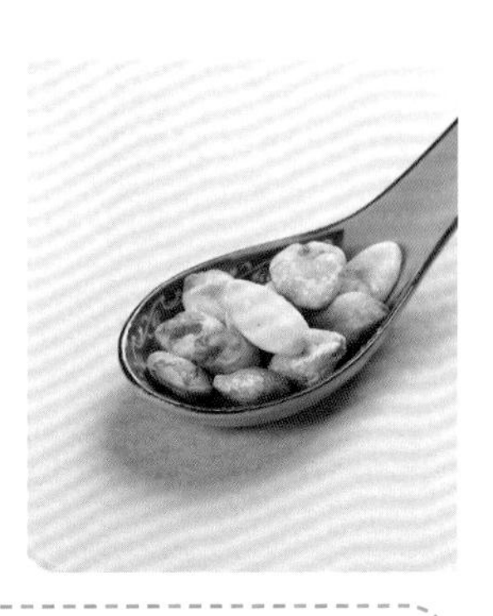

材料／白果 20 克。

做法／

1. 將材料搗碎，分成 4 等份。
2. 每份用茶包袋裝起來，熱水沖泡即可飲用。

用法及宜忌 每日早晚各一次，新鮮白果有毒，應使用中藥行購買的乾白果。

功效 緩解老年人暈眩。

冬瓜子茶

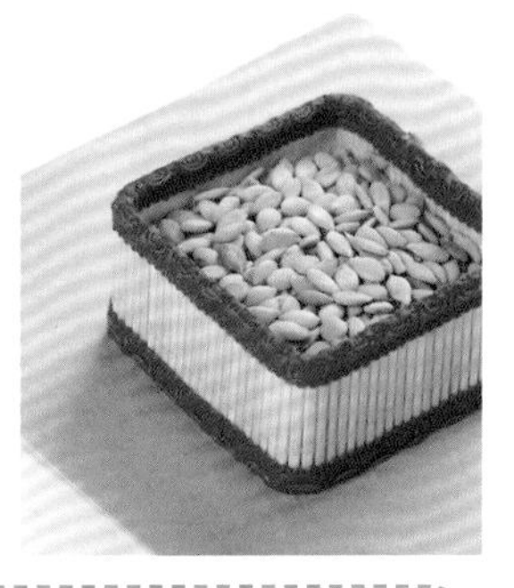

材料／冬瓜子 15 克。

做法／

1. 將材料搗碎，分成 4 等份。
2. 每份用茶包袋裝起來，熱水沖泡即可飲用。

用法及宜忌 每日早晚各一次。

功效 補肝明目，治暈眩。

水腫

水腫主要表現為全身或局部某些部分浮腫，用中醫的解釋就是水液不化，凝聚不散，飲食上要多吃一些利水消腫的食物。一般晨起臉部水腫表示有腎病，下肢水腫可能有肝的問題，要及時去醫院檢查。

冬瓜皮茶

材料／冬瓜皮 80 克。

做法／

1. 將材料切絲，分成 4 等份。
2. 每份用茶包袋裝好，熱水沖泡即可飲用。

用法及宜忌

不限次數，隨意飲用。

功效

利尿消腫。

冬瓜皮是利水滲濕的最常見、最有效的食材，從現代科學的角度看，還含有豐富的糖類、維生素類、膳食纖維，是一種難得的健康食品。

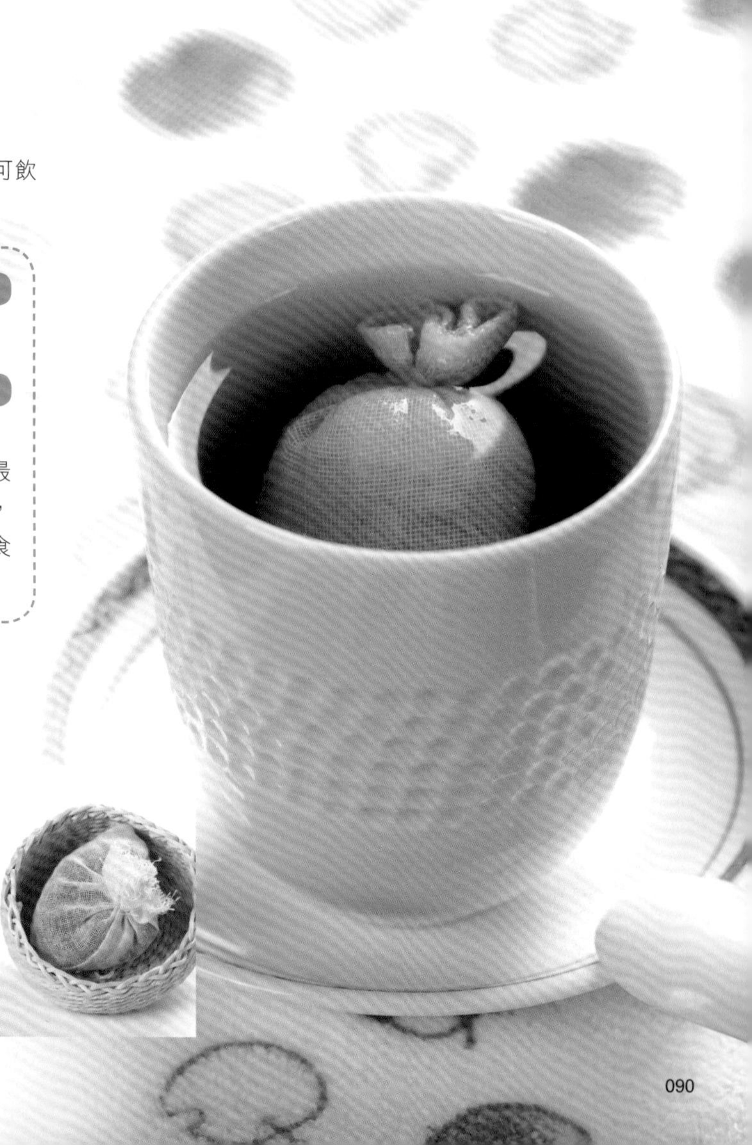

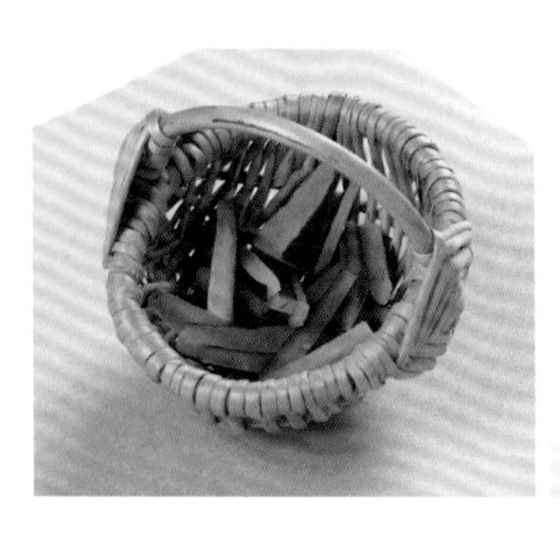

牽牛子茶

材料／牽牛子 15 克。

做法／

1. 將材料磨碎，分成 4 等份。
2. 每份用茶包袋裝起來，熱水沖泡即可飲用。

用法及宜忌 每日一次。

功效 利水消腫。

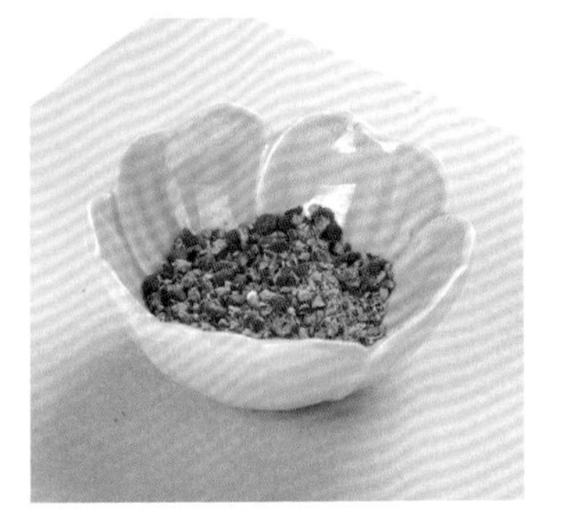

荷葉茶

材料／乾荷葉 15 克。

做法／

1. 將材料撕碎，分成 3 等份。
2. 每份用茶包袋裝起來，熱水沖泡即可飲用。

用法及宜忌 每日早晚各一次。

功效 利水消腫。

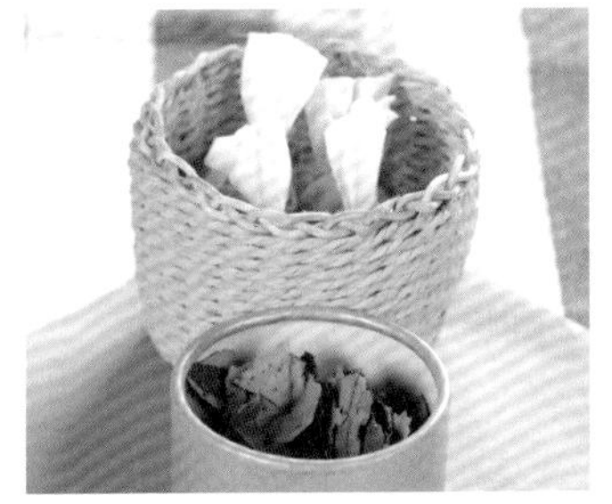

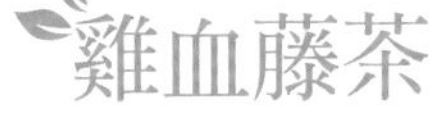

雞血藤茶

材料／雞血藤 15 克。

做法／

1. 將材料搗成小塊，分成 4 等份。
2. 每份用茶包袋裝起來，熱水沖泡即可飲用。

用法及宜忌 每日一次，睡前服用。

功效 利水消腫。

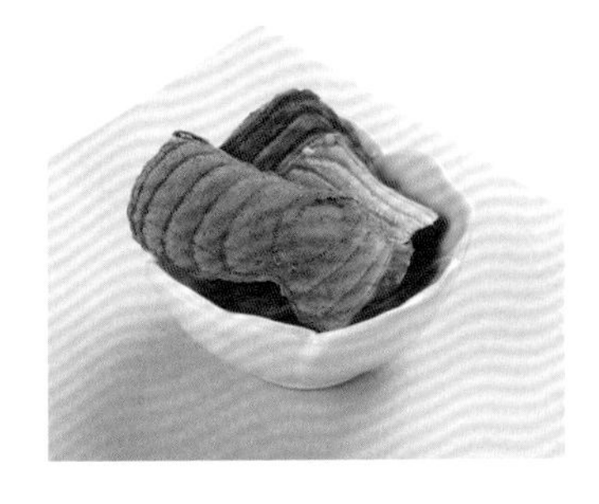

赤小豆茶

材料／赤小豆 20 克。

做法／

1. 將材料炒焦，分成 4 等份。
2. 每份用茶包袋裝起來，熱水沖泡即可飲用。

用法及宜忌 每日早晚各一次。

功效 利水消腫。

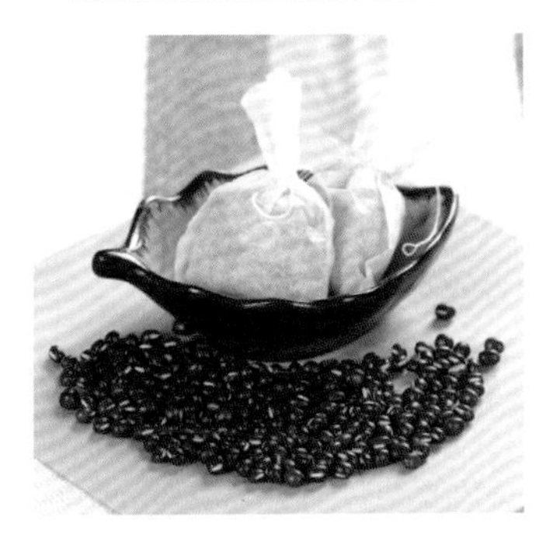

蠶豆茶

材料／蠶豆 30 克。

做法／

1. 將材料炒焦後搗成小塊，分成 3 等份。
2. 每份用茶包袋裝起來，熱水沖泡即可飲用。

用法及宜忌 每日早晚各一次。

功效 利水消腫。

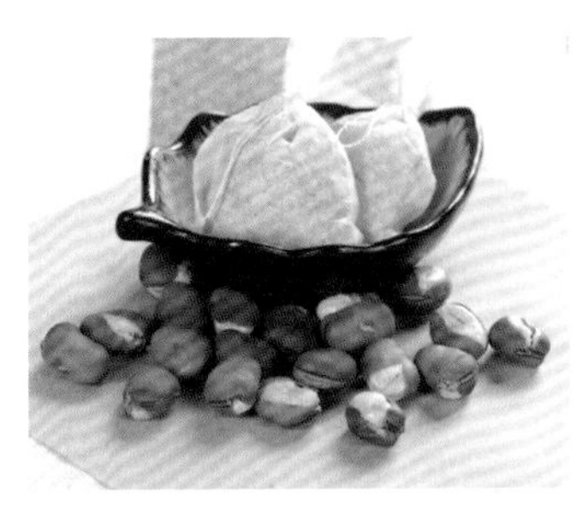

益智仁茶

材料／益智仁 15 克。

做法／

1. 將材料搗碎，分成 4 等份。
2. 每份用茶包袋裝起來，熱水沖泡即可飲用。

用法及宜忌 每日早晚各一次。

功效 利水消腫。

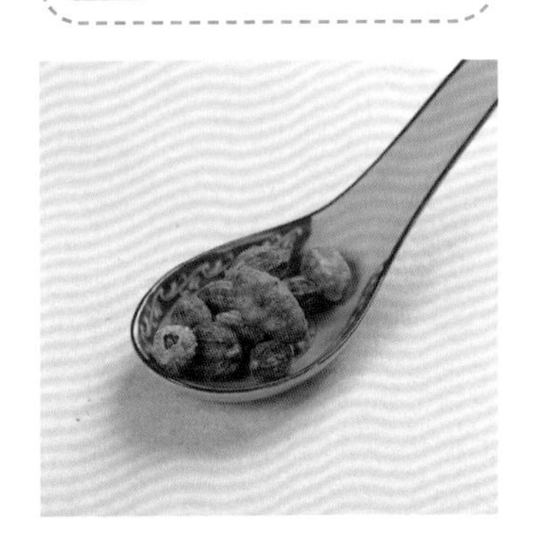

血尿

血尿是指化驗檢查尿液中含有血紅素，程度較重時，可出現尿液發紅，而出現肉眼可見的血尿，甚至可能帶有血塊，血尿大多數情況下是因泌尿系統疾病引起的。

花生衣茶

材料／花生衣 10 克。

做法／

1. 將材料分成 4 等份。
2. 每份用茶包袋裝好，熱水沖泡即可飲用。

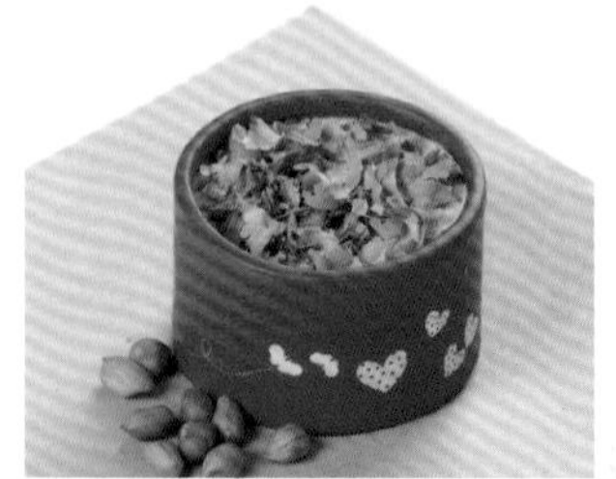

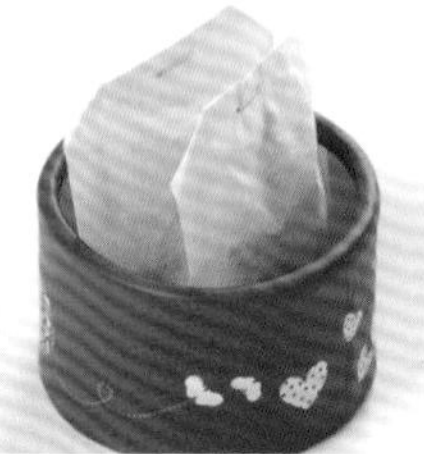

用法及宜忌

每日兩次，飯後服用。忌辛辣。

功效

花生衣有止血消腫的功效，適合各種內外出血症狀。花生衣還有非常好的補血效果，適合各種貧血症狀。

小提醒

人們一般都對內出血十分恐懼，一旦發現小便帶血就以為自己是得了絕症，實際上血尿很少是因為絕症引起的。但是內出血卻是比較嚴重的事情，一旦發現，還是要及早就醫。

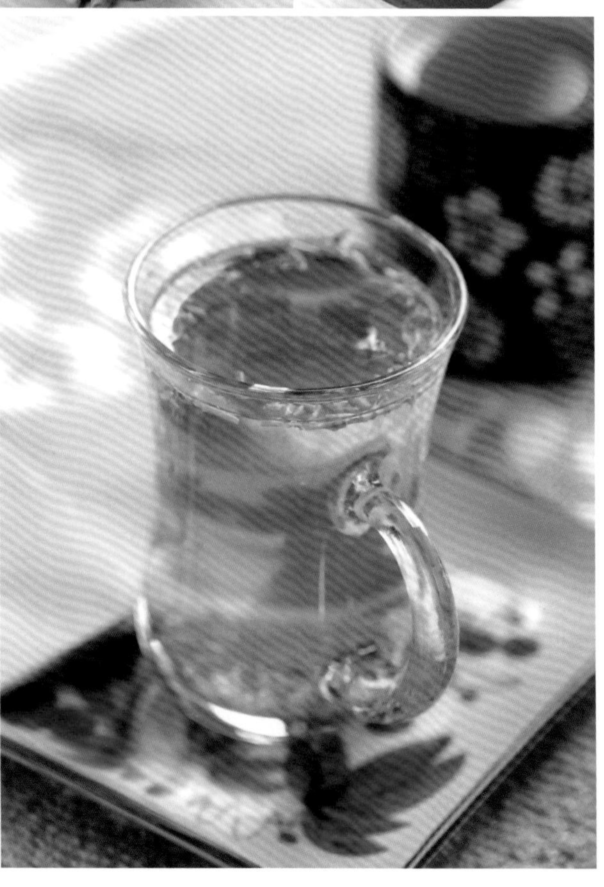

車前草茶

材料／車前草 20 克。

做法／

1. 將材料磨碎，分成 4 等份。
2. 每份用茶包袋裝好，熱水沖泡即可飲用。

用法及宜忌 每日早晚各一次。

功效 利尿止血。

蒲黃茶

材料／蒲黃 30 克。

做法／

1. 將材料磨碎，分成 4 等份。
2. 每份用茶包袋裝起來，熱水沖泡即可飲用。

用法及宜忌 每日早晚各一次。

功效 利尿止血。

地骨皮茶

材料／地骨皮 15 克。

做法／

1. 將材料搗成小塊，分成 3 等份。
2. 每份用茶包袋裝起來，熱水沖泡即可飲用。

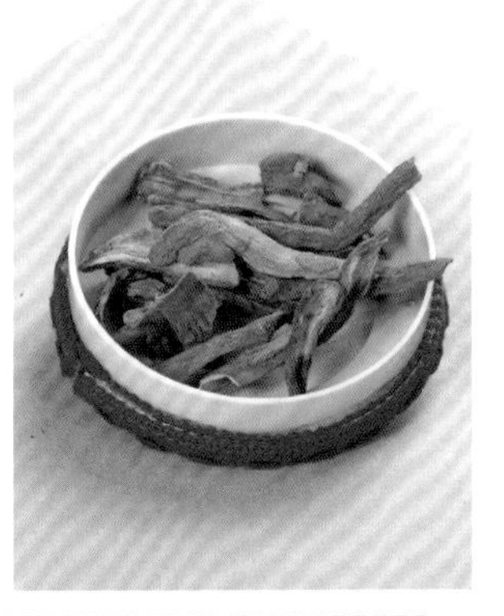

用法及宜忌 每日早晚各一次。

功效 利尿止血。

白茅根茶

材料／白茅根 20 克。

做法／

1. 將材料剪成 1 公分左右的段，分成 4 等份。
2. 每份用茶包袋裝起來，熱水沖泡即可飲用。

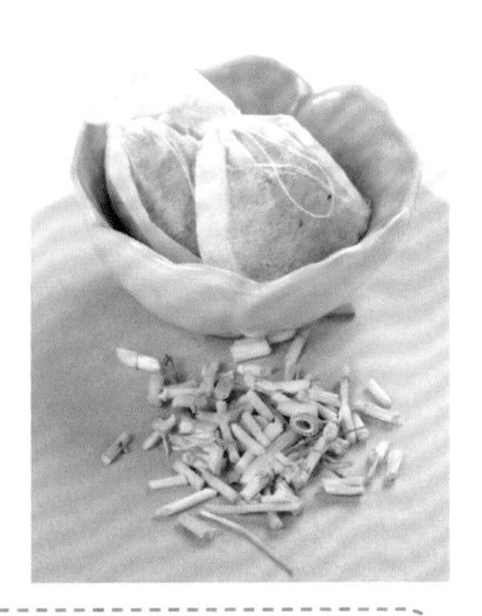

用法及宜忌 每日早晚各一次。

功效 補氣血，提振精神。

山楂茶

材料／山楂 30 克。

做法／

1. 將材料搗成小塊，分成 4 等份。
2. 每份用茶包袋裝起來，熱水沖泡即可飲用。

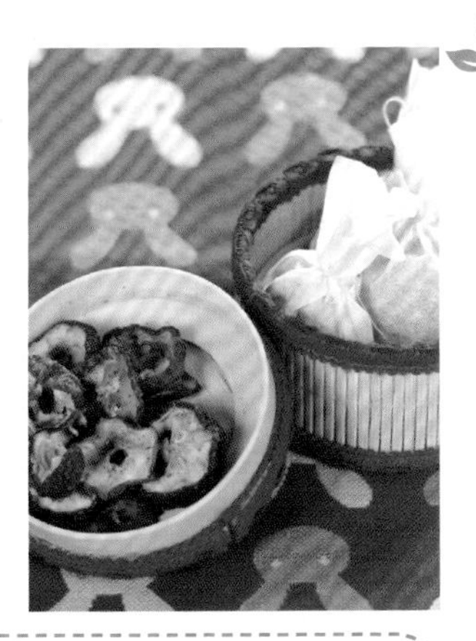

用法及宜忌 每日一次，睡前服用。

功效 利尿止血。

甘草茶

材料／甘草 25 克。

做法／

1. 將材料搗成小塊，分成 3 等份。
2. 每份用茶包袋裝起來，熱水沖泡即可飲用。

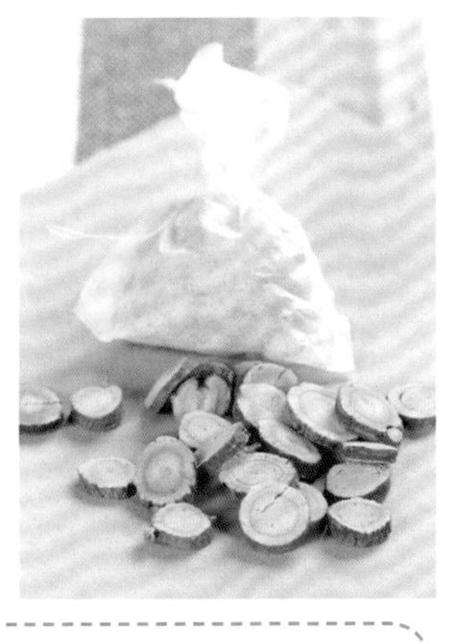

用法及宜忌 每日早晚各一次。

功效 利尿止血。

血便

大便帶血，是指血液從肛門排出，顏色呈鮮紅、暗紅或柏油樣。一般是因為消化道出血引起的，也可能是其他消化器官病變引起的。如果是上消化道如胃部出血，大便多為柏油色，如果是下消化道，特別是直腸或肛門出血，可為鮮紅色的血附著在大便表面。

蘿蔔蜂蜜茶

材料／白蘿蔔 100 克，蜂蜜 20 克。

做法／

1. 將白蘿蔔切成小塊，分成 3 等份。
2. 每份用茶包袋裝起來，熱水沖泡加適量蜂蜜即可飲用。

用法及宜忌

每日早晚各一次。

功效

補氣止血，保養消化道。

《本草綱目》中說蘿蔔能「大下氣、消穀和中、去邪熱氣」，是保養消化系統最常見的食材。

蜂蜜有軟堅散結的作用，可以軟化大便，減少出血症狀和痛苦。

小提醒

大便帶血，如果是鮮血且不與糞便相混，大多是情況是痔瘡或大腸應激出血引起的，極少出現惡性情況，如果是出血顏色較深，夾雜在糞便中，常伴有黏液，有的還帶一些皮膚樣的組織出來，就應該特別留意，要馬上去醫院做檢查。

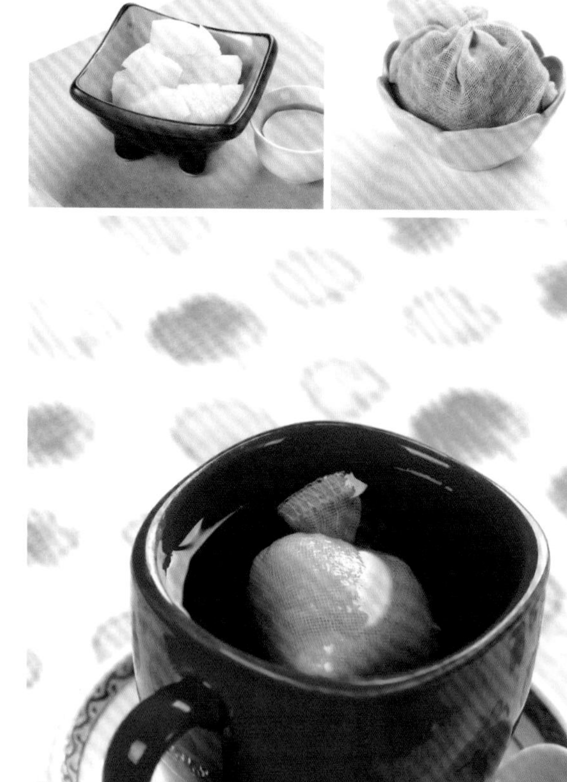

茄子枝茶

材料／茄子枝 15 克。

做法／

1. 將材料磨碎，分成 4 等份。
2. 每份用茶包袋裝起來，熱水沖泡即可飲用。

用法及宜忌 每日早晚各一次。

功效 補氣止血，保養消化道。

王不留行茶

材料／王不留行 15 克。

做法／

1. 將材料分成 3 等份。
2. 每份用茶包袋裝起來，熱水沖泡即可飲用。

用法及宜忌 每日早晚各一次。

功效 補氣止血，保養消化道。

艾葉茶

材料／艾葉 15 克。

做法／

1. 將材料撕碎，分成 4 等份。
2. 每份用茶包袋裝起來，熱水沖泡即可飲用。

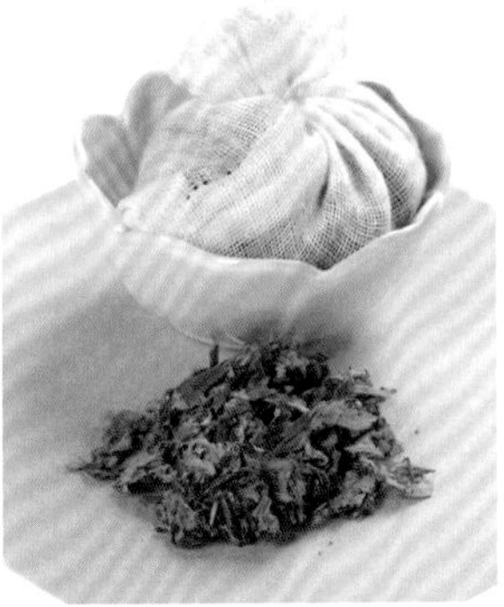

用法及宜忌 每日早晚各一次。

功效 補氣止血，保養消化道。

銀杏茶

材料／白果 15 克。

做法／

1. 將材料搗成小塊，分成 4 等份。
2. 每份用茶包袋裝起來，熱水沖泡即可飲用。

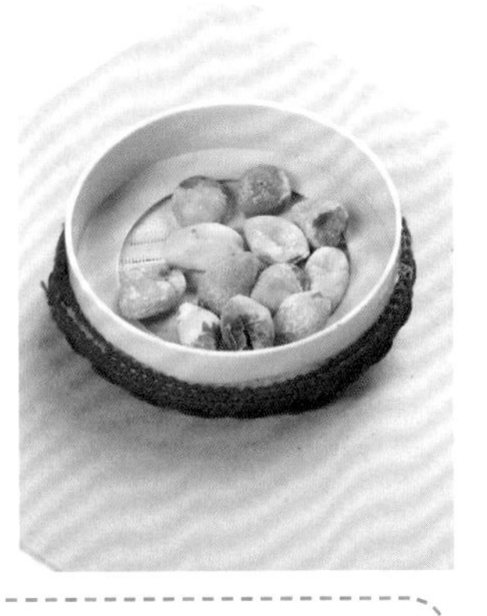

用法及宜忌 每日早晚各一次。

功效 補氣止血，保養消化道。

烏梅茶

材料／烏梅 30 克。

做法／

1. 將材料搗成小塊，分成3等份。
2. 每份用茶包袋裝起來，熱水沖泡即可飲用。

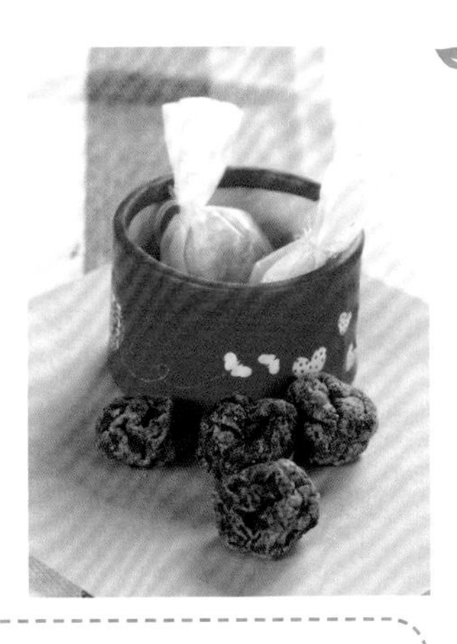

用法及宜忌 每日一次，睡前服用。

功效 補氣止血，保養消化道。

西瓜子茶

材料／西瓜子 20 克。

做法／

1. 將材料炒糊磨碎，分成 4 等份。
2. 每份用茶包袋裝起來，熱水沖泡即可飲用。

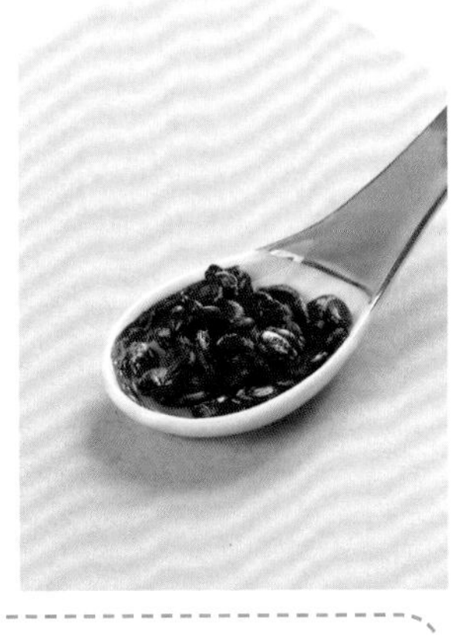

用法及宜忌 每日早晚各一次。

功效 補氣止血，保養消化道。

咳血、吐血

咳血是指因肺部疾病，血液經氣管咳嗽而出，或純血鮮紅，或痰血相兼，或痰中帶血絲的現象。吐血是指胃部血液自口部吐出。

出現咳血和吐血都要盡快到醫院檢查。中醫治療以涼血止血，化瘀止血，降逆止血，生津止血為主。

仙人掌茶

材料／仙人掌 200 克，白糖適量。

做法／

1. 將材料去刺壓碎混合均勻，分成 4 等份。
2. 每份用茶包袋裝起來，熱水沖泡即可飲用。

用法及宜忌

每日早晚各一次。

功效

涼血通氣。

仙人掌性涼，有止血、止痛、療傷的功效。

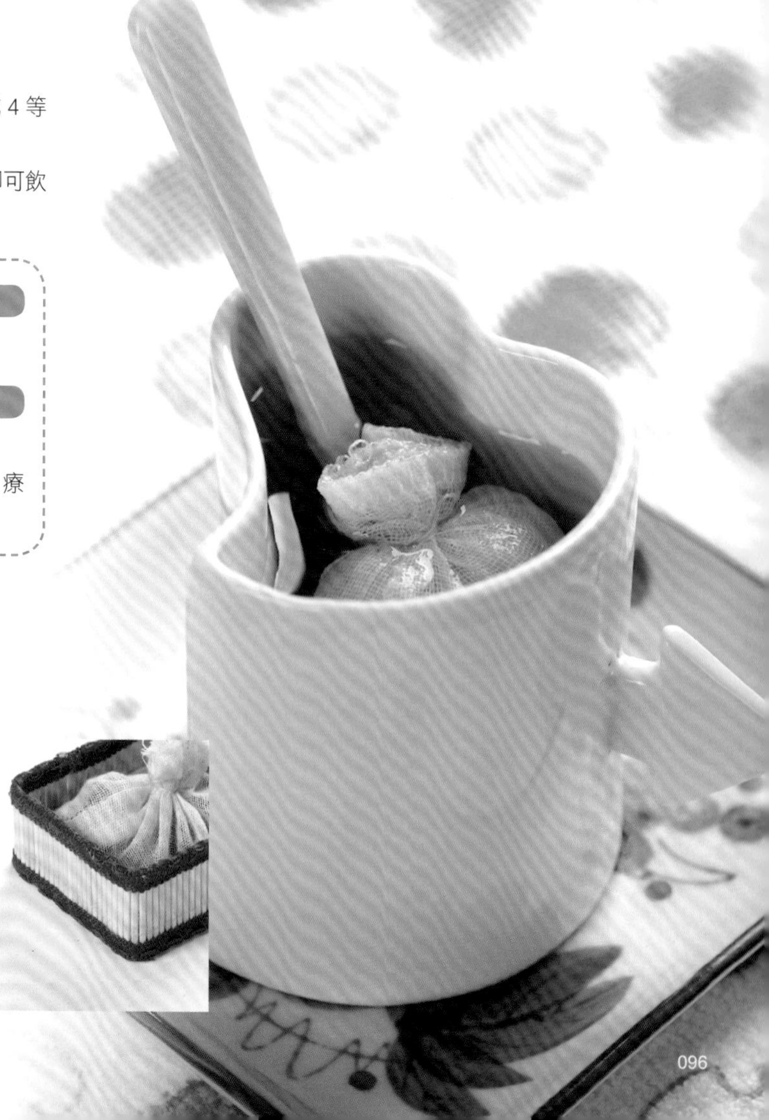

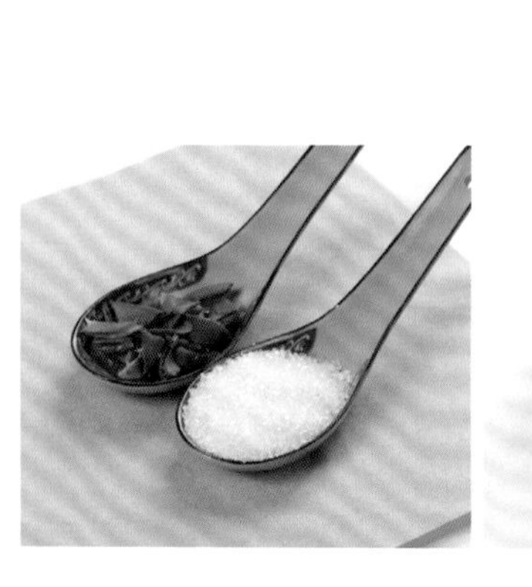

百合茶

材料／百合 50 克。

做法／

1. 將材料磨碎，分成 4 等份。
2. 每份用茶包袋裝起來，熱水沖泡即可飲用。

用法及宜忌 每日早晚各一次。

功效 順氣止血。

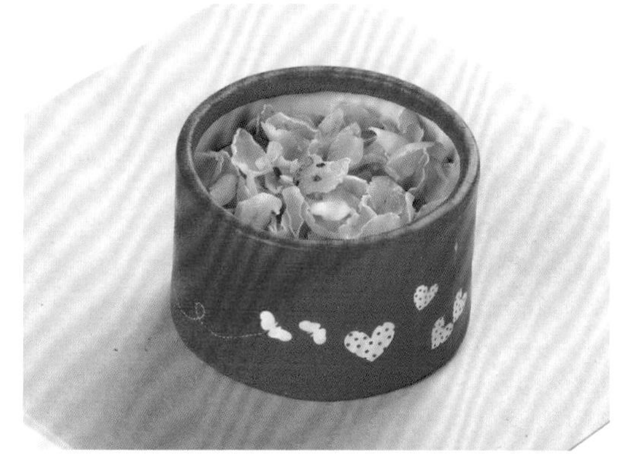

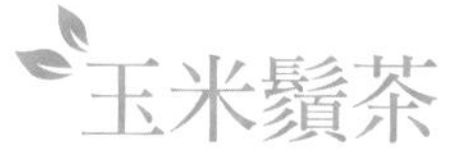

玉米鬚茶

材料／玉米鬚 15 克。

做法／

1. 將材料分成 4 等份。
2. 每份用茶包袋裝起來，熱水沖泡即可飲用。

用法及宜忌 每日早晚各一次。

功效 利水降壓，緩解症狀。

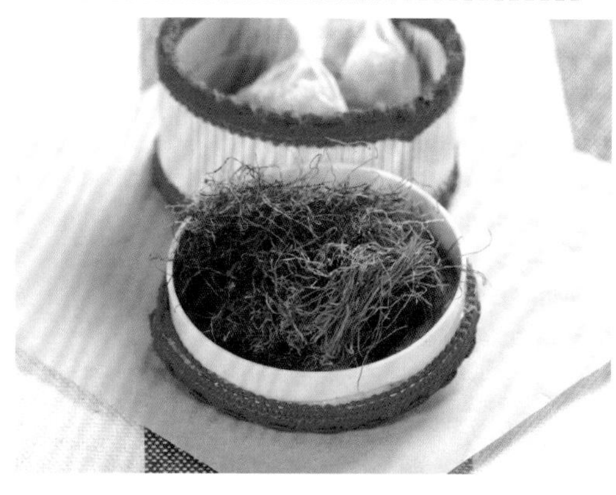

大黃茶

材料／大黃 15 克。

做法／

1. 將材料磨末，分成 3 等份。
2. 每份用茶包袋裝起來，熱水沖泡即可飲用。

用法及宜忌 每日早晚各一次。

功效 消炎止血。

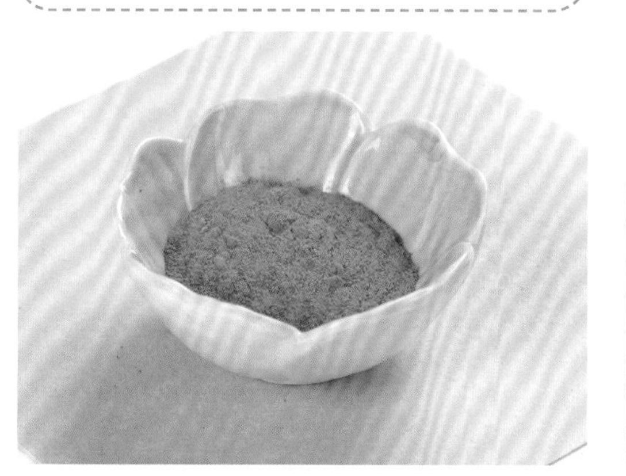

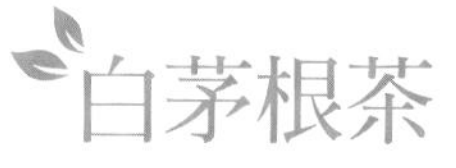

白茅根茶

材料／白茅根 15 克。

做法／

1. 將材料分成 4 等份。
2. 每份用茶包袋裝起來，熱水沖泡即可飲用。

用法及宜忌 每日早晚各一次。

功效 涼血止血。

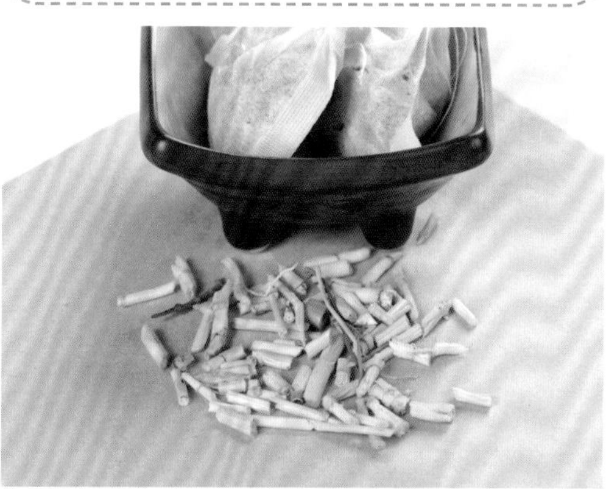

癌症

癌症是目前醫療技術還無法完全治療的頑疾，關於癌症的治療，除了傳統的西醫療法以外，可以採取一些中藥的輔助療法，透過強健自身，增加抵抗力來抑制癌細胞的擴散，有時能收到意想不到的效果。

喉癌

金剛藤茶

材料／金剛藤 15 克。

做法／

1. 將材料均勻分成 4 等份。
2. 每份用茶包袋裝起來，熱水沖泡即可飲用。

用法及宜忌 每日早晚各一次。

功效 幫助穩定，預防癌細胞擴散。

薏仁茶

材料／薏仁 20 克。

做法／

1. 將材料炒焦，分成 3 等份。
2. 每份用茶包袋裝起來，熱水沖泡即可飲用。

用法及宜忌 每日一次，睡前服用。

功效 幫助穩定，預防癌細胞擴散。

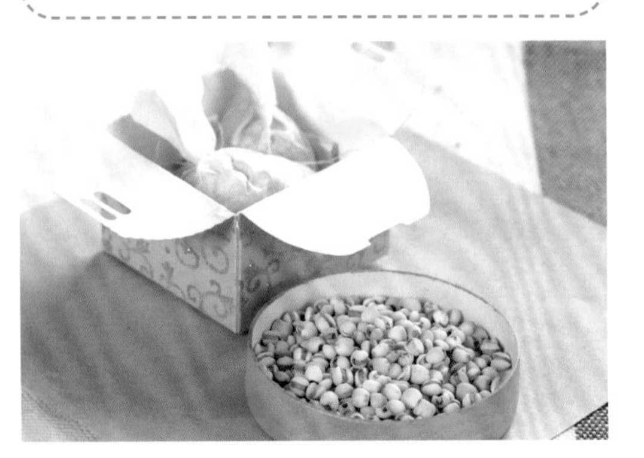

肺癌

枇杷果茶

材料／枇杷果 20 克。

做法／

1. 將材料切小塊，均勻分成 4 等份。
2. 每份用茶包袋裝起來，熱水沖泡即可飲用。

用法及宜忌 每日早晚各一次。

功效 幫助穩定，預防癌細胞擴散。

龍葵茶

材料／龍葵 20 克。

做法／

1. 將材料均勻分成 3 等份。
2. 每份用茶包袋裝起來，熱水沖泡即可飲用。

用法及宜忌 每日早晚各一次。

功效 幫助穩定，預防癌細胞擴散。

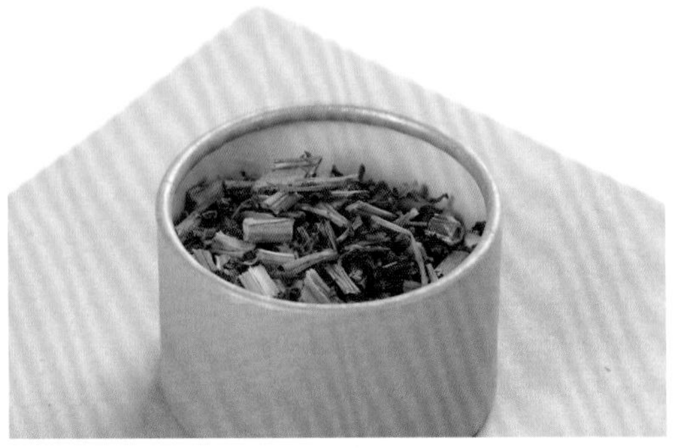

鼻咽癌

茯苓茶

材料／茯苓 15 克。

做法／

1. 將材料均勻分成 4 等份。
2. 每份用茶包袋裝起來，熱水沖泡即可飲用。

用法及宜忌 每日早晚各一次。

功效 穩定症狀。

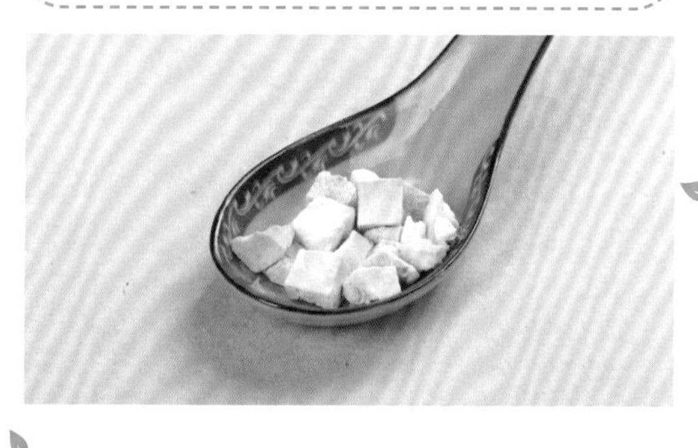

清咽茶

材料／太子參 30 克，麥冬、生地、女貞子各 15 克，石斛 10 克。

做法／

1. 材料碾碎後混合均勻，分成 5 等份。
2. 分別用茶包袋裝好，熱水沖泡即可飲用。

用法及宜忌 每日早晚各一次。

功效 清咽利喉，緩解症狀。

白茅根甘草茶

材料／白茅根、野菊花各 30 克，甘草 9 克。

做法／

1. 材料混合均勻後分成 6 等份。
2. 取一份，用茶包袋裝好，熱水沖泡即可飲用。

用法及宜忌 每日晚飯後一次。

功效 解毒散結，適用於鼻咽癌。

胃癌

斷腸草茶

材料／斷腸草 15 克。

做法／

1. 將材料搗成小塊，分成 3 等份。
2. 每份用茶包袋裝起來，熱水沖泡即可飲用。

用法及宜忌 每日早晚各一次。

功效 補氣血，提振精神。

食道癌

青葉茶

材料／大青葉 15 克。

做法／

1. 將材料均勻分成 4 等份。
2. 每份用茶包袋裝起來，熱水沖泡即可飲用。

用法及宜忌 每日早晚各一次。

功效 消炎鎮痛。

威靈仙茶

材料／威靈仙 15 克。

做法／

1. 將材料均勻分成 4 等份。
2. 每份用茶包袋裝起來，熱水沖泡即可飲用。

用法及宜忌 每日早晚各一次。

功效 補氣血，提振精神。

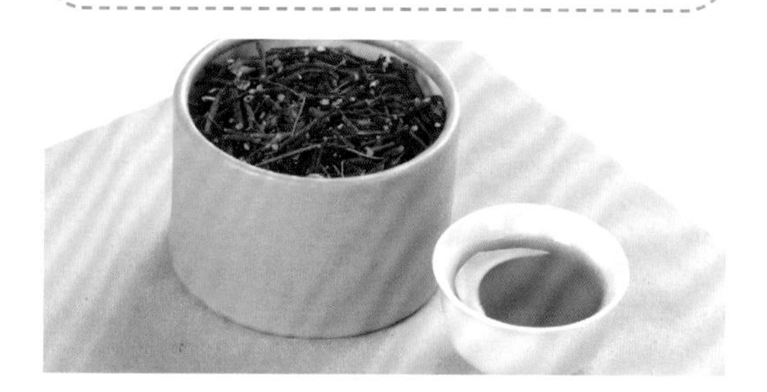

肝癌

丹參黃豆茶

材料／丹參 30 克，黃豆 50 克。

做法／

1. 黃豆炒焦後磨碎。
2. 丹參 6 克搭配黃豆 10 克用茶包袋裝好，熱水沖泡即可飲用。

用法及宜忌 每日一次。黃豆一定要炒焦。

功效 補虛養肝，活血祛瘀。

黑芝麻冰糖茶

材料／黑芝麻 30 克，冰糖 30 克。

做法／

1. 分別磨碎，混合均勻後分成 5 等份。
2. 用紙茶包包好，服用時取一包熱水沖服即可。

用法及宜忌 每日 2 ～ 3 次，不限時間。

功效 增強肝功能。

黃耆紅棗茶

材料／黃耆 20 克，紅棗 15 顆。

做法／

1. 紅棗帶核切碎。
2. 4 克黃耆搭配 3 顆紅棗用茶包袋裝好，熱水沖泡即可飲用。

用法及宜忌 每日早晚各一次。

功效 補肝血，提高免疫力。

龍葵草茶

材料／龍葵草 15 克。

做法／

1. 將材料分成 4 等份。
2. 每份用茶包袋裝起來，熱水沖泡即可飲用。

用法及宜忌 每日早晚各一次。

功效 補氣血，提振精神。

攝護腺癌及外陰癌

六方藤茶

材料／六方藤 20 克。

做法／

1. 將材料搗成小塊，分成 3 等份。
2. 每份用茶包袋裝起來，熱水沖泡即可飲用。

用法及宜忌 每日早晚各一次。

功效 補氣血，提振精神。

胰腺癌

蒲公英柴胡茶

材料／蒲公英 30 克，柴胡 10 克，枳殼 15 克。

做法／

1. 材料磨碎後混合均勻，分成 4 等份。
2. 每份用茶包袋裝好，熱水沖泡即可飲用。

用法及宜忌 每日早中晚各一次。

功效 去毒消炎，緩解症狀。

山楂茶

材料／山楂 20 克。

做法／

1. 將材料分成 4 等份。
2. 每份用茶包袋裝起來，熱水沖泡即可飲用。

用法及宜忌 每日早晚各一次。

功效 緩解症狀，協助恢復。

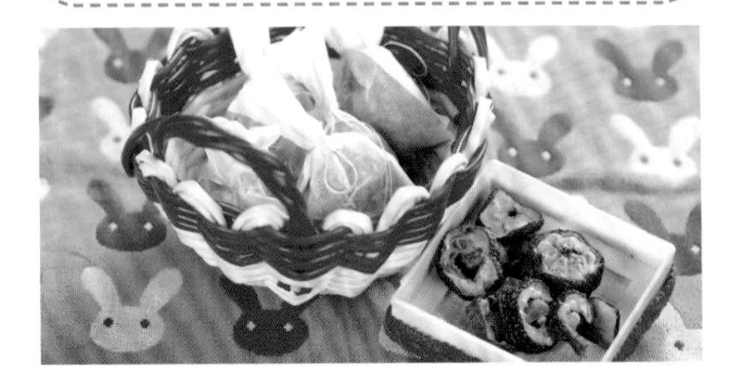

乳腺癌

葫蘆茶

材料／葫蘆殼 20 克。

做法／

1. 將材料搗碎均勻分成 4 等份。
2. 每份用茶包袋裝起來，熱水沖泡即可飲用。

用法及宜忌 每日一次，睡前服用。

功效 利水清毒。

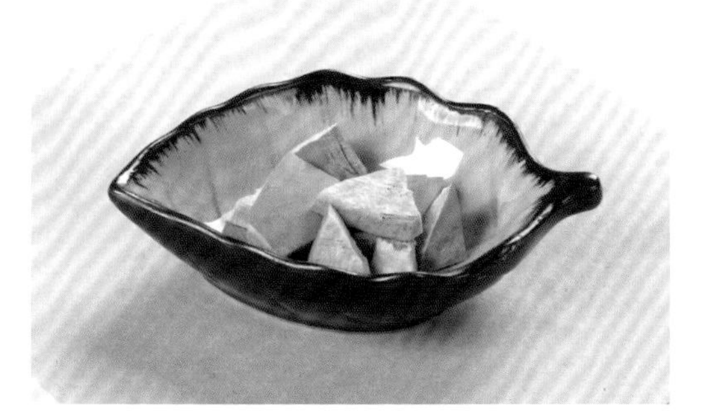

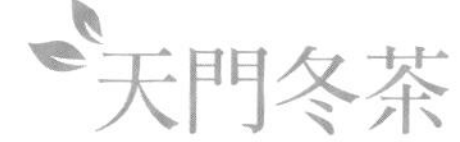

天門冬茶

材料／天門冬 20 克。

做法／

1. 將材料均勻分成 4 等份。
2. 每份用茶包袋裝起來，熱水沖泡即可飲用。

用法及宜忌 每日早晚各一次。

功效 補氣血，提振精神。

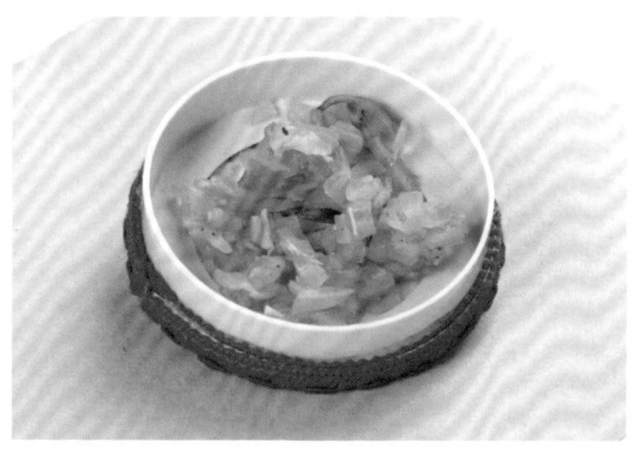

枸杞茶

材料／枸杞子 20 克。

做法／

1. 將材料均勻分成 4 等份。
2. 每份用茶包袋裝起來，熱水沖泡即可飲用。

用法及宜忌 每日早晚各一次。

功效 提高抵抗力。

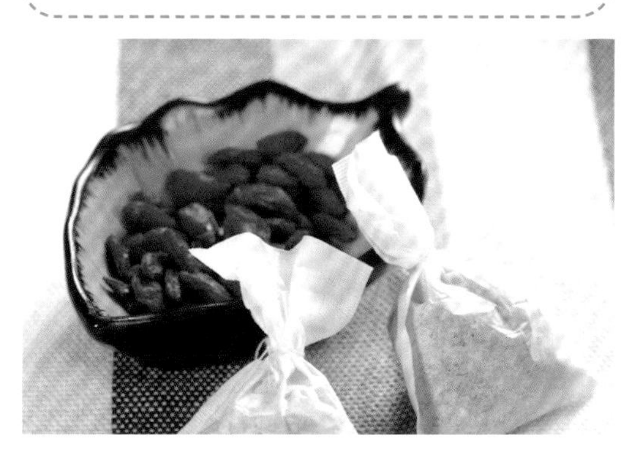

淮山茶

材料／淮山 30 克。

做法／

1. 將材料搗成小塊，分成 3 等份。
2. 每份用茶包袋裝起來，熱水沖泡即可飲用。

用法及宜忌 每日早晚各一次。

功效 養胃健脾，提高抵抗力。

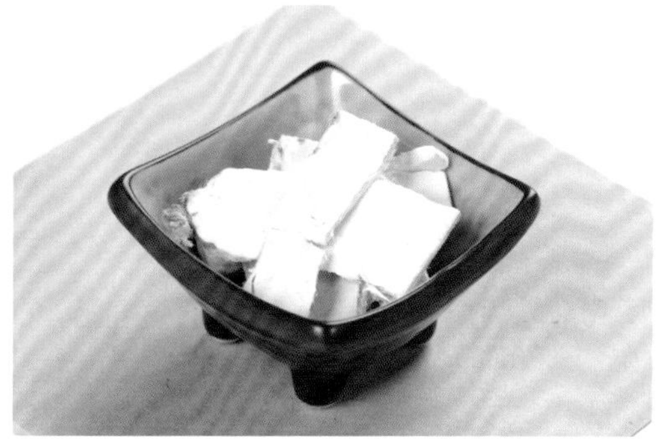

子宮頸癌

花椒紅棗茶

材料／花椒 10 克，紅棗 20 克。

做法／

1. 將材料研碎混合均勻，分成 4 等份。
2. 每份用茶包袋裝起來，熱水沖泡即可飲用。

用法及宜忌 每日早晚各一次。

功效 補氣血，提振精神。

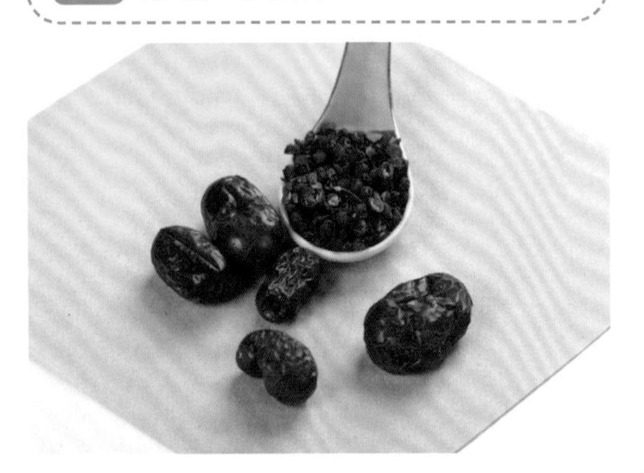

龍葵茶

材料／龍葵 15 克。

做法／

1. 將材料均勻分成 4 等份。
2. 每份用茶包袋裝起來，熱水沖泡即可飲用。

用法及宜忌 每日早晚各一次。

功效 補氣血，提振精神。

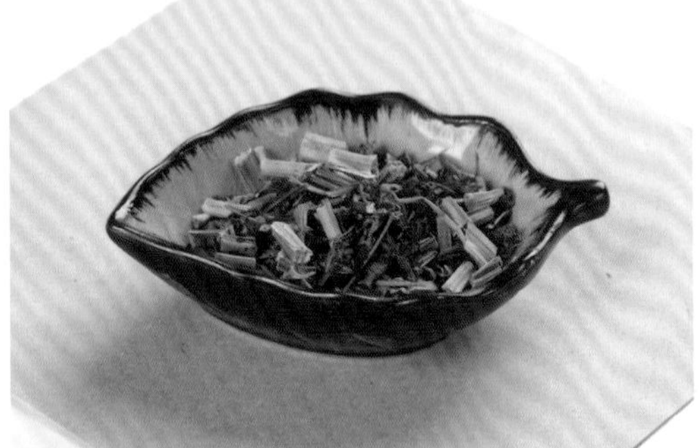

白英茶

材料／白英 30 克。

做法／

1. 將材料均勻分成 4 等份。
2. 每份用茶包袋裝起來，熱水沖泡即可飲用。

用法及宜忌 每日早晚各一次。

功效 補氣血，提振精神。

紫草根茶

材料／紫草根 15 克。

做法／

1. 將材料均勻分成 4 等份。
2. 每份用茶包袋裝起來，熱水沖泡即可飲用。

用法及宜忌 每日早晚各一次。

功效 補氣血，提振精神。

當歸蘆薈茶

材料／當歸 10 克，蘆薈 20 克。

做法／

1. 將材料搗成小塊，分成 3 等份。
2. 每份用茶包袋裝起來，熱水沖泡即可飲用。

用法及宜忌 每日早晚各一次。

功效 補氣血，提振精神。

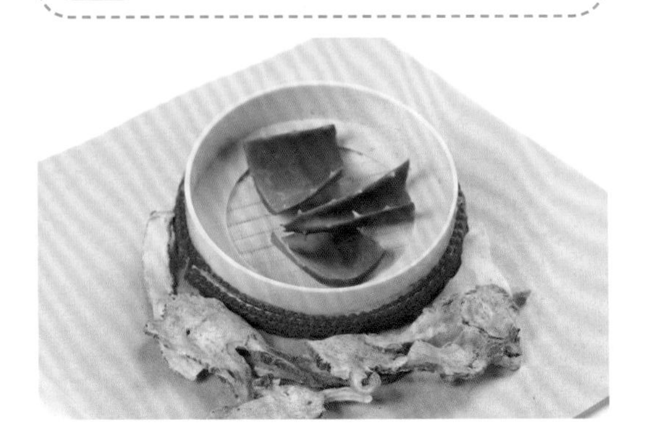

白血病

白花蛇舌草茶

材料／白花蛇舌草 20 克。

做法／

1. 將材料分成 4 等份。
2. 每份用茶包袋裝起來，熱水沖泡即可飲用。

用法及宜忌 每日早晚各一次。

功效 補氣血，提振精神。

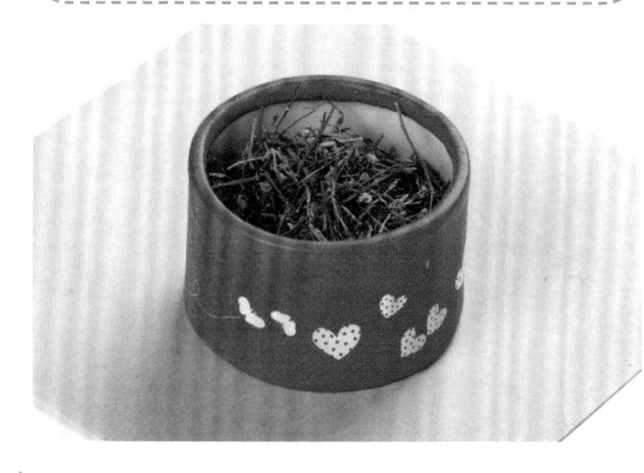

青黛茶

材料／青黛 15 克。

做法／

1. 將材料分成 4 等份。
2. 每份用茶包袋裝起來，熱水沖泡即可飲用。

用法及宜忌 每日一次，睡前服用。

功效 補氣血，提振精神。

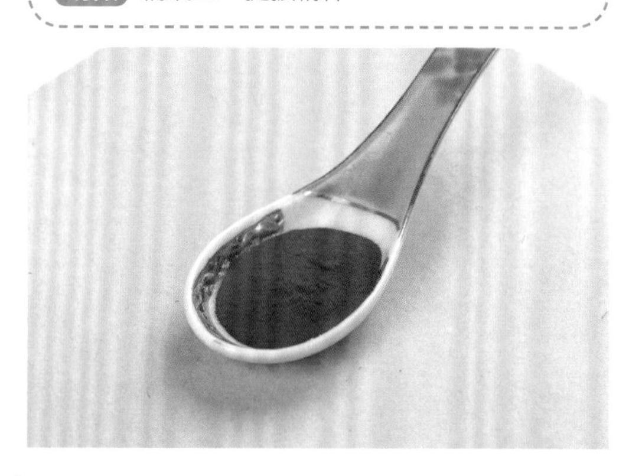

柿葉茶

材料／新鮮柿葉 20 克，紅棗 9 顆。

做法／

1. 將柿葉分成 3 等份。
2. 每份柿葉配 3 顆紅棗，用茶包袋裝起來，熱水沖泡即可飲用。

用法及宜忌 每日早晚各一次。

功效 補氣血，提振精神。

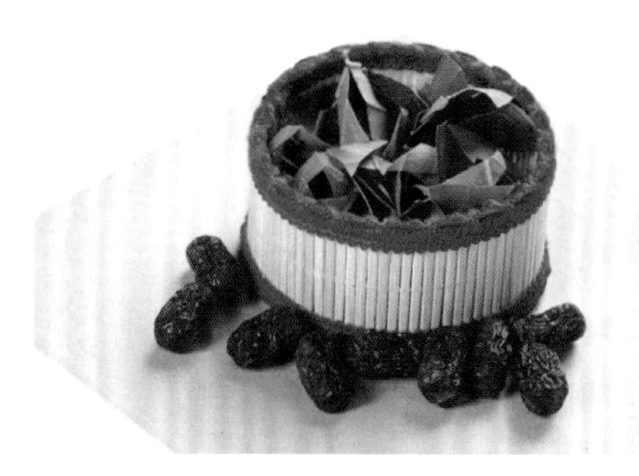

雞血藤茶

材料／雞血藤 15 克。

做法／

1. 將材料磨碎、混合均勻，分成 4 等份。
2. 每份用茶包袋裝起來，熱水沖泡即可飲用。

用法及宜忌 每日早晚各一次。

功效 補氣血，提振精神。

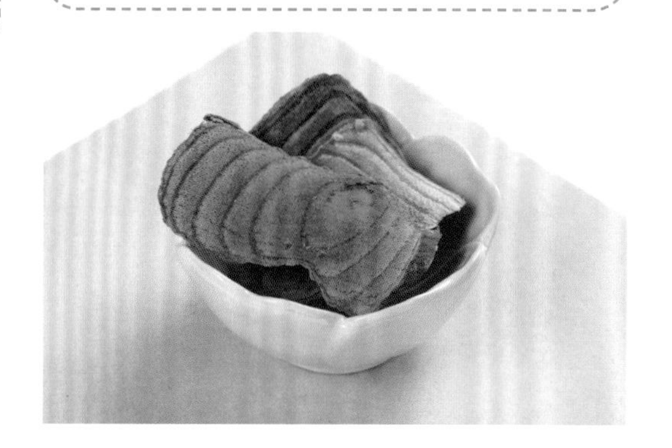

脫肛

脫肛早期有肛門下墜感或裡急後重，慢慢地肛門凸出腫物。初始腫物可自行還納，隨著病情發展需用手還納，甚至咳嗽、噴嚏、舉重物時也可脫出。

如果未能及時復位可發生水腫、嵌頓或絞窄，疼痛劇烈，脫出的黏膜可出現潰瘍出血。長期可能會引起肛門括約肌鬆弛，常有分泌物流出污染內褲，肛門周遭皮膚出現潮濕、搔癢、皮膚增厚。

花椒茶

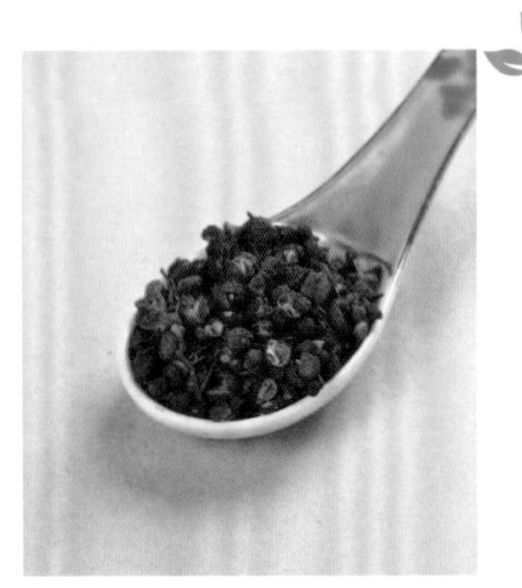

材料／花椒 15 克。

做法／

1. 將材料研碎，分成 4 等份。
2. 每份用茶包袋裝起來，熱水沖泡即可飲用。

用法及宜忌 每日早晚各一次。

功效 止痛、治脫垂。

防己茶

材料／防己 15 克。

做法／

1. 將材料研碎，分成 4 等份。
2. 每份用茶包袋裝起來，熱水沖泡即可飲用。

用法及宜忌 每日早晚各一次。

功效 止痛、治脫垂。

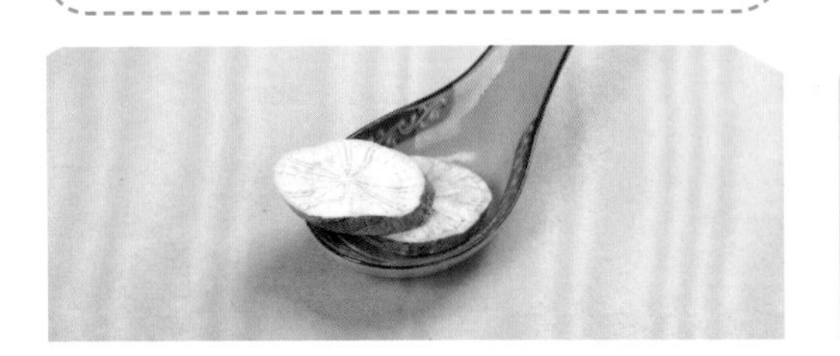

生薑石榴皮茶

材料／生薑 30 克，石榴皮 15 克。

做法／

1. 生薑切片，石榴皮燒焦後磨碎，分成 3 等份。
2. 兩片生薑搭配一份石榴皮，用茶包袋裝好，熱水沖泡即可飲用。

用法及宜忌 每日一次，時間不限。

功效 止痛、治脫垂。

桑葉茶

材料／桑葉 20 克。

做法／

1. 將材料搗成小塊，分成 3 等份。
2. 每份用茶包袋裝起來，熱水沖泡即可飲用。

用法及宜忌 每日早晚各一次。

功效 止痛、治脫垂。

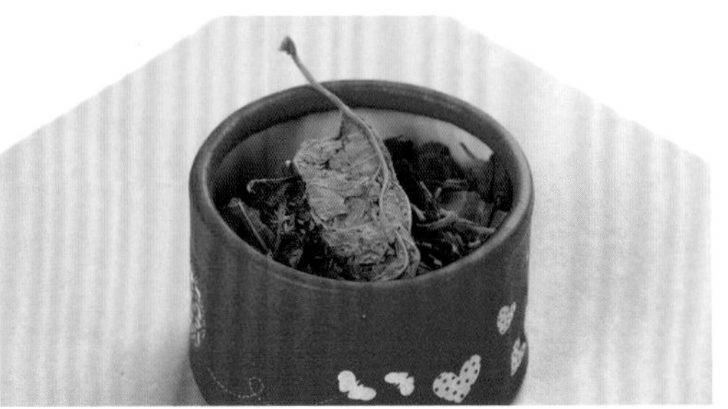

疝氣

疝氣，即人體組織或器官一部分離開了原來的部位，通過人體間隙、缺損或薄弱部位進入另一部位。氣俗稱「小腸串氣」。

荊芥穗茶

材料／荊芥穗（貓薄荷）20 克。

做法／

1. 將材料均勻分成 4 等份。
2. 每份用茶包袋裝起來，熱水沖泡即可飲用。

用法及宜忌 每日早晚各一次。

功效 去火止疝。

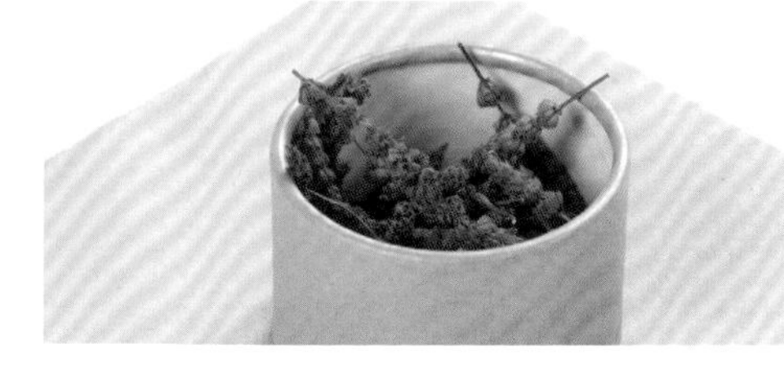

五倍子茶

材料／五倍子 20 克。

做法／

1. 將材料分成 4 等份。
2. 每份用茶包袋裝起來，熱水沖泡即可飲用。

用法及宜忌 每日一次，睡前服用。

功效 去火止疝。

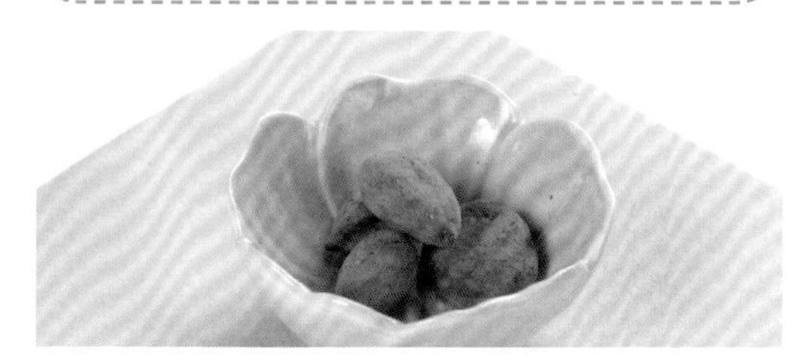

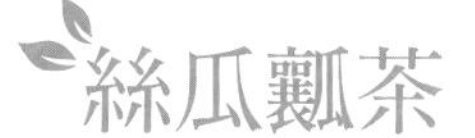

絲瓜瓤茶

材料／絲瓜瓤 15 克。

做法／

1. 將材料剪小塊，均勻分成 4 等份。
2. 每份用茶包袋裝起來，熱水沖泡即可飲用。

用法及宜忌 每日早晚各一次。

功效 去火止疝。

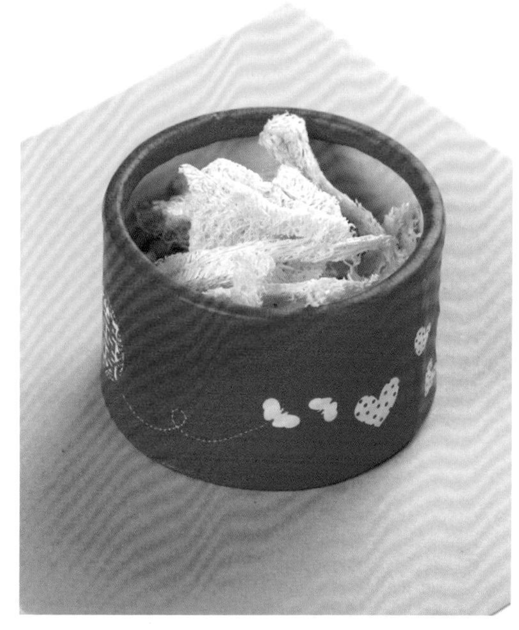

耳鳴、耳聾

耳鳴是指自覺耳內鳴響，如聞蟬聲，或如潮聲。耳聾是指不同程度的聽覺減退，甚至消失。耳鳴可伴有耳聾，耳聾亦可由耳鳴發展而來。二者臨床表現和伴隨症狀雖有不同，但均與腎有密切的關係。

柴胡五味子茶

材料／柴胡 15 克，五味子 15 克。

做法／

1. 將柴胡搗成小塊，各材料混勻分成 3 等份。
2. 每份用茶包袋裝起來，熱水沖泡即可飲用。

用法及宜忌 每日早晚各一次。

功效 和解表裡，疏肝升陽，治寒熱往來，胸滿脅痛，口苦耳聾，頭痛目眩，能抑制多種原因所致的發炎症狀。

燈盞花枸杞茶

材料／燈盞花 20 克，枸杞子 20 克。

做法／

1. 將材料混合均勻，分成 4 等份。
2. 每份用茶包袋裝起來，熱水沖泡即可飲用。

用法及宜忌 每日早晚各一次。

功效 降低血管阻力，增加腦血管血流量，改善內耳血液循環，提供足夠量的氧氣與營養物質，因此可用於治療耳聾。

補骨脂枸杞茶

材料／補骨脂 15 克，枸杞子 20 克。

做法／

1. 將材料混合均勻，分成 4 等份。
2. 每份用茶包袋裝起來，熱水沖泡即可飲用。

用法及宜忌 每日早晚各一次。

功效 補骨脂能加強心臟活力，提高心臟功能，是目前用來治療腎虛耳聾、耳鳴、聽力減退的常用藥物。

茯苓茶

材料／茯苓 20 克。

做法／

1. 將材料搗成小塊，分成 3 等份。
2. 每份用茶包袋裝起來，熱水沖泡即可飲用。

用法及宜忌 每日早晚各一次。

功效 透過利尿作用促進體內代謝廢物的排泄，降低血中及淋巴液中的藥物濃度，從而減輕毒性藥物對內耳的損害。

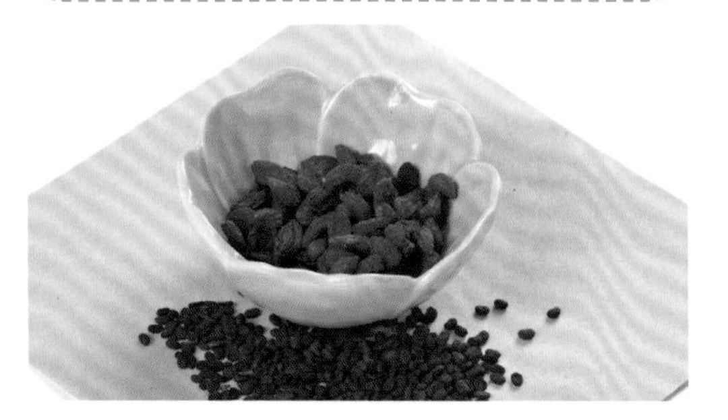

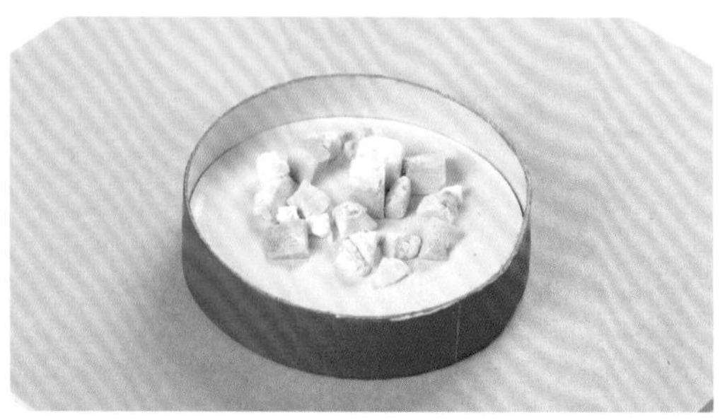

骨碎補紅棗茶

材料／骨碎補 15 克，紅棗 20 克。

做法／

1. 將材料搗成小塊後混合均勻，分成 4 等份。
2. 每份用茶包袋裝起來，熱水沖泡即可飲用。

用法及宜忌 每日早晚各一次。

功效 補腎，接骨，活血，常用於腎虛牙痛，耳鳴，久瀉等症。

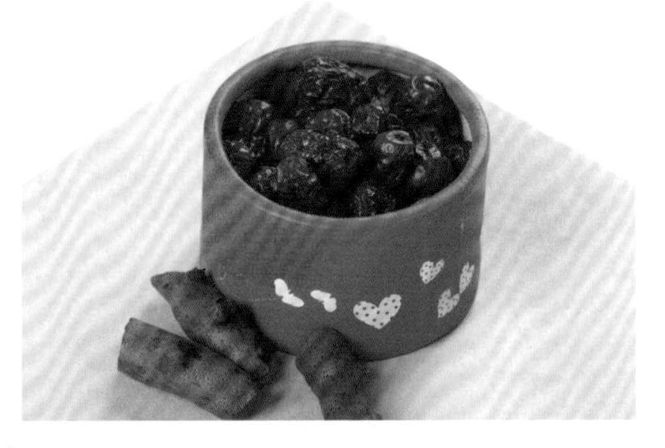

黃耆淮山茶

材料／黃耆 10 克，淮山 20 克。

做法／

1. 將材料磨碎混合均勻，分成 4 等份。
2. 每份用茶包袋裝起來，熱水沖泡即可飲用。

用法及宜忌 每日一次，睡前服用。

功效 黃耆可促使酶活性增高，從而達到治療耳鳴的效果。

丹參茶

材料／丹參 20 克。

做法／

1. 將材料均勻，分成 3 等份。
2. 每份用茶包袋裝起來，熱水沖泡即可飲用。

用法及宜忌 每日早晚各一次。

功效 活血祛瘀，涼血消癰，除煩安神，改善外周微循環，從而達到治療耳鳴的效果。

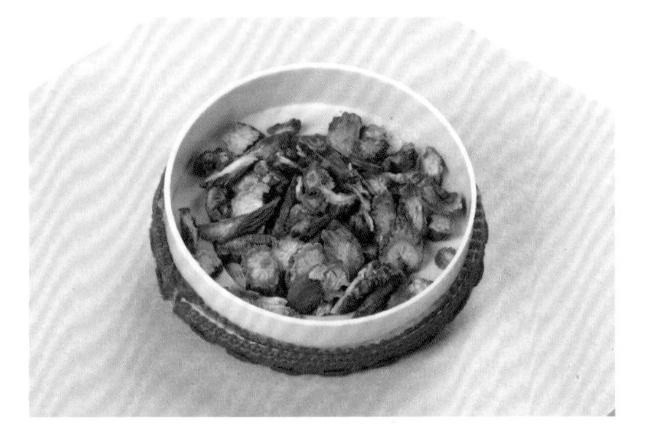

川芎五味子茶

材料／川芎 10 克，五味子 15 克。

做法／

1. 將川芎搗成小塊，與五味子混合均勻，分成 4 等份。
2. 每份用茶包袋裝起來，熱水沖泡即可飲用。

用法及宜忌 每日早晚各一次。

功效 活血行氣，祛風止痛。

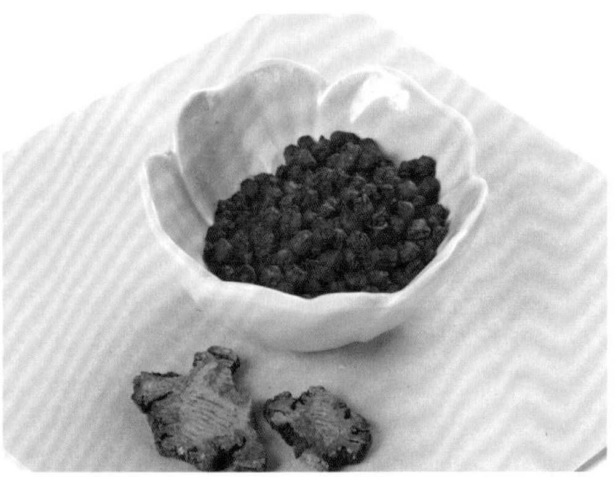

口臭、口腔異味

口臭一般可分為生理性和病理性兩大類。

口臭首先是由於口腔疾病引起的，如牙齦炎、牙周病、牙齦出血、牙槽溢膿，大量結石或積垢污物，或有食物嵌塞，齲洞內殘留食物經細菌分解發酵後產生的硫化氫和甲硫醇，因而產生難聞的臭味。

另外，全身性疾病如鼻淵、肺癰、咳血、肺痨、消渴、關格（尿毒癥）、積聚（肝昏迷）等都會出現不同的口臭。

生理性方面，喝酒、饑餓、吸菸、說話太多、精神緊張也會引起單純性口臭。另外，大蒜、韭菜、洋蔥、咖哩等刺激性食物和酒精飲料在人體內也會經由血液循環到肺呼出難聞的「氣味」。

蘆薈甘草茶

材料／蘆薈 10 克，甘草 5 克，麥冬 10 克。

做法／

1. 將材料混合均勻，分成 4 等份。
2. 每份用茶包袋裝起來，熱水沖泡即可飲用。

用法及宜忌 每日早晚各一次。

功效 清熱瀉火，肺胃鬱熱。適用於口臭，鼻乾燥，咽紅腫疼痛，涕黃，舌紅苔少。

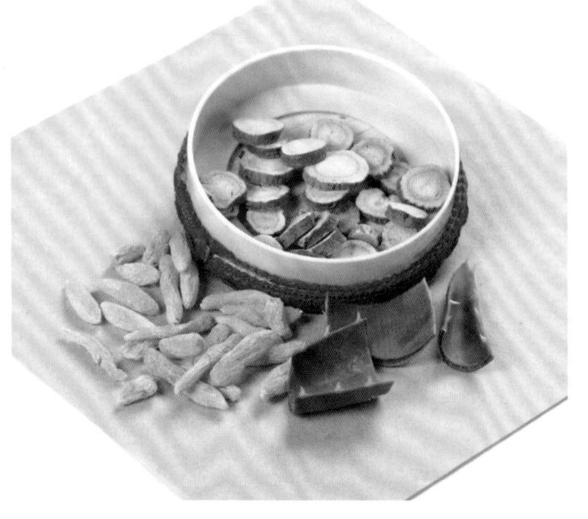

蘆根冰糖茶

材料／鮮蘆根 20 克，冰糖 20 克。

做法／

1. 將材料搗成小塊，分成 3 等份。
2. 每份用茶包袋裝起來，熱水沖泡即可飲用。

用法及宜忌 每日一次，睡前服用。

功效 除口臭。

花椒茶

材料／花椒 15 克。

做法／

1. 將材料分成 4 等份。
2. 每份用茶包袋裝起來，熱水沖泡即可飲用。

用法及宜忌 每日早晚各一次。

功效 除口臭。

黃連生地茶

材料／黃連 6 克，生地黃 20 克，陳皮 20 克。

做法／

1. 將材料搗成小塊，分成 3 等份。
2. 每份用茶包袋裝起來，熱水沖泡即可飲用。

用法及宜忌 每日早晚各一次。

功效 消熱瀉火。適用於口臭、口乾，牙齦紅腫，消穀善饑，舌紅，苔黃。

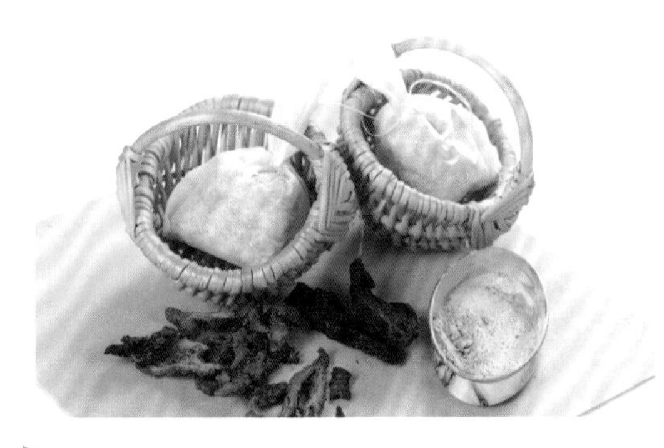

大黃藿香茶

材料／生大黃 15 克，藿香 10 克，生地黃 20 克。

做法／

1. 將材料搗成小塊後混合均勻，分成 4 等份。
2. 每份用茶包袋裝起來，熱水沖泡即可飲用。

用法及宜忌 每日早晚各一次。

功效 滋陰清熱通便。適用於便祕，口臭，尿液少色深，心煩，舌紅，苔黃。

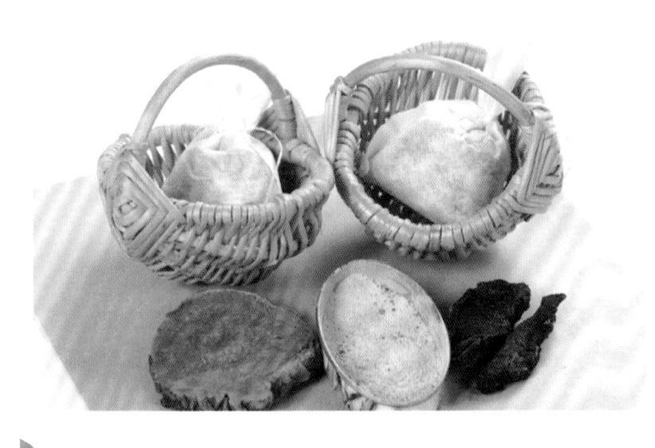

當歸熟地茶

材料／當歸 10 克，熟地黃 10 克，淮山 20 克，枸杞子 10 克。

做法／

1. 將材料混合均勻，分成 4 等份。
2. 每份用茶包袋裝起來，熱水沖泡即可飲用。

用法及宜忌 每日早晚各一次。

功效 養陰滋腎。適用於口臭、形體消瘦、腰膝酸軟、口燥咽乾。

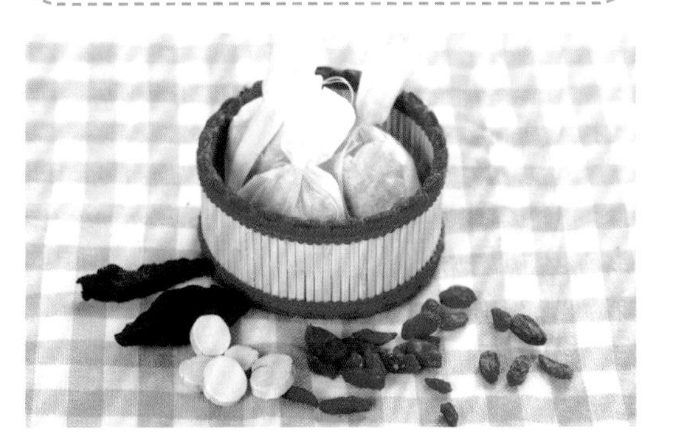

蓮心茶

材料／蓮子心 20 克。

做法／

1. 將材料分成 4 等份。
2. 每份用茶包袋裝起來，熱水沖泡即可飲用。

用法及宜忌 每日早晚各一次。用開水沖泡時，不要過濃也不要過淡。

功效 預防口乾舌燥、虛火上升、嗓子疼癢、聲音嘶啞、腦袋昏沉等。

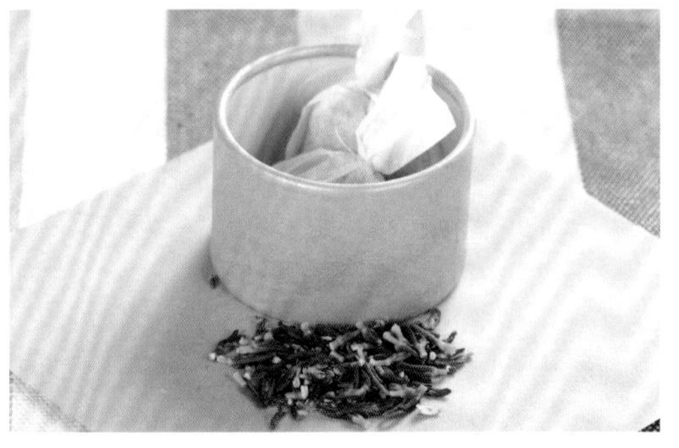

禿頭、少年白

現在人因為工作、生活壓力大，環境污染、飲食習慣不當等，頭髮很早就開始出現問題，二十幾歲就開始少年白，三十幾歲就開始禿頭，這都是身體在向我們發出健康的警訊。

禿頭

頭髮光亮，油脂多，頭皮發癢，多頭皮屑，日久頭頂或兩額角處逐漸稀疏。同時伴有頭暈耳鳴，腰酸肢乏，舌紅、苔少，脈細弱。

防風二黃茶

材料／防風、黃連、熟地黃各 15 克。

做法／

1. 將材料搗成小塊後混合均勻，分成 3 等份。
2. 每份用茶包袋裝起來，熱水沖泡即可飲用。

用法及宜忌 每日早晚各一次。

功效 祛濕生髮，適用於脂漏性脫髮。

柏枝半夏茶

材料／乾柏枝、半夏各 20 克。

做法／

1. 將材料混合均勻，分成 4 等份。
2. 每份用茶包袋裝起來，熱水沖泡即可飲用。

用法及宜忌 每日早晚各一次。

功效 祛濕生髮，適用於脂漏性脫髮。

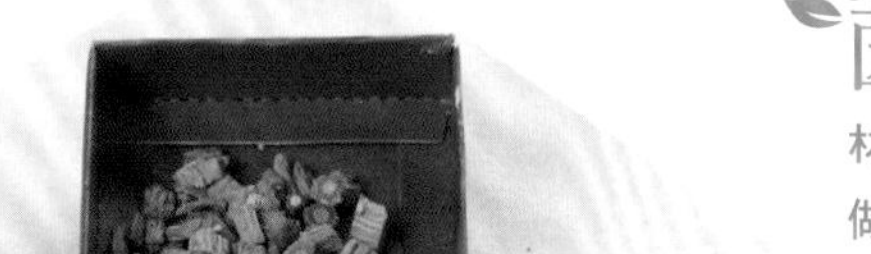

茵陳茯苓茶

材料／茵陳、土茯苓各 30 克，地膚子 15 克。

做法／

1. 將材料搗碎後混合均勻，分成 4 等份。
2. 每份用茶包袋裝起來，熱水沖泡即可飲用。

用法及宜忌 每日早晚各一次。

功效 祛濕生髮，適用於脂漏性脫髮。

當歸生地茶

材料／當歸、生地黃、肉蓯蓉各 10 克。

做法／

1. 將材料搗成小塊後混合均勻，分成 4 等份。
2. 每份用茶包袋裝起來，熱水沖泡即可飲用。

用法及宜忌 每日早晚各一次。

功效 養髮生髮，促進頭髮生長。

少年白

頭髮由黑變白，一般是毛髮的色素細胞功能衰退，當衰退到完全不能產生色素顆粒時，頭髮就完全變白了。正常人從 35 歲開始，毛髮色素細胞開始衰退。而有的人 20 多歲頭髮就白了，俗稱「少年白」。

首烏生地茶

材料／何首烏 9 克，生地黃 9 克。

做法／

1. 將材料搗成小塊，分成 3 等份。
2. 每份用茶包袋裝起來，熱水沖泡即可飲用。

用法及宜忌 每日一次，睡前服用。

功效 養血涼血，益腎清腦。適用於青年白髮或鬢髮早白。

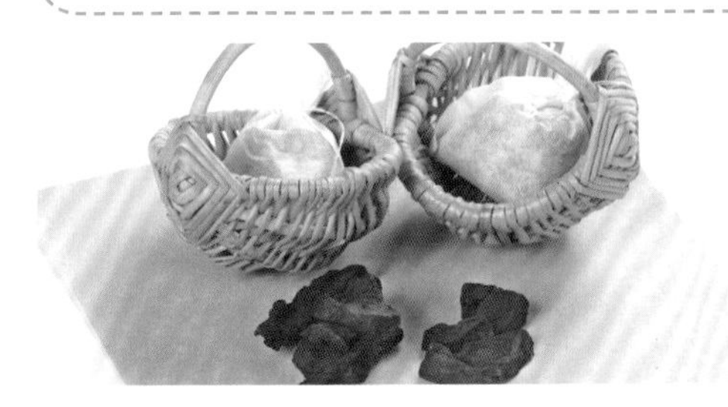

當歸首烏茶

材料／何首烏 9 克，杭白芍 9 克，當歸 9 克。

做法／

1. 將材料搗成小塊，分成 3 等份。
2. 每份用茶包袋裝起來，熱水沖泡即可飲用。

用法及宜忌 每日早晚各一次。

功效 養血涼血，烏髮益腎。適用於青年白髮或鬢髮早白。

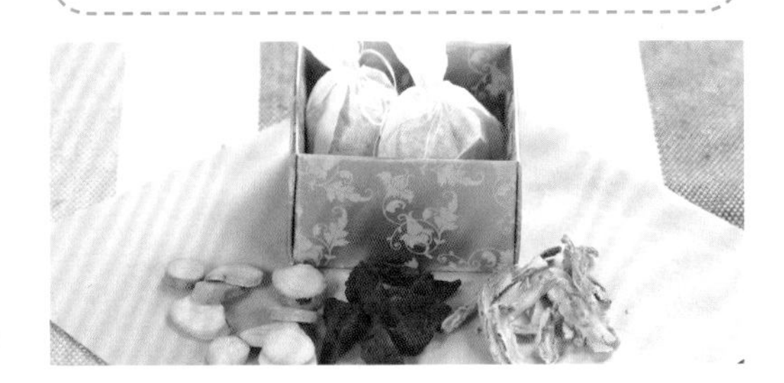

芝麻黑豆茶

材料／黑芝麻 30 克，白茅根 30 克，黑豆 30 克。

做法／

1. 將材料混合均勻，分成 4 等份。
2. 每份用茶包袋裝起來，熱水沖泡即可飲用。

用法及宜忌 每日早晚各一次。

功效 養血涼血，益腎清腦。適用於青年白髮或鬢髮早白。

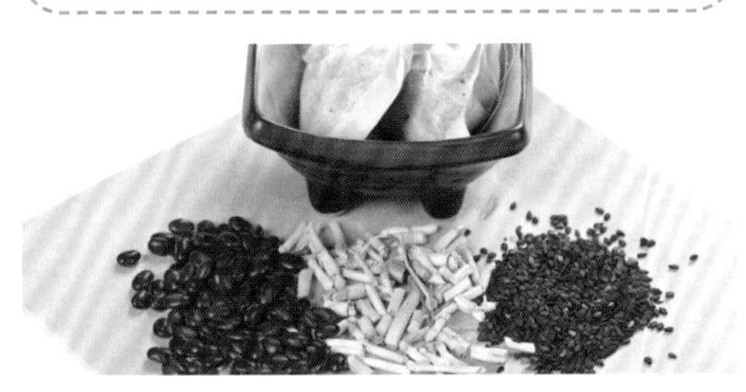

芝麻首烏茶

材料／何首烏 9 克，黑芝麻 30 克，黑豆 30 克。

做法／

1. 將材料混合均勻，分成 4 等份。
2. 每份用茶包袋裝起來，熱水沖泡即可飲用。

用法及宜忌 每日早晚各一次。

功效 烏髮益腎清腦。適用於青年白髮或鬢髮早白。

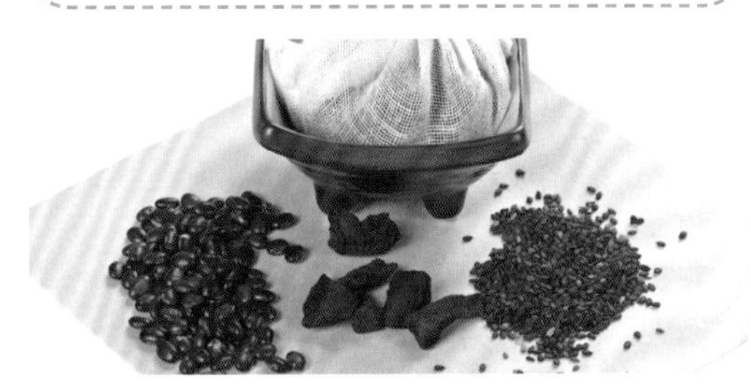

蕁麻疹

蕁麻疹是一種常見的皮膚病，症狀為皮膚發紅、風團，有劇癢，迅速發生或消退快，有時會有發熱、腹痛、腹瀉或其他全身症狀。

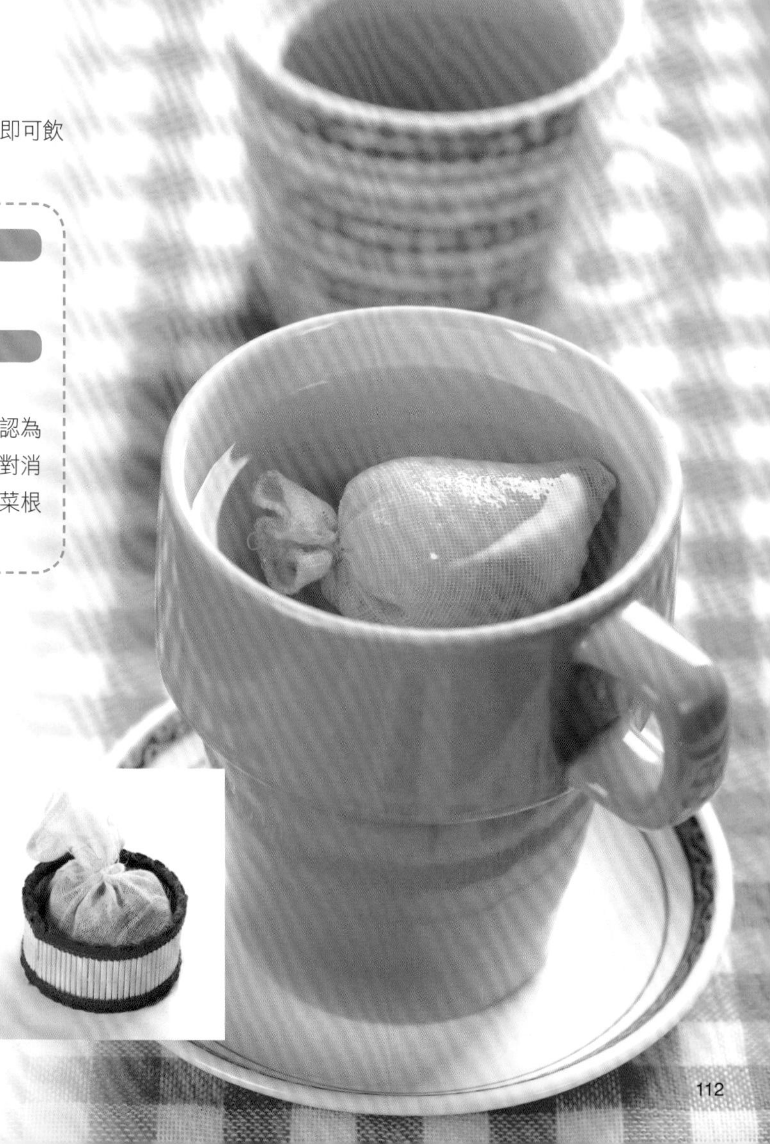

香菜根茶

材料／香菜根一小把。

做法／

1. 將材料切成小塊，分成 3 等份。
2. 每份用茶包袋裝起來，熱水沖泡即可飲用。

用法及宜忌

每日早晚各一次。

功效

消腫止癢去熱毒。

中醫對香菜有很高的評價，認為它能「辟一切不正之氣」，尤其對消各種皮膚疾病的毒素有奇效，香菜根的效果比葉子還好。

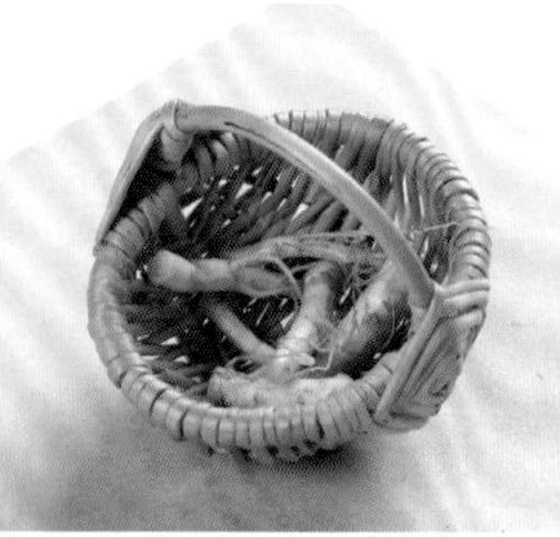

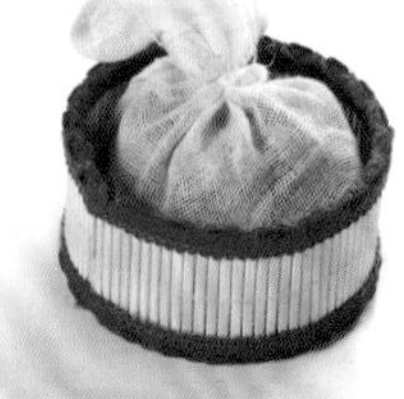

蒼耳茶

材料／蒼耳子 20 克。

做法／

1. 將材料磨碎分成 4 等份。
2. 每份用茶包袋裝起來，熱水沖泡即可飲用。

用法及宜忌 每日早晚各一次。

功效 消腫止癢去熱毒。

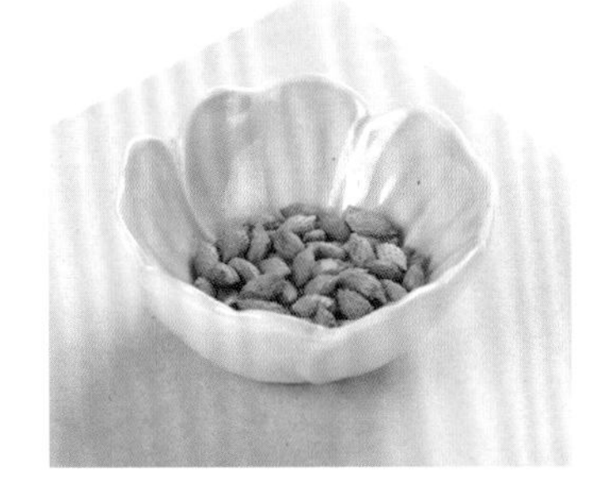

生薑黑糖茶

材料／黑糖 15 克，生薑 20 克。

做法／

1. 生薑切片，將材料混合均勻，分成 4 等份。
2. 每份用茶包袋裝起來，熱水沖泡即可飲用。

用法及宜忌 每日早晚各一次。

功效 消腫止癢去熱毒。

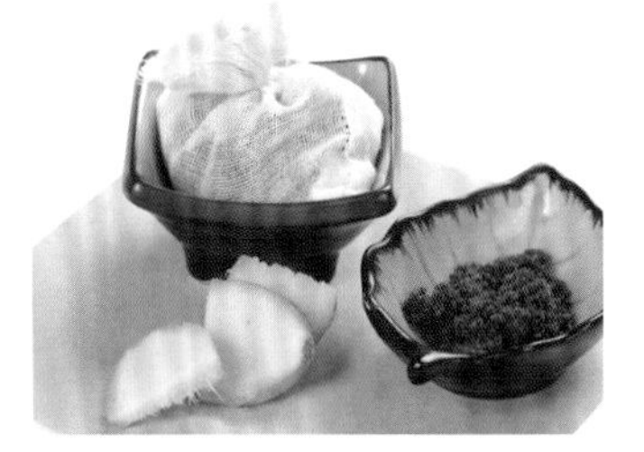

地膚子黑糖茶

材料／地膚子 50 克，黑糖 20 克。

做法／

1. 將材料混合均勻，分成 10 等份。
2. 每份用茶包袋裝起來，熱水沖泡即可飲用。

用法及宜忌 每日一次，睡前服用。

功效 消腫止癢去熱毒。

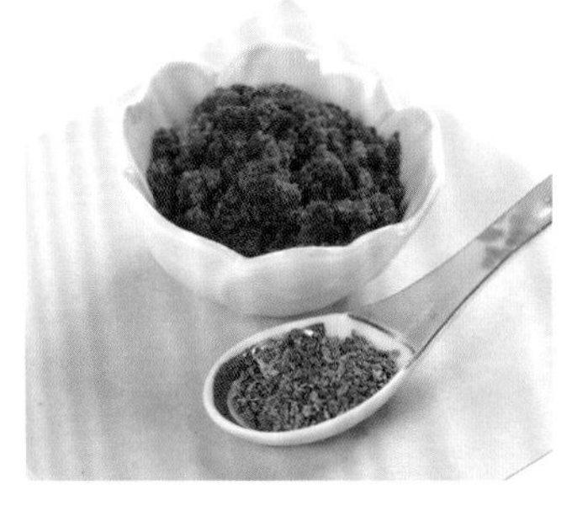

菠菜根茶

材料／菠菜根 20 個。

做法／

1. 將材料切成小塊，分成 3 等份。
2. 每份用茶包袋裝起來，熱水沖泡即可飲用。

用法及宜忌 每日早晚各一次。

功效 消腫止癢去熱毒。

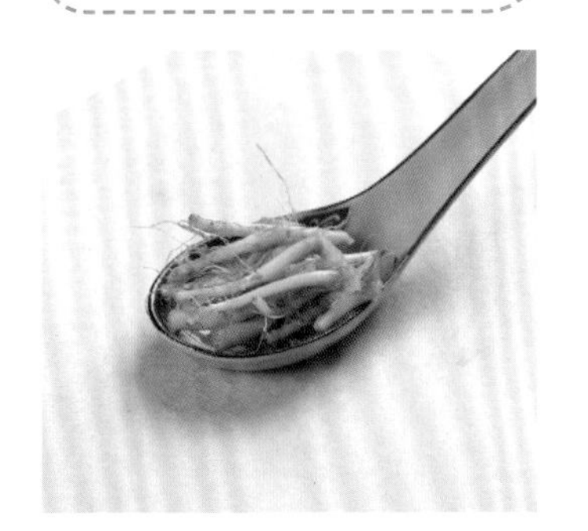

冬瓜皮茶

材料／冬瓜皮 20 克。

做法／

1. 將材料切絲分成 4 等份。
2. 每份用茶包袋裝起來，熱水沖泡即可飲用。

用法及宜忌 每日早晚各一次。

功效 消腫止癢去熱毒。

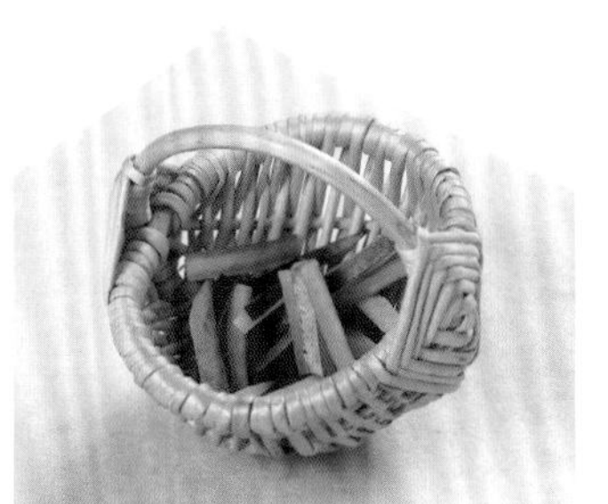

蟬蛻荷葉茶

材料／蟬蛻 5 個，荷葉 50 克。

做法／

1. 將材料混合均勻，分成 6 等份。
2. 每份用茶包袋裝起來，熱水沖泡即可飲用。

用法及宜忌 每日早晚各一次。

功效 消腫止癢去熱毒。

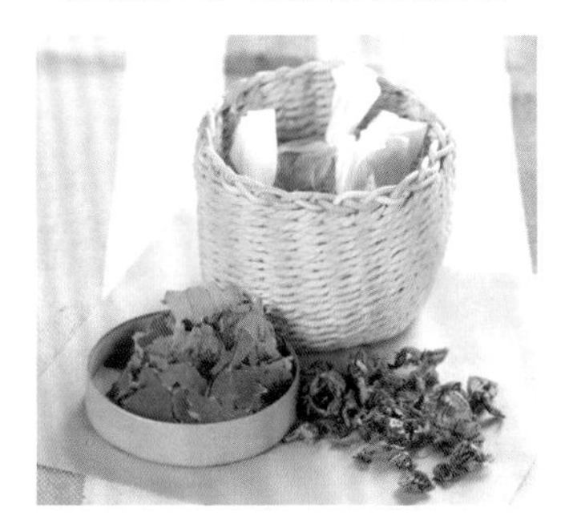

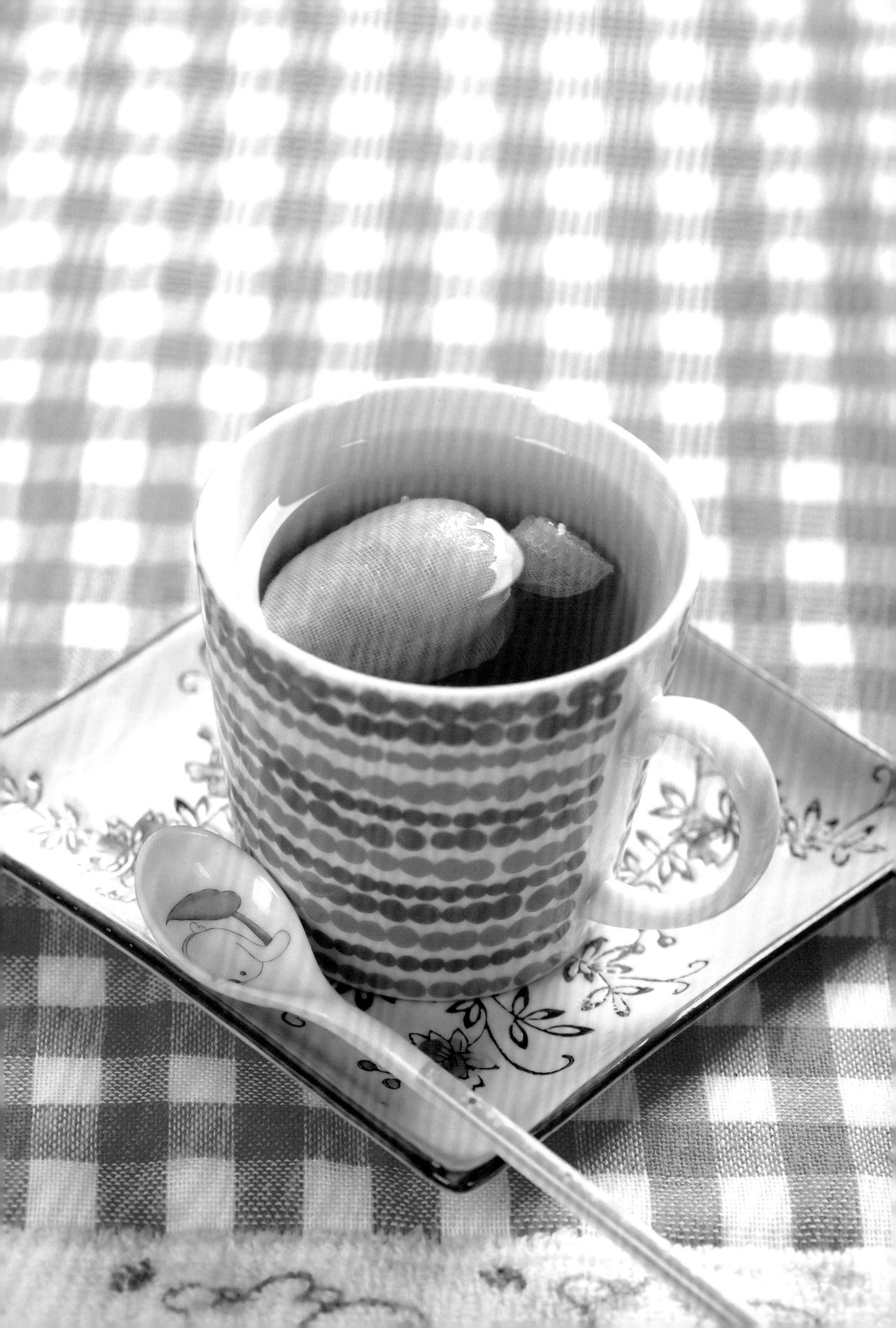

全家都需要的養生茶包

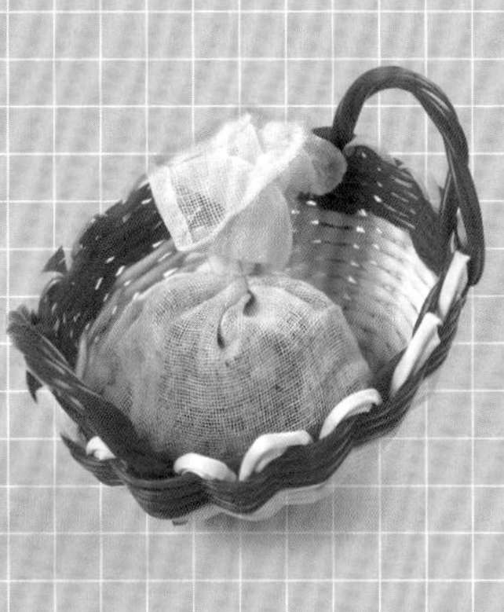

我們擁有都市的繁華與便捷，卻失去自然的清新與健康，
承受的壓力、忍受的污染，使我們失去健康的生活習慣，
不小心把全家人都拉向疾病的邊緣。
每日一杯貼心的清茶，加上兩句善意的提醒，
有你在，家人就會永遠健康。

提高免疫力茶包

免疫力就是人體防禦疾病的能力，寒熱交替、天氣突變、工作勞累、心情巨變等生活中遭遇各種變化時，就會降低免疫力，而免疫力低的人就不容易抵擋疾病的侵襲。以下的茶包將提高你的免疫力，為健康撐起一把「保護傘」，加一道「防火牆」。

黃耆人參茶

材料／黃耆 15 克，人參 15 克，蜂蜜適量。

做法／

1. 將黃耆、人參切片後混合均勻，分成 5 等份。
2. 每份以茶包袋裝起來，用熱水沖泡，調入適量蜂蜜即可飲用。

用法及宜忌

每日早晚各一次，身體虛弱者慎用。

功效

補充人體元氣，改善貧血症狀。

人參號稱「百草王」，可補元氣，而元氣是內正之本，內正則百病不侵，所以人參適合大部分進補人群，但小孩及身體極虛弱者慎用。

黃耆有增強機體免疫功能、保肝、利尿、調節血壓、抗衰老等作用，但是各種實證均不宜使用。

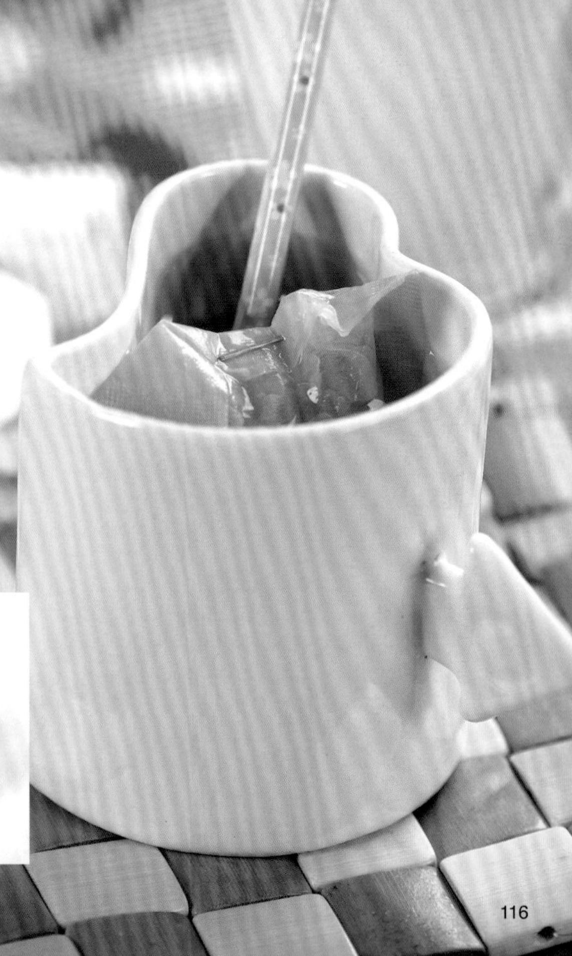

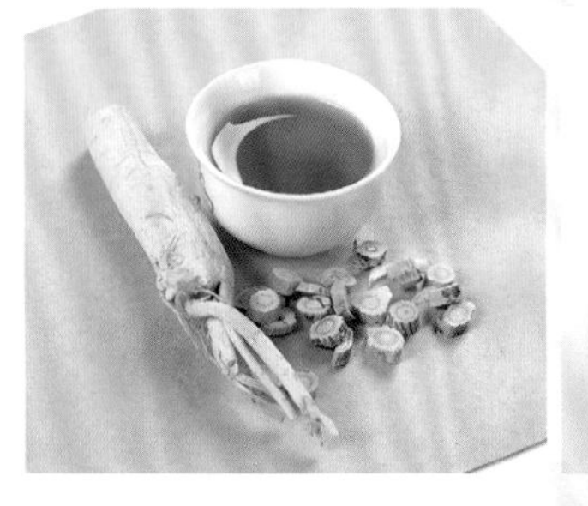

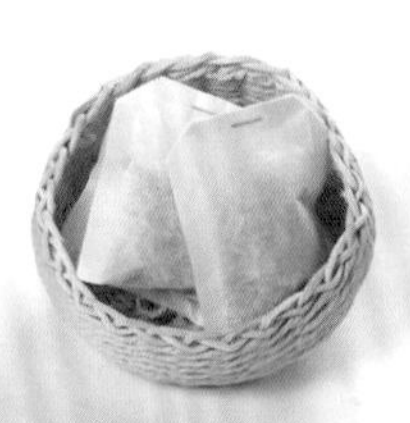

玫瑰茶

材料／乾玫瑰花 20 克，冰糖 20 克。

做法／

1. 清除乾玫瑰花的殘渣和最表層的兩片葉子。
2. 按朵均勻分成 4 等份，每份加入 5 克冰糖，並用茶包袋裝起來，熱水沖泡即可飲用。

用法及宜忌 早中晚各一次。

功效 潤肺止咳。

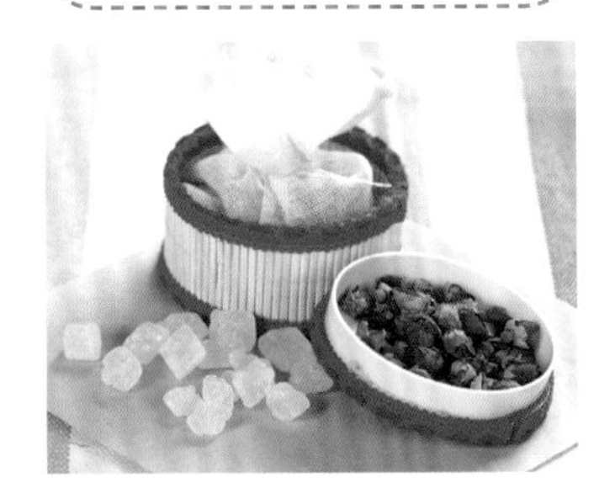

元氣茶

材料／黃耆 10 克，人參 10 克，肉桂 5 克，生薑 1 塊，甘草 5 克。

做法／

1. 生薑切片，其他材料掰成小塊。
2. 將藥材混合均勻，分成 4 等份，每份搭配一片生薑熱水沖泡即可。

用法及宜忌 每日一次，飯後服用。

功效 補氣，改善體虛與元氣不足。

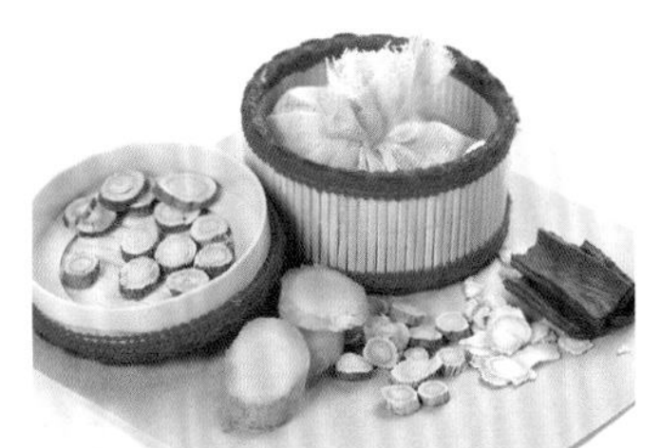

桂圓茶

材料／桂圓肉 20 克，綠茶 20 克，冰糖適量。

做法／

1. 將桂圓肉和綠茶混合均勻，分成 4 等份。
2. 每份加冰糖一塊用茶包袋裝起來，熱水沖泡即可飲用。

用法及宜忌 每日兩次，早晚服用。

功效 益心、補血、安神。

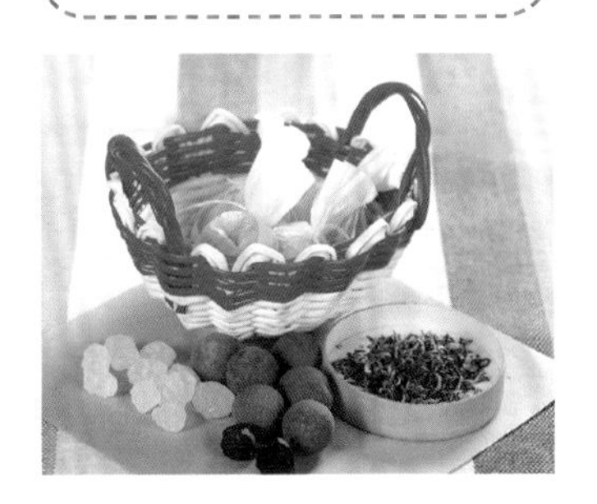

黃耆紅茶

材料／黃耆 15 克，紅茶 2 克。

做法／

1. 將材料混合均勻，分成 4 等份。
2. 每份用茶包袋裝起來，熱水沖泡即可飲用。

用法及宜忌 每日一次，飯後服用。

功效 補氣健胃，可改善身體虛弱的症狀。

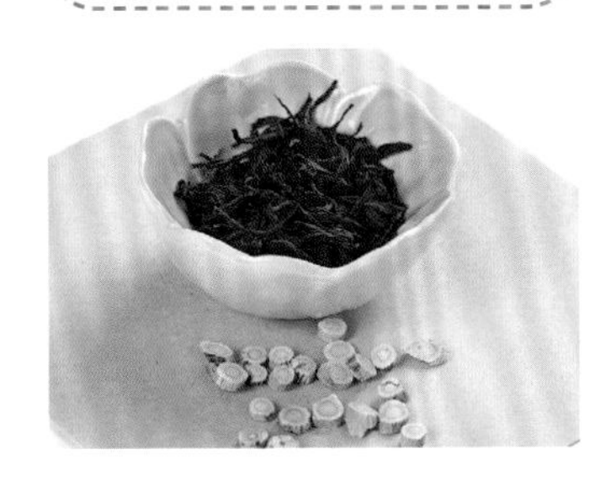

枸杞茶

材料／枸杞子 12 克，紅茶 3 克。

做法／

1. 將材料混合均勻，分成 4 等份。
2. 每份用茶包袋裝起來，熱水沖泡即可飲用。

用法及宜忌 每日一次，飯後服用。

功效 可補肝腎，有保護視力的作用，改善體質虛弱的症狀。

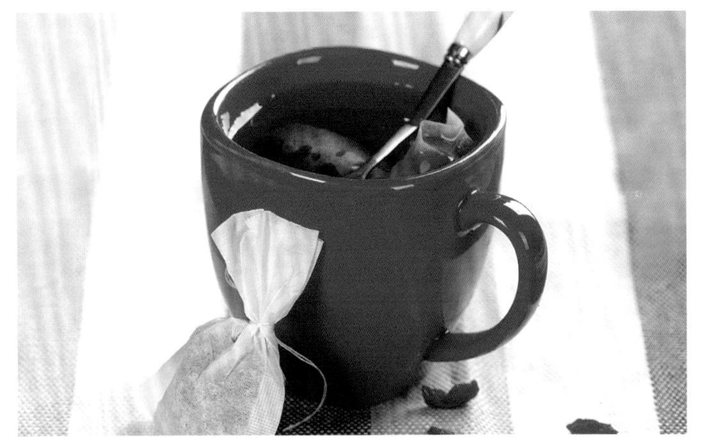

芝麻杏仁茶

材料／黑芝麻 40 克，甜杏仁 20 克，白糖 20 克，蜂蜜適量。

做法／

1. 將黑芝麻、杏仁、白糖研磨成粉末狀，分成 4 等份。
2. 每份用紙茶包包起來，飲用時以熱水沖開，加入蜂蜜調勻後即可飲用。

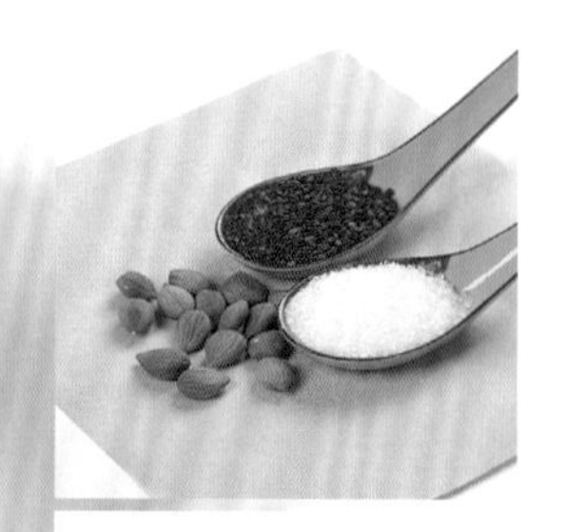

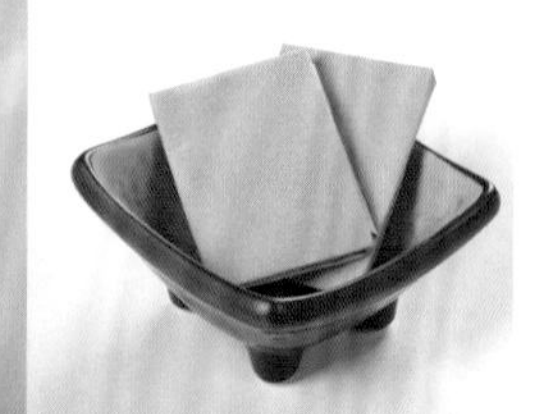

用法及宜忌

每日一次，飯後服用。糖尿病患者可僅用黑芝麻和杏仁，並適當減少主食的量。

功效

潤肺止咳，增強抵抗力，有效防癌。

黑芝麻營養豐富，可謂全方位的進補食材，特別適合中老年人日常進補，尤其對於緩解便祕效果明顯；甜杏仁有滋陰、潤肺、平喘的功效，而且也是一種全方位的進補材料，兩者結合能補養內臟，可提高中老年人的抵抗力。

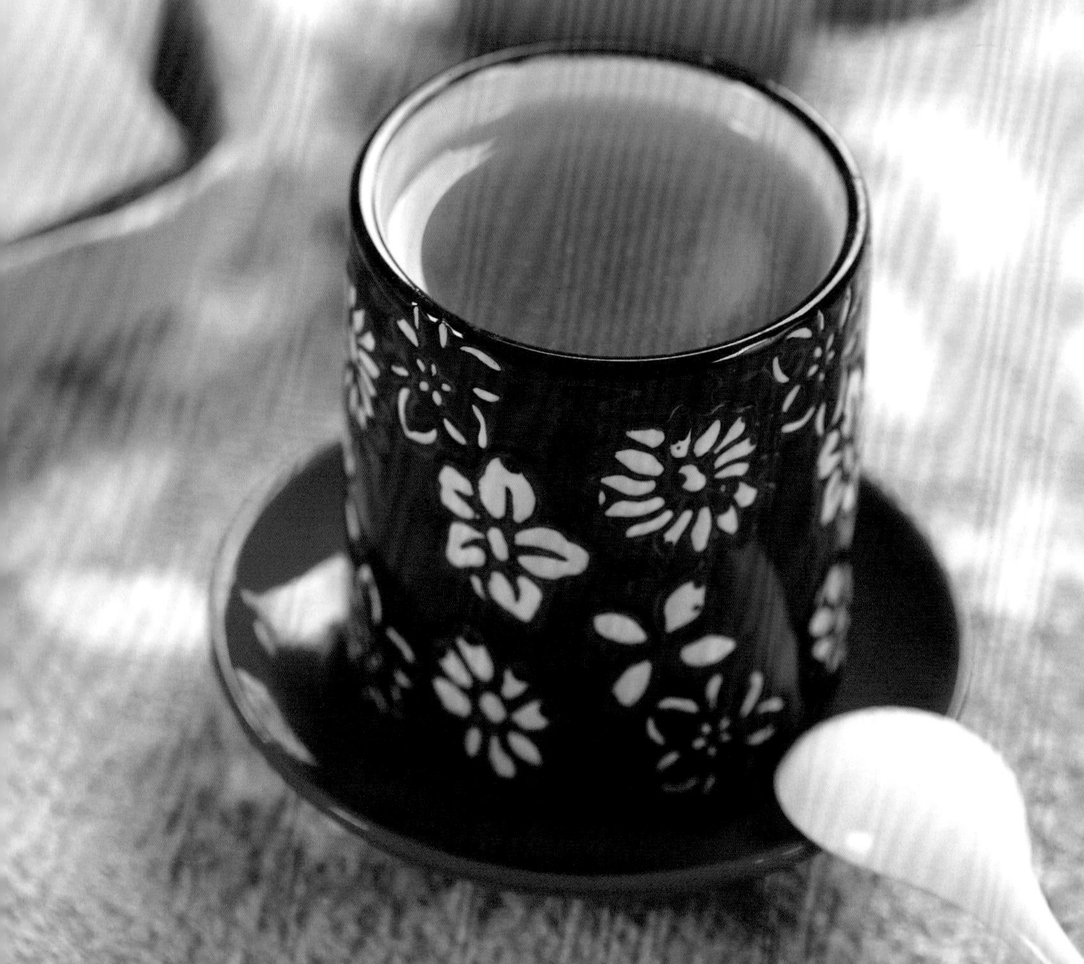

黑糖蜜茶

材料／紅茶 15 克，黑糖 15 克，蜂蜜適量。

做法／

1. 將紅茶和黑糖混合均勻，分成 4 等份。
2. 每份用茶包袋起來，以熱水沖泡，加入蜂蜜調勻即可飲用。

用法及宜忌 每日一次，飯後服用。

功效 健胃，改善胃部虛寒症狀。

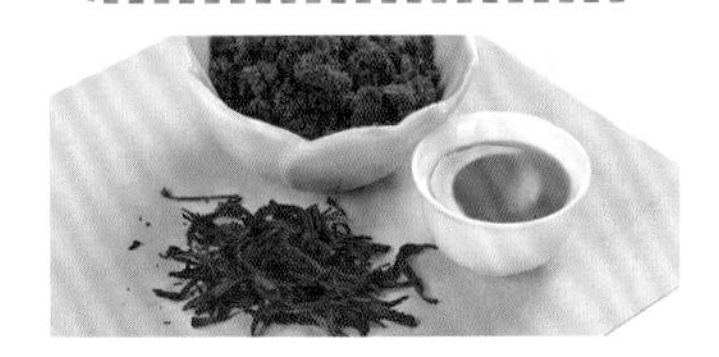

紅棗枸杞茶

材料／紅棗 15 顆，枸杞子 20 克，黑糖 20 克。

做法／

1. 紅棗切碎，與其他材料混合均勻，分成 5 等份。
2. 每份用茶包袋裝起來，熱水沖泡即可飲用。

用法及宜忌 每日一次，晚飯後服用。

功效 防止血壓過高。

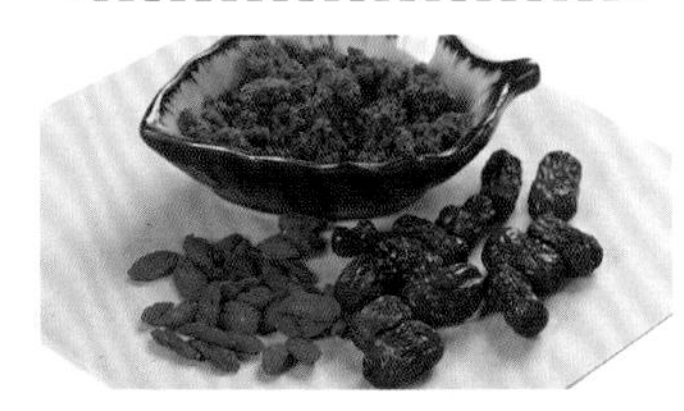

茉莉玫瑰茶

材料／玫瑰花 5 克，茉莉花 5 克，綠茶 10 克。

做法／

1. 將材料混合均勻，分成 4 等份。
2. 每份用茶包袋裝起來，熱水沖泡即可飲用。

用法及宜忌 每日 2～3 次，不拘時間。

功效 活血，降低血脂。

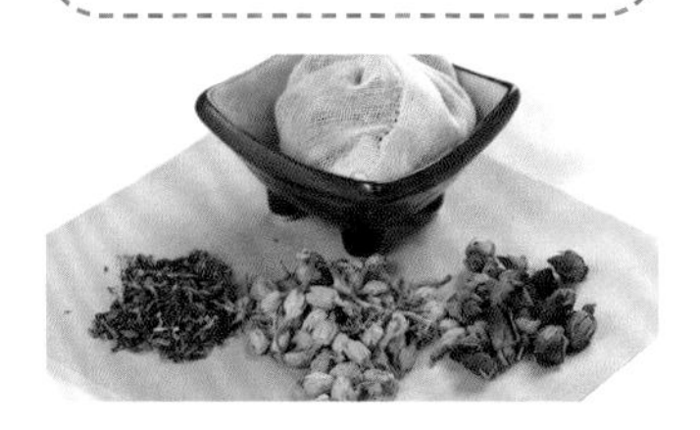

地黃茶

材料／川芎 5 克，當歸 6 克，熟地黃 10 克。

做法／

1. 將材料搗成小塊後混合均勻，分成 4 等份。
2. 每份用茶包袋裝起來，熱水沖泡即可飲用。

用法及宜忌 午飯、晚飯後各飲一次，忌空腹飲用。

功效 補血，改善貧血症狀。

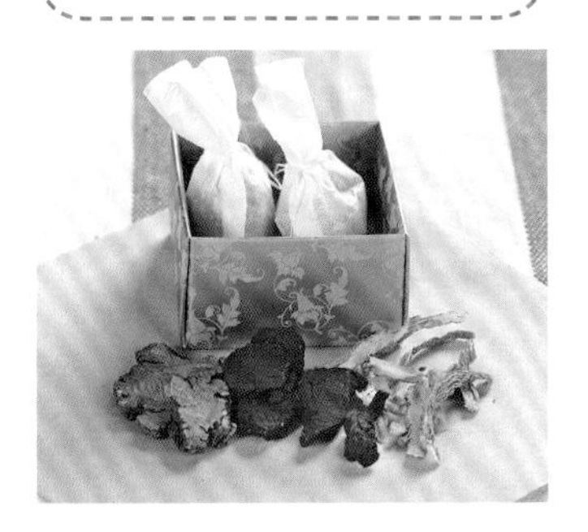

白朮山藥茶

材料／山藥 20 克，白朮 15 克，桂圓肉 15 克。

做法／

1. 將山藥、白朮弄成小塊，再加入桂圓肉混合均勻，分成 4 等份。
2. 每份用茶包袋裝起來，熱水沖泡即可飲用。

用法及宜忌 每日一次，飯後服用。

功效 具有健胃補脾的作用，能有效止瀉。

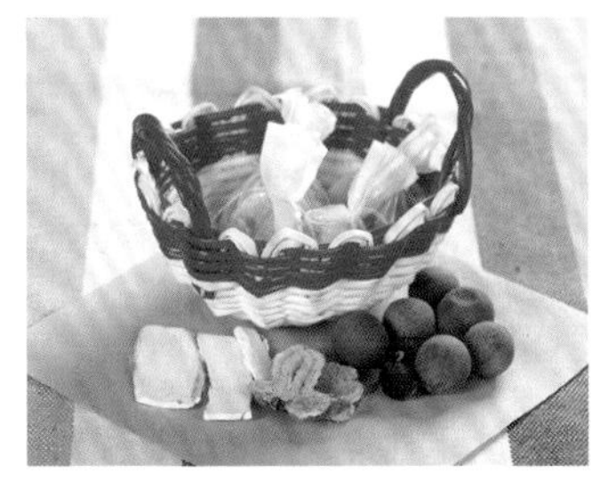

當歸補血茶

材料／當歸 25 克，黃耆 5 克。

做法／

1. 將材料混合均勻，分成 4 等份。
2. 每份用茶包袋裝起來，熱水沖泡即可飲用。

用法及宜忌 每日一次，飯後服用。

功效 有效補氣、養血，提高抵抗力。

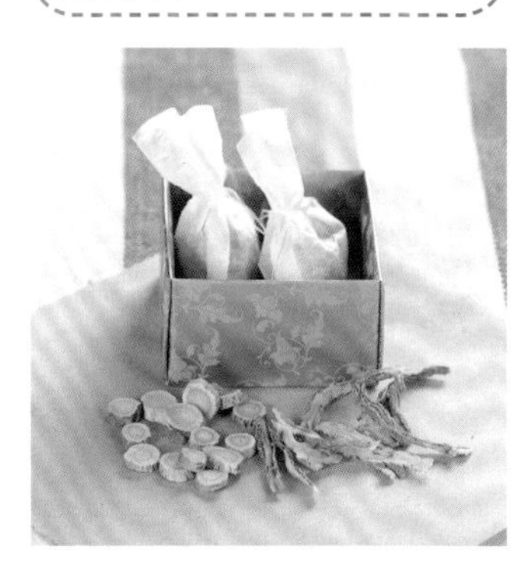

薏仁山楂茶

材料／薏仁 25 克，山楂 15 克，冰糖適量。

做法／

1. 將材料混合均勻，分成 4 等份。
2. 每份用茶包袋裝起來，熱水沖泡即可飲用。

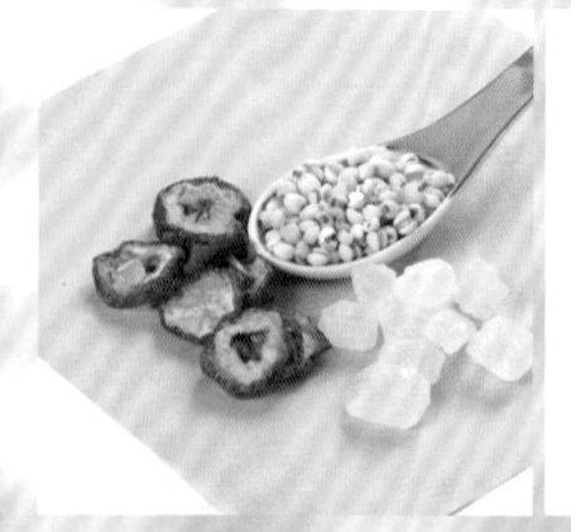

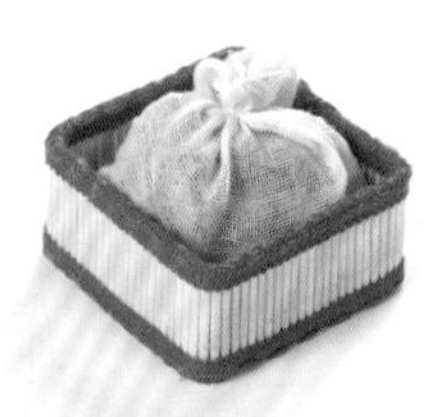

用法及宜忌 每日一次，睡前服用。

功效 健胃，消除脹氣。

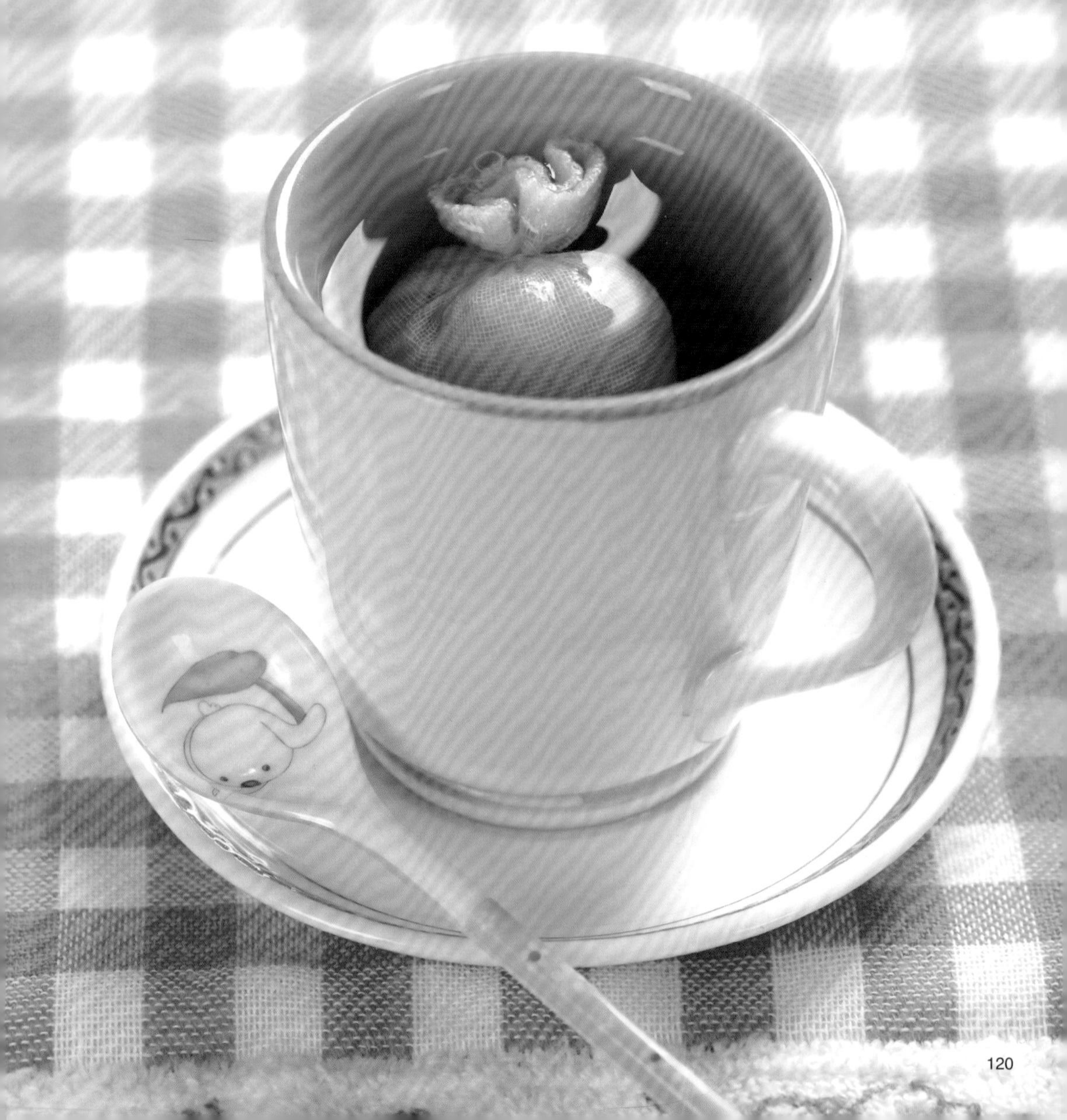

薏仁糙米茶

材料／糙米5克，薏仁4克。

做法／

1. 將材料混合均勻炒焦，分成4等份。
2. 每份用茶包袋裝起來，熱水沖泡即可飲用。

用法及宜忌 每日早晚各一次。

功效 健胃，消除脹氣。

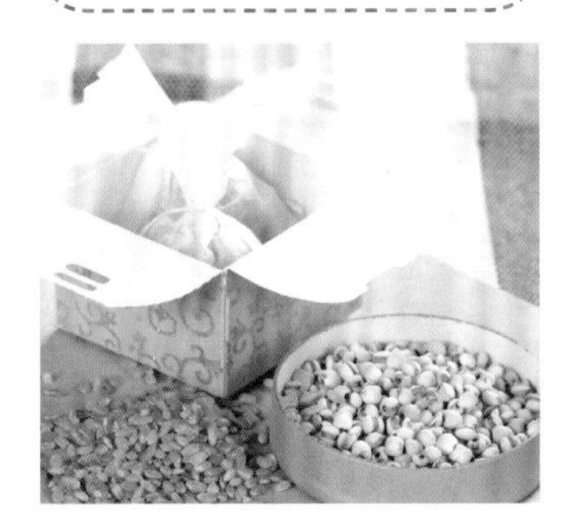

麥芽山楂茶

材料／麥芽25克，山楂25克，綠茶2克。

做法／

1. 將材料混合均勻炒焦，分成4等份。
2. 每份用茶包袋裝起來，熱水沖泡即可飲用。

用法及宜忌 每日早晚各一次。

功效 降血壓，強化心臟功能。

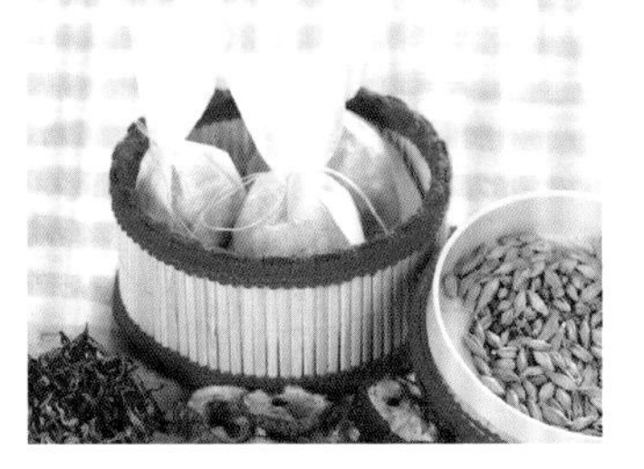

肉桂茶

材料／肉桂3克，烏龍茶4克，蜂蜜適量。

做法／

1. 將肉桂搗成小塊，與烏龍茶混勻，分成3等份。
2. 每份用茶包袋裝起來，加入適量蜂蜜，用熱水沖泡即可飲用。

用法及宜忌 每日早晚各一次。

功效 脾胃虛寒。

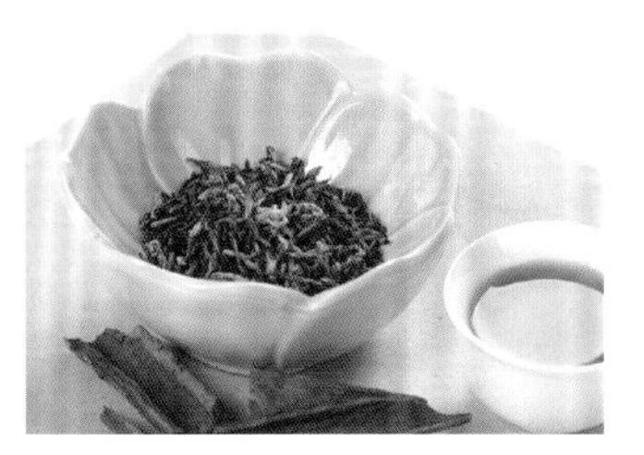

決明子菊花茶

材料／決明子20克，菊花12克，烏龍茶6克。

做法／

1. 將材料混合均勻，分成4等份。
2. 每份用茶包袋裝起來，熱水沖泡即可飲用。

用法及宜忌 每日早晚各一次。

功效 降低血脂，改善習慣性便祕，降血壓。

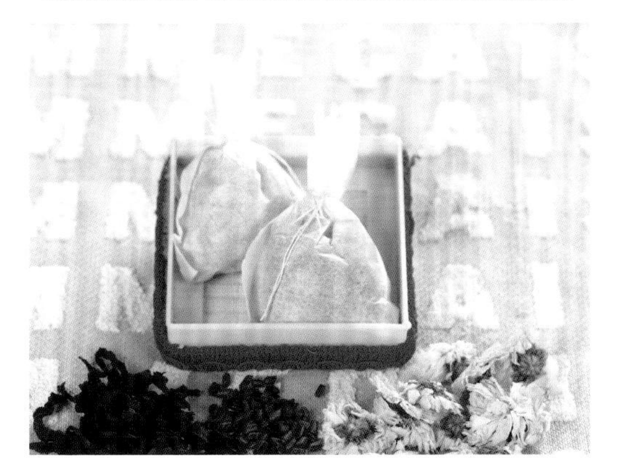

決明子枸杞茶

材料／枸杞子12克，決明子10克，綠茶8克。

做法／

1. 將材料混合均勻，分成4等份。
2. 每份用茶包袋裝起來，熱水沖泡即可飲用。

用法及宜忌 每日早晚各一次。

功效 降血脂，滋補腎臟。

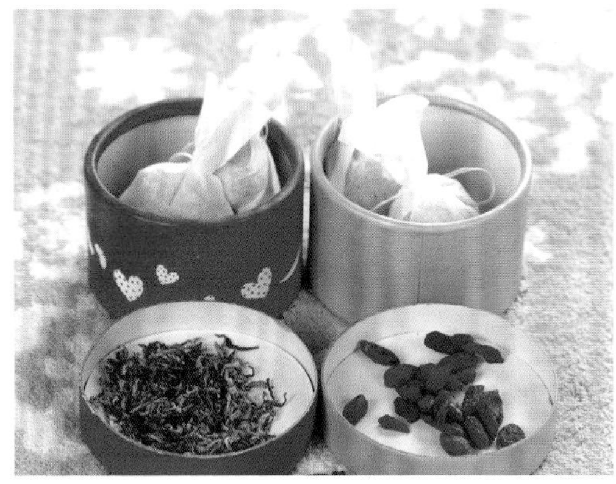

提神醒腦茶包

工作勞累、熬夜、春秋換季等各種因素，都會導致有些人昏昏沉沉的，做什麼都提不起精神，工作也沒效率，這時候除了多休息以外，喝上一杯提神醒腦的清茶，也能讓你以最快的速度恢復到積極清晰的精神狀態。

桂圓茶

材料／桂圓 30 克。

做法／

1. 將材料磨碎均勻分成 4 等份。
2. 每份用茶包袋裝起來，熱水沖泡即可飲用。

用法及宜忌 每日一次，飯後服用。

功效 提神醒腦。

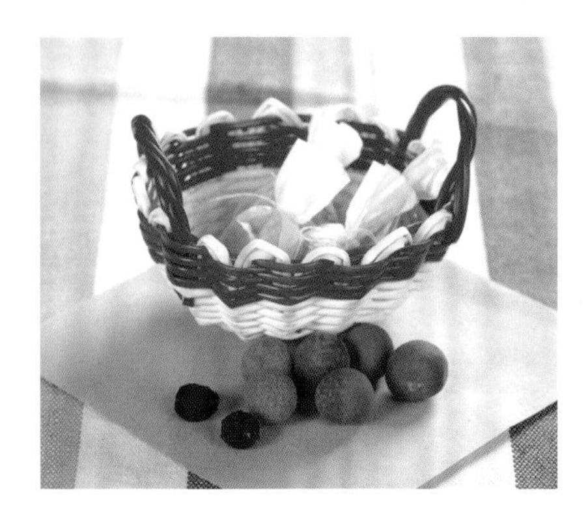

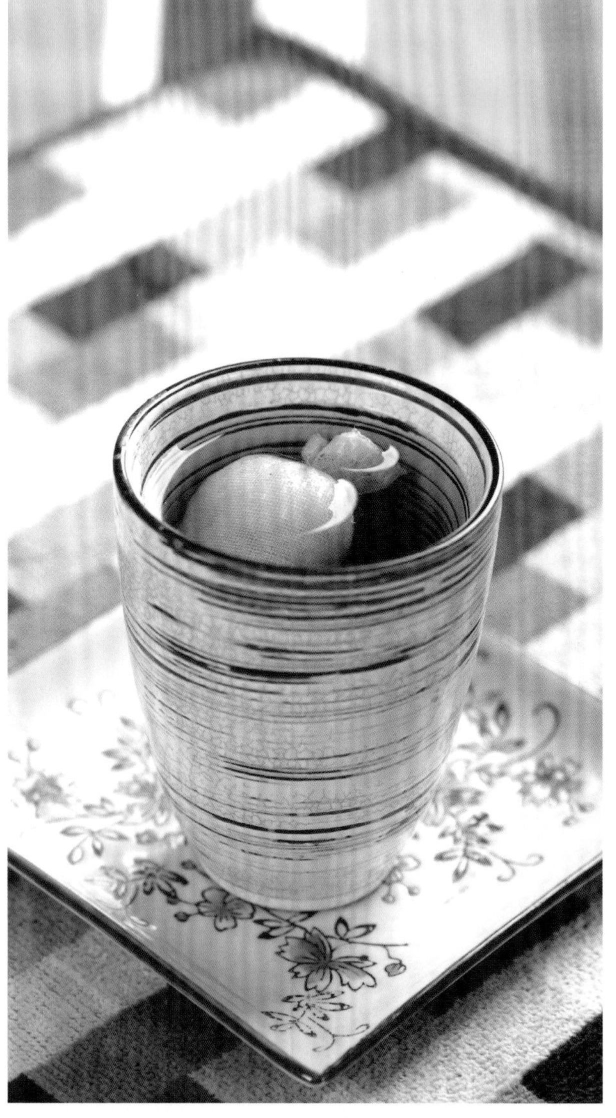

迷迭香茶

材料／迷迭香 20 克，冰糖 20 克。

做法／

1. 將材料混合均勻，分成 4 等份。
2. 每份用茶包袋裝起來，熱水沖泡即可飲用

用法及宜忌 每日早晚各一次。

功效 提神醒腦，增強記憶。

茉莉香片茶

材料／乾茉莉花 10 克，茶葉 15 克。

做法／

1. 將材料混合均勻，分成 4 等份。
2. 每份用茶包袋裝起來，熱水沖泡即可飲用。

用法及宜忌 每日一次，睡前服用。

功效 提神醒腦，開鬱解煩。

麥冬枸杞茶

材料／麥冬 15 克，五味子、枸杞子各 10 克。

做法／

1. 將材料混合均勻，分成 3 等份。
2. 每份用茶包袋裝好，熱水沖泡即可飲用。

用法及宜忌 每日早晚各一次。

功效 滋陰潤肺，提神醒腦。

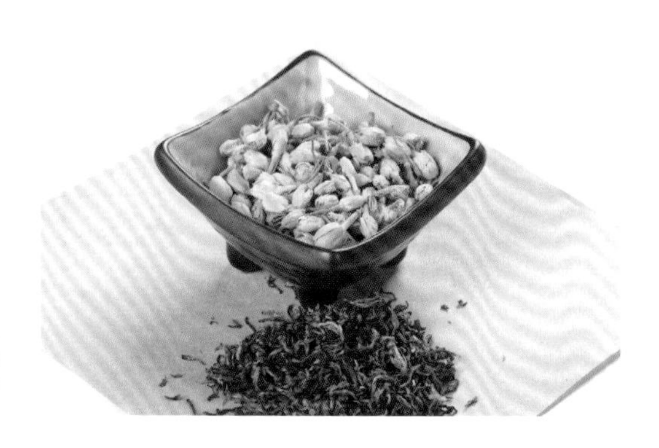

金銀菊花茶

材料／菊花 18 克，金銀花 24 克。

做法／

1. 將菊花和金銀花各均分為 6 等份。
2. 各取一份混合均勻用茶包袋裝好，用沸水沖泡 2 分鐘即可飲用。

用法及宜忌 每日早晚各一次，腹瀉患者忌用。

功效 清火降壓，提神醒腦。

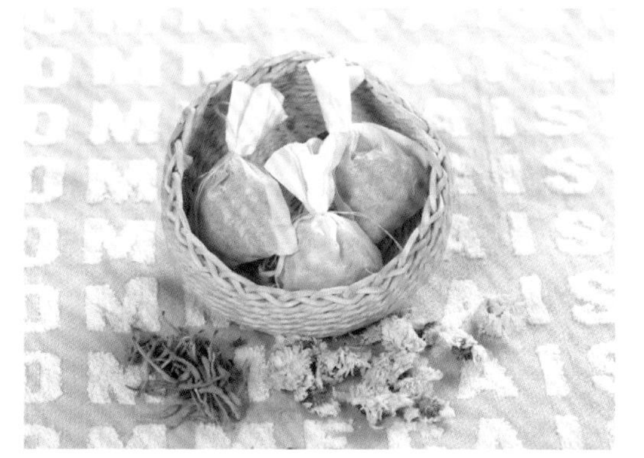

菊花綠茶

材料／龍井綠茶 15 克，杭白菊 9 朵，枸杞子 12 顆。

做法／

1. 將龍井茶分成 3 等份。
2. 每份加杭白菊 3 朵、枸杞子 4 顆用紗布包好，用 70℃的熱水沖泡飲用。

用法及宜忌 每日一次。綠茶性寒，脾胃虛寒者少用。

功效 提神醒腦。

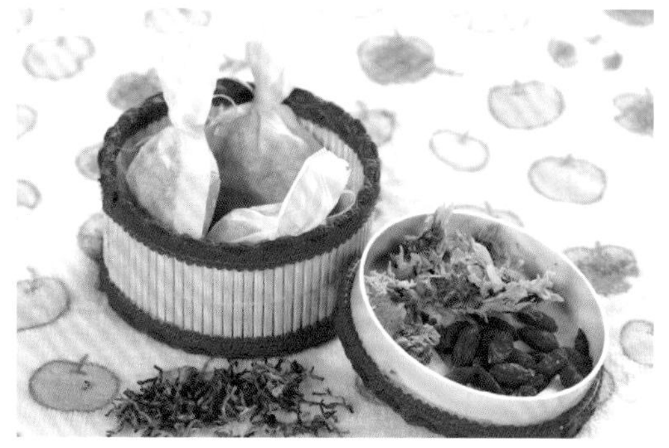

排除毒素茶包

體內的毒素包括人體代謝產生的廢物和自由基，還有環境污染和不當飲食帶入體內的各種有害物質等。如果不及時排出，可能會導致衰老、色斑，以及損傷內臟等各種健康問題。

菊花普洱茶

材料／乾菊花 10 克，普洱茶 15 克。

做法／

1. 將材料混合均勻，分成 4 等份。
2. 每份用茶包袋裝起來，熱水沖泡即可飲用。

用法及宜忌 每日早晚各一次。

功效 清脂去油膩，清腸胃，減肥。

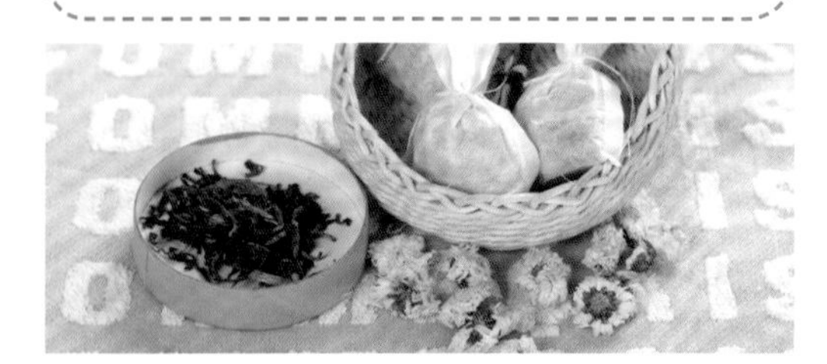

薏仁棗茶

材料／薏仁 50 克，紅棗 25 克，綠茶 10 克。

做法／

1. 將材料混合均勻，分成 5 等份。
2. 每份用茶包袋裝起來，熱水沖泡即可飲用。

用法及宜忌 每日一次，睡前服用。

功效 幫助解毒，有效抗癌。

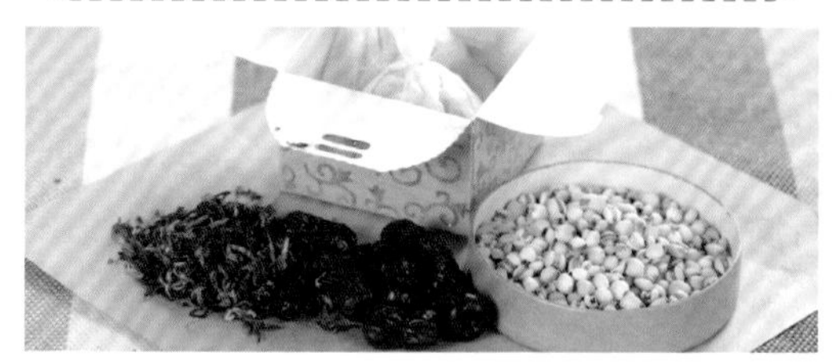

山楂荷葉茶

材料／荷葉 12 克，山楂 10 克，綠茶 4 克。

做法／

1. 將材料搗成小塊，分成 4 等份。
2. 每份用茶包袋裝起來，熱水沖泡即可飲用。

用法及宜忌 每日早晚各一次。

功效 降低血脂與膽固醇。

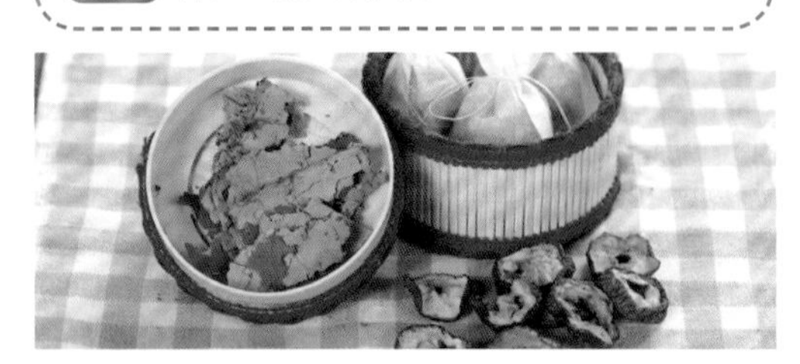

山楂薄荷茶

材料／山楂 20 克，薄荷 15 克。

做法／

1. 將材料搗成小塊，分成 3 等份。
2. 每份用茶包袋裝起來，熱水沖泡即可飲用。

用法及宜忌 每日早晚各一次。

功效 降低血脂與膽固醇。

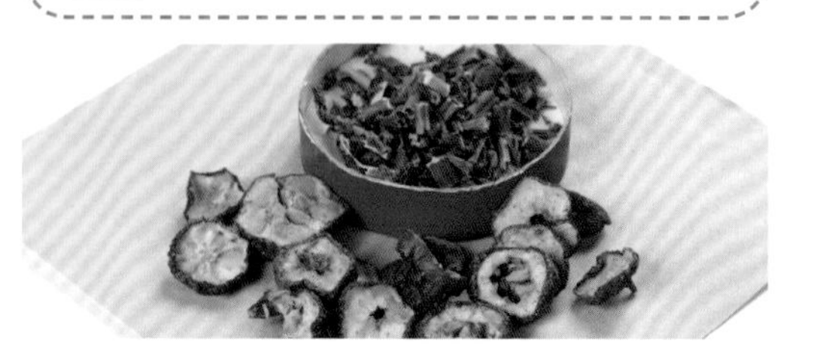

玫瑰薄荷茶

材料／玫瑰花 10 克，薄荷 10 克。

做法／

1. 將材料混合均勻，分成 4 等份。
2. 每份用茶包袋裝起來，熱水沖泡即可飲用。

用法及宜忌 每日早晚各一次。

功效 降低血脂與膽固醇。

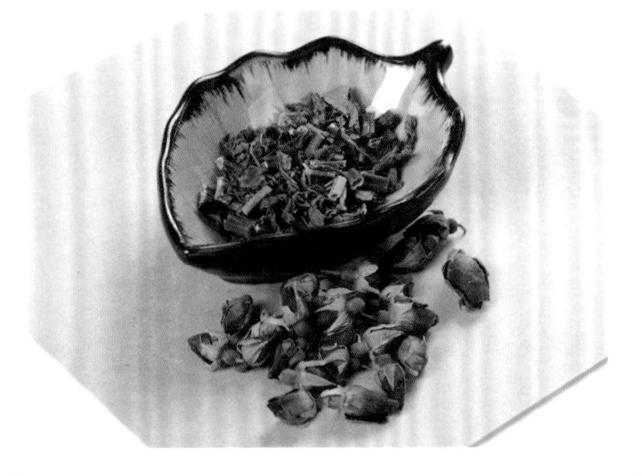

玫瑰菊花茶

材料／玫瑰花 10 克，菊花 10 克。

做法／

1. 將材料混合均勻，分成 4 等份。
2. 每份用茶包袋裝起來，熱水沖泡即可飲用。

用法及宜忌 每日早晚各一次。

功效 降低血脂與膽固醇。

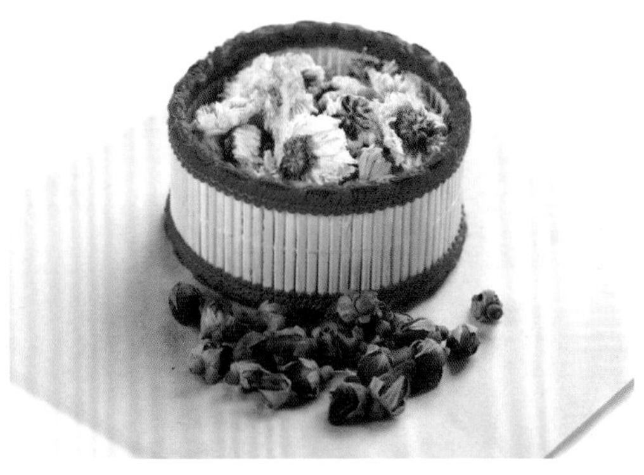

菊花人參茶

材料／菊花 10 克，人參 15 克。

做法／

1. 將材料混合均勻，分成 4 等份。
2. 每份用茶包袋裝起來，熱水沖泡即可飲用。

用法及宜忌 每日早晚各一次。

功效 清脂去油膩，清腸胃，減肥。

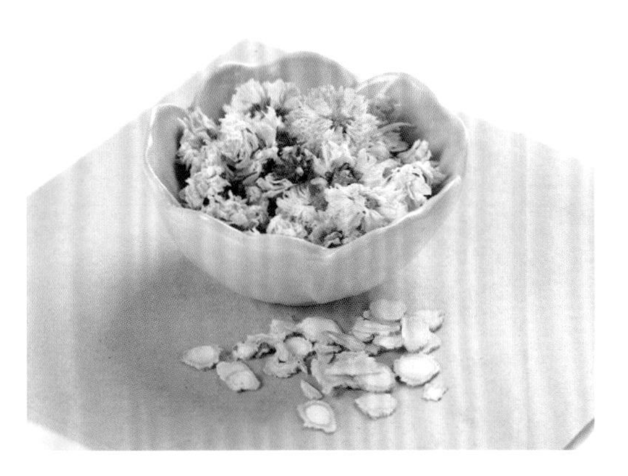

菊花冰糖茶

材料／菊花 10 克，冰糖 20 克。

做法／

1. 材料混合均勻，分成 3 等份。
2. 每份用茶包袋裝起來，熱水沖泡即可飲用。

用法及宜忌 每日早晚各一次。

功效 降低血脂與膽固醇。

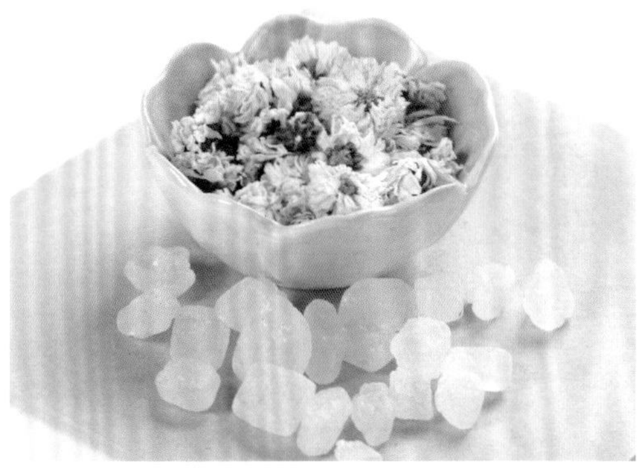

菊花檸檬茶

材料／菊花 15 克，檸檬 1 個。

做法／

1. 檸檬切片，將材料混合均勻，分成 4 等份，放入冰箱中冷藏。
2. 每份用茶包袋裝起來，熱水沖泡即可飲用。

用法及宜忌 每日早晚各一次。

功效 清脂去油膩，清腸胃，減肥。

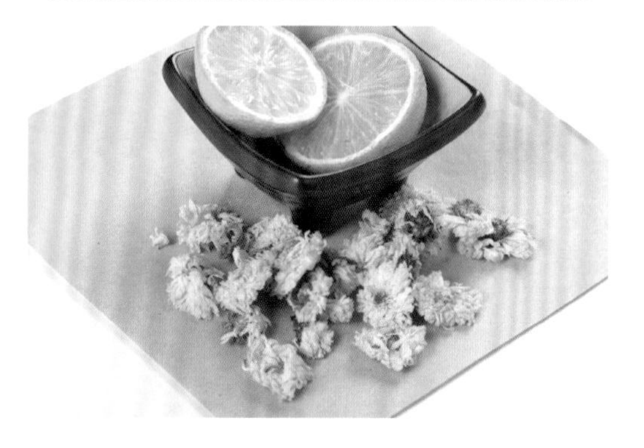

生薑桂皮茶

材料／桂皮 15 克，生薑 1 塊。

做法／

1. 生薑切片，將材料混合均勻，分成 4 等份。
2. 每份用茶包袋裝起來，熱水沖泡即可飲用。

用法及宜忌 每日早晚各一次。

功效 清脂去油膩，清腸胃，減肥。

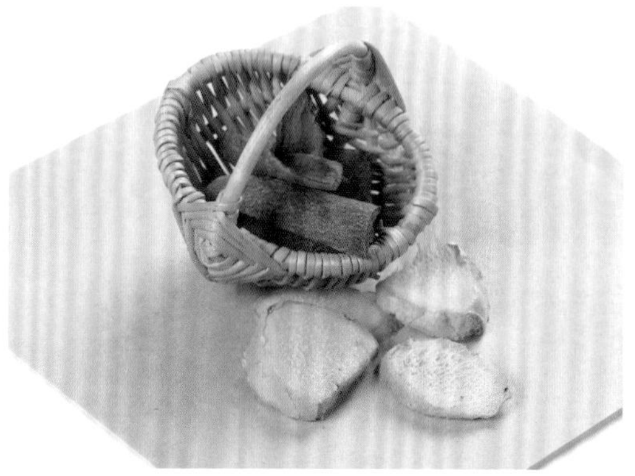

生薑薄荷菊花茶

材料／薄荷、菊花各 10 克，生薑 1 塊。

做法／

1. 生薑切片，將材料混勻，分成 3 等份。
2. 每份用茶包袋裝起來，熱水沖泡即可飲用。

用法及宜忌 每日早晚各一次。

功效 清脂去油膩，清腸胃，減肥。

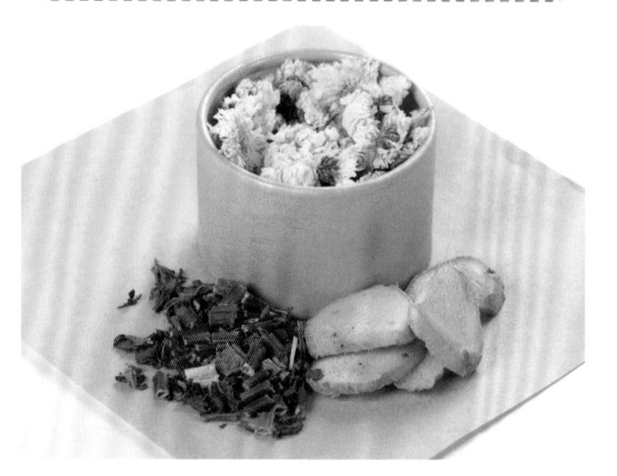

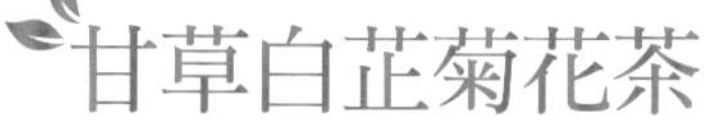

甘草白芷菊花茶

材料／甘草 10 克，白芷 10 克，菊花 15 克。

做法／

1. 將材料混合均勻，分成 4 等份。
2. 每份用茶包袋裝起來，熱水沖泡即可飲用。

用法及宜忌 每日早晚各一次。

功效 清脂去油膩，清腸胃，減肥。

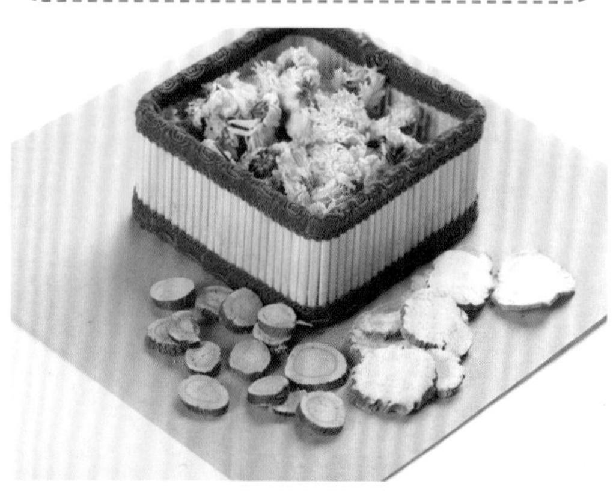

金銀花冰糖茶

材料／金銀花 15 克，冰糖 20 克。

做法／

1. 將材料混合均勻，分成 4 等份。
2. 每份用茶包袋裝起來，熱水沖泡即可飲用。

用法及宜忌 每日一次，睡前服用。

功效 清脂去油膩，清腸胃，減肥。

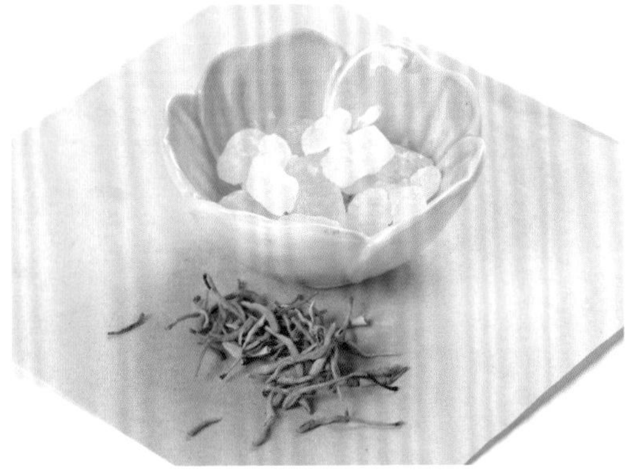

生薑桂皮冰糖茶

材料／桂皮 15 克，冰糖 15 克，生薑 1 塊。

做法／

1. 將材料搗成小塊，分成 3 等份。
2. 每份用茶包袋裝起來，熱水沖泡即可飲用。

用法及宜忌 每日早晚各一次。

功效 清脂去油膩。

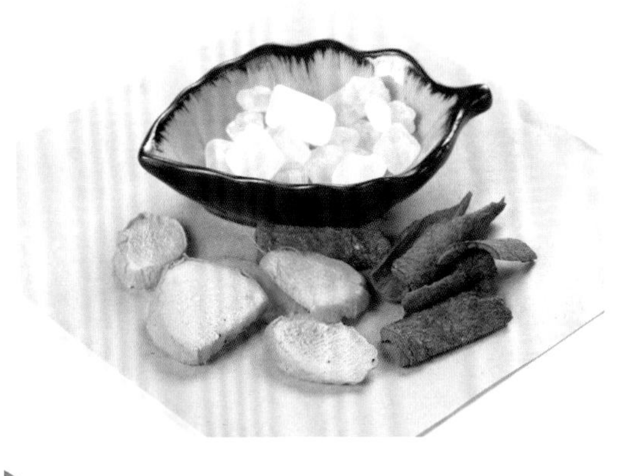

菊花冰糖綠茶

材料／菊花 10 克，綠茶 15 克，冰糖 15 克。

做法／

1. 將材料混合均勻，分成 4 等份。
2. 每份用茶包袋裝起來，熱水沖泡即可飲用。

用法及宜忌 每日早晚各一次。

功效 清脂去油膩。

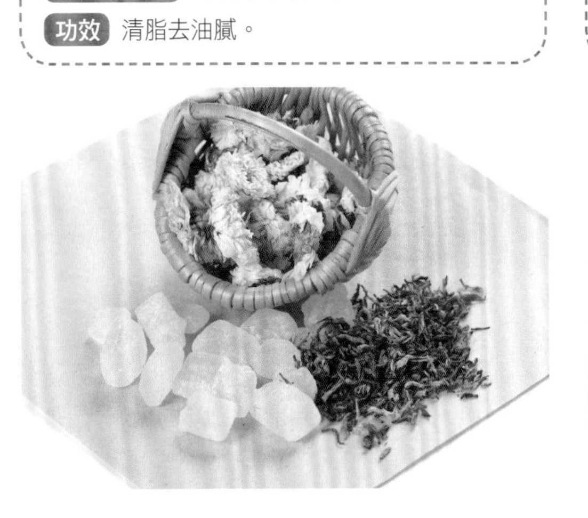

生薑綠茶

材料／生薑 1 塊，綠茶 15 克。

做法／

1. 生薑切片，將材料混合均勻，分成 4 等份。
2. 每份用茶包袋裝起來，熱水沖泡即可飲用。

用法及宜忌 每日早晚各一次。

功效 清脂去油膩。

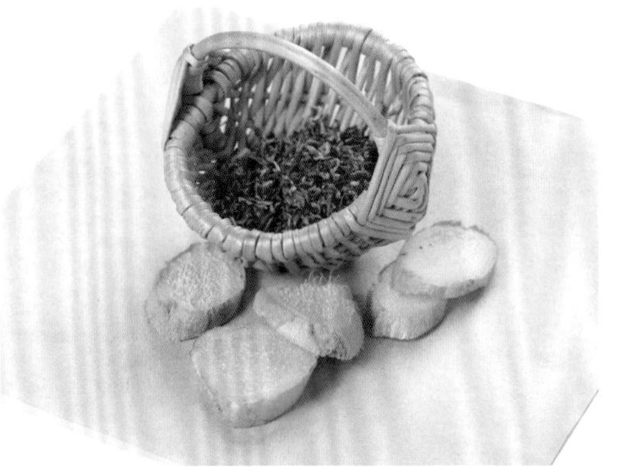

減肥瘦身茶包

體重超過標準值會帶來各種健康問題。減肥的方式除了控制飲食和合理運動以外，喝一點精心搭配的中藥茶包也能做為減肥的輔助方式，同時搭配飲食控制和運動，效果更好。

山楂消脂茶

材料／山楂 7 克，陳皮 9 克，黑糖適量。

做法／

1. 將材料混合均勻，分成 4 等份。
2. 每份用茶包袋裝起來，熱水沖泡即可飲用。

用法及宜忌

隨時飲用。唯胃酸過高、有潰瘍患者不宜飲用。

功效

幫助消化、理氣、消脂。適用於體形偏胖，常覺口中黏膩或喉中多痰，或平時胃酸偏低，或腸胃悶不舒服者。

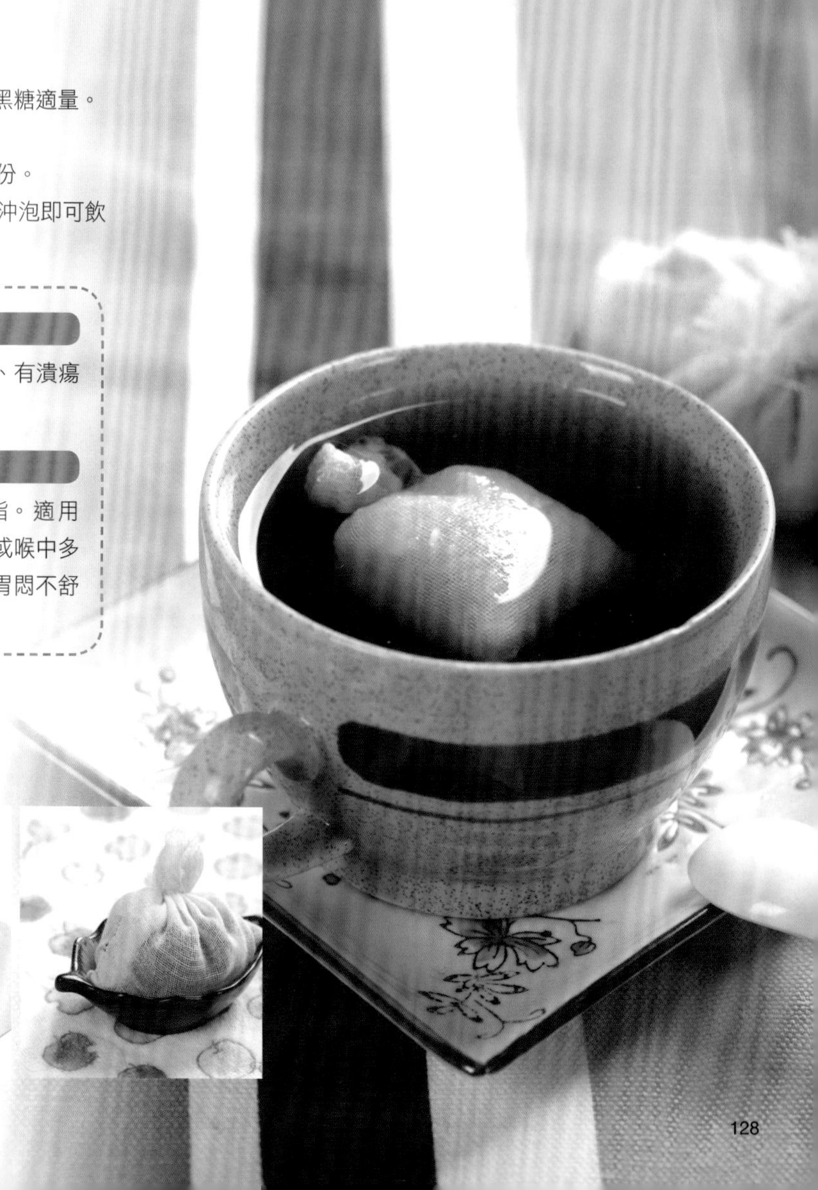

烏龍消脂益壽茶

材料／烏龍茶 6 克，何首烏 30 克，冬瓜皮 18 克，山楂 15 克。

做法／

1. 將材料混合均勻，分成 4 等份。
2. 每份用茶包袋裝起來，熱水沖泡即可飲用。

用法及宜忌 每日早晚各一次。

功效 消脂，減肥，益壽。

山楂荷葉茶

材料／乾山楂 30 克，荷葉 15 克。

做法／

1. 將山楂切片（也可直接買片狀或條狀），荷葉撕碎。
2. 混合在一起入鍋炒 2～3 分鐘。出鍋，放涼後分成 3 等份。
3. 每份用茶包袋裝好，熱水沖泡即可飲用。

用法及宜忌 每日早中晚各一次。

功效 減肥消脂，還能降血脂。

普洱茶

材料／普洱茶茶餅 30 克。

做法／

1. 將材料掰成小塊，分成 4 等份。
2. 每份用茶包袋裝起來，熱水沖泡即可飲用。

用法及宜忌 每日早晚各一次。

功效 普洱茶可抑制小腹脂肪堆積。

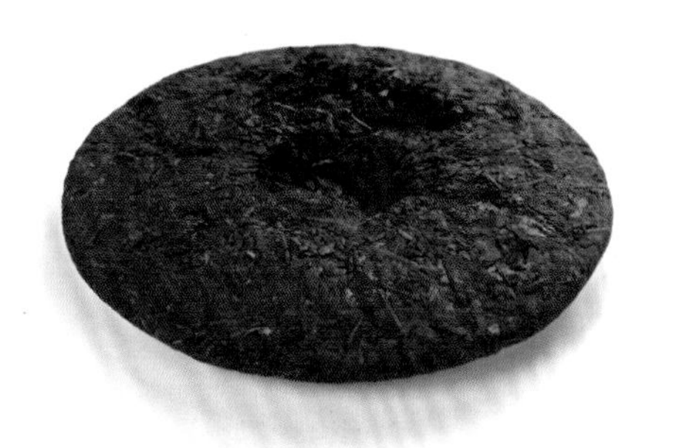

山楂麥芽茶

材料／乾山楂 25 克，麥芽 25 克。

做法／

1. 將麥芽炒出香味。
2. 10 克山楂、5 克麥芽混合均勻後用茶包袋裝好，熱水沖泡即可飲用。

用法及宜忌 飯後各一次，孕婦及哺乳期女性禁用。

功效 各種原因引起的積食，消化不良。

荷葉茶

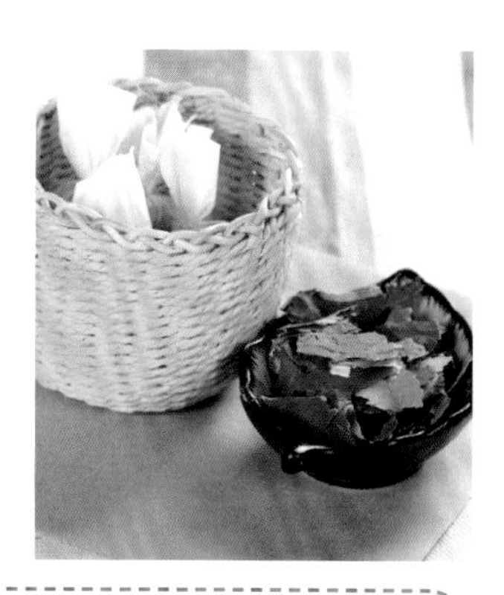

材料／

荷葉 15 克。

做法／

1. 將材料撕碎，分成 4 等份。
2. 每份用茶包袋裝起來，熱水沖泡即可飲用。

用法及宜忌 每日早晚各一次。

功效 幫助排便順暢，對減肥更有利。

杜仲茶

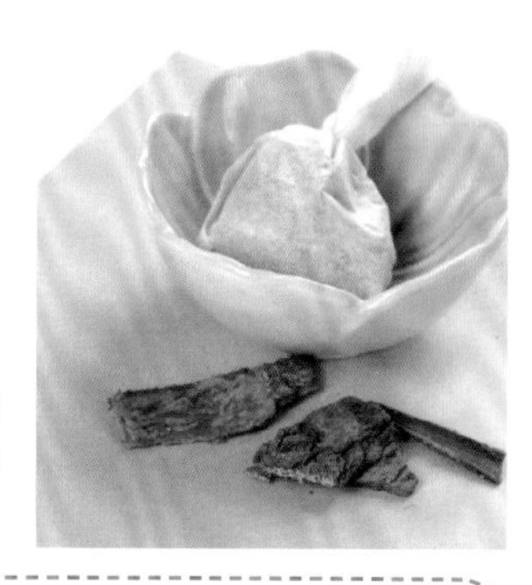

材料／

杜仲 20 克。

做法／

1. 將材料磨碎，分成 4 等份。
2. 每份用茶包袋裝起來，熱水沖泡即可飲用。

用法及宜忌 每日早晚各一次。

功效 可降低中性脂肪。因為杜仲所含成分可促進新陳代謝和熱量消耗，進而使體重下降。除此之外，還有預防衰老、強身健體的作用。

減脂茶

材料／綠茶、山楂、荷葉各 10 克。

做法／

1. 將材料混合均勻，分成 4 等份。
2. 每份用茶包袋裝起來，熱水沖泡即可飲用。

用法及宜忌 每日早晚各一次。

功效 消脂減肥，防治冠心病。適用於高血脂、肥胖症。

山楂銀菊茶

材料／山楂、菊花、金銀花各 10 克。

做法／

1. 將材料混合均勻，分成 5 等份。
2. 每份用茶包袋裝起來，熱水沖泡即可飲用。

用法及宜忌 每日早晚各一次。

功效 減肥，降血脂，降血壓。適用於高血壓、高血脂，頭昏腦漲，體肥乏力；或進食膏脂太過，體形肥胖，口中黏膩，喉中不爽。

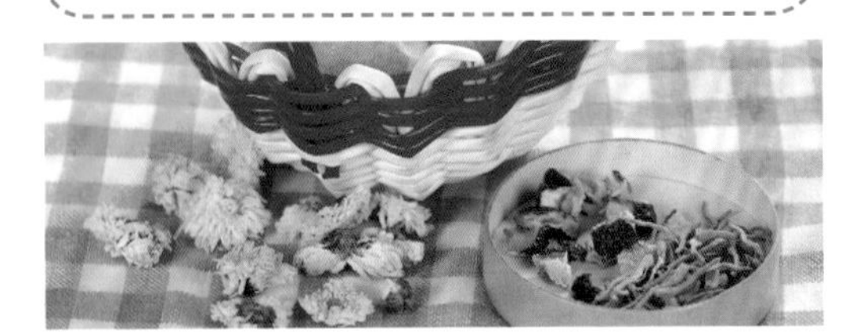

三花減肥茶

材料／玫瑰花、茉莉花、代代花各 2 克，川芎 6 克，荷葉 7 克。

做法／

1. 將材料混合均勻，分成 4 等份。
2. 每份用茶包袋裝起來，熱水沖泡即可飲用。

用法及宜忌 每日一次。陰虛口渴者不宜飲用。

功效 芳香化濁，行氣活血。適用於肥胖症，體重超過正常標準，懶於行動者。

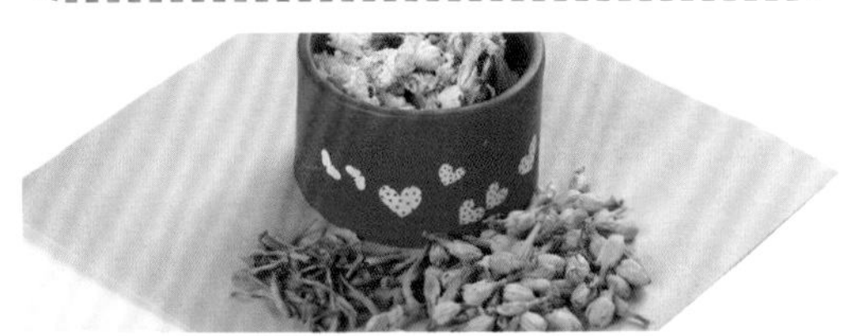

首烏消脂茶

材料／丹參 20 克，何首烏、葛根、桑寄生、黃精各 10 克，甘草 6 克。

做法／

1. 將材料搗成小塊，分成 3 等份。
2. 每份用茶包袋裝起來，熱水沖泡即可飲用。

用法及宜忌 每日早晚各一次。

功效 消脂通脈，活血祛瘀，滋陰益氣。適用於高血脂引起頭暈，胸悶，食慾缺乏。

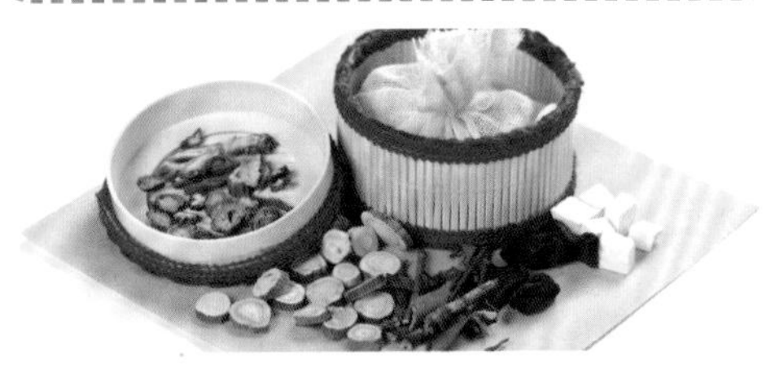

健身消脂茶

材料／綠茶 10 克，何首烏 15 克，澤瀉 10 克，丹參 15 克。

做法／

1. 將材料混合均勻，分成 4 等份。
2. 每份用茶包袋裝起來，熱水沖泡即可飲用。

用法及宜忌 每日一次。有胃潰瘍者，不宜飲用。

功效 活血利濕，消脂減肥。不論老年、壯年，凡血脂偏高，或體形肥胖者，都可以用此方做為保健飲料。

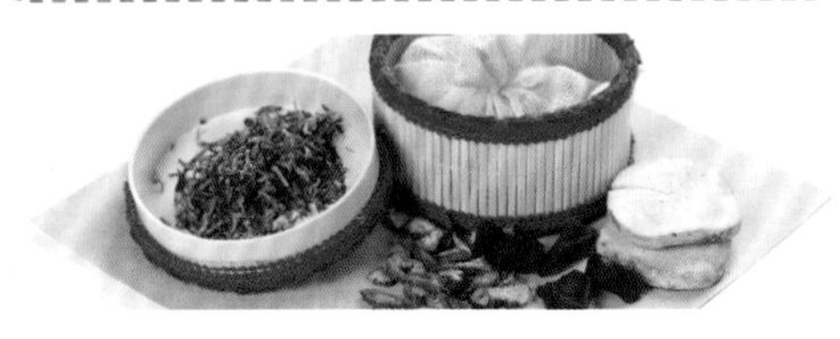

三寶茶

材料／普洱茶、菊花、羅漢果各10克。

做法／

1. 羅漢果搗碎，將材料混合均勻，分成4等份。
2. 每份用茶包袋裝起來，熱水沖泡即可飲用。

用法及宜忌 每日早晚各一次。

功效 消脂，減肥，降血壓。還可用於防治高血壓、高血脂及肝火旺盛之頭痛頭暈。

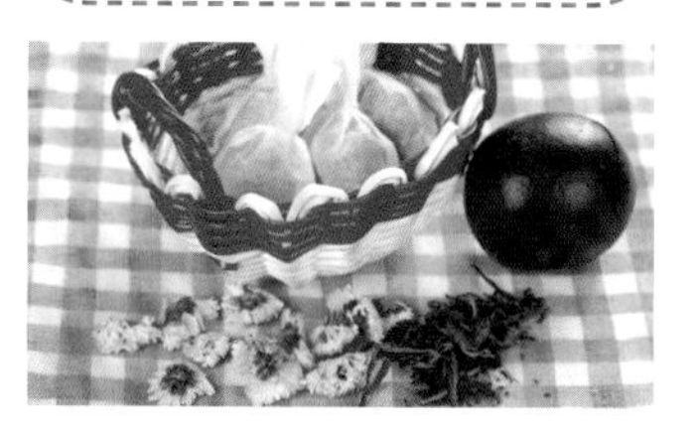

柿葉山楂茶

材料／柿葉10克，山楂12克，茶葉3克。

做法／

1. 柿葉剪碎，將材料混合均勻，分成4等份。
2. 每份用茶包袋裝起來，熱水沖泡即可飲用。

用法及宜忌 每日早晚各一次。

功效 活血化瘀，降血壓，減脂。防治冠心病、高血壓、高血脂等。

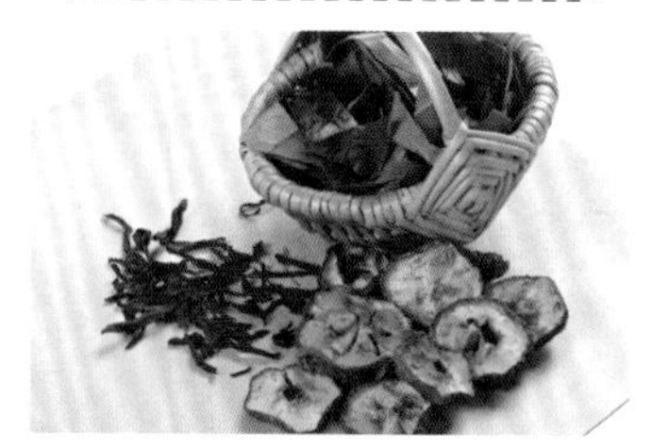

消脂茶

材料／綠茶2克，菊花10克，山楂片25克。

做法／

1. 將材料混合均勻，分成4等份。
2. 每份用茶包袋裝起來，熱水沖泡即可飲用。

用法及宜忌 每日早晚各一次。

功效 消脂，降血壓，化瘀通脈。用於高血脂、動脈硬化、冠心病，以及肝火旺盛之高血壓頭痛。

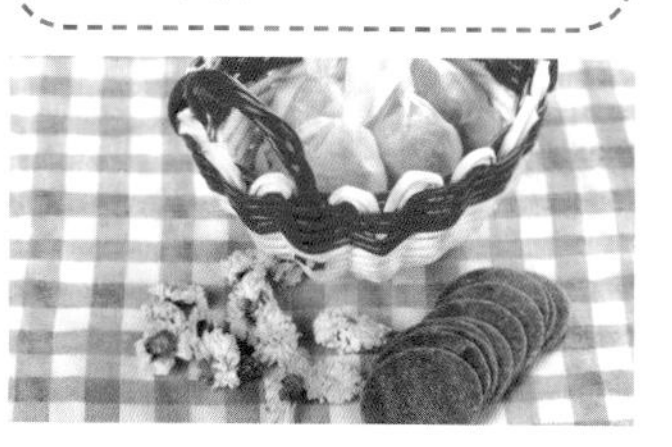

健美減肥茶

材料／茶葉、山楂、麥芽、陳皮、茯苓、澤瀉各10克。

做法／

1. 將材料搗成小塊，分成3等份。
2. 每份用茶包袋裝起來，熱水沖泡即可飲用。

用法及宜忌 每日早晚各一次。

功效 利尿除濕，降血脂，降血壓，減肥。主治高血壓、高血脂及肥胖症。

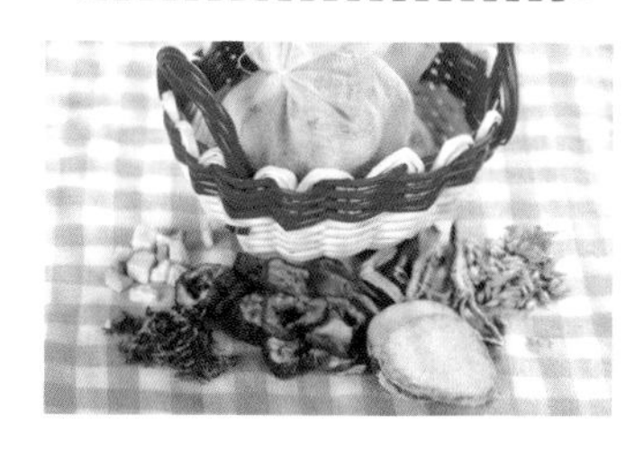

減脂仙藥茶

材料／烏龍茶、荷葉、紫蘇葉、山楂各10克。

做法／

1. 將材料混合均勻，分成4等份。
2. 每份用茶包袋裝起來，熱水沖泡即可飲用。

用法及宜忌 每日早晚各一次。

功效 消脂通脈。主治血脂偏高，肥胖症。

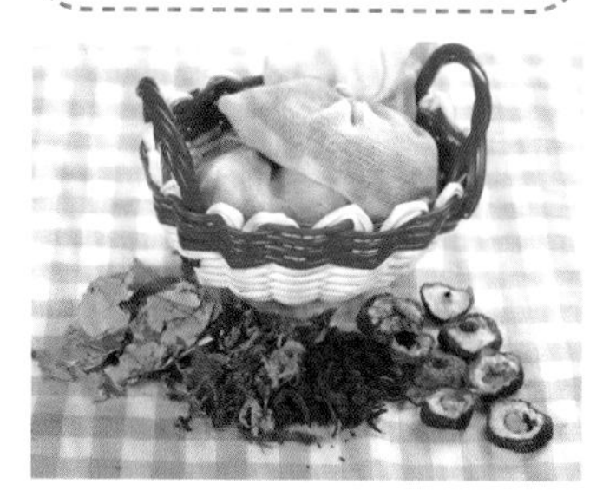

山楂益母茶

材料／山楂30克，益母草10克，茶葉5克。

做法／

1. 將材料混合均勻，分成4等份。
2. 每份用茶包袋裝起來，熱水沖泡即可飲用。

用法及宜忌 每日早晚各一次。

功效 清熱化痰、活血，降血脂，通脈。主治冠心病，高血脂。

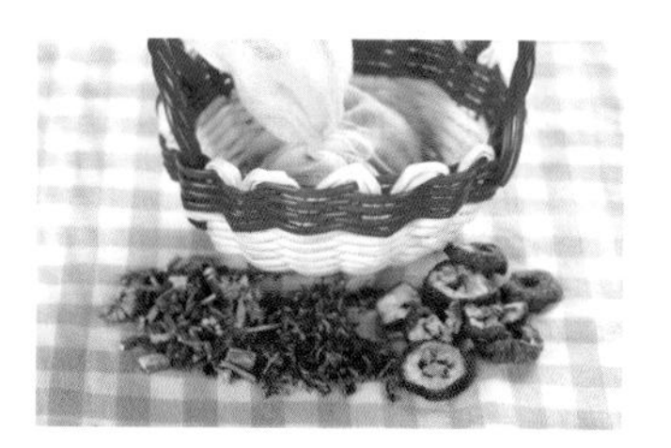

桑白皮蘆根茶

材料／桑白皮 20 克，蘆根 10 克。

做法／

1. 將材料混合均勻，分成 4 等份。
2. 每份用茶包袋裝起來，熱水沖泡即可飲用。

用法及宜忌 每日早晚各一次。

功效 常飲用有降血壓作用，可調節新陳代謝並治肥胖症。

山楂銀菊茶

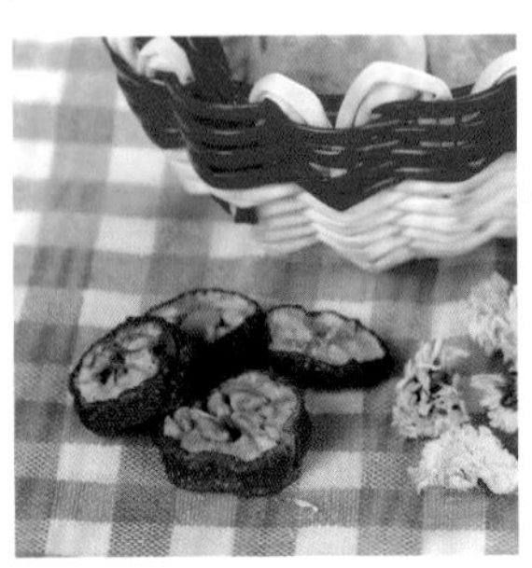

材料／山楂、菊花、金銀花各 10 克。

做法／

1. 將材料搗成小塊，分成 3 等份。
2. 每份用茶包袋裝起來，熱水沖泡即可飲用。

用法及宜忌 每日早晚各一次。

功效 活血化瘀，散腫降血脂，清熱平肝。主治肥胖，高血脂，高血壓。

山楂薏仁荷葉茶

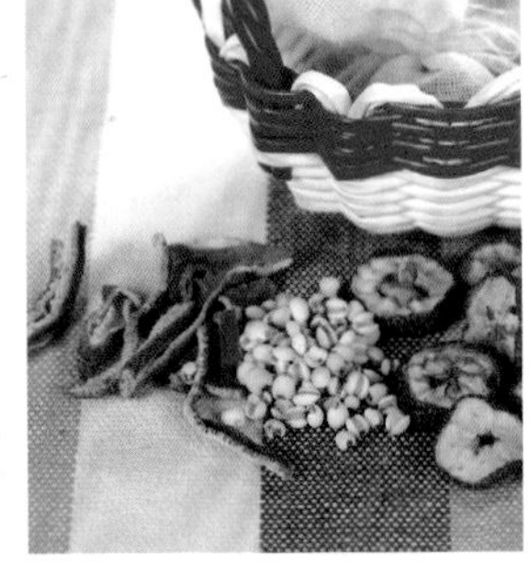

材料／生山楂 10克，薏仁 10 克，乾荷葉 60 克，陳皮 5 克。

做法／

1. 將材料混合均勻，分成 10 等份。
2. 每份用茶包袋裝起來，熱水沖泡即可飲用。

用法及宜忌 每日早晚各一次。

功效 活血化瘀，散腫降血脂，清熱平肝。主治肥胖、高血脂、高血壓。

荷葉決明茶

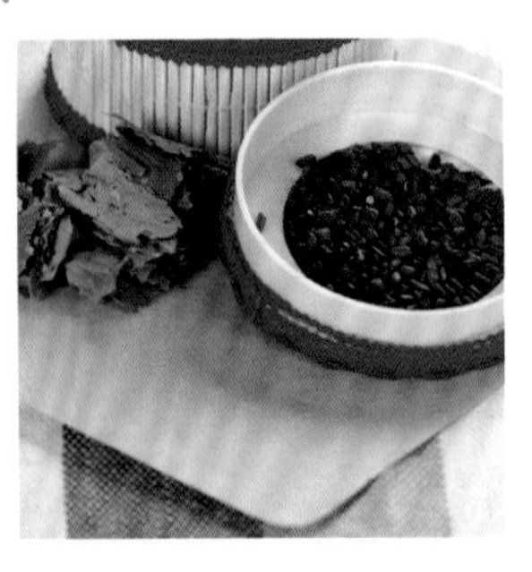

材料／荷葉、蒼朮、決明子各 20 克。

做法／

1. 將材料混合均勻，分成 4 等份。
2. 每份用茶包袋裝好，熱水沖泡即可飲用。

用法及宜忌 每日早晚各一次，2～3 個月為一個療程。

功效 對減重、降低血脂有一定療效。

山楂茶

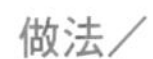

材料／山楂 30 克，益母草 10 克，茶葉 5 克。

做法／

1. 將材料混合均勻，分成 4 等份。
2. 每份用茶包袋裝起來，熱水沖泡即可飲用。

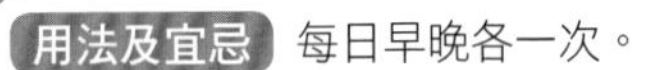

用法及宜忌 每日早晚各一次。

功效 清熱化痰，活血，降血脂，通脈。主治冠心病，高血脂。

雙烏茶

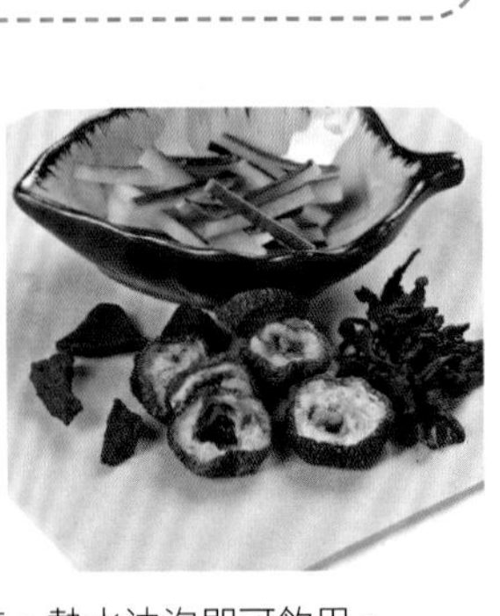

材料／烏龍茶 5 克，何首烏 30 克，乾山楂 20 克，冬瓜皮 20 克。

做法／

1. 將材料混合均勻，分成 6 等份。
2. 每份用茶包袋裝起來，熱水沖泡即可飲用。

用法及宜忌 每日早晚各一次。

功效 減肥消脂。

玉盤葫蘆茶

材料／烏龍茶 25 克，乾荷葉 25 克，葫蘆殼 10 克，陳皮 5 克。

做法／

1. 將材料混合均勻，分成6等份。
2. 每份用茶包袋裝起來，熱水沖泡即可飲用。

用法及宜忌 每日早晚各一次。

功效 減肥消脂。

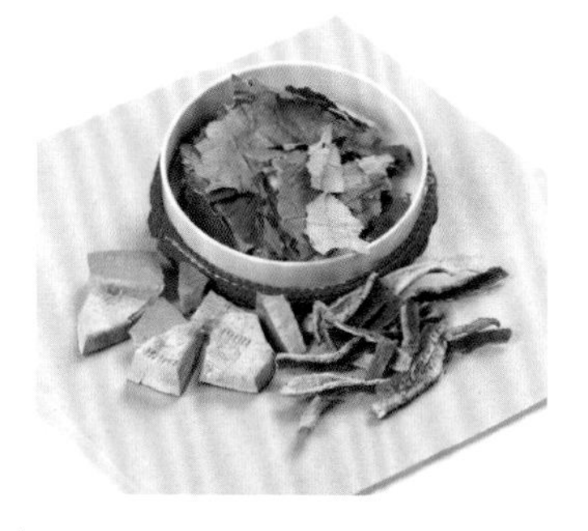

清絡茶

材料／乾荷葉 50 克，綠茶 5 克，絲瓜皮 6 克，西瓜翠衣 5 克。

做法／

1. 將材料混合均勻，分成6等份。
2. 每份用茶包袋裝起來，熱水沖泡即可飲用。

用法及宜忌 每日早晚各一次。

功效 減肥消脂，清火。

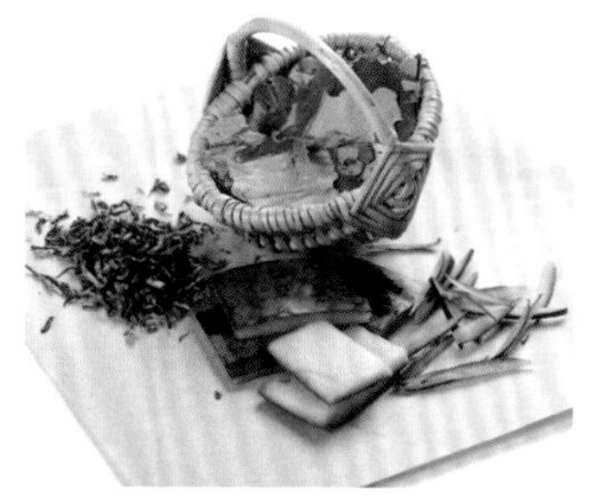

荷葉茶

材料／荷葉 1 張，生山楂、生薏仁各 10 克，陳皮 5 克。

做法／

1. 將材料搗成小塊，分成3等份。
2. 每份用茶包袋裝起來，熱水沖泡即可飲用。

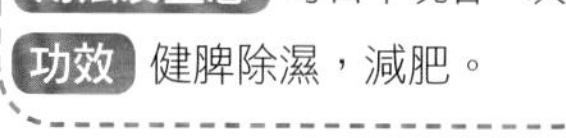

用法及宜忌 每日早晚各一次。

功效 健脾除濕，減肥。

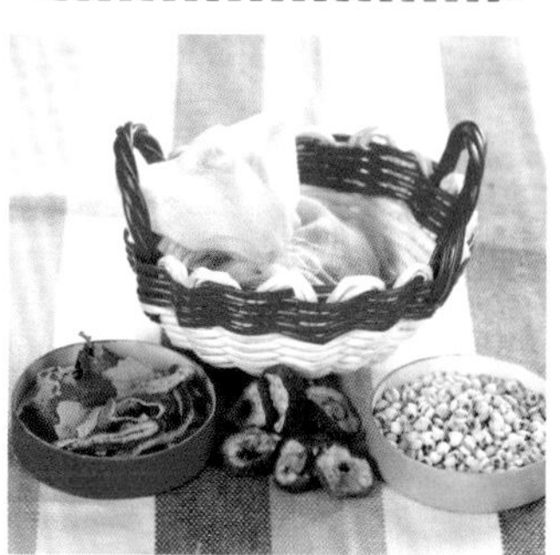

羅布麻茶

材料／羅布麻葉 50 克。

做法／

1. 將材料均勻分成 4 等份。
2. 每份用茶包袋裝起來，熱水沖泡即可飲用。

用法及宜忌 每日早晚各一次。

功效 清火消痰，消腫減肥。

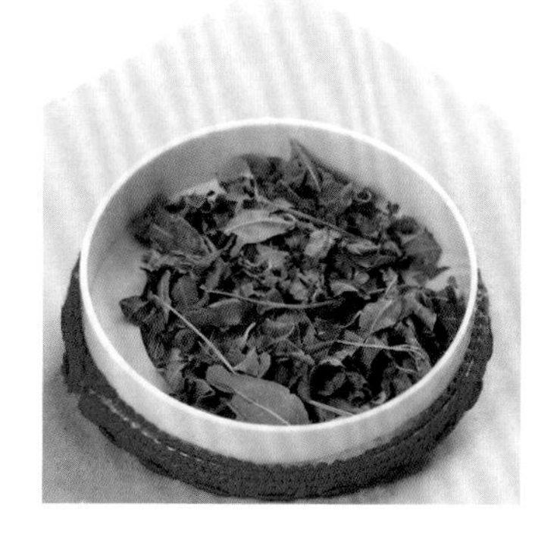

「將軍肚」茶

材料／山楂、生黃耆各 15 克，生大黃 5 克，生薑 3 片，生甘草、荷葉各 3 克。

做法／

1. 山楂炒焦，生大黃磨成粉。
2. 將材料混合均勻，分成 4 等份。
3. 每份用茶包袋裝起來，熱水沖泡即可飲用。

用法及宜忌 每日早晚各一次。

功效 益氣消脂，通腑除積，輕身健步。尤其對消除腹部脂肪，有明顯的效果。

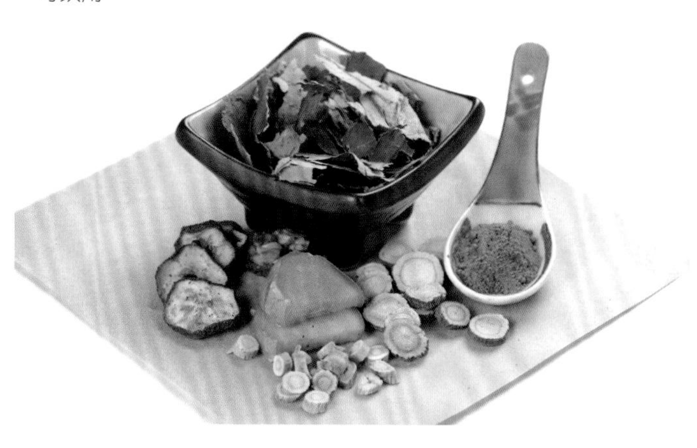

美容養顏茶包

中藥美容現在非常流行，安全、有效。一杯瀰漫淡淡香氣的茶飲，讓你從內而外散發迷人風采。

玫瑰茶

材料／玫瑰花 15 克。

做法／

1. 將材料均勻分成 4 等份。
2. 每份用茶包袋裝起來，熱水沖泡即可飲用。

用法及宜忌 每日早晚各一次。

功效 改善貧血症狀。

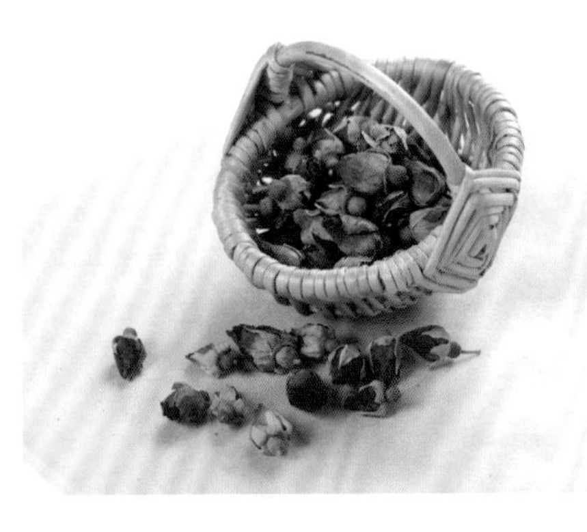

桂圓茶

材料／桂圓肉 8 克，綠茶 6 克，冰糖適量。

做法／

1. 將材料混合均勻，分成 4 等份。
2. 每份用茶包袋裝起來，熱水沖泡即可飲用。

用法及宜忌 每日一次，睡前服用。

功效 補血，緩解貧血。

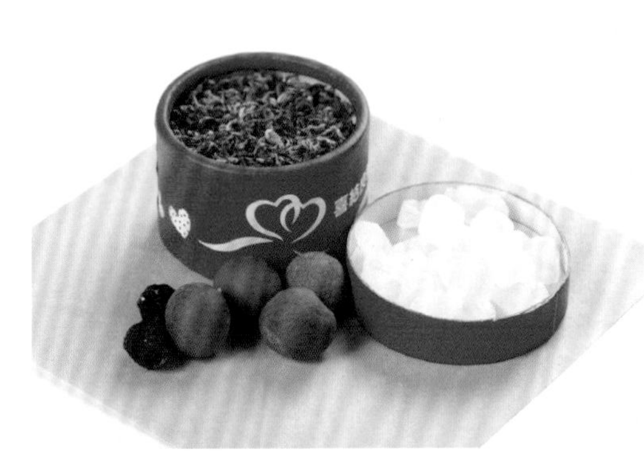

甘草小麥茶

材料／甘草 5 克，小麥 25 克，紅棗 10 顆，綠茶 5 克，冰糖適量。

做法／

1. 將材料混合均勻，分成 5 等份。
2. 每份用茶包袋裝起來，熱水沖泡即可飲用。

用法及宜忌 每日早晚各一次。

功效 安定情緒。

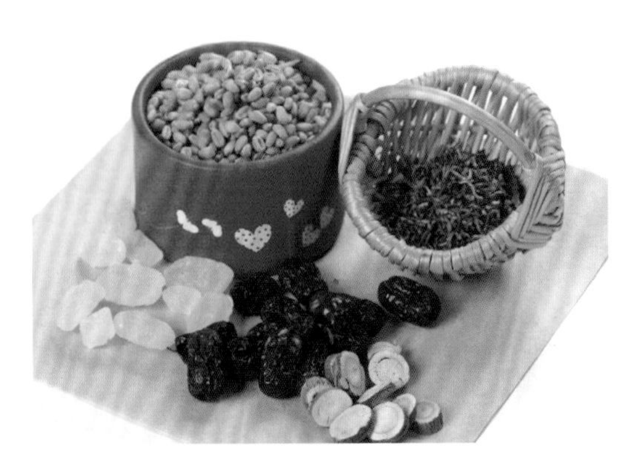

薰衣草茶

材料／薰衣草 20 克。

做法／

1. 將材料均勻分成 4 等份。
2. 每份用茶包袋裝起來，熱水沖泡即可飲用。

用法及宜忌 每日早晚各一次。

功效 具有良好的舒緩作用，助安眠，趕走煩躁情緒。

陳皮茶

材料／陳皮 12 克，綠茶 6 克。

做法／

1. 將材料混合均勻，分成 4 等份。
2. 每份用茶包袋裝起來，熱水沖泡即可飲用。

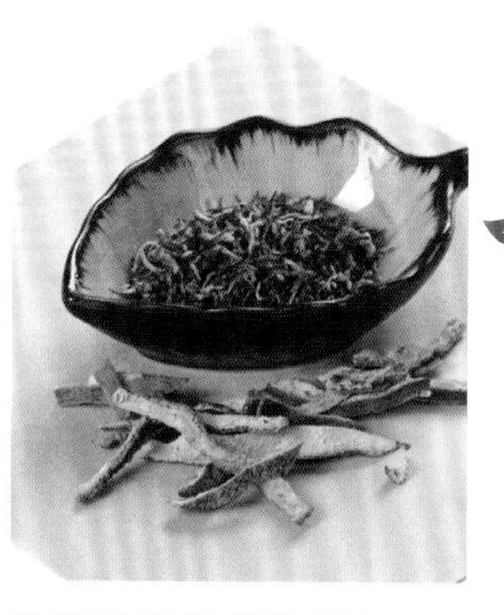

用法及宜忌 每日早晚各一次。

功效 降火，治療頭暈頭昏症狀。

三花茶

材料／茉莉花 2 克，玫瑰花 2 克，白菊花 2 克，烏龍茶 4 克。

做法／

1. 將材料混勻，分成 3 等份。
2. 每份用茶包袋裝起來，熱水沖泡即可飲用。

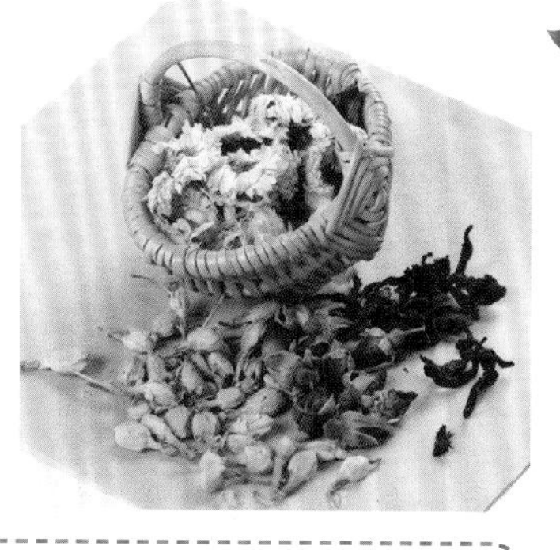

用法及宜忌 每日早晚各一次。

功效 消除煩躁情緒，排除憂鬱不安。

蓮心茶

材料／甘草 8 克，蓮子心 6 克。

做法／

1. 將材料混合均勻，分成 4 等份。
2. 每份用茶包袋裝起來，熱水沖泡即可飲用。

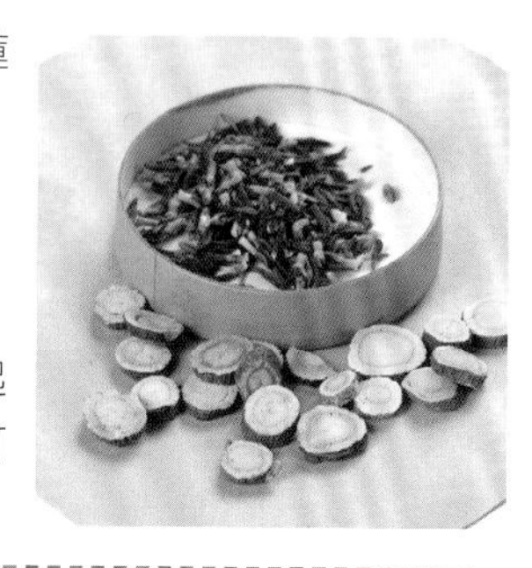

用法及宜忌 每日早晚各一次。

功效 消除煩躁，安穩心神，幫助入眠。

玫瑰人參茶

材料／玫瑰 10 克，人參片 5 克。

做法／

1. 將材料混合均勻，分成 4 等份。
2. 每份用茶包袋裝起來，熱水沖泡即可飲用。

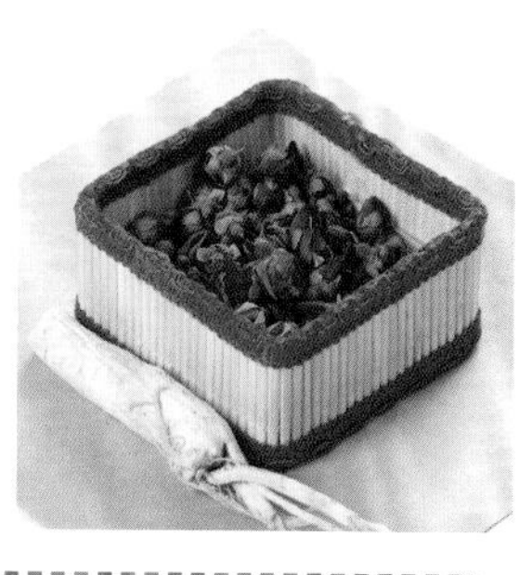

用法及宜忌 每日早晚各一次。

功效 保持肌膚光滑細嫩，延緩衰老。

茉莉花茶

材料／茉莉花 10 克。

做法／

1. 將材料分成 4 等份。
2. 每份用茶包袋裝起來，熱水沖泡即可飲用。

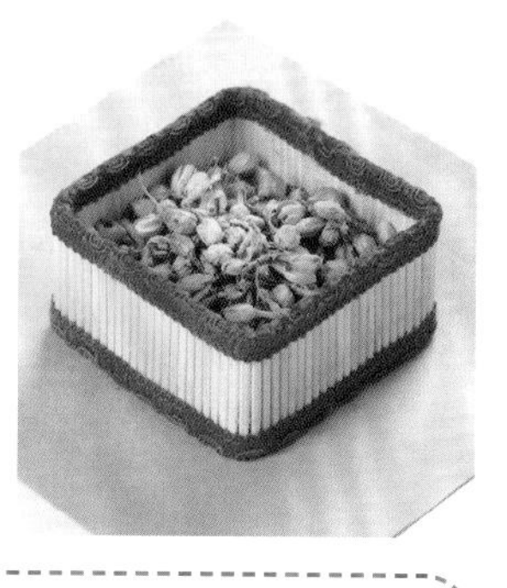

用法及宜忌 每日早晚各一次。

功效 安定心神，緩解頭痛症狀。

玫瑰薄荷茶

材料／玫瑰 4 克，薄荷 4 克，菊花 4 克，冰糖適量。

做法／

1. 將材料搗成小塊，分成 3 等份。
2. 每份用茶包袋裝起來，熱水沖泡即可飲用。

用法及宜忌 每日早晚各一次。

功效 去身體熱氣，改善緩解頭疼。

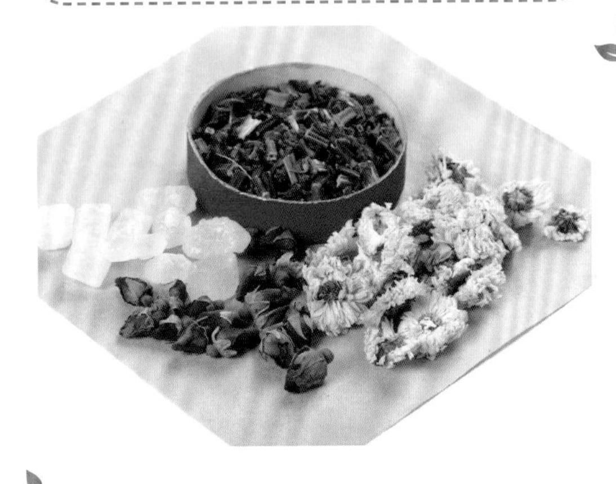

玉蘭花茶

材料／玉蘭花 2 朵，綠茶 1 匙，精鹽 1 匙。

做法／

1. 玉蘭花搗成小塊，將材料混勻，分成 3 等份。
2. 每份用茶包袋裝起來，熱水沖泡即可飲用。

用法及宜忌 每日早晚各一次。

功效 促進新陳代謝，美白肌膚。

益母草茶

材料／益母草 15 克，山楂 25 克。

做法／

1. 將材料混合均勻，分成 4 等份。
2. 每份用茶包袋裝起來，熱水沖泡即可飲用。

用法及宜忌 每日早晚各一次。

功效 長期飲用可以調節內分泌，使皮膚的免疫力增強，延緩肌膚老化。

潤肌養顏茶

材料／生地黃 12 克，山楂 15 克，蔗糖適量。

做法／

1. 將材料混合均勻，分成 4 等份。
2. 每份用茶包袋裝起來，熱水沖泡即可飲用。

用法及宜忌 每日早晚各一次。

功效 清熱涼血，保養肌膚。用於皮膚粗糙，搔癢等。

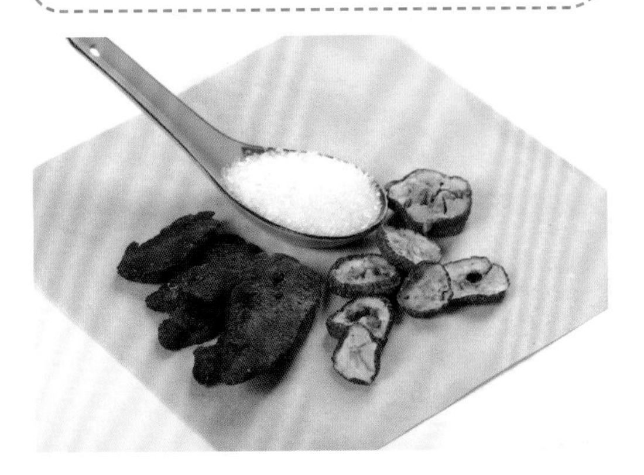

茉莉香片茶

材料／乾茉莉花 1 小匙，茶葉 1 大匙，蜂蜜 1 小匙。

做法／

1. 將乾茉莉花與茶葉混合均勻，分成 4 等份。
2. 每份用茶包袋裝起來，熱水沖泡後，調入蜂蜜適量即可飲用。

用法及宜忌 每日一次，睡前服用。

功效 提神醒腦，開鬱解煩。

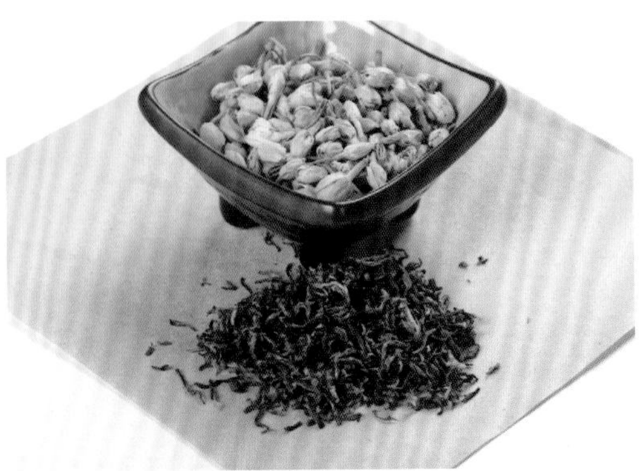

慈禧珍珠茶

材料／珍珠粉、茶葉各 15 克。

做法／

1. 將材料混合均勻，分成 4 等份。
2. 每份用茶包袋裝起來，熱水沖泡即可飲用。

用法及宜忌 每日早晚各一次。

功效 潤肌澤膚，保青春，養顏美容。

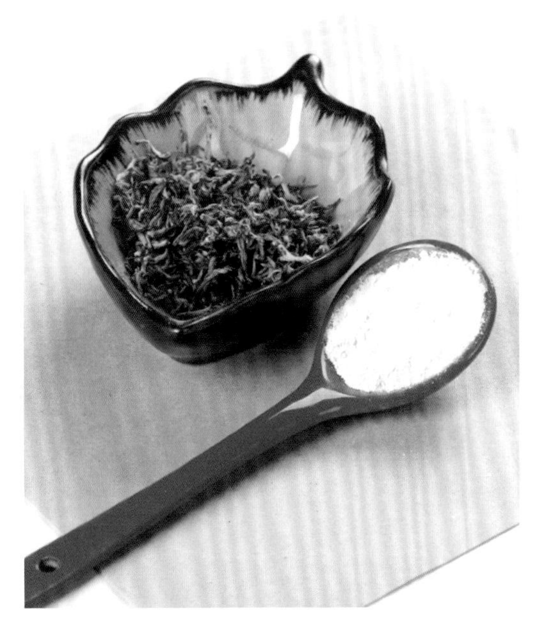

二香養顏茶茶

材料／丁香 25 克，生薑 50 克，紅茶 25 克，鹽 10 克，甘草 15 克。

做法／

1. 將材料混合均勻，分成 10 等份。
2. 每份用茶包袋裝起來，熱水沖泡即可飲用。

用法及宜忌 每日早晚各一次。

功效 補脾、養血、健胃、安神、解鬱，久服可美白肌膚，使皮膚細滑，減少皺紋。

玫瑰蜜茶

材料／乾玫瑰花 20 克，綠茶 20 克，蜂蜜適量。

做法／

1. 玫瑰花 5 克、綠茶 5 克用茶包袋裝好。
2. 開水沖泡 2 分鐘後，加少許蜂蜜調味即可飲用。

用法及宜忌 每日一次，脾胃虛寒者飯後飲用。

功效 美容養顏。

紅棗菊花茶

材料／紅棗 50 克，菊花 15 克。

做法／

1. 將材料混合均勻，分成 4 等份。
2. 每份用茶包袋裝起來，熱水沖泡即可飲用。

用法及宜忌 每日早晚各一次。

功效 健脾補血、清肝明目，長期飲用可使臉頰紅潤，達到保健防病、養顏美容的作用。

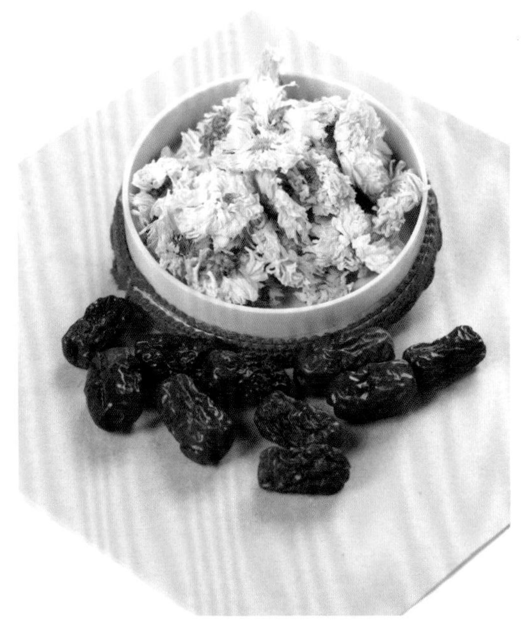

去斑去痘茶包

中醫認為皮膚問題很多都是由上火引起，所以治療上也都以清熱解毒為主。

養血美顏茶

材料／青果6克，桂圓肉6克，枸杞子6克，冰糖適量。

做法／

1. 將材料混合均勻，分成4等份。
2. 每份用茶包袋裝起來，熱水沖泡即可飲用。

用法及宜忌

每日早晚各一次。

功效

養血滋陰，滋潤肌膚。適合面色枯黃，皮膚乾燥，體形較瘦者飲用。

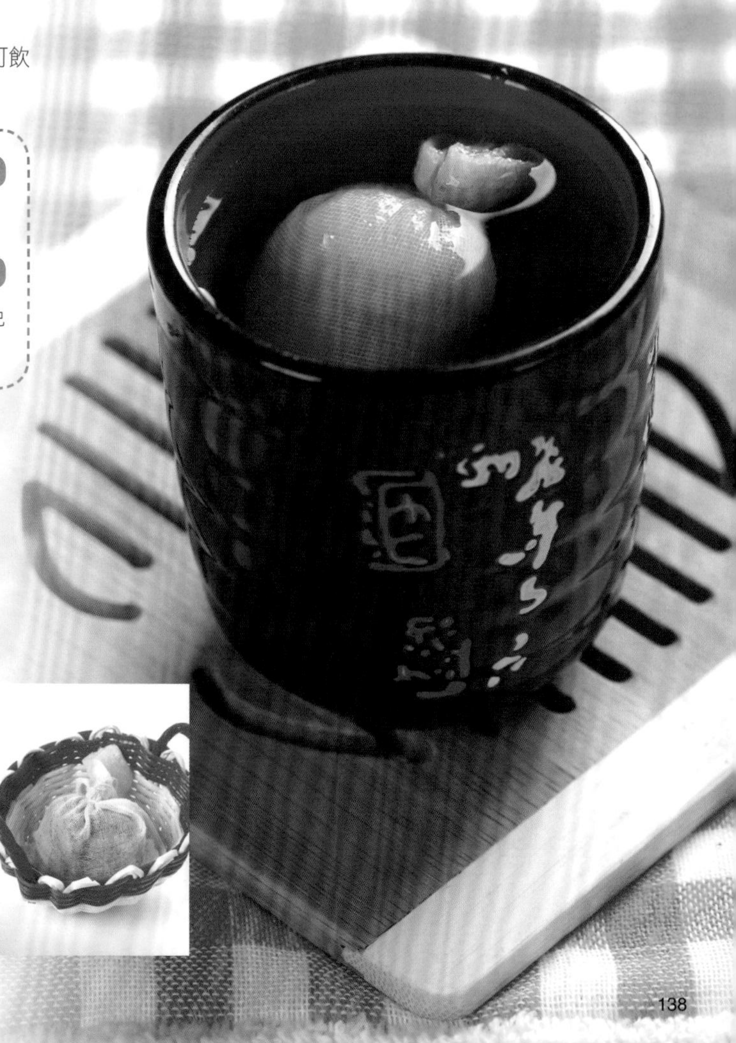

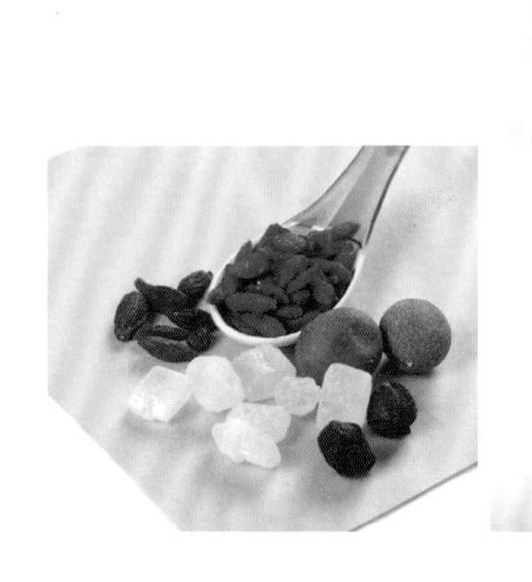

銀杞護膚茶

材料／銀耳 9 克（先浸泡過），枸杞子 15 克，冰糖適量。

做法／

1. 將材料混合均勻，分成 4 等份。
2. 每份用茶包袋裝起來，熱水沖泡即可飲用。

用法及宜忌 每日一次，睡前服用。

功效 補肺腎，美容顏，潤肌膚。適合面色枯黃，皮膚乾燥，視物模糊者飲用。

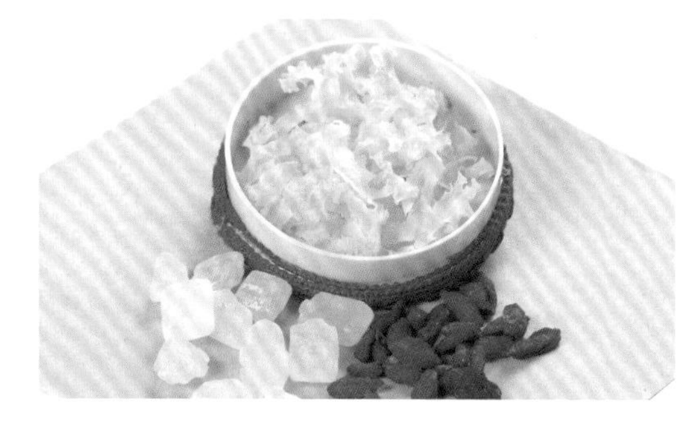

芝麻秀髮茶

材料／黑芝麻 10 克（熟焙），茶葉 3 克。

做法／

1. 將材料混合均勻，分成 3 等份。
2. 每份用茶包袋裝起來，熱水沖泡即可飲用。

用法及宜忌 每日早晚各一次。

功效 滋腎清熱，用於毛髮乾枯、皮膚粗糙，達到滋潤頭髮、美容的作用。

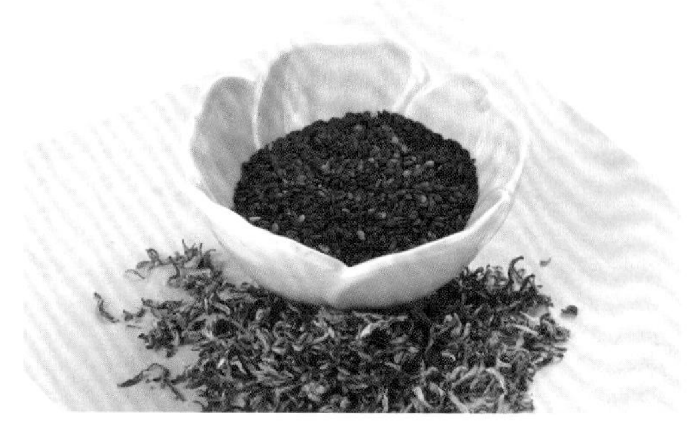

淨面美顏茶

材料／當歸 9 克，山楂 9 克。

做法／

1. 將材料搗成小塊後混合均勻，分成 4 等份。
2. 每份用茶包袋裝起來，熱水沖泡即可飲用。

用法及宜忌 每日早晚各一次。

功效 養血調肝，散鬱祛瘀。主治黃褐斑。

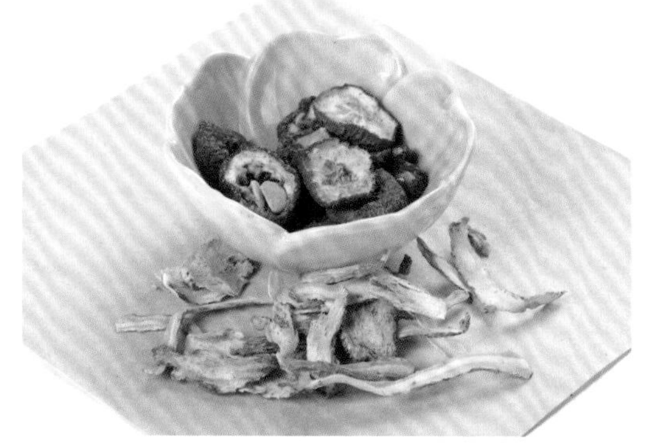

蜜茶

材料／綠茶 20 克，蜂蜜適量。

做法／

1. 將茶葉分成 4 等份。
2. 每份用茶包袋裝起來，用熱水沖泡，加入適量蜂蜜調勻即可飲用。

用法及宜忌 每日早晚各一次。

功效 改善便祕症狀，有效幫助潤腸通便，潤燥。

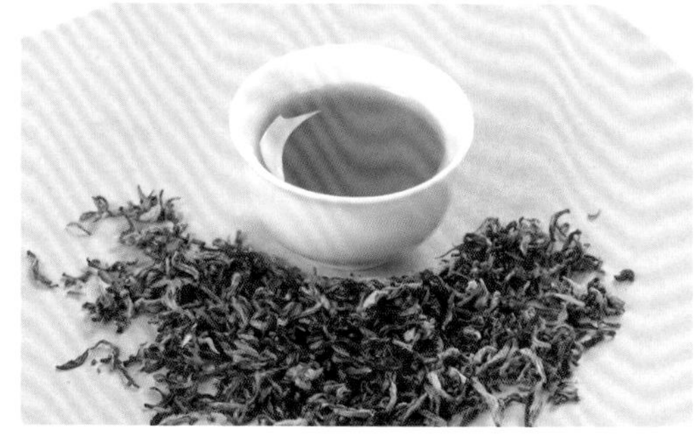

清火茶包

火為百病之源，中醫認為，絕大多數的疾病都跟上火分不開，而茶最清火，所以飲茶也就成了清火最好的方式之一。

清肝火

表現為目赤腫痛，同時伴有頭暈腦漲，口苦咽乾，面紅易怒。治療應以清瀉肝火為主，用龍膽草、夏枯草、梔子、麥冬等清肝火藥進行治療。目赤腫痛較重者，可加蒲公英、大青葉等清熱瀉火藥。

蒲公英苦瓜冰糖茶

材料／蒲公英 10 克，苦瓜片 30 克，冰糖 20 克。

做法／

1. 將材料混合均勻，分成 4 等份。
2. 每份用茶包袋裝起來，熱水沖泡即可飲用。

用法及宜忌 每日早晚各一次。

功效 清瀉肝火。

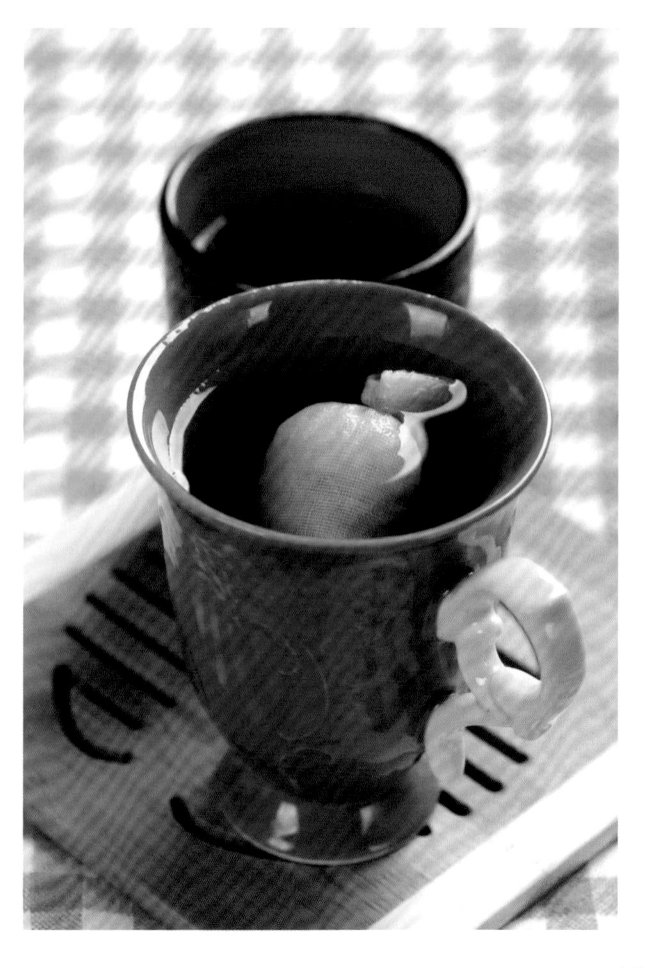

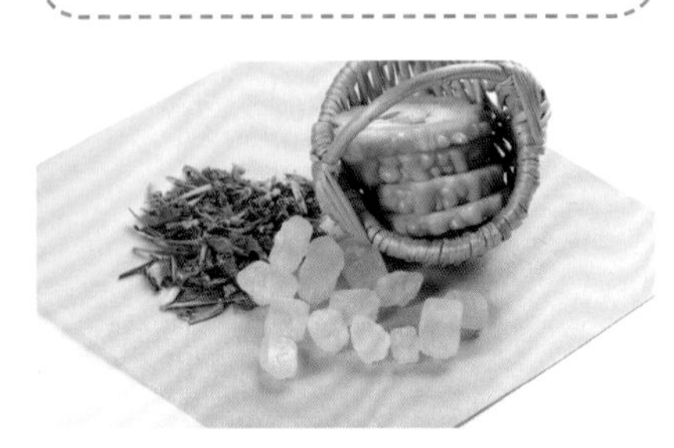

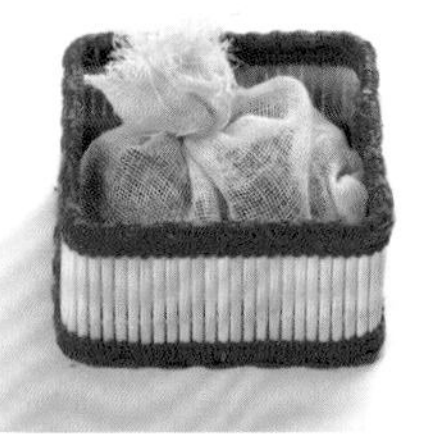

白花蛇草茶

材料／白花蛇舌草 20 克，烏龍茶 15 克。

做法／

1. 白花蛇舌草剪碎，和茶葉混合均勻後分成 3 等份。
2. 每份用茶包袋裝好，用熱水沖泡即可飲用。

用法及宜忌 每日一次，時間不限。

功效 降肝火，疏肝理氣。

菊花薄荷茶

材料／菊花 10 克，金銀花 5 克，薄荷 3 克。

做法／

1. 將材料撕碎，分成 4 等份。
2. 每份用茶包袋裝起來，熱水沖泡即可飲用。

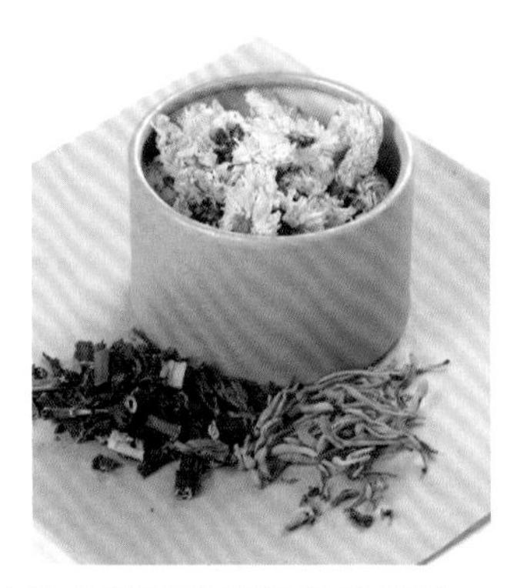

用法及宜忌 每日早晚各一次。

功效 清肝明目。

麥冬夏枯草茶

材料／麥冬 10 克，夏枯草 15 克。

做法／

1. 將材料搗成小塊，分成 4 等份。
2. 每份用茶包袋裝起來，熱水沖泡即可飲用。

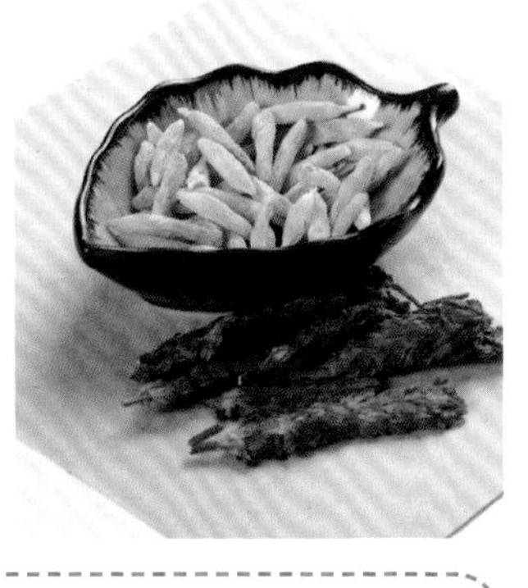

用法及宜忌 每日一次，睡前服用。

功效 清瀉肝火。

夏枯草茶

材料／夏枯草 20 克，冰糖 20 克。

做法／

1. 將夏枯草揉碎分成 4 等份。
2. 每份搭配 2 塊冰糖用茶包袋裝好，熱水沖泡即可飲用。

用法及宜忌 每日兩次，腹痛、大便溏泄者慎用。

功效 清肝火。

蒲公英茶

材料／蒲公英 15 克。

做法／

1. 將材料均勻分成 4 等份。
2. 每份用茶包袋裝起來，熱水沖泡即可飲用。

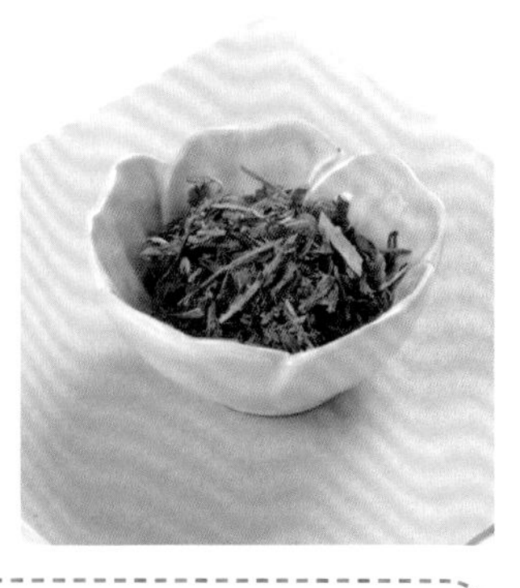

用法及宜忌 每日早晚各一次。

功效 清瀉肝火。

麥冬梔子茶

材料／麥冬 10 克，梔子 15 克。

做法／

1. 將材料搗成小塊，分成 3 等份。
2. 每份用茶包袋裝起來，熱水沖泡即可飲用。

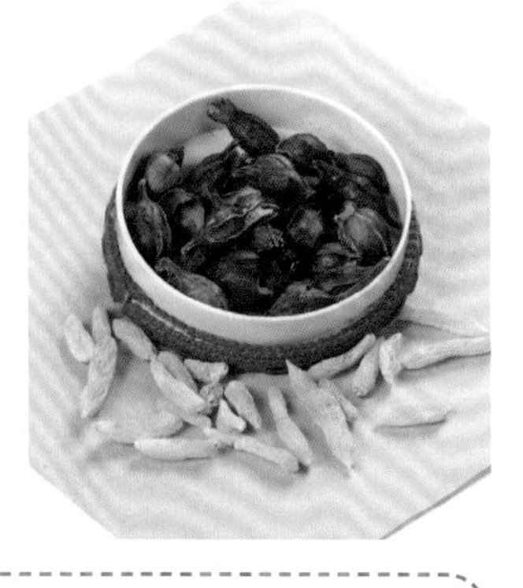

用法及宜忌 每日早晚各一次。

功效 清瀉肝火。

清心火

表現為口舌生瘡，心胸煩熱，失眠，尿黃便結等症狀。治療以清瀉心火為主，可選用生地黃、黃連、黃芩、梔子等，也可選用科學中藥中的牛黃清心丸等進行治療。

蓮子梔子茶

材料／蓮子 20 克，梔子 10 克，冰糖適量。

做法／

1. 將材料混合均勻，分成 4 等份。
2. 每份用茶包袋裝起來，熱水沖泡即可飲用。

用法及宜忌 每日早晚各一次。

功效 蓮子可以補脾止瀉，益腎澀精，養心安神。梔子可瀉火除煩，清熱利尿，涼血解毒。

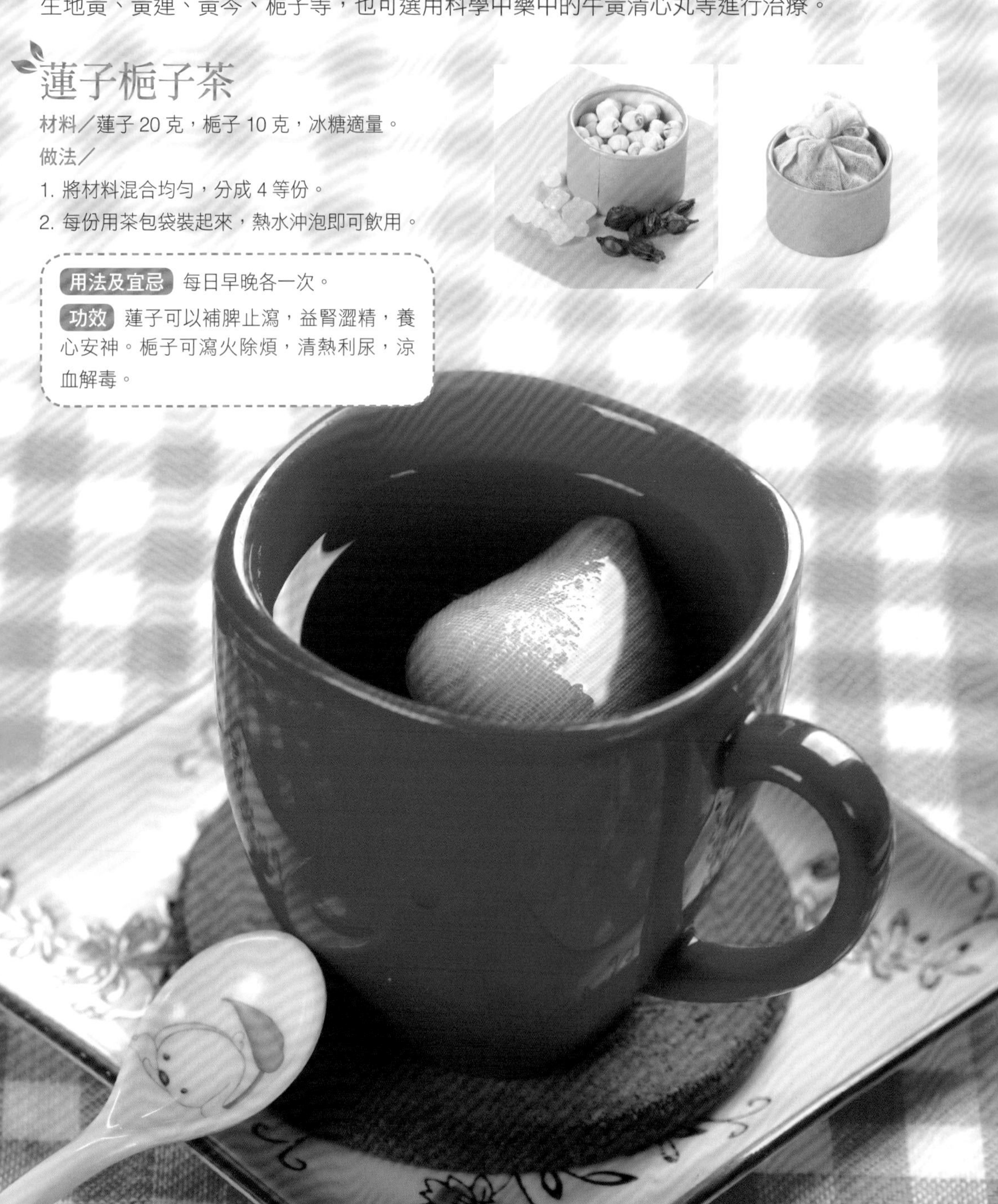

蓮心茶

材料／蓮子心 20 克。

做法／將材料分成 5 等份，每份用茶包袋裝好。開水沖泡後飲用。

用法及宜忌 每日一次。脾胃虛寒者應慎用。

功效 清心除煩。

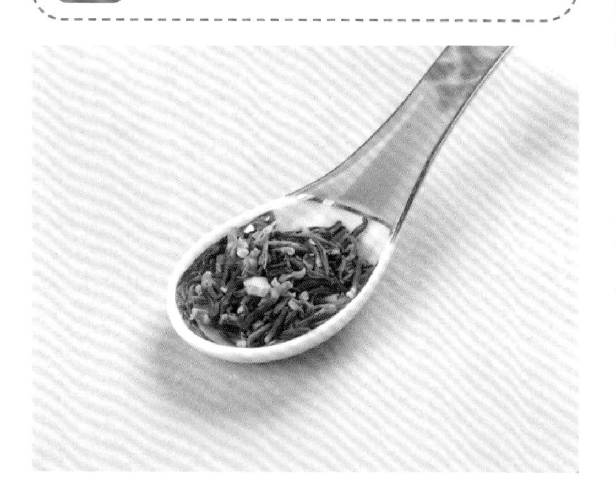

梔子蓮心茶

材料／梔子 10 克，蓮子心 3 克，菊花 3 克。

做法／

1. 將材料混合均勻，分成 4 等份。
2. 每份用茶包袋裝起來，熱水沖泡即可飲用。

用法及宜忌 每日早晚各一次。

功效 清心除煩。

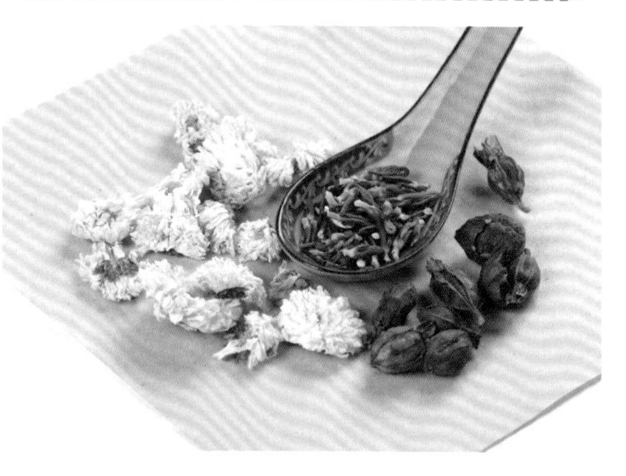

黃連甘草茶

材料／黃連 5 克，甘草 15 克。

做法／

1. 將材料混合均勻，分成 4 等份。
2. 每份用茶包袋裝起來，熱水沖泡即可飲用。

用法及宜忌 每日早晚各一次。

功效 黃連是最好的降火藥，若心火較旺盛，可多用黃連清心瀉火。黃連苦味重，可以加一點甘草，一起配著泡水喝。

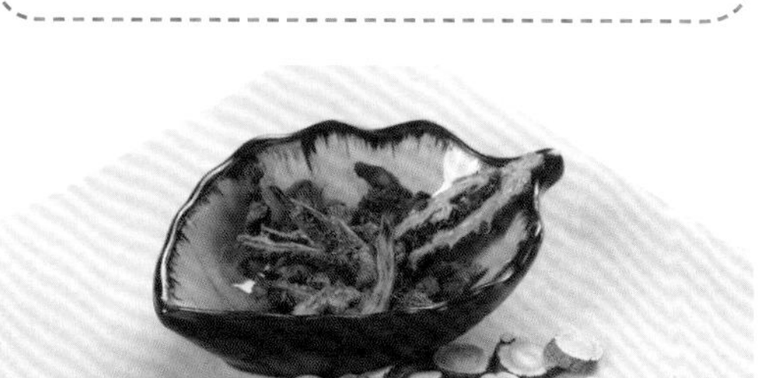

菊麥養生茶

材料／菊花 10 朵，麥冬 10 顆，炒麥芽 20 克。

做法／

1. 將材料混合均勻，分成 3 等份。
2. 每份用茶包袋裝起來，熱水沖泡即可飲用。

用法及宜忌 每日早晚各一次。

功效 清肝明目，養神，清心火。

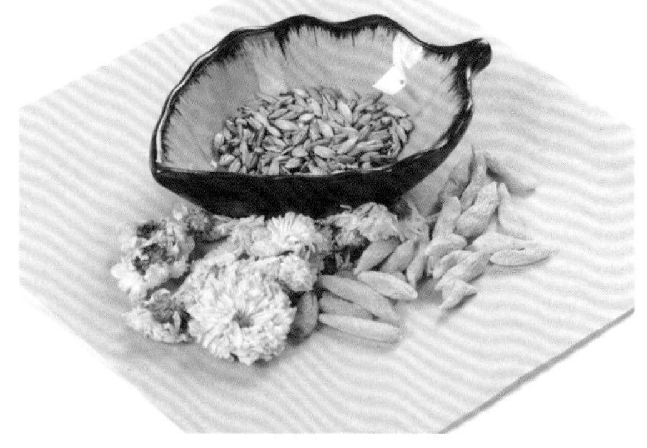

清肺火

表現為喉嚨腫痛，乾咳無痰，口乾喉燥，聲音嘶啞等症狀。治療以宣肺瀉火為主，可用金銀花、連翹、荊芥（貓薄荷）、薄荷等，也可選用科學中藥中的銀翹解毒丸等進行治療。

三花茶

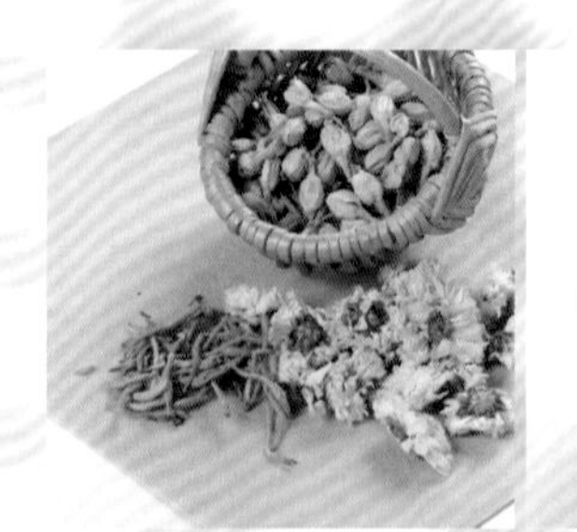

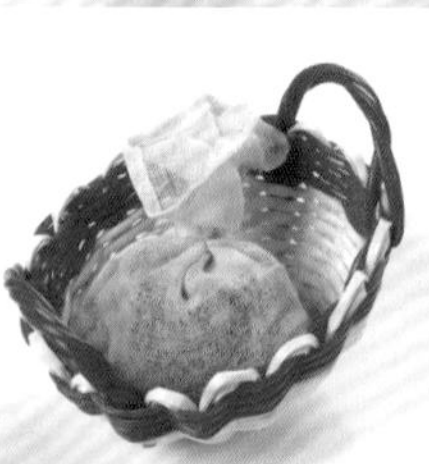

材料／金銀花 10 克，菊花 10 克，茉莉花 3 克。

做法／

1. 將材料混合均勻，分成 4 等份。
2. 每份用茶包袋裝起來，熱水沖泡即可飲用。

用法及宜忌 每日早晚各一次。

功效 清熱解毒，治療頭痛、口渴、喉嚨腫痛。

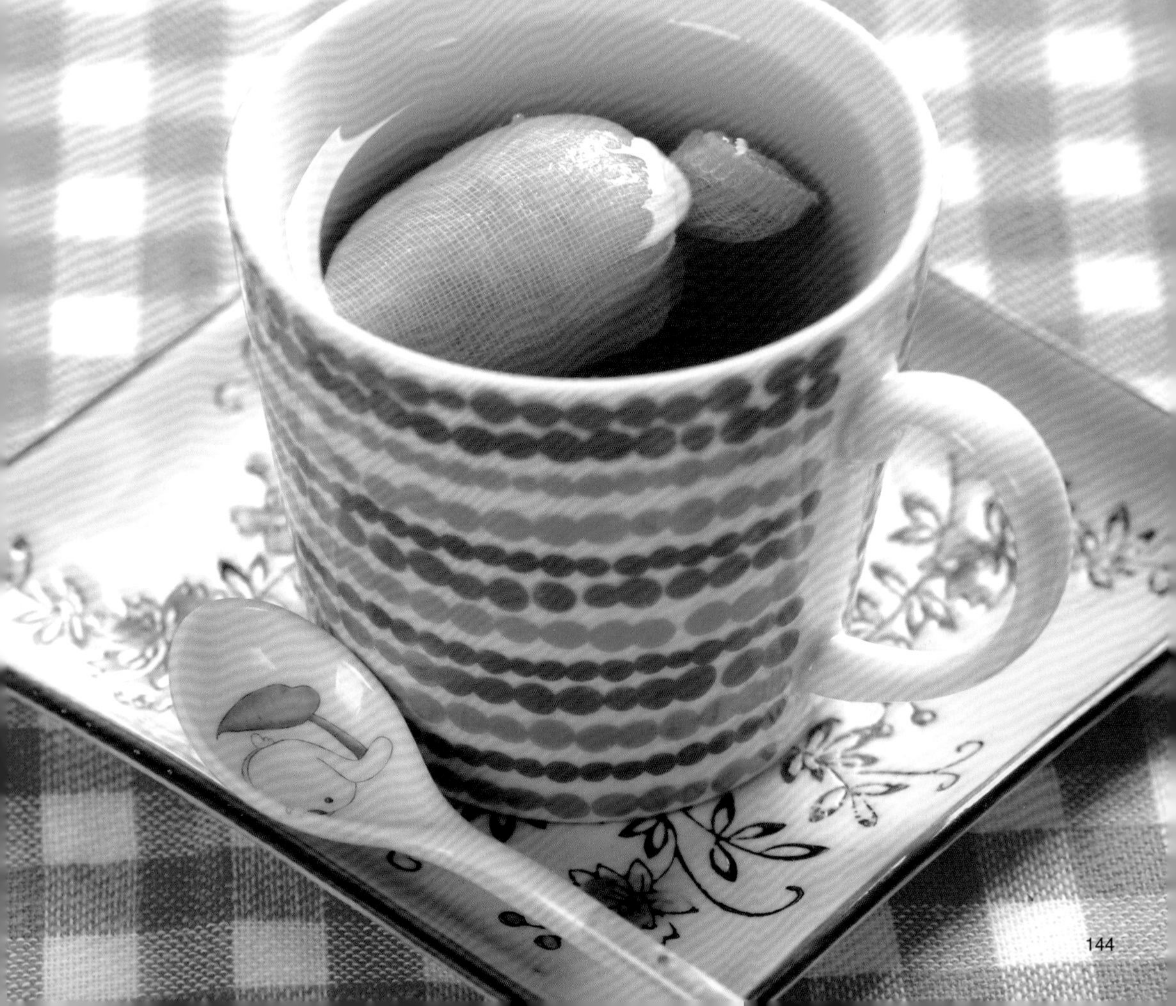

銀花玄參茶

材料／金銀花 10 克，玄參 15 克，桔梗 5 克，生甘草 5 克，薄荷 3 克。

做法／

1. 將材料混合均勻，分成 6 等份。
2. 每份用茶包袋裝起來，熱水沖泡即可飲用。

用法及宜忌 每日早晚各一次。

功效 清熱解毒，利喉消腫。

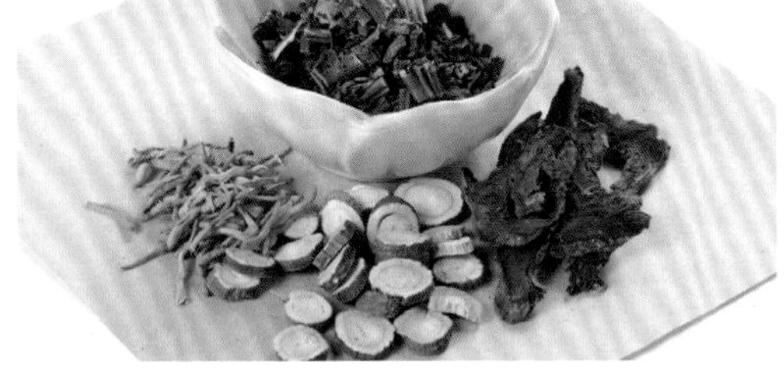

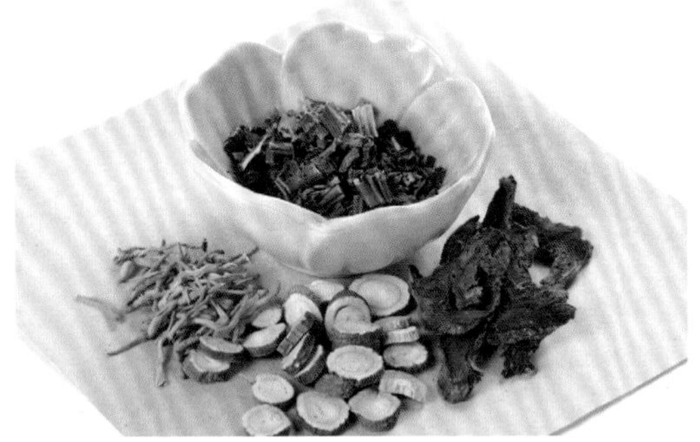

竹葉甘草茶

材料／竹葉 10 克，甘草 3 克，燈心草 10 克，生地黃 10 克，麥冬 10 克。

做法／

1. 將材料混合均勻，分成 6 等份。
2. 每份用茶包袋裝起來，熱水沖泡即可飲用。

用法及宜忌 每日早晚各一次。

功效 具有清火養陰作用。

金銀花茶

材料／金銀花 10 克，冰糖 15 克。

做法／

1. 將材料混合均勻，分成 4 等份。
2. 每份用茶包袋裝起來，熱水沖泡即可飲用。

用法及宜忌 每日一次，睡前服用。

功效 清火除煩。

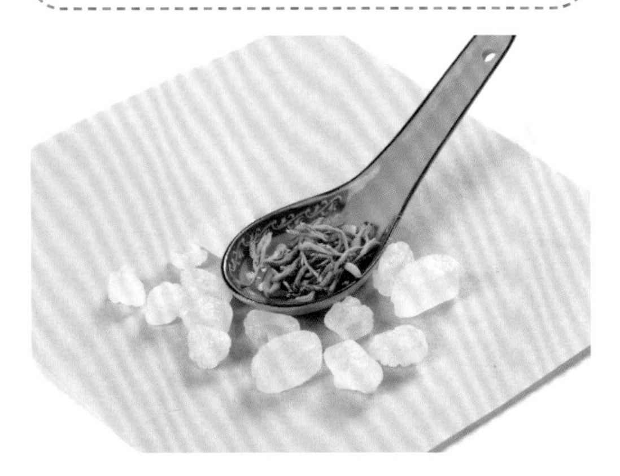

金銀花荊芥薄荷茶

材料／金銀花 10 克，荊芥穗（貓薄荷）6 克，薄荷 6 克。

做法／

1. 將材料搗成小塊，分成 3 等份。
2. 每份用茶包袋裝起來，熱水沖泡即可飲用

用法及宜忌 每日早晚各一次。

功效 清火除煩。

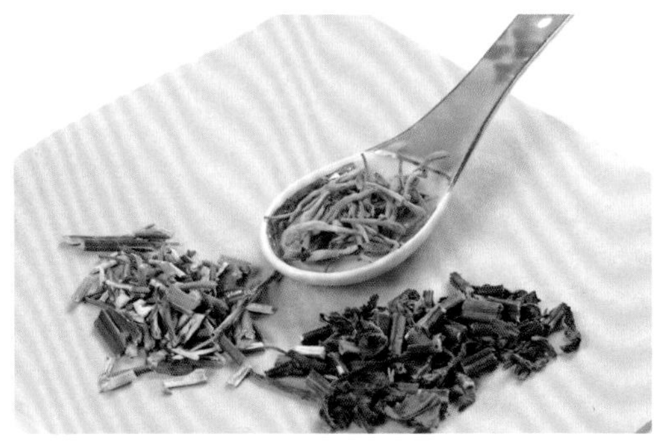

清胃火

表現為牙齦紅腫疼痛，口臭，喜冷飲，舌紅苔黃等症狀。治療以清瀉胃火為主，可選用膨大海、羅漢果、牡丹皮、生地黃等，處方劑可選用清胃散、涼膈散等，科學中藥可選用牛黃清胃丸等治療。

燈芯花奶茶

材料／燈芯花 15 克，紅茶 20 克，牛奶 1 杯。

做法／

1. 燈芯花和紅茶混合均勻，分成 5 等份，分別用茶包袋裝好。
2. 取一份，用熱牛奶沖泡即可飲用。

用法及宜忌 每晚一次。

功效 清養胃退火。

羅漢果涼茶

材料／羅漢果 2 ～ 3 個，膨大海 1 個，冰糖或蜂蜜適量。

做法／羅漢果去殼加膨大海用開水沖泡，加入適量冰糖或蜂蜜後飲用。

用法及宜忌 每日早晚各一次。

功效 清胃涼血。

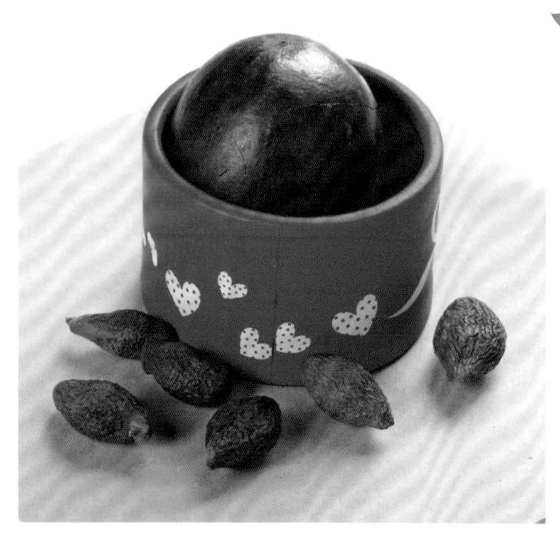

黃連生地茶

材料／黃連 6 克，生地黃 20 克。

做法／

1. 將材料搗成小塊，分成 3 等份。
2. 每份用茶包袋裝起來，熱水沖泡即可飲用。

用法及宜忌 每日早晚各一次。

功效 清熱瀉火。用於口臭、口乾，牙齦紅腫，消穀善饑，舌紅苔黃少津，脈滑數。

蓮心蘿蔔皮茶

材料／蓮子心 10 克，白蘿蔔皮 60 克。

做法／

1. 蘿蔔皮切段，分成 5 等份；蓮子心分成 5 等份。
2. 各取一份用茶包袋裝好，熱水沖泡即可飲用。

用法及宜忌 每日早晚各一次。

功效 開胃退火。

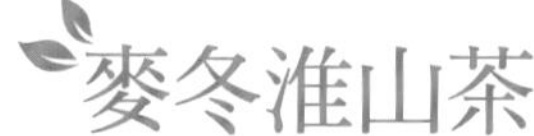

麥冬淮山茶

材料／麥冬 15 克，淮山 30 克。

做法／

1. 將材料搗碎後混合均勻，分成 5 等份。
2. 每份用茶包袋裝好，用熱水沖泡即可飲用。

用法及宜忌 每日早晚各一次。

功效 開胃降火。

苦參黃連茶

材料／牡丹皮 10 克，苦參 5 克，黃連 3 克。

做法／

1. 將材料混合均勻，分成 4 等份。
2. 每份用茶包袋裝起來，熱水沖泡即可飲用。

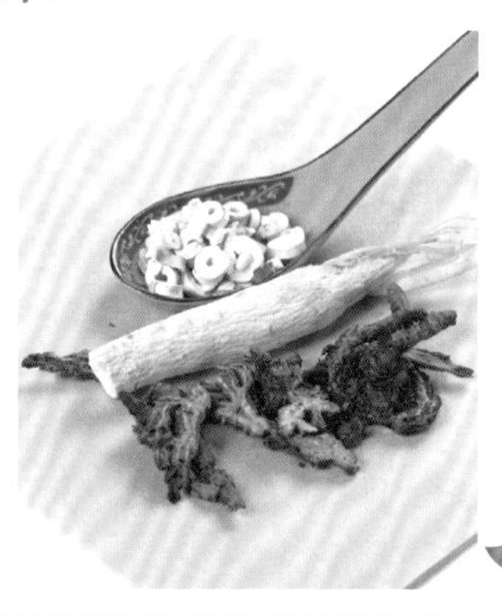

用法及宜忌 每日早晚各一次。

功效 清胃涼血。

冬瓜綠豆白茅根茶

材料／冬瓜皮 15 克，綠豆 10 克，白茅根 15 克。

做法／

1. 將材料混合均勻，分成 4 等份。
2. 每份用茶包袋裝起來，熱水沖泡即可飲用。

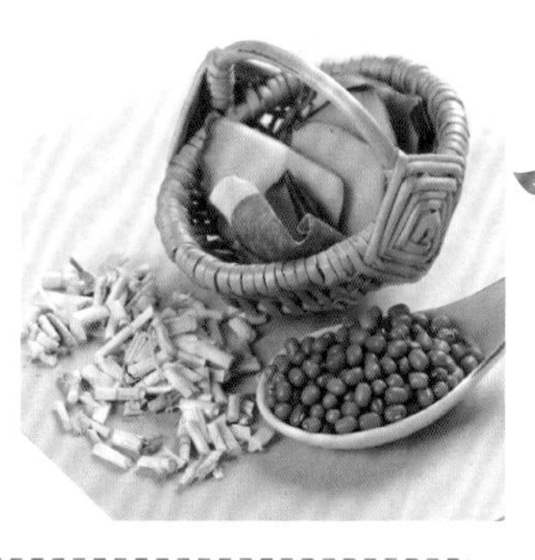

用法及宜忌 每日早晚各一次。

功效 清暑止渴，清心利尿。

首烏生地茶

材料／何首烏 9 克，生地黃 9 克。

做法／

1. 將材料混合均勻，分成 4 等份。
2. 每份用茶包袋裝起來，熱水沖泡即可飲用。

用法及宜忌 每日一次，睡前服用。

功效 養血涼血，退火長壽。

玫瑰檸檬菊花茶

材料／玫瑰花 10 克，菊花 10 克，檸檬 1 顆。

做法／

1. 玫瑰花和菊花各分成 5 等份，檸檬切片。
2. 各取一份用茶包袋裝好，熱水沖泡，加入一片檸檬即可。

用法及宜忌 隨時代茶飲。

功效 除胃火引起的口臭。

雙翠茶

材料／青蘿蔔皮 20 克，西瓜翠衣 20 克。

做法／

1. 將材料切絲後混合均勻分成 2 等份。
2. 每份用茶包袋裝好，熱水沖泡即可飲用。

用法及宜忌 隨時代茶飲。

功效 防止胃火傷陰。

生地茶

材料／生地黃 50 克。

做法／

1. 將材料搗碎，分成 4 等份。
2. 每份用茶包袋裝起來，熱水沖泡即可飲用。

用法及宜忌 每日早晚各一次。

功效 清胃涼血。

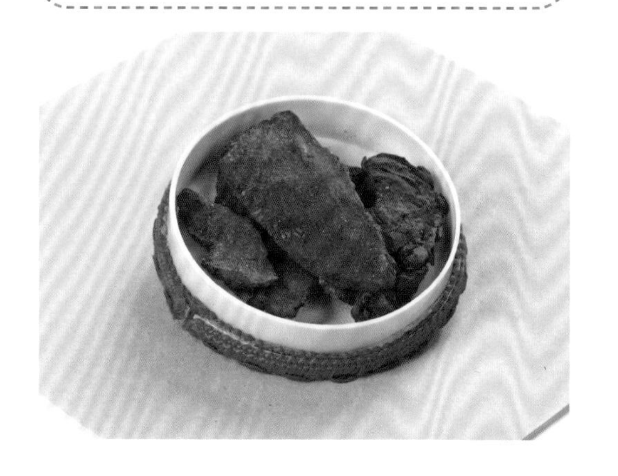

四季養生茶包

春飲花茶精神好

春天時節，「天地俱生，萬物以榮」，人體也處於舒長發放之際，經過隆冬，人們久居室內，必然「內熱積貯」，因此，應注意驅寒禦邪，扶陽固氣。

花茶是集茶味之美、鮮花之香於一體的茶中珍品，「花引茶香，相得益彰」。有詩贊曰：「香花調意趣，清茗長精神。」如茉莉、珠蘭、桂花、玫瑰花等花，芳香宜人，香而不浮，爽而不濁，具有理氣、開鬱、辟穢、和中作用，有利於散發積聚在人體內的冬季寒邪，促進體內陽氣生發，令人神清氣爽，精神振奮，有利於消除「春困」和排除「春愁」。

常見的花茶有菊花茶、茉莉花茶、桂花茶、蘭花茶等，將花茶配合冰糖或陳皮，用茶包袋裝好，喝起來更方便，效果更好。

菊花茶

菊花茶能抑制多種病菌，增強微血管彈性，減慢心率，降低血壓和膽固醇。同時，可疏風清熱、平肝明目、利喉止痛消腫。

茉莉花茶

茉莉花茶有理氣寬中、健脾安神、化濕止痢、和胃止痛的良好效果。

桂花茶

桂花茶具有解毒、芳香避穢、除口臭、提神解渴、消炎化痰、治牙痛、滋潤肌膚、促進血液循環的作用。

玉蘭花茶

玉蘭花茶有緩解頭痛、緩解疲勞症狀、降血壓等功效。

Tips

小知識：花茶是茶不是花

花茶又稱香片，是以茶葉，尤其是綠茶為材料，混合各種鮮花薰製而成，還是屬於茶葉的一種，並非我們在超市裡見到的那些直接把花朵乾燥製作而成的花草茶，那些屬於花草茶的範疇，兩者並不相同。

女性最愛的花草茶

在百花盛開的日子，取幾片美麗的花瓣泡水來喝別有一番情趣。花草茶源於歐洲的上流社會，主要是用花瓣或植物的葉子直接泡水來喝，一開始是取其風雅和香氣，後來發現這些花花草草確實有一定的保健效果，也就越來越受到歡迎。將這些花草茶搭配一些常見的食材藥材做成茶包，成為春天不可或缺的養生佳品。

玫瑰紅棗茶——乾玫瑰2克、紅棗1顆

可幫助新陳代謝、排毒通便、纖體瘦身、調整內分泌，補血養顏，是春季減肥女性保養容顏的最好選擇。

金銀花薑片茶——金銀花2克、生薑2片

清熱、解毒、潤肺化痰、補血養血、通筋活絡、抗病毒，是春天冷暖交替預防感冒的良藥。

迷迭香冰糖茶——迷迭香2克，冰糖2塊

迷迭香能防輻射、抵抗紫外線，在溫暖的屋子裡悶了一整個冬天，出來曬太陽時，防曬工作要做好。迷迭香也有紓解春天情緒不穩的作用。

千日紅茶——千日紅3克

春主生髮，容易上火傷眼。千日紅有清肝明目的功效，是春天裡的一道護眼茶，還特別適合高血壓患者。

玉蝴蝶蜂蜜茶——玉蝴蝶3克，蜂蜜3克

玉蝴蝶有增強免疫力的功效，可以在春天防感冒，另外還有促進新陳代謝、幫助排毒的功效。在一年的開始把體內的毒素清除乾淨，迎接全新的一年。

百合花檸檬茶——百合花3克，檸檬1片

百合花可以清腸胃、排毒降火，防便祕，檸檬可以提振精神，清火明目，特別適合春季上火。

蒲公英綠茶——蒲公英3克，龍井茶3克

清熱消炎，適用於感冒、喉嚨腫痛、上火等，喝一點可以預防冷熱交替引起的感冒。

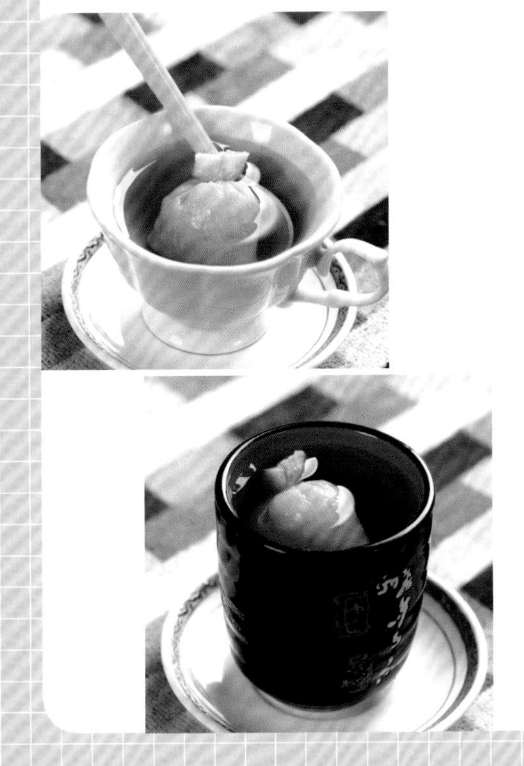

春養肝，養肝專用茶包

春天萬物生髮，是疏解肝氣、保養肝臟的最好季節，所以在春天的季節裡喝一些養肝護肝功效的茶，效果最好。

陳皮柚子蜂蜜茶——陳皮5克，柚子皮10克，蜂蜜適量

補中緩肝，理氣、幫助消化，活血化瘀。適用於肝硬化、脘悶痞滿、食少口臭者，特別適合生活不規律、經常熬夜的年輕人。寒性體質的人可以再適當放一點黑糖。

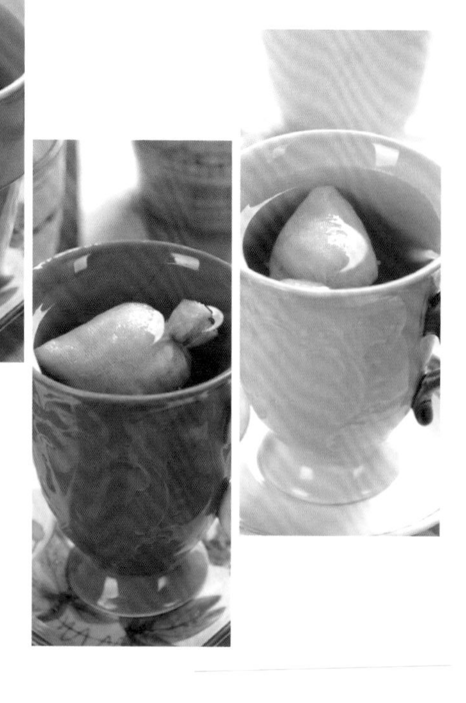

李子綠茶——李子1個剖開，綠茶5克

疏肝止痛，健脾生津，幫助消化、利尿。適用於肝硬化、脘悶厭食、肝區隱痛、口渴乏力。但是李子比較傷胃，空腹飲此茶時不要把李子吃掉。

冬瓜皮薑茶——冬瓜皮切絲10克，生薑2片

生薑有散寒的作用，可以治療肝氣鬱結，冬瓜皮利水，有助於肝腎毒素的排出。

桑椹枸杞冰糖茶——桑椹3克，枸杞子3克，冰糖5克

滋補肝陰，養血明目。適合於頭暈眼花，失眠多夢，耳鳴腰酸，鬚髮早白等症者。

玫瑰麥芽茶——玫瑰花3克，麥芽5克

適用於肝部問題引起的胸脅脹滿，隱隱作痛等病症。

陳皮山藥茶——陳皮5克，淮山6克

適用於噁心噯氣，食慾不振，肝區脹痛，大便溏薄等症狀。

大黃生薑茶——大黃5克，生薑2片

清肝疏肝，適合於頭暈眼花，失眠多夢。

防過敏的春茶

春天寒熱交替，紫外線變強，在厚重衣服下悶了一個冬天的皮膚驟然受到這種刺激，很容易受不了，而且春天百花盛開，空氣裡遍布各種花絮、花粉，各種昆蟲也開始出來活動，對於過敏體質的人來説，明媚的春光裡也隱藏著危險。除了避開過敏源之外，喝一點防過敏的茶，可以讓我們放心享受春日好時光。

陳皮檸檬茶——陳皮5克，檸檬1片，綠茶5克

陳皮和檸檬都含有豐富的維生素C，有良好的抗過敏作用，還有止癢的效果。

洋蔥苦瓜茶——洋蔥10克切碎，苦瓜2片

洋蔥中含有天然抗過敏物質，可以預防各種過敏症狀。苦瓜有涼血的作用，可以預防各種熱毒引起的過敏。

蜂蜜紅棗茶——紅棗2顆，蜂蜜適量

蜂蜜營養豐富，含有少量的蜂毒和花粉，從某種程度上可以達到類似疫苗的作用，提高對過敏源的抗性。紅棗中含有大量抗過敏物質——環磷酸腺苷，可阻止過敏反應的發生。

紅棗麥芽茶——紅棗2顆，麥芽8克

紅棗有良好的抗過敏效果，麥芽有消積抗菌的作用。

胡蘿蔔蜂蜜茶——胡蘿蔔切片20克，蜂蜜適量

胡蘿蔔可以有效預防花粉過敏和各種食物過敏。

奇異果綠茶——奇異果2片，綠茶5克

綠茶中的抗氧化物可以有效抵抗陽光暴曬帶來的過敏。

陳皮果皮茶——陳皮10克，蘋果皮10克

陳皮含有豐富的維生素C，蘋果皮含有豐富的抗氧化物，都是抵抗過敏的「生力軍」。

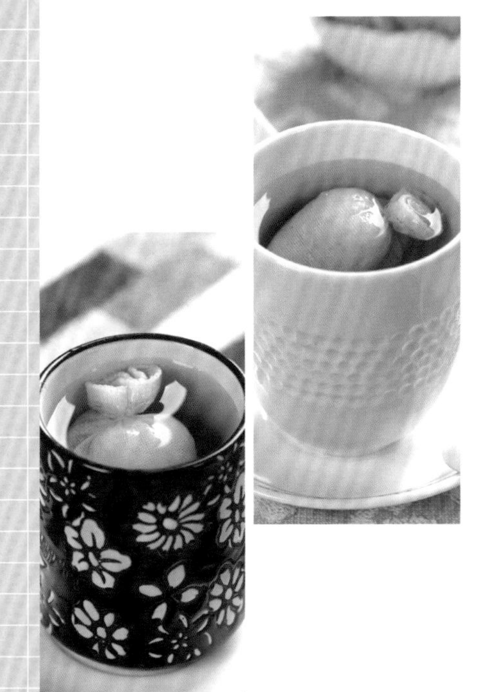

夏飲綠茶好清涼

夏季時節，烈日炎炎，溽暑蒸人。由於氣溫高，人體大量出汗，體內津液耗損，體力消耗多，精神難振作，這時宜飲用綠茶，清湯綠葉，給人清涼之感。

綠茶屬未發酵茶，清鮮爽口，略帶苦寒，「寒可清熱」，最能退火，生津止渴，幫助消化、化痰，對口腔潰瘍和輕度胃潰瘍有加速癒合的作用。而且它營養成分較高，還具有降血脂、防動脈硬化等藥用價值；綠茶內茶多酚、咖啡鹼、胺基酸等含量較高，有促進消化腺分泌的作用，利於生津，夏日常飲，清熱降火，消暑止渴，強身健體。

好的綠茶大多在四、五月間採摘，到了夏天剛好是集中上市的時間，茶葉品質最好、新鮮，同時價格也比較便宜。綠茶搭配一些常見食材，可以達到更好的養生效果。

綠鹽茶——綠茶5克，食鹽2克

生津，止渴，清熱，解毒。適用於防止中暑、中暑後口渴。茶水中適量的鹽分可以在夏天大量出汗時保持體內的電解質平衡。

苦瓜綠茶——綠茶5克，苦瓜2片

清熱解暑，除煩。適用於中暑發熱、口渴煩躁。苦瓜和綠茶都性寒，而且維生素含量豐富，是夏天祛暑的良方，但是脾胃虛寒或鬧肚子的人須慎用。

蜂蜜綠茶——綠茶5克，蜂蜜適量

潤燥，解毒，清熱。適用於預防中暑，治療輕度中暑。適合夏天久坐辦公室的人，夏季睡眠不足者也可適當飲用。

冰綠茶——綠茶5克，冰塊適量

降溫，解渴。可以預防中暑、緩解輕度中暑。

荷葉綠茶──綠茶5克，荷葉3克

荷葉裡含有荷葉鹼、蓮鹼等，有清熱解暑作用。夏天中暑，外感頭痛，或腹瀉嘔吐、食慾缺乏及鼻出血、吐血等，用鮮荷葉泡水取代茶飲均有效。

檸檬綠茶──綠茶5克，檸檬1片

綠茶有消除暑熱的功效，多數人在夏天容易因暑熱而沒精神，加一片檸檬可以提神醒腦。

比塗抹防曬產品更好用的抗紫外線茶

夏天是女性最愛的季節，可以展示自己完美的身材，但卻也是女性最怕的季節，強烈的紫外線讓辛苦保養的皮膚幾個小時就完全變色。於是不少女性每次出門都做足了功課──墨鏡、遮陽傘、防曬乳等一樣都不能少。其實，除了這些以外，喝一些具有防紫外線、美白皮膚的茶飲可以幫助你從體內就開始做好防曬措施。

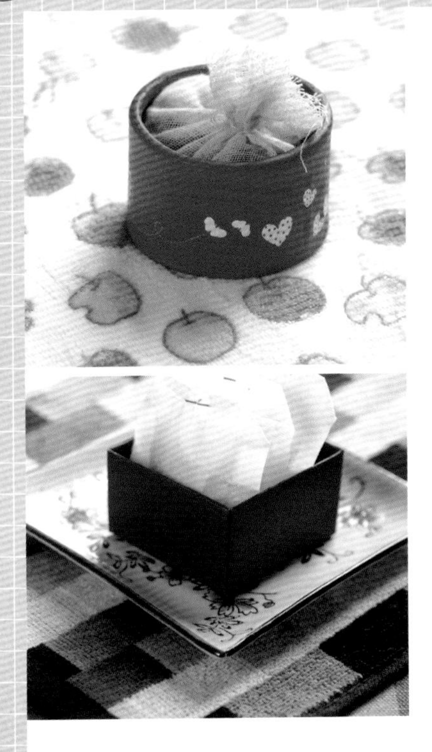

檸檬柚子茶──柚子皮15克，檸檬1片

檸檬是美白效果良好的水果，其中含有的大量維生素C，有益於皮膚保養，且具淡斑的作用。

柚子皮中含有抑制黑色素生成的成分，經常喝柚子茶，可以讓你不怕曬、曬不黑。

柚子蜜茶──柚子皮15克，蜂蜜適量

柚子皮可以抑制黑色素的生成，從內而外的消除皮膚變黑的可能，如果能堅持喝柚子蜜茶3個月，甚至可以改變膚質。

雙翠茶──冬瓜皮10克，西瓜皮10克

冬瓜富含維生素C，有使皮膚不易曬傷的功效，特別適合夏季補充人體水分。西瓜皮是清熱解暑、生津止渴的良藥。

冬瓜皮槐米茶──冬瓜皮10克，炒槐米10克

冬瓜皮中的維生素C有防曬的功效，槐米具有疏肝解鬱、活血止痛作用，而且有非常好的防曬效果，對治癒曬傷也很有幫助。

夏養心，養心專用茶包

夏季的三個月是春華向秋實的過渡，為萬物生長的重要時期。中醫認為，一年四季中，夏天屬火，火氣通於心，因此夏季與心氣相通，是養心的最好季節。

養心最重要的是情志上的「靜」，心情不要有大起大落，俗話說「心靜自然涼」，也要注意保持充足的睡眠，午睡就是個養心的好習慣，再搭配一些有養心效果茶包，效果就更好了。一般來說紅色的食物都有一定的養心效果。

紅花綠茶——藏紅花2克，綠茶5克

綠茶有消暑祛火的功效，藏紅花有清理血管的功效，可將血管中殘留的垃圾和毒素全部清除乾淨。

紅棗大麥茶——大麥5克，紅棗2顆

紅棗中含有環磷酸腺苷，可以擴張血管，增強心肌收縮力，使血中含氧量迅速增強，加速新陳代謝，同時改善心肌營養，對於保養心臟十分有益。

葡萄柚皮冰糖茶——葡萄柚皮15克，冰糖5克

葡萄柚含有豐富的鉀，尤其是皮，對於保養心臟的效果非常好。

山楂檸檬茶——山楂10克，檸檬1片

山楂屬於紅色食物，有養心護心的功效；檸檬含有豐富的維生素C，是維持心血管健康運行不可或缺的元素。

紅棗枸杞茶——紅棗2顆，枸杞子10克

紅棗和枸杞子都是紅色食物，而且全都營養豐富，有補血的功效，性質又十分溫和，特別適合中老年人夏季養心。

蓮心茶——蓮子心3克，綠茶5克

蓮子心最能降心火，如果出現心火上炎，臉上顴骨和手上魚際的部分發紅的話，喝一點蓮心茶能達到立竿見影的效果。

預防中暑茶包

夏季氣溫高，體質弱的人如老人和小孩，工作量大或長時間在高溫環境下工作的人都比較容易中暑。中暑後應該將患者移到陰涼通風的位置休息，解開上衣幫助呼吸。預防中暑除了避免長時間處於高溫環境以外，還可以多喝水，如果能飲一些防暑茶的話效果會更好。

鉀鹽茶——鉀鹽1克，綠茶5克

補水，維持體內電解質平衡，適合大量運動導致的中暑。

綠豆湯絲瓜花茶——絲瓜花3克，綠豆湯100毫升

清熱，解暑。治夏季酷熱引起的中暑。

冬瓜皮茶——冬瓜皮20克，鹽1克

冬瓜皮有解暑利尿的作用，夏天常飲可以預防中暑。

荷葉綠茶——鮮荷葉15克，綠茶10克

清熱解暑，治中暑後煩躁不安、口渴、尿黃。

楊梅茶——楊梅5個，冰糖10克

預防中暑。

苦瓜蓮心茶——蓮子心3克，苦瓜2片

退火清心，預防中暑。

秋飲烏龍可潤燥

秋天時節，天高雲淡，金風蕭瑟，花木凋落，氣候乾燥。由於空氣濕度小，汗水蒸發較快，人們易覺皮膚、口唇、鼻腔、喉嚨等處十分乾燥，中醫稱之「秋燥」，此時宜飲用烏龍茶。

烏龍茶既有綠茶的清香和天然花香，又有紅茶醇厚的滋味，爽口回甘；其性不寒不熱，溫熱適中，可濡養肌膚、潤喉利喉、清熱生津、益肺養陰，最宜於金秋保健。

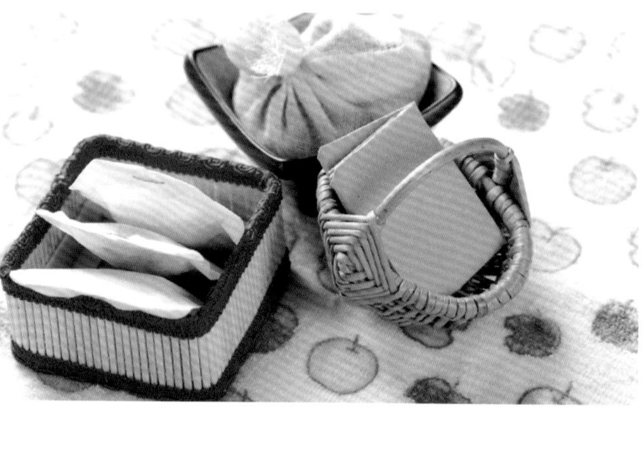

烏龍茶和一些潤燥的材料搭配使用，滋潤的效果更好。

觀音蜜茶——鐵觀音10克，蜂蜜5克

滋陰潤燥，養腸胃，防便祕。

烏龍甘草茶——烏龍茶10克，甘草5克

適用於熱病後胃津未複，舌燥唇乾、食慾不振，舌紅無苔。

烏龍杏仁茶——烏龍茶10克，苦杏仁10克

適用於大腸受熱、大便乾結、口腔乾燥。

烏龍冰糖茶——烏龍茶10克，冰糖15克

生津益胃，適用於熱病後胃津未複，舌燥唇乾，不思飲食，舌紅無苔。

烏龍玄參茶——烏龍茶10克，玄參10克

增液潤燥，適用於津液枯竭，口乾舌燥，便祕不通。

烏龍桑葉茶——烏龍茶10克，桑葉5克

清燥潤肺，適用於溫燥傷肺，頭痛身熱，乾咳無痰，氣逆而喘，咽乾鼻燥，心煩口渴。

烏龍金銀花茶——烏龍茶10克，金銀花5克

滋燥清腸，適用於肺燥腸熱、下痢灼肛、秋燥兼伏暑熱。

可補充肌膚水分的茶包

秋高氣爽，正是出遊的大好季節，但是秋老虎加上乾燥的秋風，對皮膚的損害甚至會超過夏天的紫外線，對愛美的女性而言這是絕對要避免的。每日喝上幾杯能夠補充肌膚水分的茶，可以讓你在秋季繼續保持青春。

一般來說，白色的食物如白菜、銀耳、百合、白蘿蔔、雪梨等等都有補水的效果。

蘆薈檸檬茶——蘆薈15克切塊，檸檬1片

蘆薈中的蘆薈多醣和維生素對人體的皮膚有良好的營養、滋潤、美白作用，尤其是對秋燥引起的粉刺有很好的效果；檸檬含有豐富的維生素C，可以保持皮膚的彈性。

芹菜根茶——芹菜根5～10個洗淨切碎，蜂蜜適量

芹菜有清熱解毒的功效，可以有效緩解秋天上火引起的皮膚乾燥，使用芹菜根來泡茶效果更加明顯。

葡萄檸檬茶——葡萄4顆弄碎，檸檬1片

葡萄可以抑制臉部角質層的增生速度，還有消除斑點、色素沉積的作用；檸檬可以讓皮膚緊繃，更有彈性。

百合雪梨茶——百合5克，雪梨20克

雪梨有美白、潤膚、補水的功效，百合有潤腸通便排毒的功效，可以排除血液中的毒素，從而達到保養皮膚的效果。

白蘿蔔蜂蜜茶——白蘿蔔20克，蜂蜜適量

白蘿蔔有良好的補水鎖水效果，可以讓皮膚清爽潤滑，而且可以清肺熱，減少皮膚表面毛細血管中的毒素。

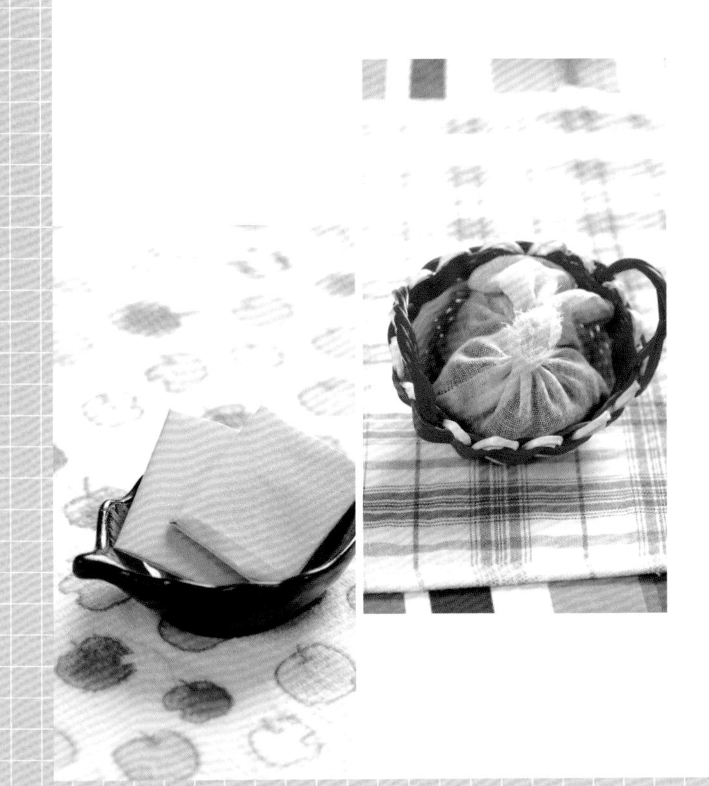

秋養肺，養肺專用茶包

秋季對應的臟腑是肺，養肺是秋季養生的重點。肺是一個很嬌嫩的臟器，它喜歡濕潤不喜歡乾燥。而秋季卻特別燥，「秋燥」很容易傷肺。所以說，秋天如果不注意肺部的保養，就會出現唇乾、口鼻喉嚨乾、咳嗽、手足皮膚乾燥皸裂、肌膚乾燥失去光澤、便祕等肺燥症狀，特別容易得呼吸系統疾病。

柿餅茶——帶白霜的柿餅半個

柿餅有潤心肺、止咳化痰、清熱解渴、健脾澀腸的功效，尤其是帶白霜的柿餅效果更好。

桔梗菊花茶——桔梗5克，菊花3克

桔梗能開宣肺氣，對於治咳嗽痰多的效果非常好，菊花有清熱降火的功效，兩者結合可以緩解各種肺熱引起的呼吸系統疾病。

百合冰糖茶——百合10克，冰糖10克

適用於燥熱引起的乾咳、久咳。

橄欖杏仁茶——橄欖2顆，甜杏仁10克

橄欖有滋陰潤肺的作用，可以生津、潤燥、止咳。甜杏仁有潤肺止咳平喘的功效。

川貝雪梨茶——雪梨30克，川貝母3克

川貝母有潤肺止咳化痰平喘的功效，配合雪梨，是秋天潤燥養肺的最好茶飲。

膨大海冰糖茶——膨大海5克，冰糖10克

膨大海有清咽利喉潤肺的功效，冰糖不僅可以潤肺，還能中和膨大海的苦味。

南北杏茶——南杏仁（甜杏仁）20克，北杏仁（苦杏仁）10克

南杏仁潤肺，北杏仁鎮咳，搭配泡水喝能達到很好的養肺效果，尤其適合乾燥的秋季，還有增加食慾、防感冒的功效。

枇杷膏檸檬茶——枇杷膏5毫升，檸檬1片

枇杷膏有潤肺止咳的功效，檸檬中含有豐富的維生素C可提高抵抗力，兩者相輔相成。

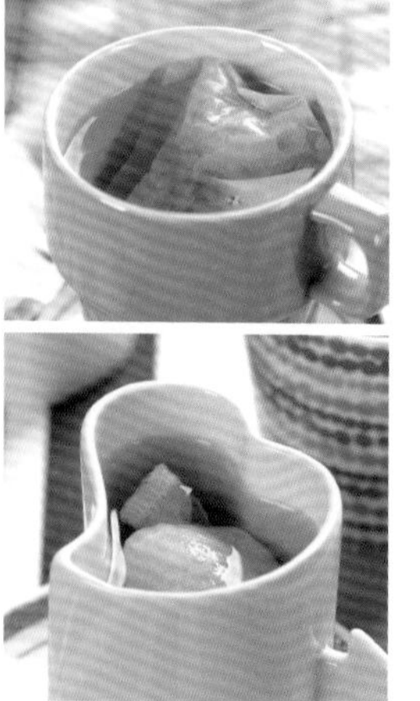

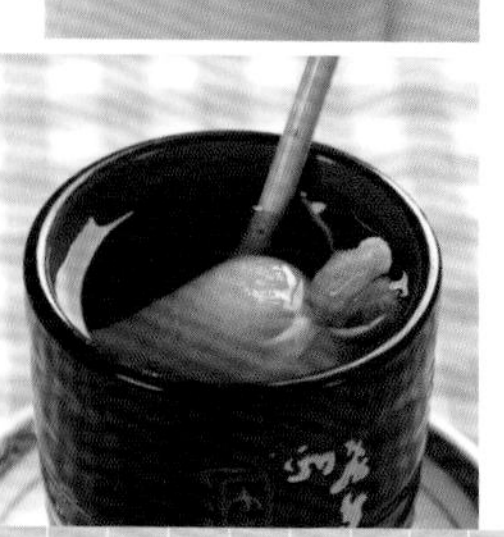

助消化，調理腸胃的茶包

經歷了夏天的清淡飲食，立秋過後天氣漸涼，胃口大開，於是開始大吃大喝，腸胃經受不住如此強烈的變化，發生胃潰瘍等疾病的機率大增。我們在注意飲食的同時，也可以喝一點養胃的茶來進行保護。

胡蘿蔔黑糖茶——胡蘿蔔20克，黑糖5克

養胃治潰瘍。

紅棗茶——紅棗10克，炒糊後切碎

緩解各種慢性胃病，治療「老寒胃」。

鮮薑白糖茶——鮮薑2片，白糖10克

適用於胃寒引起的胃痛、消化不良。

枇杷葉蘆根茶——枇杷葉5克去毛，鮮蘆根5克

緩解胃潰瘍、十二指腸潰瘍。

黑棗玫瑰茶——黑棗2顆，玫瑰花3克

健脾和胃，補血活血。

決明子茶——決明子3克磨成粉末

健脾和胃，補血化瘀。

橘絡生薑黑糖茶——橘絡2克，生薑2片，黑糖5克

養胃、幫助消化。

桑椹茶——桑椹15克

潤燥補血。

山楂麥芽茶——山楂6克，麥芽6克

幫助消化肉類，健胃，活血化瘀。

黨參甘草茶——黨參5克，甘草5克

養胃助消化，改善脾胃氣虛。

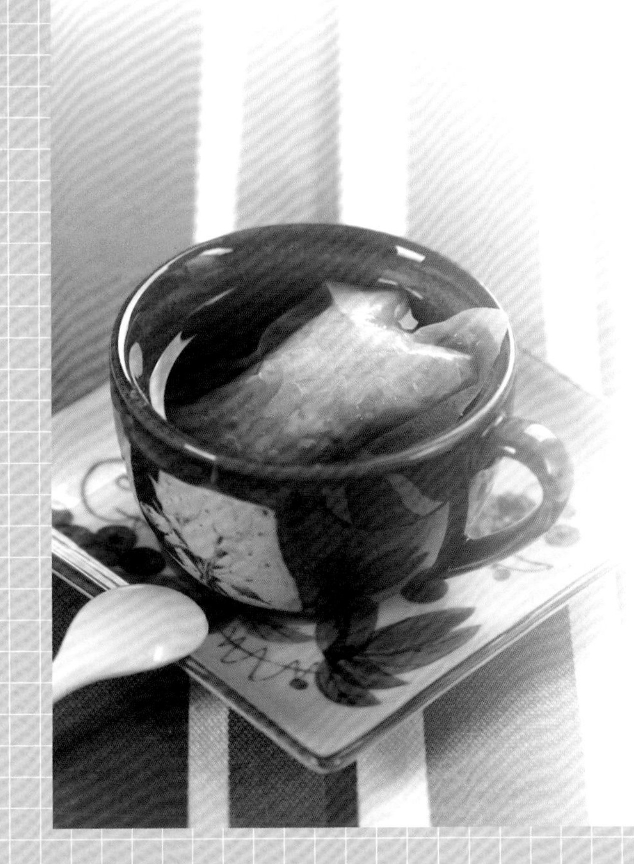

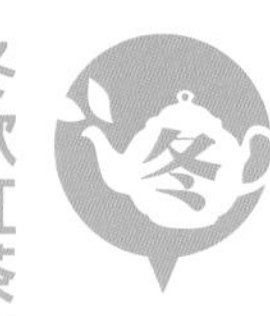

冬飲紅茶來禦寒

冬天時節，天寒地凍，萬物蟄伏，陽氣封藏，人體生理活動處於抑制狀態，新陳代謝低緩，這種保護性反應，即為中醫學所說的「冬藏」。

冬天喝茶以紅茶為上品。紅茶甘溫，可養人體陽氣；紅茶含有豐富的蛋白質和糖，能增熱暖腹，增強人體的抗寒能力，還可助消化，去油膩。

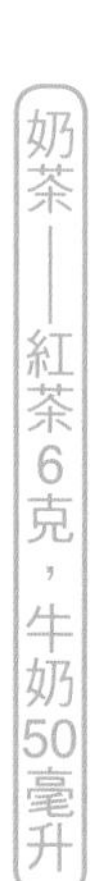
奶茶——紅茶6克，牛奶50毫升

養胃暖身，最宜飯前。

黑糖紅茶——紅茶6克，黑糖10克

暖胃，抗感冒。

薑紅茶——紅茶6克，生薑2片

禦寒暖身，減肥排毒。

草莓蜂蜜紅茶——紅茶6克，草莓2顆，蜂蜜適量

減肥化脂，最宜搭配零食。

檸檬紅茶——紅茶6克，檸檬1片

提神明目，適宜加班熬夜。

金橘紅茶——紅茶6克，金橘1個

暖胃降火，吃大餐後必備。

果茶——紅茶6克，各種水果切丁

既得水果營養，又不傷胃。

葛根紅茶——紅茶6克，葛根粉3克

暖身禦寒防感冒。

玫瑰紅茶——紅茶6克，玫瑰花3克

活血養顏，怕冷女性冬季必備。

冬季進補配普洱

除了紅茶以外，普洱茶也是非常適宜冬季的茶飲，尤其是在吃火鍋或其他大魚大肉之後，喝一杯普洱茶可以達到幫助消化的作用，另外「三高」族群冬季喝普洱有緩解症狀的功效。

檸檬普洱茶——普洱茶6克，檸檬1片

消脂、幫助消化、排毒。

蜂蜜普洱茶——普洱茶6克，蜂蜜適量

排毒清腸，普洱茶溫和的茶性及保養作用可抵消蜂蜜對寒性腸胃的刺激，長期飲用還有預防感冒的功效。

菊花普洱茶——普洱茶6克，菊花3朵

清脂去油膩，可清腸胃達到減肥效果。

枸杞普洱茶——普洱茶6克，枸杞子6克

勞累或熬夜後的安神、理氣、明目。

陳皮普洱茶——普洱茶6克，陳皮4克

適宜老人飲用，清腸、助代謝、抗老化。

玫瑰普洱茶——普洱茶6克，玫瑰花3克

補血養顏，適合預防和緩解冬季上火。

荷葉普洱茶——普洱茶6克，荷葉3克

清腸潤燥，消滯化瘀，是冬天最好的減肥茶。

生熟普洱茶——普洱生茶和熟茶各5克

性質溫和，口感醇厚，降血壓，降血脂。

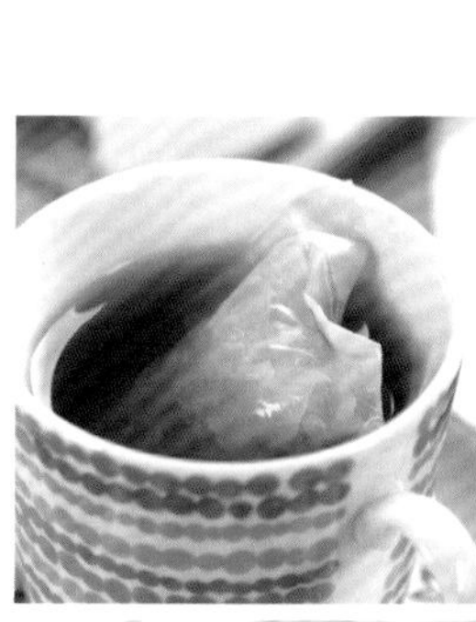

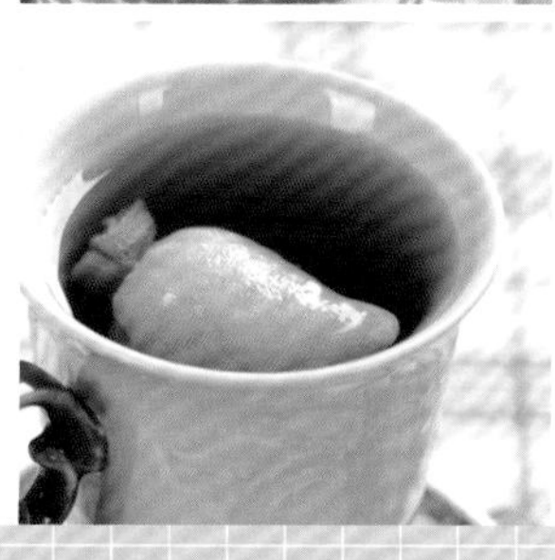

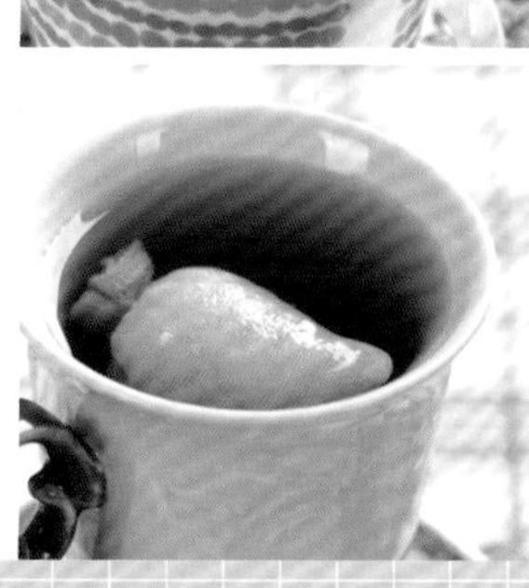

冬養腎，養腎專用茶包

冬季萬籟俱寂，鳥獸歸巢，所以「藏」是冬季養生的根本，有「冬藏」之說。腎主藏，所以冬季是養腎的最佳時機，一般我們都是以飲食進補，一方面抵禦嚴寒，另一方面在身體內儲存能量，為來年做好準備。喝一些具有養腎功能的茶包是冬天保養身體的好選擇。

鹿茸枸杞茶——鹿茸3克，枸杞子5克

補腎陽，益精血，強筋骨。

菟絲子茶——菟絲子10克，黑糖適量

補腎，固精。用於早洩，腰膝疲軟等症。

益腎固精茶——淫羊藿（仙靈脾）、熟地黃各15克，澤瀉9克

益腎固精。

仙靈木瓜茶——淫羊藿（仙靈脾）15克，川木瓜12克，甘草9克

適用於冬季手腳冰涼。

芝麻花椒茶——茶葉5克，芝麻3克，花椒2克

益精悅顏，保元固腎。

芝麻養血茶——黑芝麻6克，茶葉3克

滋補肝腎，養血潤肺。

芝麻鹽茶——芝麻2克，食鹽1克，茶葉3克

通血脈，養脾氣，固腸胃，益肝腎。

山藥白糖茶——山藥10克，白糖5克

潤肺補脾，益腎固腸。

山藥枸杞茶——山藥20克，枸杞子10克

養陰滋腎，腎陽不足。

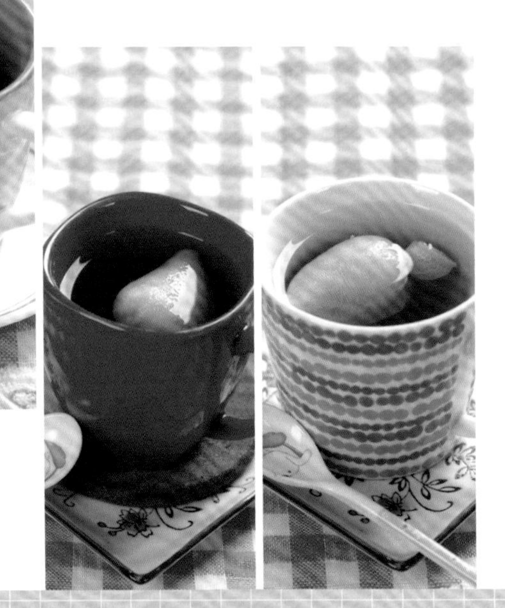

預防、治療冬季呼吸道疾病的茶包

冬天天氣寒冷，空氣乾燥，是呼吸系統疾病的好發期，尤其是對於抵抗力較低的中老年人來說，每次出門，對呼吸系統都是一次考驗，所以冬天喝一點潤肺的熱茶，可預防呼吸系統疾病，提高抵抗力，並能預防感冒等。

三花茶——金銀花15克，菊花10克，茉莉花3克

清熱清毒。

桑葉枇杷茶——菊花、桑葉、枇杷葉各10克

清熱散風，解表，化痰。

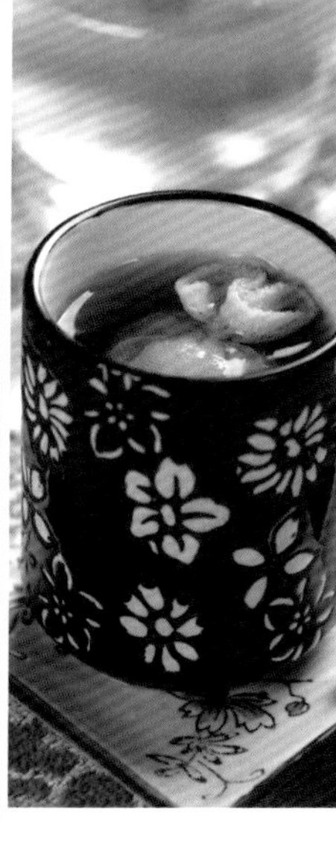

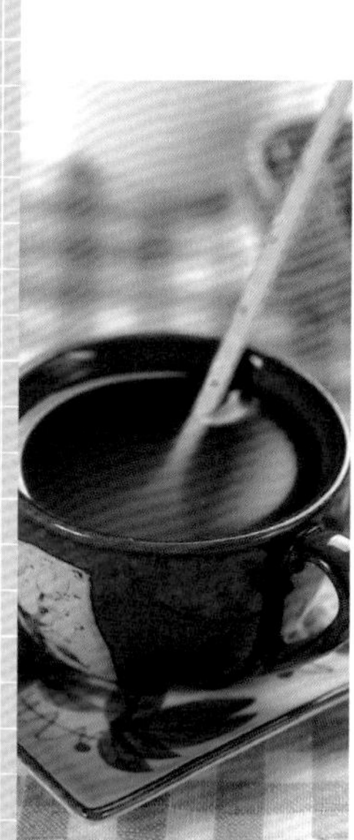

陳皮綠茶——陳皮12克，綠茶6克

有效降火，治療頭暈頭昏症狀。

白菊花烏龍茶——白菊花8克，烏龍茶6克，冰糖適量

清火潤燥防感冒。

橘紅茶——橘紅15克，綠茶25克

潤肺消痰，理氣止咳。

僵蠶止咳茶——僵蠶5克，紅茶6克

消厭止咳。

清氣化痰茶——綠茶30克，荊芥穗（貓薄荷）15克，蜂蜜適量

止咳、消炎、化痰。

冬瓜子黑糖茶——冬瓜子10克，黑糖5克

對慢性支氣管炎有療效。

艾葉茶——艾葉10克

專治寒喘。

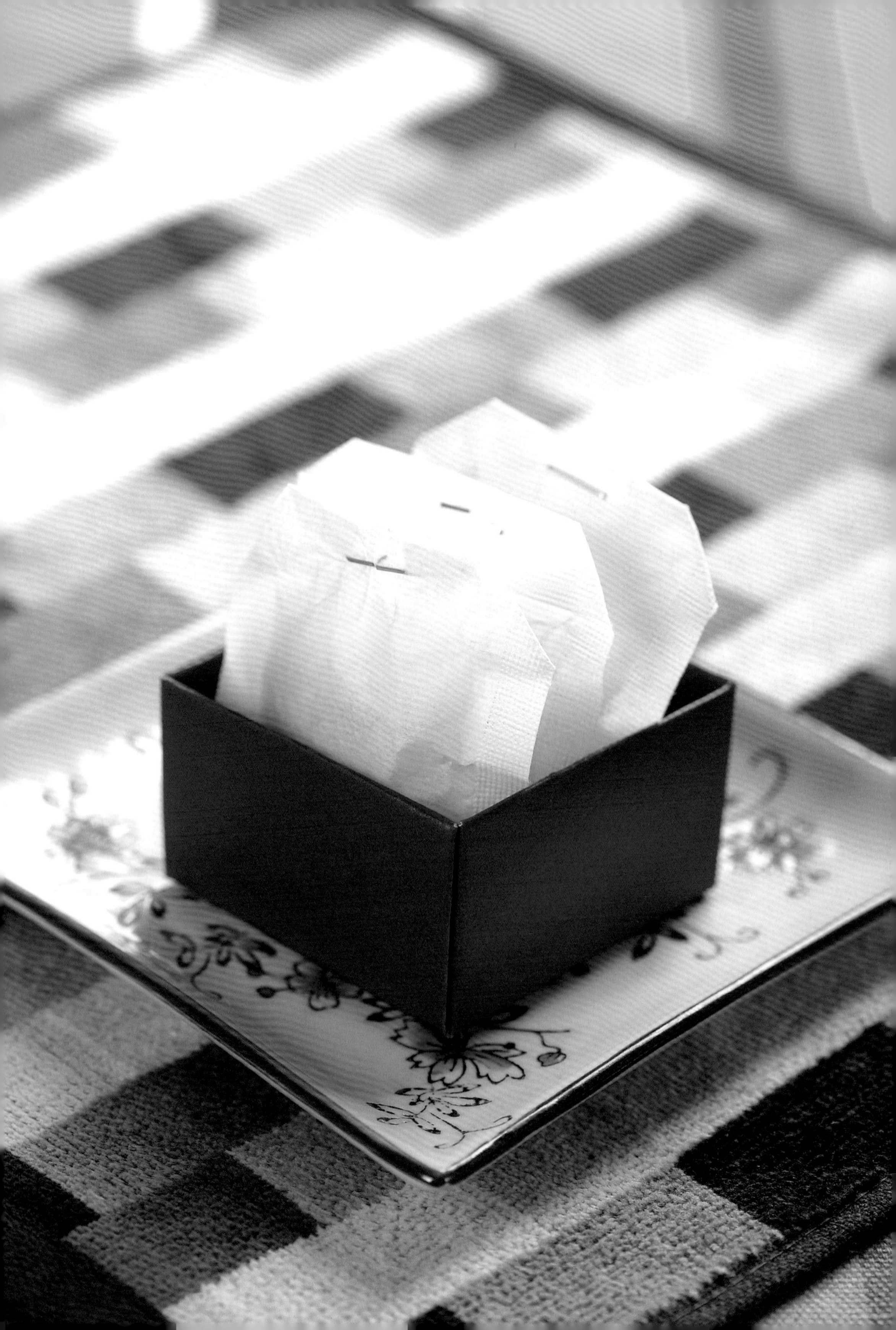

關鍵時刻幫你緩解的應急茶包

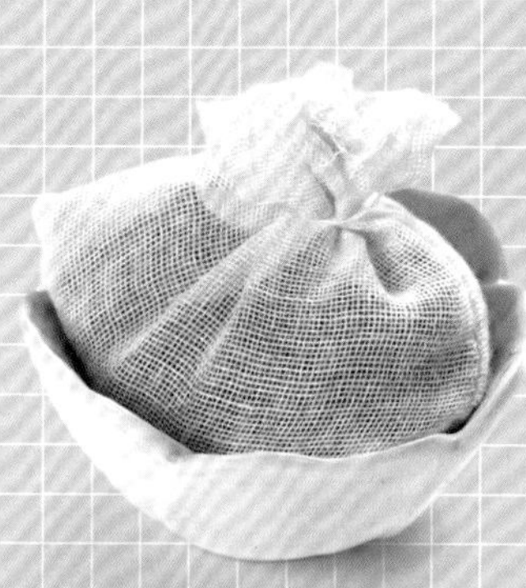

生活中難免會出現一些緊急情況，
飲食不當導致的劇烈腹瀉、
應酬喝酒到酩酊大醉……
遇到這些情況時，
往往會慌亂到不知所措，
若要用藥更是怕忙中出錯，
但只要一些簡單的小茶包就可以幫你解決這些突發狀況。

緩解輕度食物中毒致腹瀉的茶包

吃壞東西上吐下瀉真的很難受，不停地跑廁所到最後都快虛脫了，這時候喝一點止瀉收斂作用的茶包，不僅可以補充水分，預防脫水，還可以幫你儘快擺脫腹瀉不止的煩惱。

薑茶

材料／茶葉 30 克，乾薑 30 克。

做法／

1. 將乾薑切小片或丁。
2. 取茶葉 5 克、乾薑 5 克用茶包袋裝好，熱水沖泡即可飲用。

用法及宜忌 每日兩包，不拘時間。

功效 收斂，發汗，止痛。

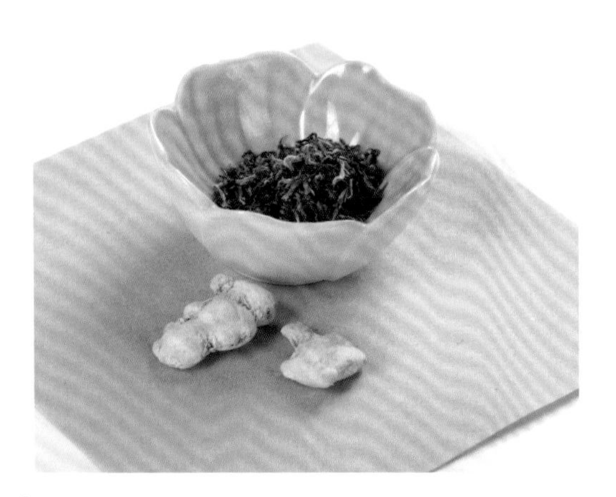

黑糖濃茶

材料／紅茶 50 克，黑糖 100 克。

做法／

1. 紅茶倒入黑糖內，攪拌均勻。
2. 取 20 克混合物，用紙包好，每次沖服一包。

用法及宜忌 每日一包，腹痛難忍時可達到鎮痛效果。

功效 收斂，消積，止痛。

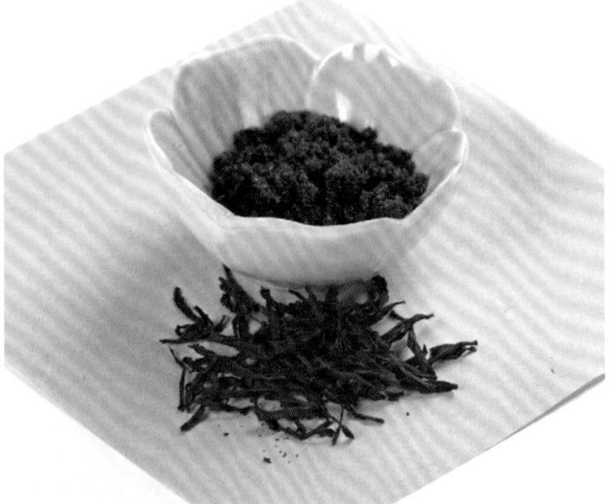

普洱茶

材料／陳年普洱茶餅 60 克。

做法／

1. 用茶刀或直接用手將粗茶餅弄散。
2. 平均分成 6 等份，用茶包袋裝起來。
3. 喝的時候，杯子裡放進茶包，先倒入半杯開水，略搖晃一下，倒掉後繼續加開水沖泡即可。

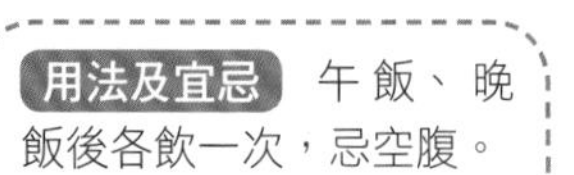

用法及宜忌 午飯、晚飯後各飲一次，忌空腹。

功效 收斂，利尿，生津，止渴。

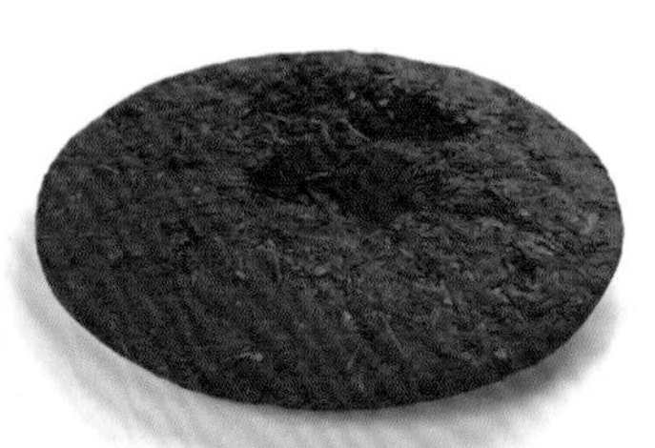

蜂蜜紅棗綠茶

材料／紅棗 20 顆，綠茶 50 克，蜂蜜適量。

做法／

1. 紅棗切碎去核。
2. 2 顆紅棗搭配 5 克綠茶用茶包袋好，熱水沖泡即可飲用。

用法及宜忌 隨意飲用即可。

功效 收斂止瀉。

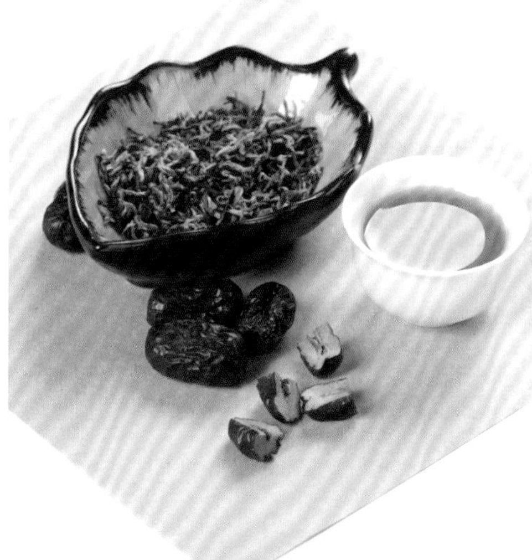

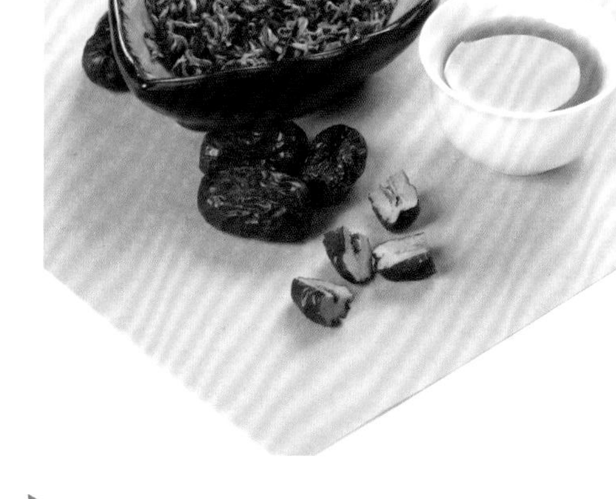

鮮薑黑糖茶

材料／鮮薑 150 克，黑糖 100 克。

做法／

1. 鮮薑洗淨切片。
2. 將薑片插入黑糖中浸漬半小時。
3. 兩片薑加少許黑糖，用茶包袋裝好，熱水沖泡即可飲用。

用法及宜忌 每日中晚各一次。剩餘的茶包需用保鮮膜包好，放在冰箱保鮮，保存時間不宜超過 3 天。

功效 清熱、退火、止痛、止瀉。

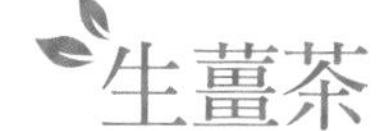

生薑茶

材料／生薑 1 塊，茶葉 15 克。

做法／

1. 生薑切片，將材料混合均勻，分成 4 等份。
2. 每份用茶包袋裝起來，熱水沖泡即可飲用。

用法及宜忌 每日早晚各一次。

功效 收斂止瀉，保護腸胃。

烏梅冰糖茶

材料／烏梅 12 克，冰糖 15 克。

做法／

1. 將材料混合均勻，分成 4 等份。
2. 每份用茶包袋裝起來，熱水沖泡即可飲用。

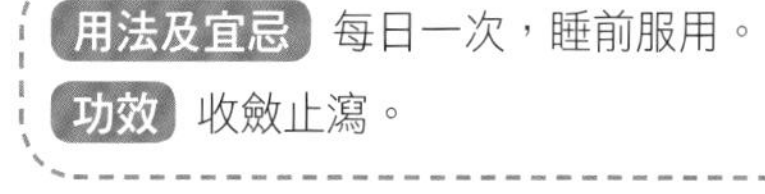

用法及宜忌 每日一次，睡前服用。

功效 收斂止瀉。

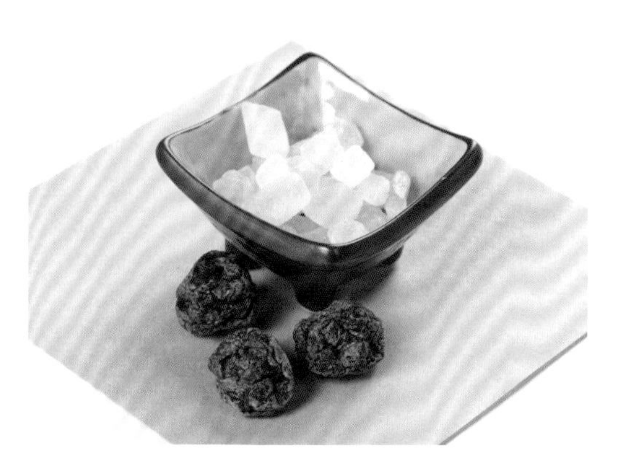

解酒茶包

朋友聚會，工作應酬，有時候難免會多喝一點，但是醉酒最傷人，最好還是不要喝過量，一旦喝多了，可以採用下列的茶包略做補救。

芹菜根荷葉茶

材料／芹菜根 30 克，乾荷葉 30 克。

做法／

1. 將芹菜根洗淨晾乾，略微搗碎。
2. 將荷葉用手撕成碎片。
3. 乾芹菜根5克、荷葉5克用茶包袋裝好，熱水沖泡即可飲用。

用法及宜忌

醉後喝一大杯，再每日兩次，連續兩天。

功效

利水、清火、護肝，可防止大醉傷肝。

芹菜是解酒的良藥，富含各種維生素，可以達到保護腸胃的作用，本身又有降火的功效，酒性大熱，喝一點芹菜汁降火效果最好。

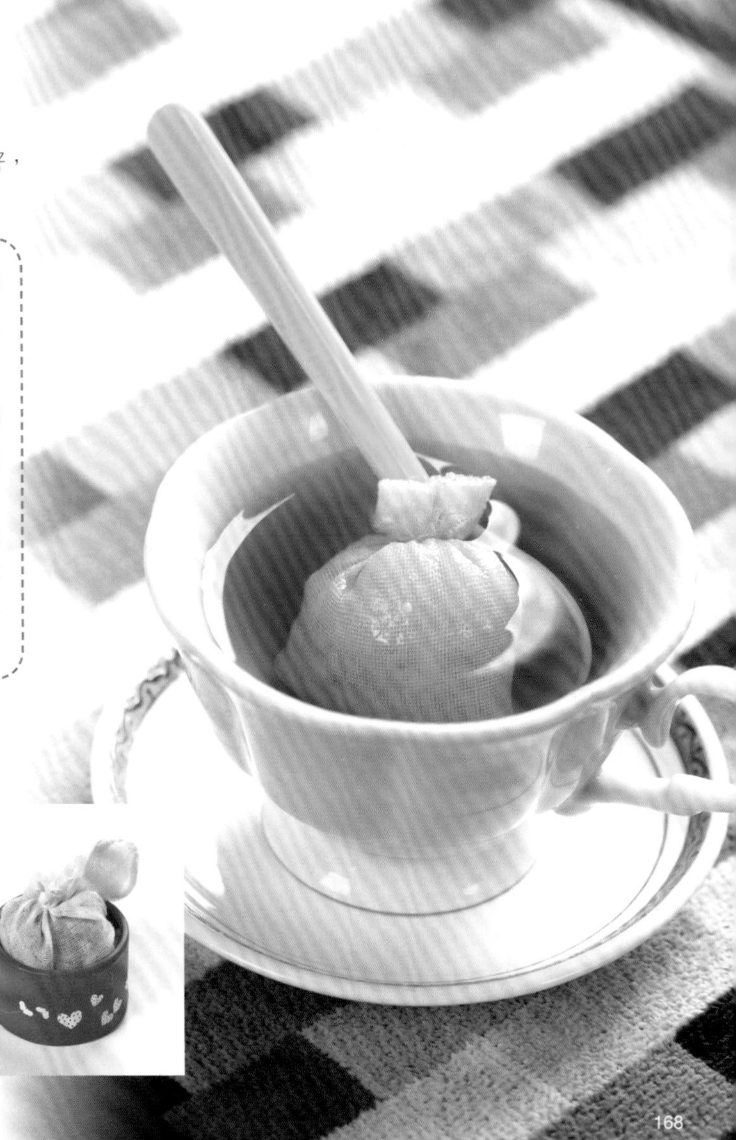

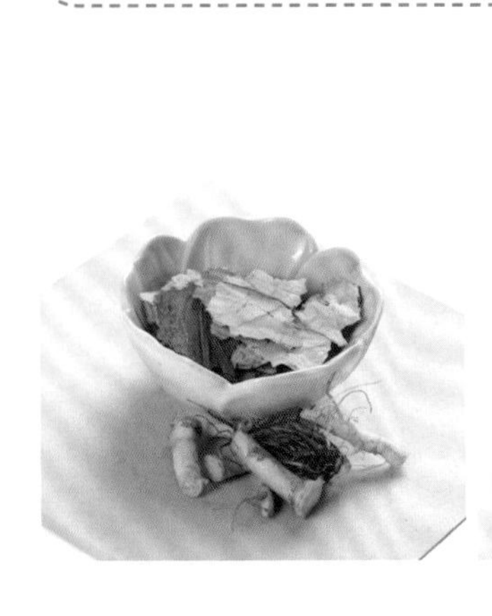

檸檬菊花茶

材料／菊花 15 克，檸檬 1 個。

做法／

1. 檸檬切片，將材料混合均勻，分成 4 等份。
2. 每份用茶包袋裝起來，熱水沖泡即可飲用。

用法及宜忌 醉後喝一大杯。

功效 去酒熱，補充維生素保護肝臟。

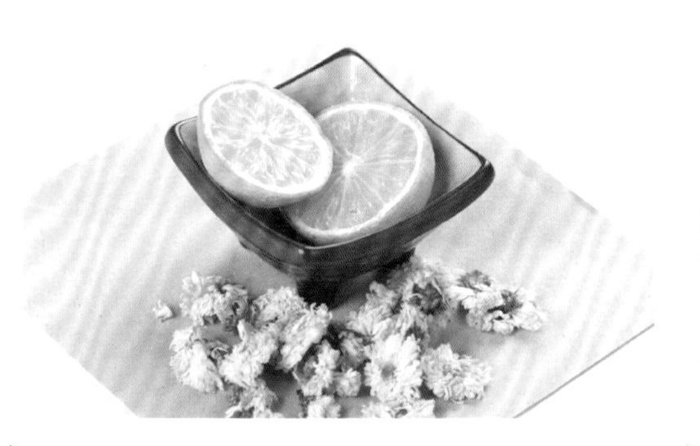

瓜皮荷葉茶

材料／乾荷葉 10 克，烏龍茶 5 克，西瓜翠衣 10 克。

做法／

1. 將材料混合均勻，分成 4 等份。
2. 每份用茶包袋裝起來，熱水沖泡即可飲用。

用法及宜忌 喝酒前後均可飲用。

功效 迅速排出酒精，減少對腸胃的刺激。

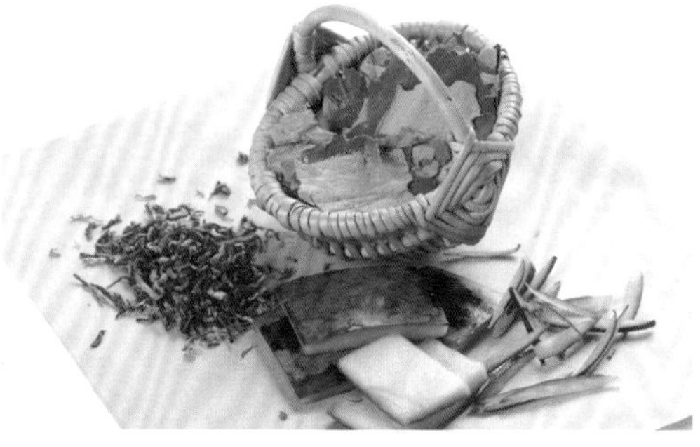

翠玉龍鬚茶

材料／玉米鬚 10 克，西瓜翠衣（西瓜皮）30 克。

做法／

1. 將吃剩的西瓜皮用刀把最外面的綠色皮切下來，0.2 ～ 0.3 公分厚即可。
2. 將西瓜皮切成細絲。
3. 將材料分成 3 等份，各取一份用茶包袋裝起來，熱水沖泡即可飲用。

用法及宜忌 醉後大量飲用。

功效 快速排出酒精。

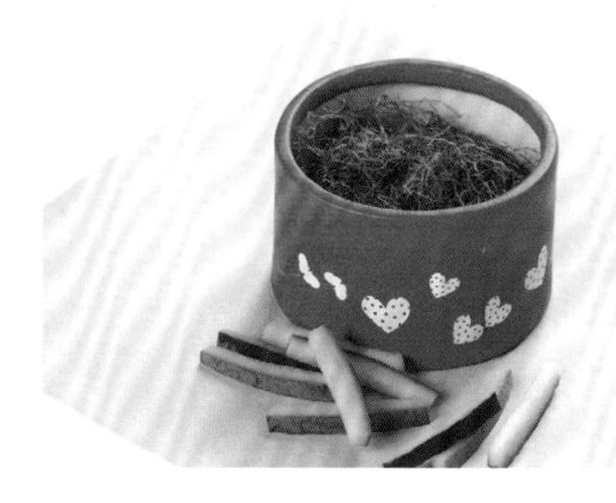

芹菜茶

材料／芹菜 50 克。

做法／

1. 將芹菜去葉留莖，清洗乾淨。
2. 將芹菜用開水燙半分鐘。
3. 切成碎末，分成兩份用茶包袋裝好，熱水沖泡即可飲用。

用法及宜忌 醉後喝一大杯，常飲酒者可常常飲用。

功效 排出酒精，保肝。

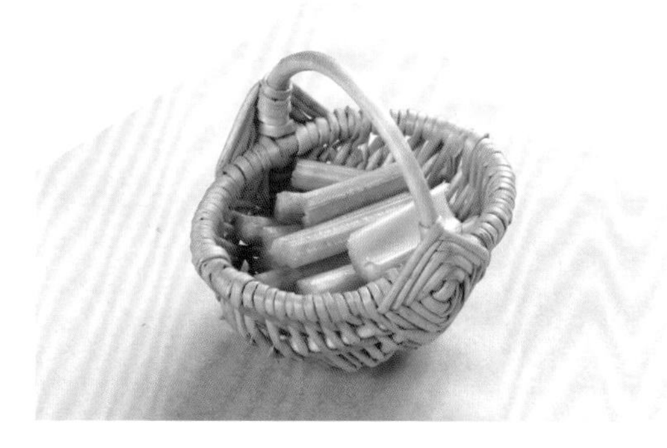

避免劇烈運動造成體力透支的茶包

體力勞動者長時間勞動、朋友一起健行登山、運動員長時間運動……，運動量超過身體所能負荷的程度是最危險的時候，處理不好甚至有生命危險，適當補水和補充其他營養元素十分重要。大量的體力支出過後，先不要暴飲暴食，喝一杯健康的茶包吧！

花生棗蜜茶

材料／熟花生米 30 克，紅棗 30 克，蜂蜜適量。

做法／

1. 將花生米搗碎，紅棗切成小塊，均分成 6 等份。
2. 每份用茶包袋裝起來，熱水沖泡後調入適量蜂蜜即可飲用。

用法及宜忌 每日早晚各一次。

功效 適合長時間未進飲食者補充能量。

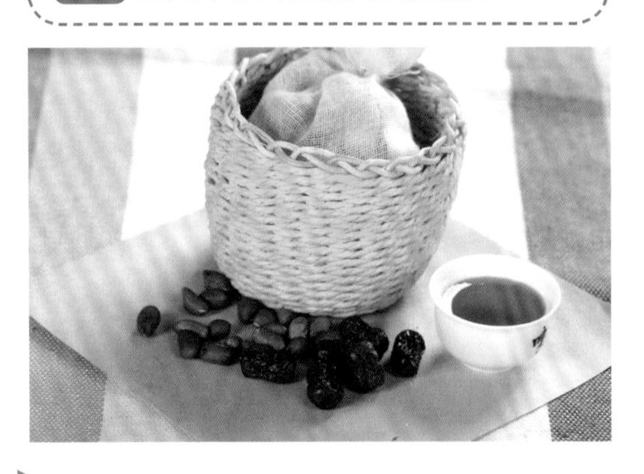

紅棗薑糖茶

材料／紅棗60克，老薑15克，黑糖60克，綠茶1克。

做法／

1. 將材料搗成小塊，分成 10 份。
2. 每份用茶包袋裝起來，熱水沖泡即可飲用。

用法及宜忌 每日早晚各一次。

功效 適合冬季運動後補水。

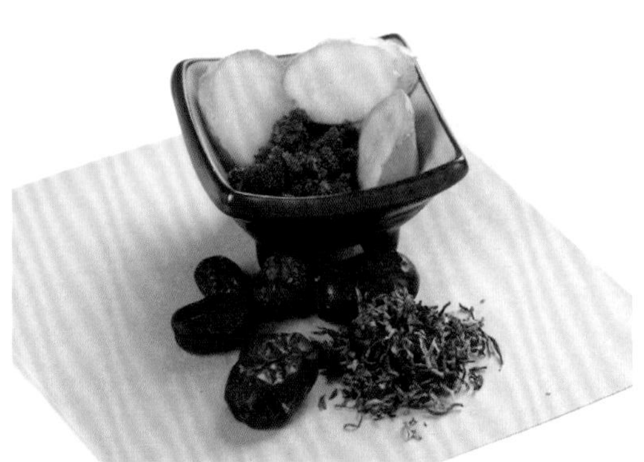

烏梅紅棗茶

材料／烏梅 20 顆，浮小麥 50 克，紅棗 20 顆。

做法／

1. 浮小麥洗乾淨後搗碎，每個紅棗切成 4 塊。
2. 取烏梅 2 顆、紅棗 2 顆、浮小麥 5 克用茶包袋好，熱水沖泡即可飲用。

用法及宜忌 每日一次，睡前 1 小時服用。

功效 適合運動後補水。

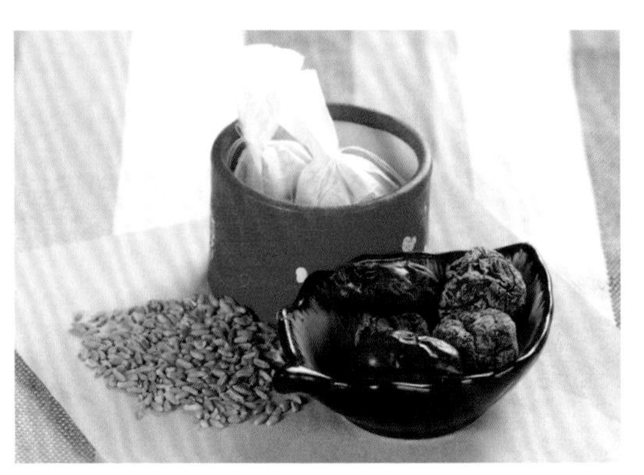

人參紅棗茶

材料／人參 25 克，紅棗 50 克，茶葉 5 克。

做法／

1. 紅棗去核切小塊，將材料混合均勻，分成 10 等份。
2. 每份用茶包袋裝起來，熱水沖泡即可飲用。

用法及宜忌 每日早晚各一次。

功效 改善氣血不足，增強體力，恢復元氣。

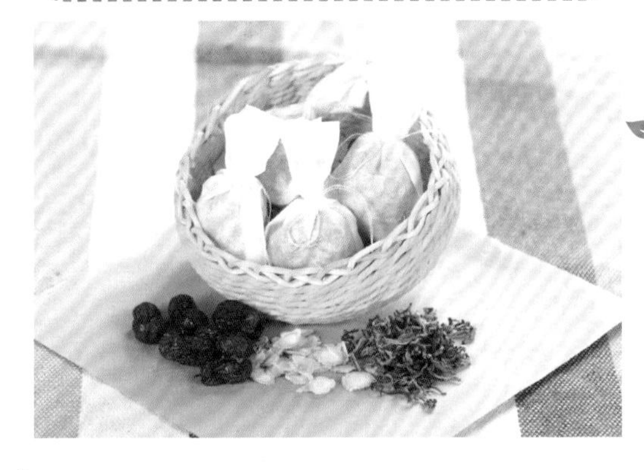

蘿蔔蜂蜜茶

材料／白蘿蔔 100 克，蜂蜜 20 克。

做法／

1. 將蘿蔔切成小塊，分成 10 份。
2. 每份用茶包袋裝起來，熱水沖泡加蜂蜜即可飲用。

用法及宜忌 每日早晚各一次。

功效 適合運動後補水。

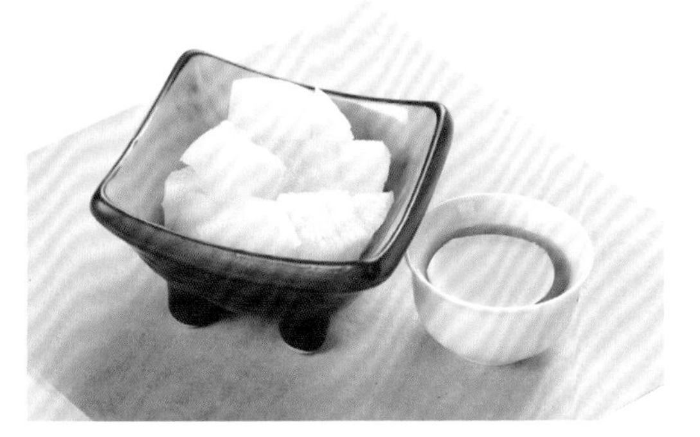

桂圓人參茶

材料／桂圓肉 50 克，人參 25 克，冰糖 30 克。

做法／

1. 人參切片，冰糖搗成碎末。
2. 人參 2 ～ 3 克、桂圓肉 5 克、冰糖 3 克用茶包袋裝好，熱水沖泡即可飲用。

用法及宜忌 每日一次，可取代茶飲，病後初癒身體虛弱者宜慎用。

功效 運動後大汗補水。

橘皮蜂蜜茶

材料／橘皮 100 克，蜂蜜 100 克，白糖 50 克。

做法／

1. 鍋內加入 500 毫升水煮滾後，倒入蜂蜜、白糖，攪拌均勻至完全溶解。
2. 橘皮切絲，加入鍋中邊攪拌邊加熱，一直至黏稠攪拌不動，即可熄火。
3. 撈出橘皮，晾乾後取 10 克用茶包袋裝好，熱水沖泡即可飲用。

用法及宜忌 每次早中晚各一次。

功效 適合身體虛弱的人。

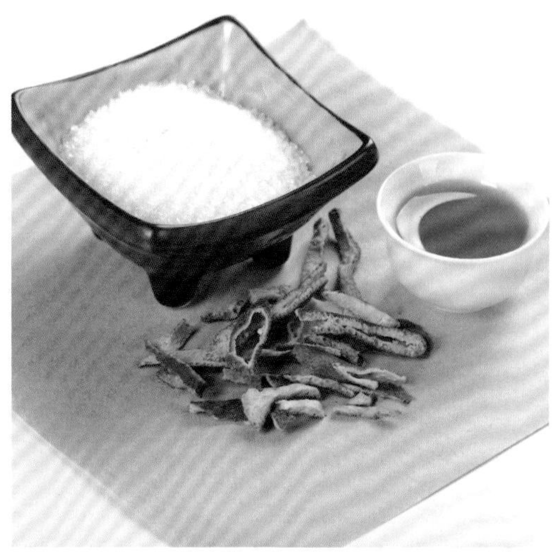

清腸排毒茶包

食品安全是全民關注的健康問題，現今社會中，有時候一不小心就會吃到有毒的食物。平日若喝些茶，可以幫助我們盡快排出吃入體內的有毒物質。

雙耳茶

材料／白木耳、黑木耳各 10 克，冰糖 30 克。

做法／

1. 將材料混合均勻，分成 4 等份。
2. 每份用茶包袋裝起來，熱水沖泡即可飲用。

用法及宜忌 每日早晚各一次。

功效 排出各種毒素，尤其是農藥和重金屬。

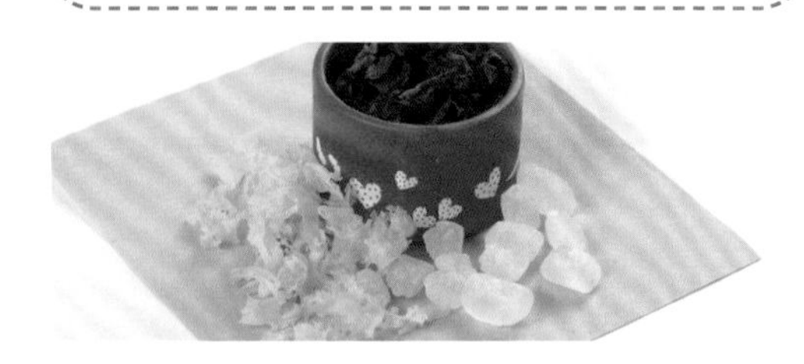

黑糖木耳茶

材料／黑糖 50 克，黑木耳 40 克。

做法／

1. 將材料混合均勻，分成 8 等份。
2. 每份用茶包袋裝起來，熱水沖泡即可飲用。

用法及宜忌 每日兩次，飯後服用。

功效 排毒，恢復體力。

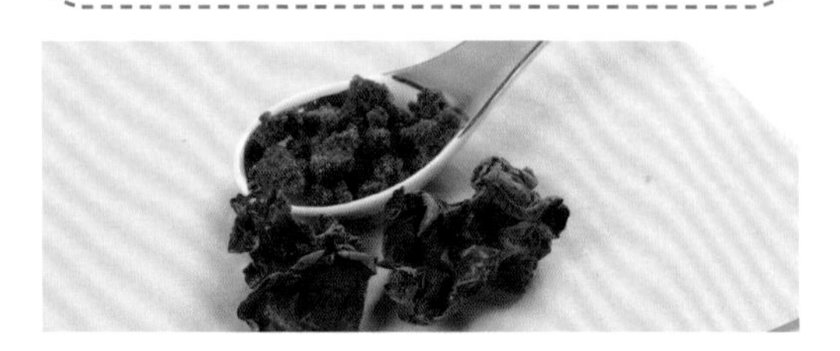

燕麥奶茶

材料／燕麥片 20 克，紅茶 5 克，牛奶 1 杯，蜂蜜適量。

做法／

1. 將燕麥和紅茶用紙茶包裝好，可一次多準備幾天的量。
2. 每日早上用牛奶沖一杯，加蜂蜜調味。

用法及宜忌 每日早上一次。

功效 燕麥含有豐富的膳食纖維，可以清腸排毒，牛奶和紅茶則有保護消化道的作用。

玉米鬚綠豆茶

材料／乾玉米鬚 100 克，綠豆 100 克。

做法／

1. 將綠豆乾炒至熟。
2. 玉米鬚、綠豆各取 10 克用茶包袋裝好，沸水沖泡即可飲用。

用法及宜忌 早晚各一杯，煮飲效果更佳。

功效 解百毒，利尿。

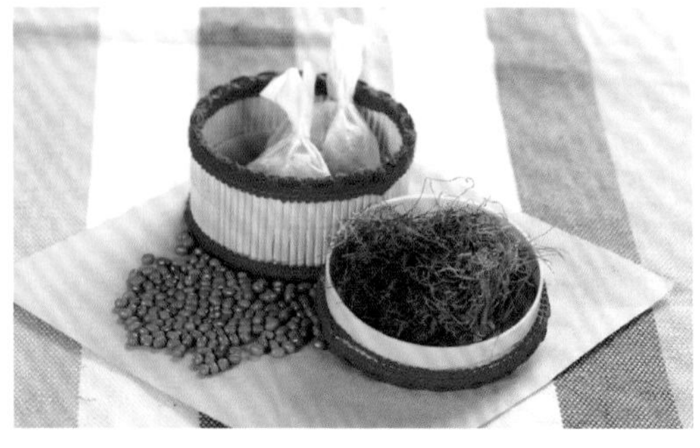

百合蜜茶

材料／百合 50 克，蜂蜜適量。

做法／

1. 將百合揉碎，分成 6 等份。
2. 每份用茶包袋裝起來，熱水沖泡加蜂蜜調味即可飲用。

用法及宜忌 每日兩次，不拘時間。

功效 潤腸，清熱，通便，排毒。

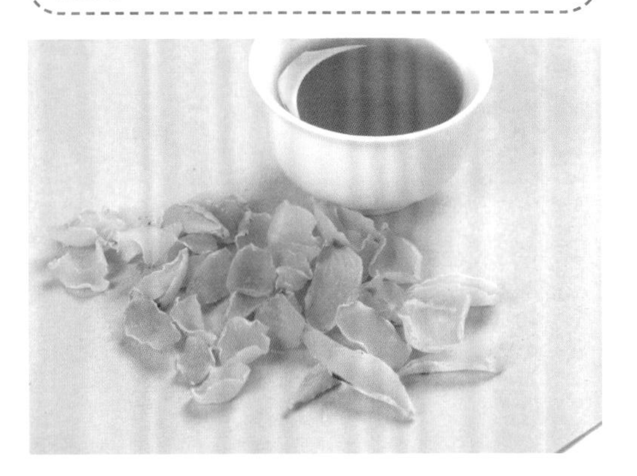

苦瓜枸杞茶

材料／苦瓜 2 條，枸杞子 50 克。

做法／

1. 苦瓜去皮，去瓤，切片，放在乾淨的地方曬乾。
2. 4 片苦瓜乾配 5～6 顆枸杞子用茶包袋裝好，熱水沖泡即可飲用。

用法及宜忌 代茶飲，脾胃虛寒者飯後飲用。

功效 降血糖，清火，利尿，排毒。

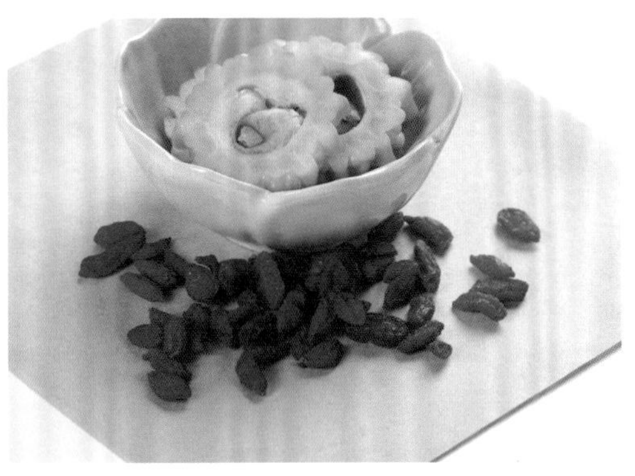

蒲公英苦瓜冰糖茶

材料／蒲公英 15 克，苦瓜 4 片，冰糖 10 克。

做法／

1. 將材料混合均勻，分成 4 等份。
2. 每份用茶包袋裝起來，熱水沖泡即可飲用。

用法及宜忌 每日早晚各一次。

功效 清瀉肝火，排毒。

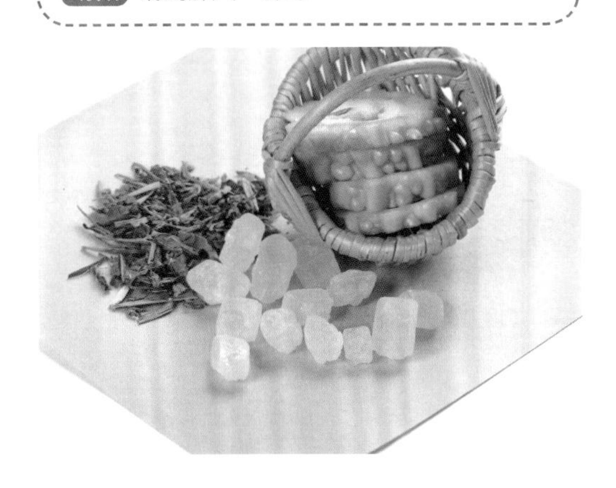

蜜茶

材料／蜂蜜 4 毫升，茶葉 10 克。

做法／將茶葉分成 4 等份。每份用茶包袋裝起來，熱水沖泡後調入 1 毫升蜂蜜即可飲用。

用法及宜忌 每日早晚各一次。

功效 潤腸，清熱，通便，排毒。

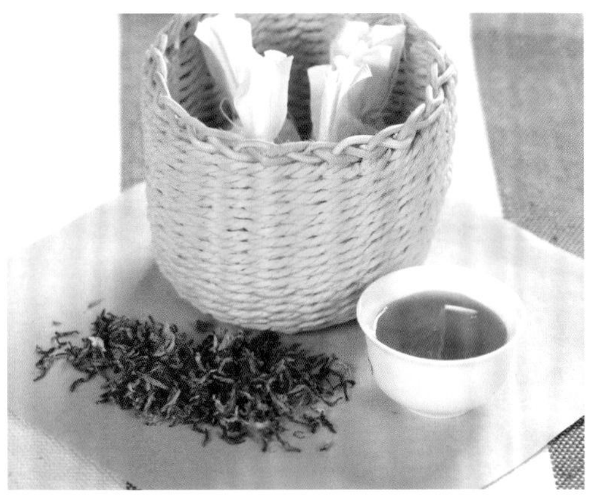

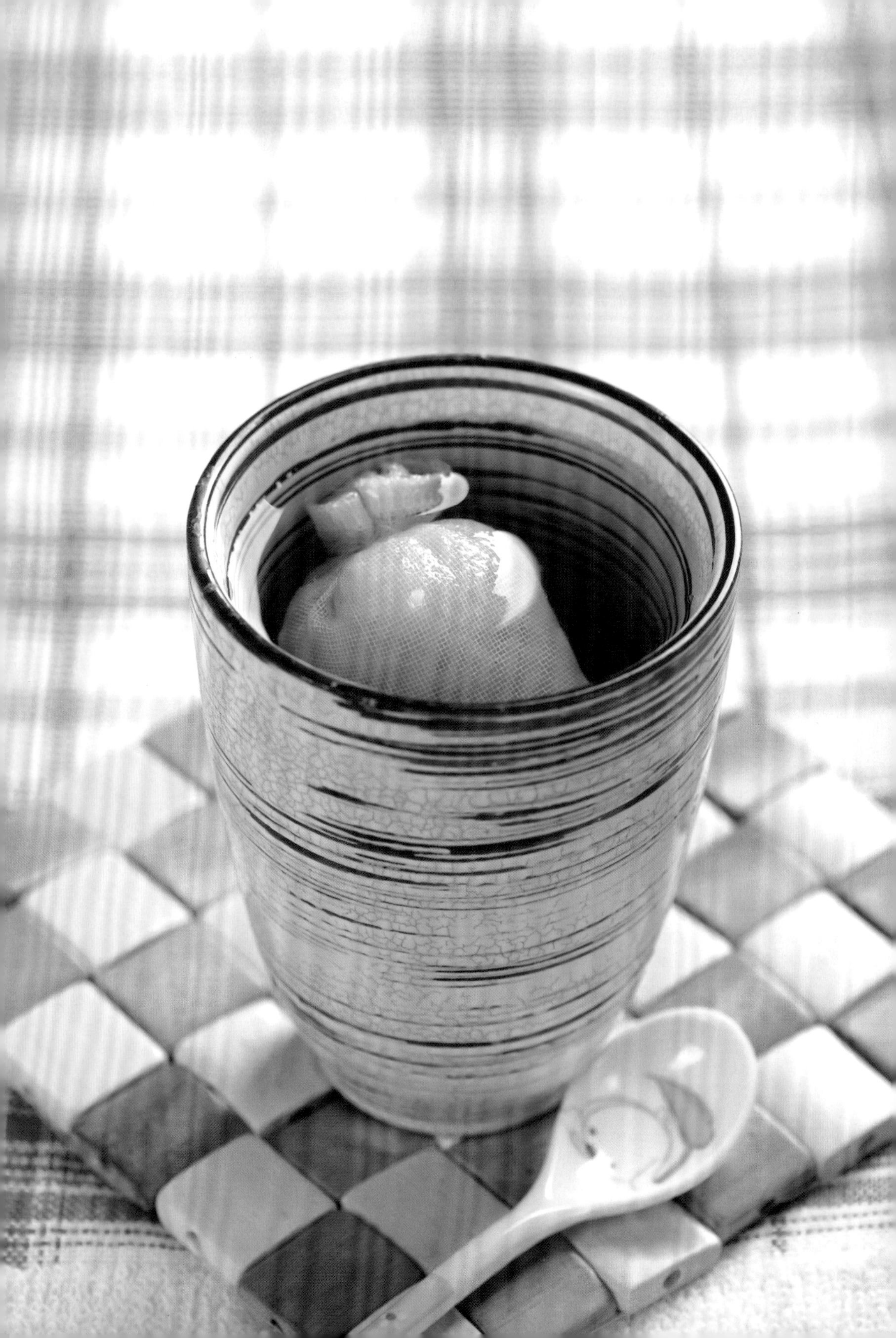

為家人量身打造的保健茶包

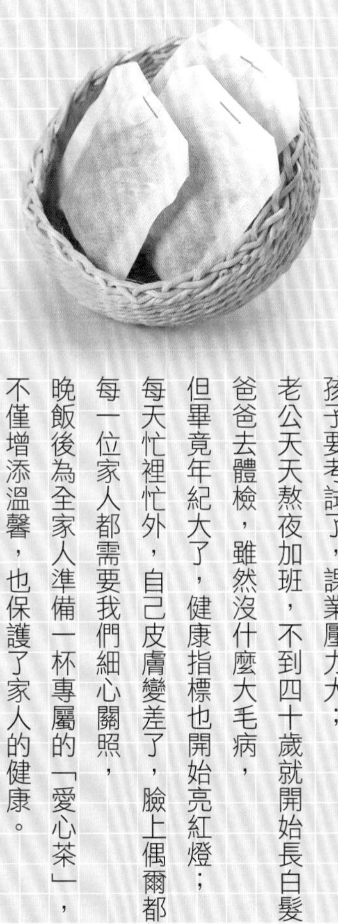

孩子要考試了，課業壓力大；
老公天天熬夜加班，不到四十歲就開始長白髮；
爸爸去體檢，雖然沒什麼大毛病，
但畢竟年紀大了，健康指標也開始亮紅燈；
每天忙裡忙外，自己皮膚變差了，臉上偶爾都能看到細紋了……。
每一位家人都需要我們細心關照，
晚飯後為全家人準備一杯專屬的「愛心茶」，
不僅增添溫馨，也保護了家人的健康。
當然，也別忘了自己的那一杯。

老人長壽茶包

中國的養生觀點中，長壽往往和注重中藥調養的健康觀念分不開，一些歷史長壽故事當中，中藥也都扮演著重要的角色。

返老還童茶

材料／何首烏 30 克，冬瓜皮 18 克，山楂肉 15 克，烏龍茶 3 克。

做法／

1. 將材料混合均勻，分成 4 等份。
2. 每份用茶包袋裝起來，熱水沖泡即可飲用。

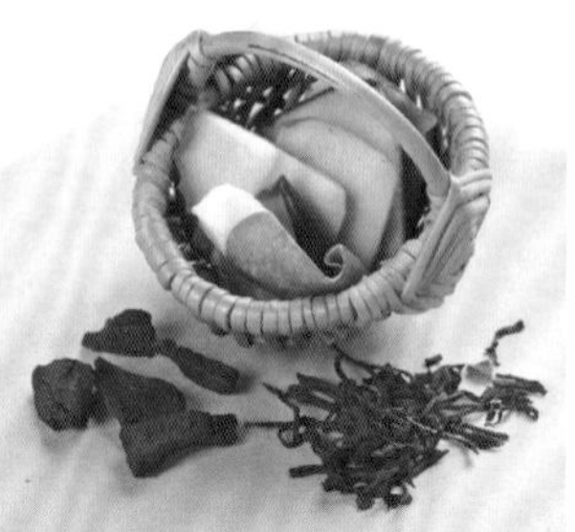

用法及宜忌 每日早晚各一次。

功效 清熱、化瘀，益血脈，可增強血管彈性，降低血液中膽固醇含量，防止動脈硬化。

人參茶

材料／茶葉 15 克，五味子 20 克，人參 10 克，桂圓肉 30 克。

做法／

1. 將材料搗成小塊，分成 5 等份。
2. 每份用茶包袋裝起來，熱水沖泡即可飲用。

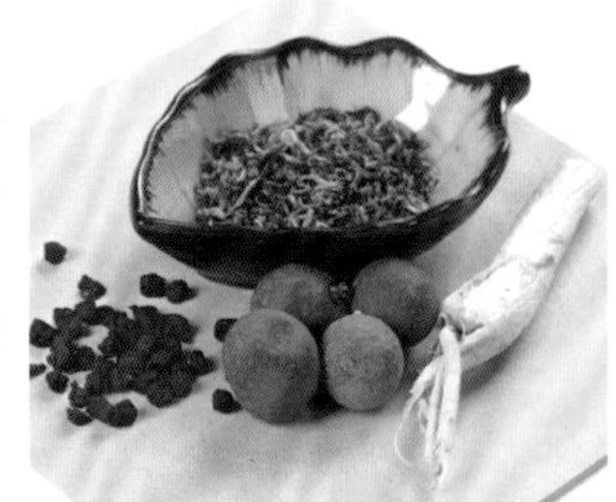

用法及宜忌 每日早晚各一次。

功效 滋肝補腎，益精明日，降血壓、降血糖。

首烏松針茶

材料／何首烏 18 克，松針 30 克，烏龍茶 15 克。

做法／

1. 將材料混合均勻，分成 5 等份。
2. 每份用茶包袋裝起來，熱水沖泡即可飲用。

用法及宜忌 每日一次，睡前服用。

功效 補精益血，扶正祛邪。適用肝腎虧虛者，以及從事化學性、放射性、農藥製造、核技術工作及礦場作業等人員，放療、化療後導致白血球減少的患者等。

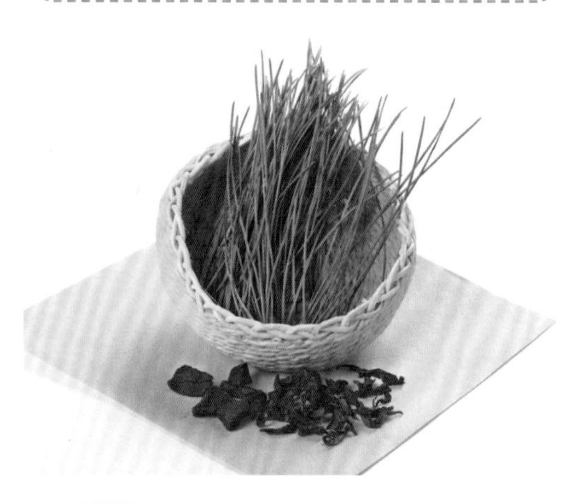

小提醒

松針是松樹藥用的代表部位，味苦、無毒、藥性溫和，它的提取物中含有植物酵素、植物纖維、生長激素、蛋白質、脂肪和 24 種胺基酸。研究發現，高血壓、冠心病和中風等心腦血管病患者在飲用松針製劑後，病情有一定程度的改善。

中老年強身茶

材料／制首烏 30 克，菟絲子 40 克，補骨脂 25 克。

做法／

1. 將材料混合均勻，分成 4 等份。
2. 每份用茶包袋裝起來，熱水沖泡即可飲用。

用法及宜忌 每日早晚各一次。

功效 滋補肝腎，強身健體。主治肝腎不足，頭昏目眩，或頭髮早白，常覺精神不濟，腿膝酸軟乏力，或少腹冷，大便溏薄；腰膝酸軟，少腹虛冷，滑精，陽痿，性功能明顯衰退，以及小便餘瀝不淨。

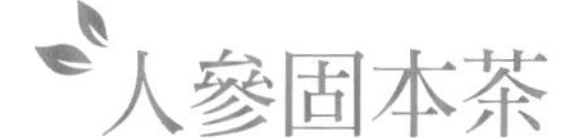

人參固本茶

材料／人參 6 克，天冬、麥冬、生地黃、熟地黃各 12 克。

做法／

1. 將材料搗成小塊，分成 3 等份。
2. 每份用茶包袋裝起來，熱水沖泡即可飲用。

用法及宜忌 每日早晚各一次。

功效 益氣養陰，扶正固本。主治中老年人氣陰兩虧，津血不足，體瘦乏力，或伴肺氣腫而見咳喘；久咳不癒，動則氣喘吁吁，精神不振，時有喉燥。

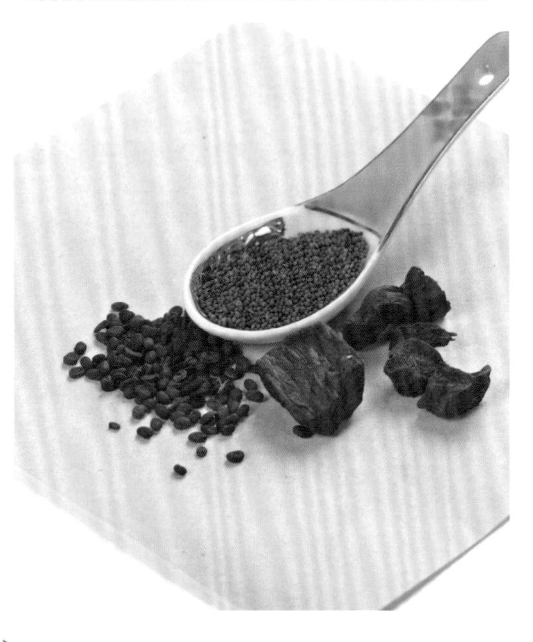

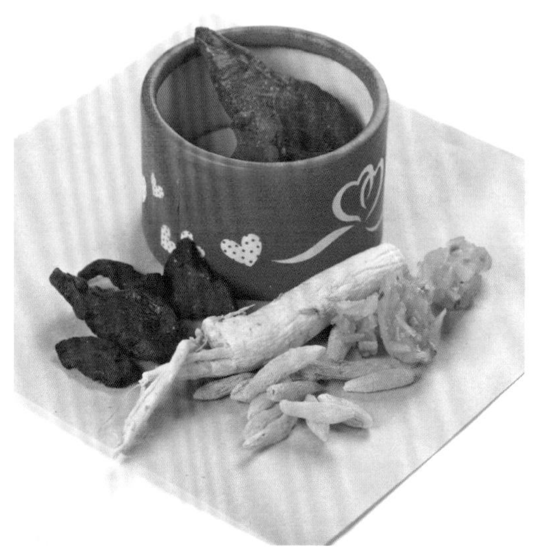

黃耆人參茶

材料／黃耆 60 克，人參 60 克，蜂蜜適量。

做法／

1. 將黃耆、人參搗成小塊，分成 10 份。
2. 每份用茶包袋裝起來，熱水沖泡加入蜂蜜調勻即可飲用。

用法及宜忌 每日早晚各一次。

功效 補氣血，提振精神。

菊花人參茶

材料／菊花 10 克，人參 15 克。

做法／

1. 將材料混合均勻，分成 4 等份。
2. 每份用茶包袋裝起來，熱水沖泡即可飲用。

用法及宜忌 每日早晚各一次。

功效 清脂去油膩，減肥，適合體重過重的年長者。

蘋果茶

材料／蘋果 1 個，冰糖 10 克。

做法／將蘋果帶皮切成塊狀，用茶包袋裝好放進大保溫杯，加開水、冰糖，蓋好蓋子，20 分鐘後飲用。

用法及宜忌 可隨時取代茶飲。

功效 益氣養胃，營養全面。

仙茶

材料／綠茶 50 克，芝麻 35 克，花椒 20 克，小茴香 30 克。

做法／

1. 將材料混合均勻，分成 3 等份。
2. 每份用茶包袋裝起來，熱水沖泡即可飲用。

用法及宜忌 每日早晚各一次。

功效 益精悅顏，保元固腎。

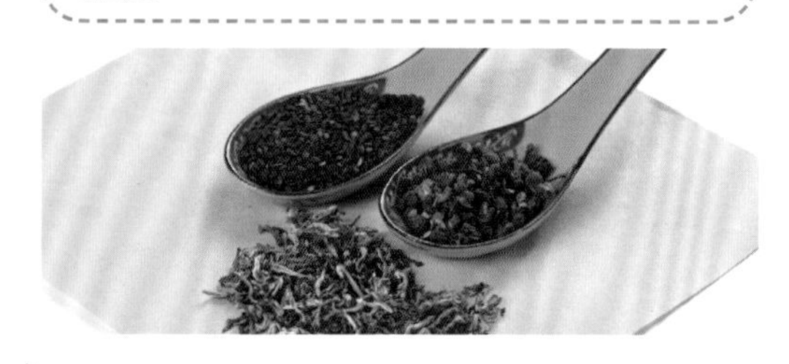

刺五加茶

材料／刺五加 30 克。

做法／

1. 將材料均勻分成 4 等份。
2. 每份用茶包袋裝起來，熱水沖泡即可飲用。

用法及宜忌 每日一次，睡前服用。

功效 延年益壽。

參麥茶

材料／太子參 12 克，麥冬 10 克。

做法／

1. 將材料混合均勻，分成 4 等份。
2. 每份用茶包袋裝起來，熱水沖泡即可飲用。

用法及宜忌 每日早晚各一次。

功效 健脾補氣，養胃生津，清心潤肺。

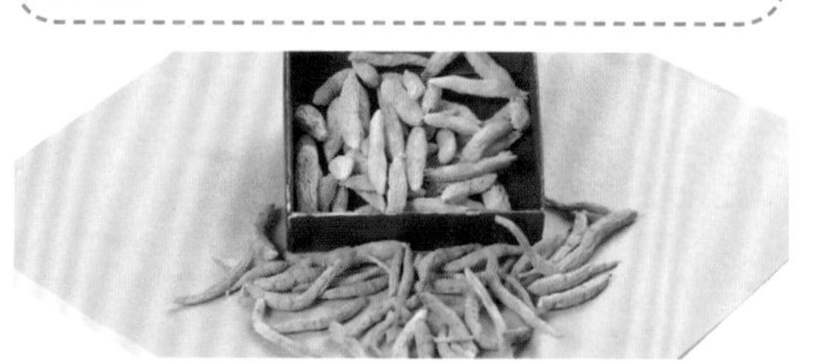

葡萄茶

材料／葡萄乾 30 克，白糖適量，綠茶 5 克。

做法／

1. 將材料混合均勻，分成 4 等份。
2. 每份用茶包袋裝起來，熱水沖泡即可飲用。

用法及宜忌 每日早晚各一次。

功效 增強抵抗力。

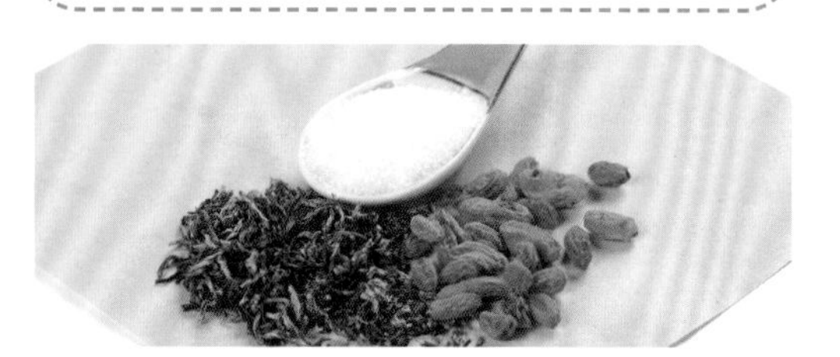

杜仲茶

材料／杜仲 20 克，綠茶 20 克。

做法／

1. 將杜仲搗成小塊，與綠茶混勻分成 3 等份。
2. 每份用茶包袋裝起來，熱水沖泡即可飲用。

用法及宜忌 每日早晚各一次。

功效 補肝腎，強筋骨，降血壓。

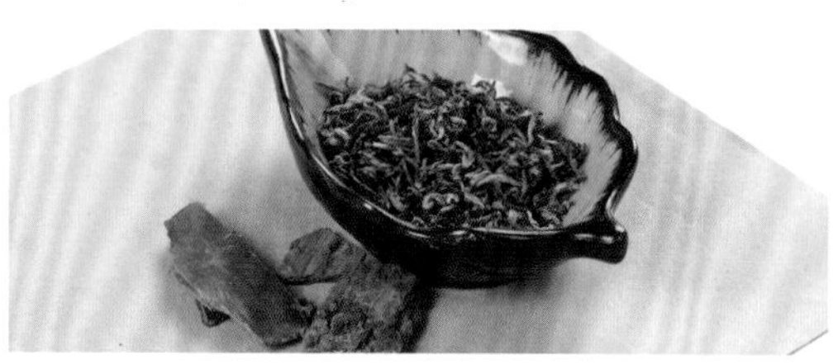

玉竹茶

材料／玉竹 25 克。

做法／

1. 將材料磨碎，分成 4 等份。
2. 每份用茶包袋裝起來，熱水沖泡即可飲用。

用法及宜忌 每日早晚各一次。

功效 養陰潤燥，生津延年。

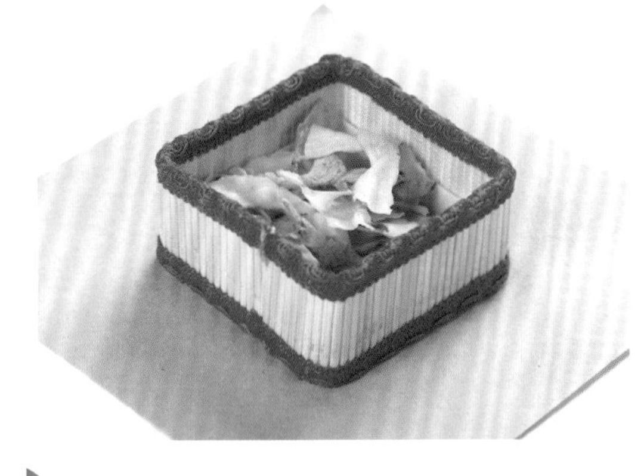

白朮甘草茶

材料／綠茶 10 克，白朮 15 克，甘草 10 克。

做法／

1. 將材料搗成小塊，混合均勻，分成 4 等份。
2. 每份用茶包袋裝起來，熱水沖泡即可飲用。

用法及宜忌 每日早晚各一次。

功效 健脾補腎，益氣生血。

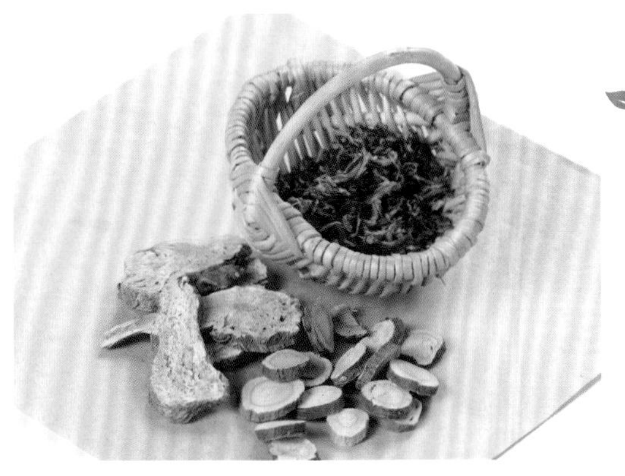

七葉膽枸杞茶

材料／七葉膽 15 克，枸杞子 20 克。

做法／七葉膽 3 克搭配 4 克枸杞子，用茶包袋裝好，熱水沖泡即可飲用。

用法及宜忌 可取代茶飲，不限次數。

功效 抗衰老、明目、降血壓，全面提高身體免疫力。

人參鹿茸茶

材料／人參 15 克，鹿茸 5 克。

做法／

1. 將材料切片。
2. 用 3 克人參搭配 1 克鹿茸用茶包袋裝好，熱水沖泡即可飲用。

用法及宜忌 每日一次，人參、鹿茸藥性溫熱，茶飲更溫和，適合體虛的年長者，可反覆沖泡。

功效 補氣活血。

葡萄乾綠茶

材料／葡萄乾 60 克，綠茶 15 克。

做法／

1. 將綠茶分 3 等份用茶包袋裝好。
2. 沖泡一份綠茶，加 20 克葡萄乾。

用法及宜忌 不限時間次數，脾胃虛寒者可只用葡萄乾。

功效 抗氧化，阻止衰老。

柚子皮茶

材料／柚子皮 200 克。

做法／

1. 將柚子皮切成細條晾乾。
2. 每 10 克柚子皮用茶包袋裝好，熱水沖泡即可飲用。

用法及宜忌 每日一次。

功效 抗氧化，阻止衰老。

芝麻養血茶

材料／黑芝麻 6 克，茶葉 3 克。

做法／

1. 將材料混合均勻，分成 4 等份。
2. 每份用茶包袋裝起來，熱水沖泡即可飲用。

用法及宜忌 每日早晚各一次。

功效 滋補肝腎，養血潤肺。治肝腎虧虛，皮膚粗糙，毛髮枯黃或早白、耳鳴等。

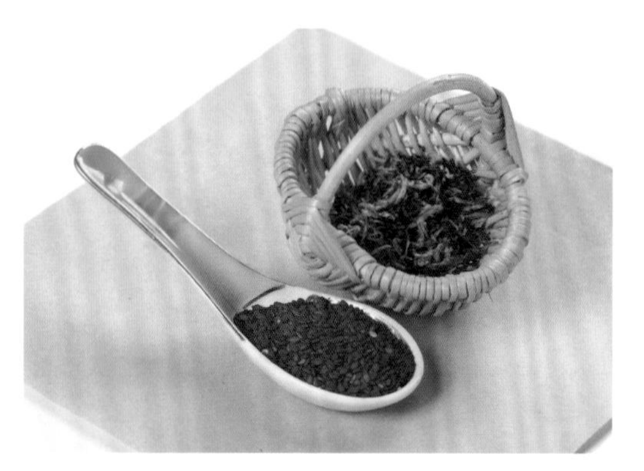

決明子茶

材料／決明子 50 克。

做法／

1. 將材料磨碎，分成 4 等份。
2. 每份用茶包袋裝起來，熱水沖泡即可飲用。

用法及宜忌 每日早晚各一次。

功效 可降低膽固醇與血壓，對動脈硬化與高血壓症狀有一定療效，適合中老年人長期服用。

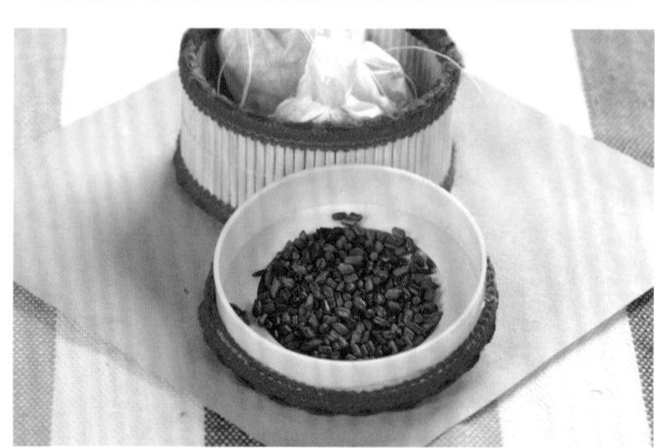

沙苑子茶

材料／沙苑子 30 克。

做法／

1. 將材料磨碎，分成 3 等份。
2. 每份用茶包袋裝起來，熱水沖泡即可飲用。

用法及宜忌 每日早晚各一次。

功效 健身益壽。久服可補腎強腰。

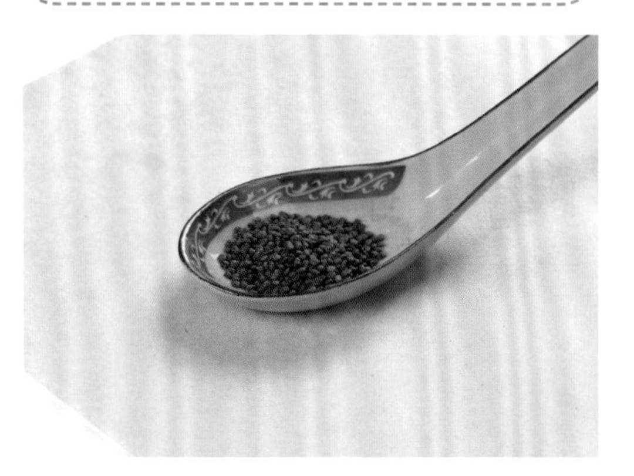

靈芝茶

材料／靈芝 10 克，綠茶少許。

做法／

1. 將材料磨碎混合均勻，分成 4 等份。
2. 每份用茶包袋裝起來，熱水沖泡即可飲用。

用法及宜忌 每日一次，睡前服用。

功效 補中益氣，強筋健骨。

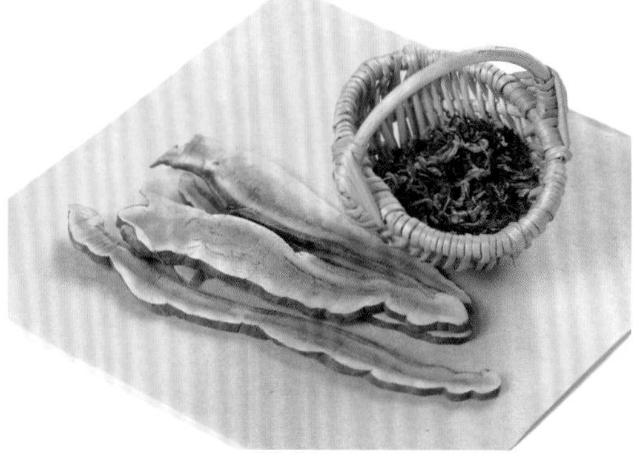

延年益壽不老茶

材料／何首烏 24 克，地骨皮、茯苓各 15 克。

做法／

1. 將材料搗成小塊後混合均勻，分成 4 等份。
2. 每份用茶包袋裝起來，熱水沖泡即可飲用。

用法及宜忌 每日早晚各一次。

功效 補腎益精，益壽延年。中老年腎虛精虧，身體衰弱，神疲乏力，頭昏目澀，腰膝酸軟；未老先衰，精神不振，夜寐多汗，陽痿遺精；神經衰弱、慢性肝炎患者，亦可服用作調養。此茶強身健體，可長期連續使用。

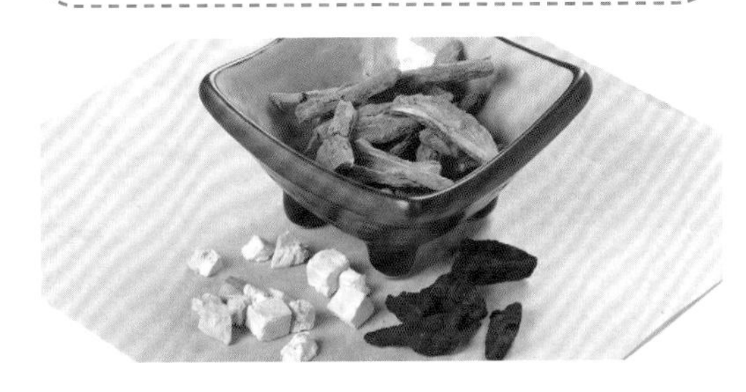

五子衍宗茶

材料／枸杞子、菟絲子各 24 克，覆盆子 12 克，炒車前子 6 克，五味子 3 克。

做法／

1. 將材料混合均勻，分成 3 等份。
2. 每份用茶包袋裝起來，熱水沖泡即可飲用。

用法及宜忌 每日早晚各一次。

功效 補腎益精。適用於中老年人腎氣不足，腎虛陽痿，伴見腰酸暈眩，尿後餘瀝不盡；或體弱乏力，腰酸膝軟，委靡不振，鬚髮早白，過早衰老者。

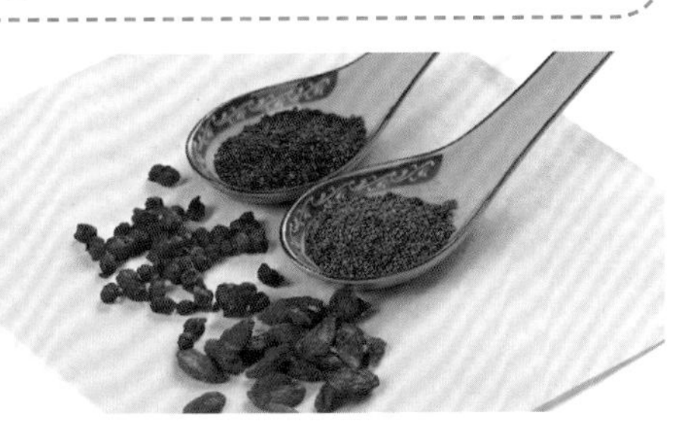

核桃枸杞女貞茶

材料／核桃仁 50 克，枸杞子 20 克，女貞子 20 克。

做法／

1. 核桃仁搗碎，枸杞子、女貞子分別分成 5 等份。
2. 各取一份用紙包好，熱水沖服。

用法及宜忌 每日一次，可取代茶飲。

功效 溫腎益陽，養生長壽。

五福飲茶

材料／熟地黃、當歸各 9 克，人參、白朮、炙甘草各 6 克，生薑 3 片，紅棗 4 顆。

做法／

1. 將材料混合均勻，分成 4 等份。
2. 每份用茶包袋裝起來，熱水沖泡即可飲用。

用法及宜忌 每日早晚各一次。

功效 補氣養血。適用中老年氣血虧損，面色萎黃，神疲氣短，懶言，怔忡善忘，納穀不香者。

山楂枸杞茶

材料／山楂 15 克，枸杞子 15 克。

做法／

1. 將材料混合均勻，分成 4 等份。
2. 每份用茶包袋裝起來，熱水沖泡即可飲用。

用法及宜忌 每日早晚各一次。

功效 補肝益腎、補血益智、強身明目。適用於繼發性腦萎縮及老年性心血管疾病。

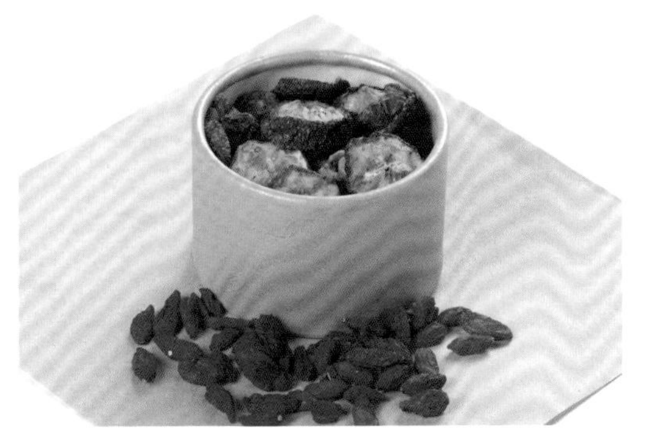

健腰青娥茶

材料／核桃仁 20 克，補骨脂 24 克，杜仲 50 克。

做法／

1. 將材料搗成小塊混合均勻，分成 10 等份。
2. 每份用茶包袋裝起來，熱水沖泡即可飲用。

用法及宜忌 每日早晚各一次。

功效 補腎健腰。適用的症狀有腎虛腰脊酸痛，轉側不利，足膝軟弱，陽痿早洩，小便餘瀝；早期高血壓，精神疲乏，腰膝酸冷，或伴有頭暈目眩。

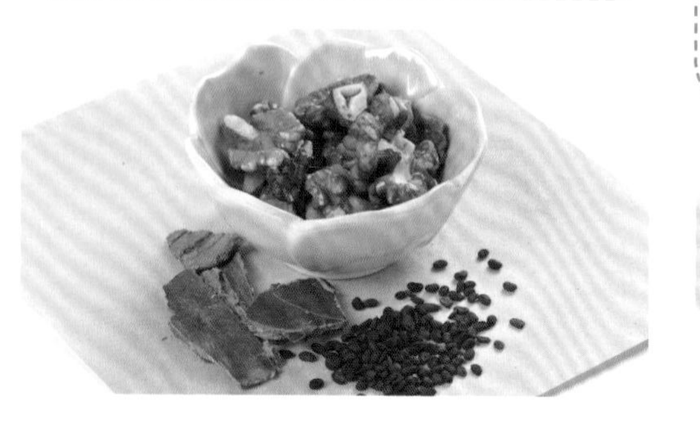

王母桃茶

材料／白朮、熟地黃各 60 克，何首烏、巴戟天、枸杞子各 30 克。

做法／

1. 將材料搗成小塊混合均勻，分成 15 等份。
2. 每份用茶包袋裝起來，熱水沖泡即可飲用。

用法及宜忌 每日早晚各一次。

功效 健脾運中，溫補肝腎。適用的症狀有腎陽不振，腹冷腰酸，腿膝軟弱，陽痿早洩，或見失眠，夢遺；肝腎虛虧，頭暈目眩，全身乏力，腰腿酸軟，胃口欠佳，納穀不香；或消渴，體瘦。

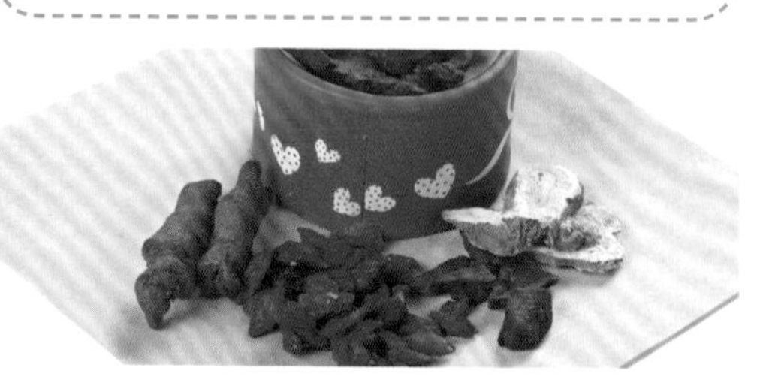

強腰膝茶

材料／制首烏 20 克，懷牛膝 15 克。

做法／

1. 將材料搗成小塊混合均勻，分成 4 等份。
2. 每份用茶包袋裝起來，熱水沖泡即可飲用。

用法及宜忌 每日一次，睡前服用。

功效 補益肝腎，強腰壯膝。適用於中老年肝腎不足，腰膝骨痛，下肢拘急或酸麻，行走乏力。

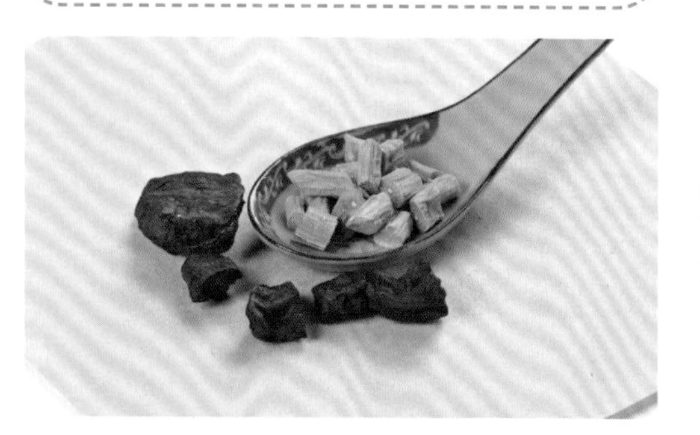

雙耳茶

材料／白木耳、黑木耳各 10 克，冰糖 30 克。

做法／

1. 將材料搗成小塊混合均勻，分成 4 等份。
2. 每份用茶包袋裝起來，熱水沖泡即可飲用。

用法及宜忌 每日早晚各一次。

功效 滋陰補腎、潤肺。適用於老年高血壓、動脈硬化、眼底出血，辨證屬腎陰虧虛者；咳嗽、咯血、痰少而乾或有喘息，辨證屬肺陰虛者。

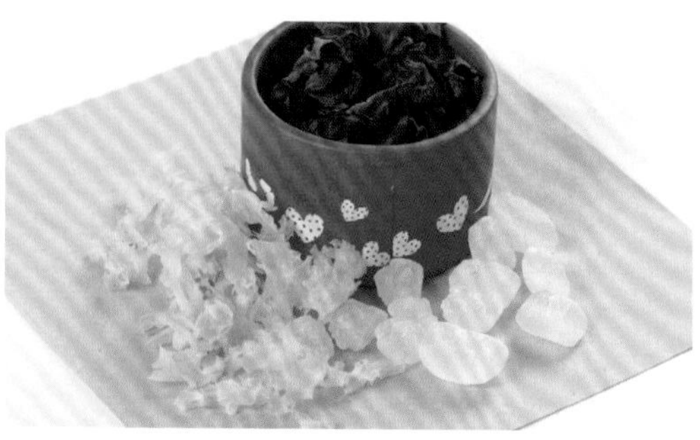

杜仲五味子茶

材料／杜仲 20 克，五味子 9 克。

做法／

1. 將杜仲搗碎後與五味子混合均勻，分成 4 等份。
2. 每份用茶包袋裝起來，熱水沖泡即可飲用。

用法及宜忌 每日早晚各一次。

功效 補肝益腎，滋腎澀精，強健筋骨。適用於腎虛腰痛，頭昏腦漲，如早期高血壓；頭昏失眠，腰腿乏力，陽痿、遺精，精神不振。

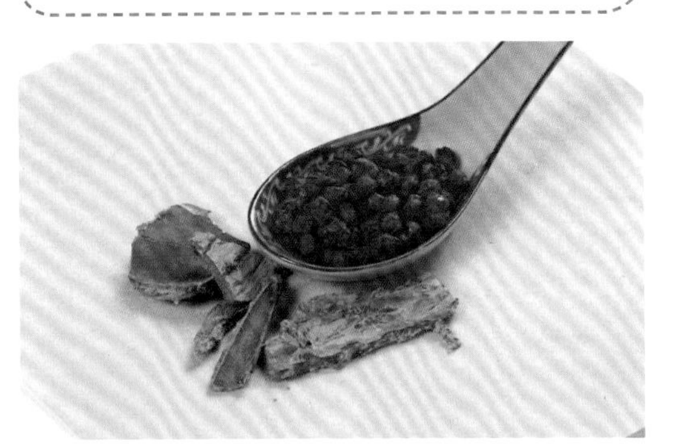

女貞桑椹茶

材料／女貞子 12 克，桑椹 15 克，制首烏 12 克。

做法／

1. 將材料混合均勻，分成 4 等份。
2. 每份用茶包袋裝起來，熱水沖泡即可飲用。

用法及宜忌 每日早晚各一次。

功效 養陰，滋補肝腎。適用肝腎陰虧，頭暈目眩，兩目乾澀，腰膝酸軟，或鬢髮早白，早衰。

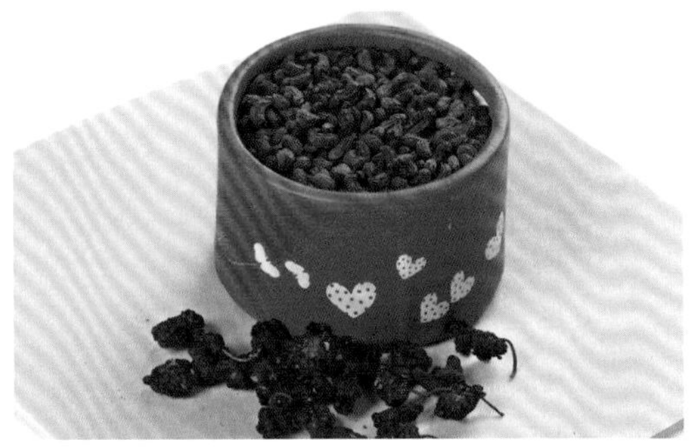

菟絲子茶

材料／菟絲子 10 克。

做法／

1. 將材料磨碎，均勻分成 3 等份。
2. 每份用茶包袋裝起來，熱水沖泡即可飲用。

用法及宜忌 每日早晚各一次。

功效 補腎益精，養肝明目。久服能益壽延年，也可治腎虛男女不育症。增耐力，降低血糖，抑制癌細胞的生長。

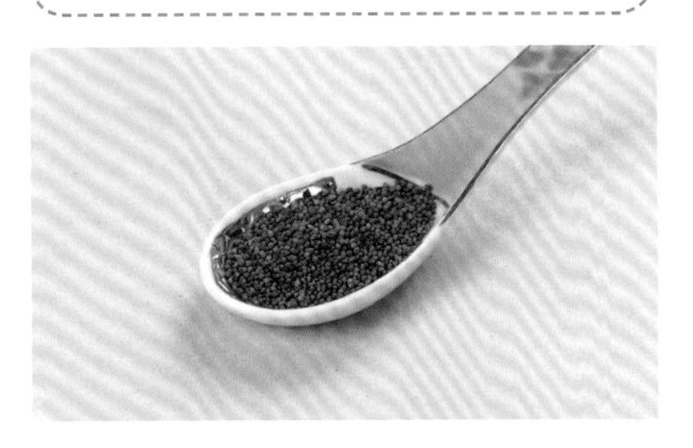

西洋參茶

材料／西洋參 20 克。

做法／

1. 西洋參切片，分成 4 等份。
2. 每份用茶包袋裝起來，熱水沖泡即可飲用。

用法及宜忌 每日早晚各一次。

功效 益氣生津，潤肺清熱。適用於少氣、乏力、口乾等氣陰兩虧者。

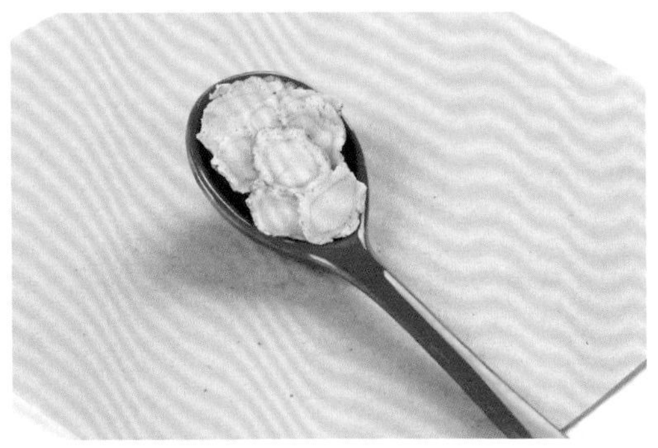

男性保健茶包

工作、生活上的壓力使很多男性的性生活難以「和諧」，靠刺激類的西藥來治療不是長久之計，中藥治療才能治本。

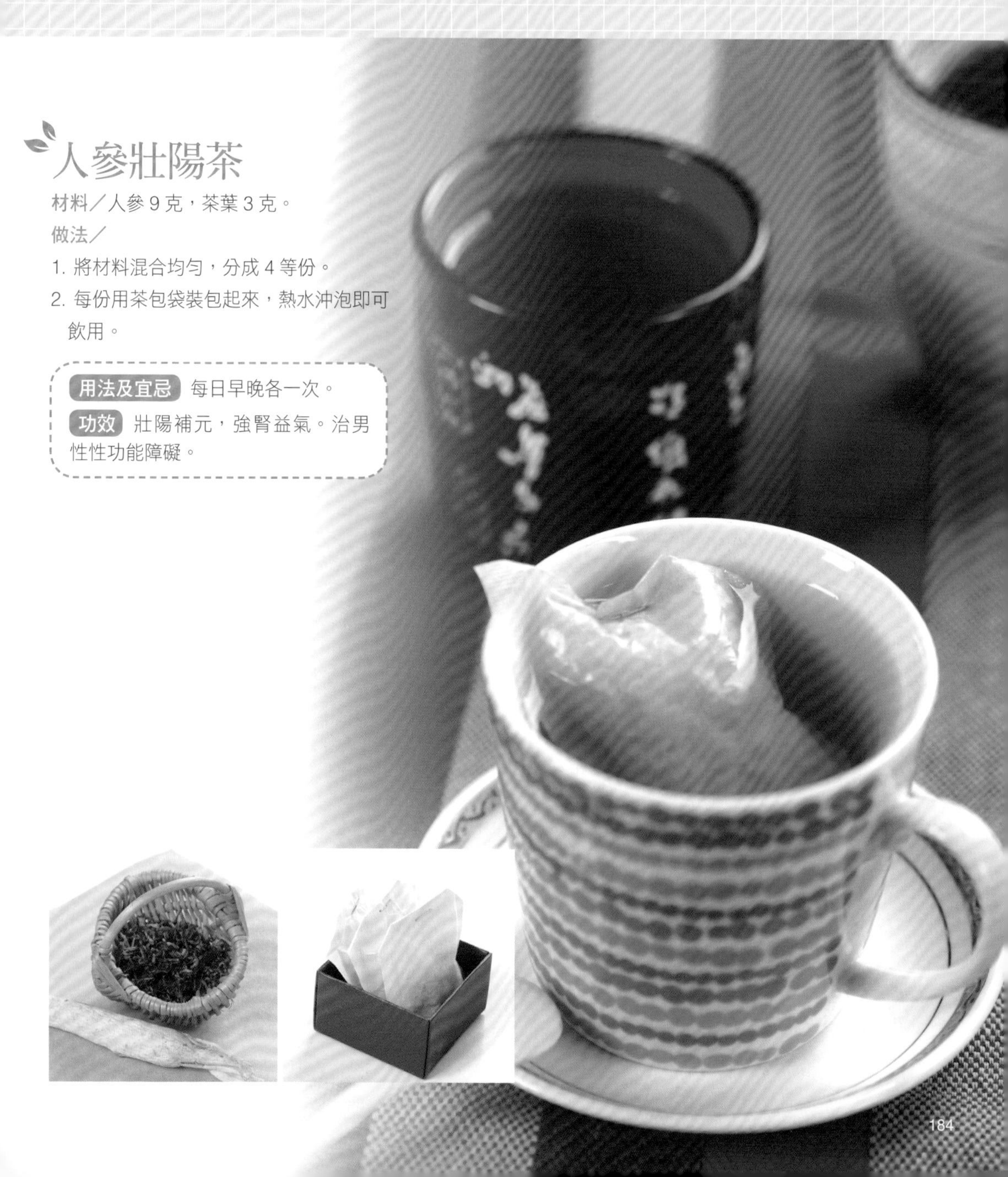

人參壯陽茶

材料／人參 9 克，茶葉 3 克。

做法／

1. 將材料混合均勻，分成 4 等份。
2. 每份用茶包袋裝包起來，熱水沖泡即可飲用。

用法及宜忌 每日早晚各一次。

功效 壯陽補元，強腎益氣。治男性性功能障礙。

仙茅蛇床茶

材料／仙茅 20 克，蛇床子 20 克。

做法／

1. 將材料混合均勻碾碎，分成 4 等份。
2. 每份用茶包袋裝好，熱水沖泡即可飲用。

用法及宜忌 每日一次。

功效 助陽，治陽痿。

蜂房茶

材料／蜂房適量。

做法／

1. 將材料磨碎，分成 4 等份。
2. 每份用茶包袋裝起來，熱水沖泡即可飲用。

用法及宜忌 每日早晚各一次。

功效 主治陽痿。

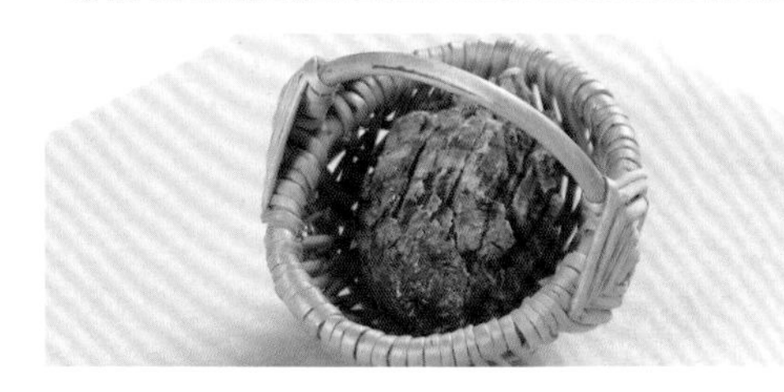

細辛茶

材料／細辛 30 克。

做法／每 5 克用茶包袋裝好，熱水沖泡代茶飲。

用法及宜忌 隨時飲用，每日 2～3 次。

功效 恢復男性功能。

仙茅三子茶

材料／仙茅 10 克，枸杞子 10 克，菟絲子 9 克，五味子 9 克。

做法／

1. 將材料混合均勻，分成 4 等份。
2. 每份用茶包袋裝起來，熱水沖泡即可飲用。

用法及宜忌 每日一次，睡前服用。

功效 主治陽痿。

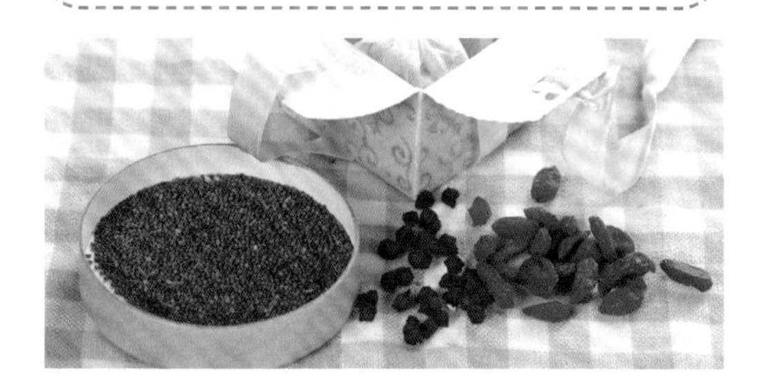

核桃即溶茶

材料／核桃仁 40 克，藕粉 10 克，白糖 50 克。

做法／

1. 將材料搗成小塊，分成 3 等份。
2. 每份用茶包袋裝起來，熱水沖泡即可飲用。

用法及宜忌 每日早晚各一次。

功效 補腎，提神。用於陽痿患者。

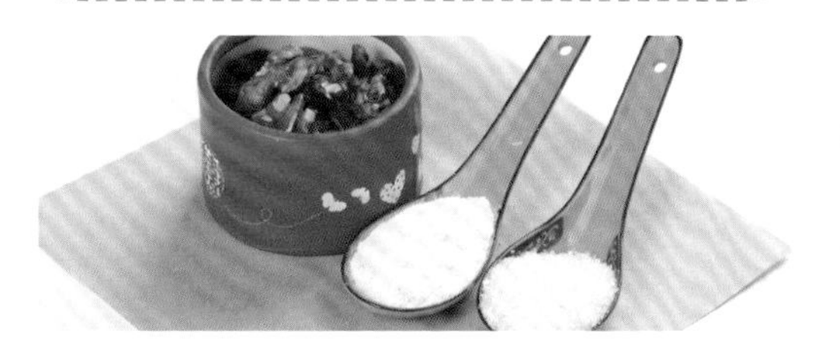

枸杞綠茶

材料／枸杞子 15 克，綠茶 3 克。

做法／

1. 將材料混合均勻，分成 4 等份。
2. 每份用茶包袋裝起來，熱水沖泡即可飲用。

用法及宜忌 每日早晚各一次。

功效 用於性慾減退等。

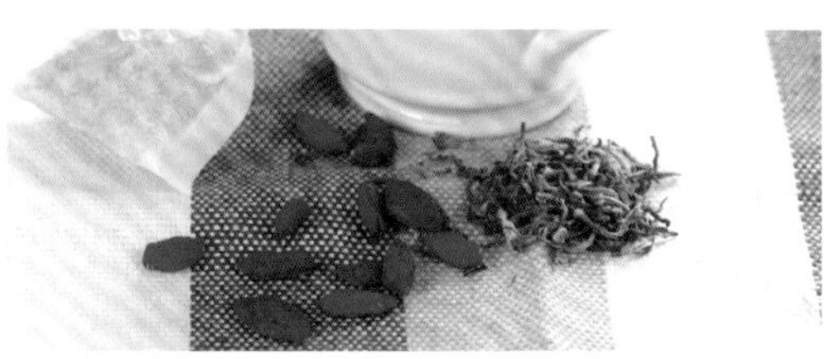

雙仁茶

材料／松子仁、核桃仁、蜂蜜各 15 克。

做法／

1. 將材料碾碎後混合均勻，分成 4 等份。
2. 每份用茶包袋裝包起來，熱水沖泡後調入適量蜂蜜即可飲用。

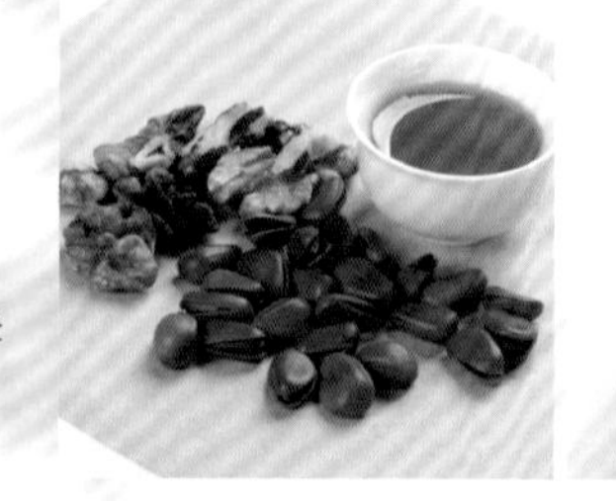

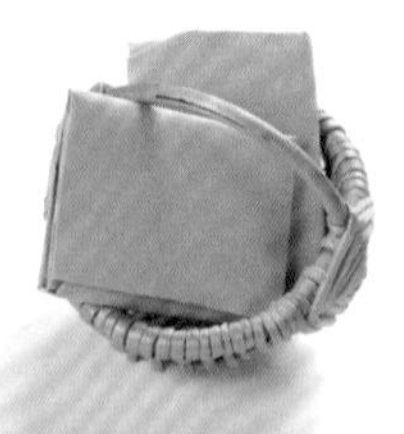

用法及宜忌 每日早晚各一次。

功效 補血固精。用於遺精、早洩者。

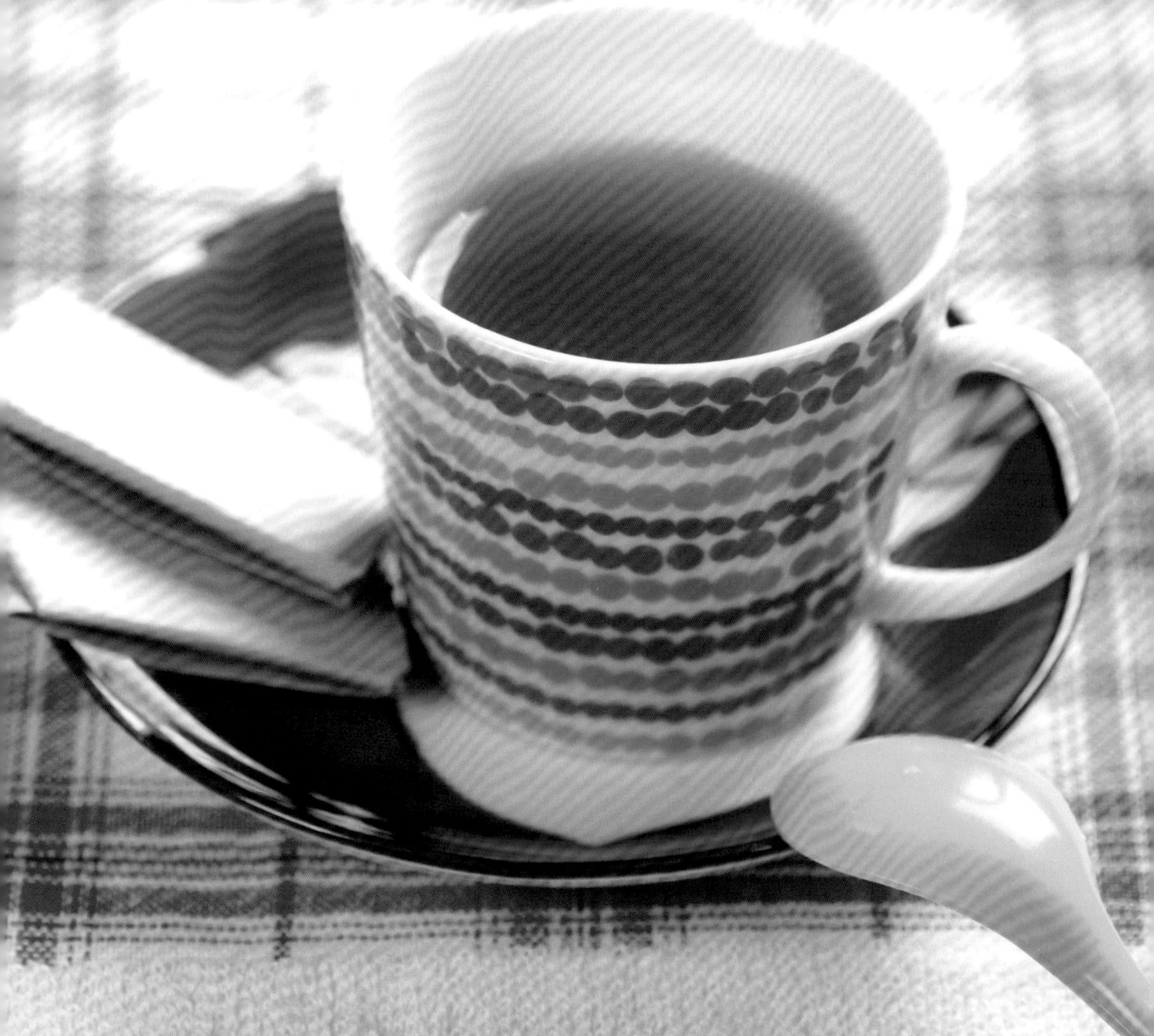

韭菜子茶

材料／韭菜子 20 克，鹽適量。

做法／

1. 將材料混合均勻，分成 4 等份。
2. 每份用茶包袋裝起來，熱水沖泡即可飲用。

用法及宜忌 每日早晚各一次。

功效 益腎固精。用於遺精。

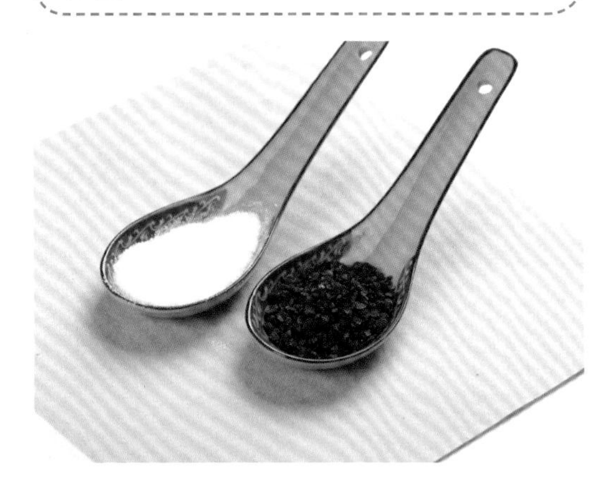

覆盆子茶

材料／覆盆子 15 克，綠茶 3 克。

做法／

1. 將材料混合均勻，分成 3 等份。
2. 每份用茶包袋裝起來，熱水沖泡即可飲用。

用法及宜忌 每日早晚各一次。

功效 益腎澀精。用於遺精，小便頻數，陽痿等症。

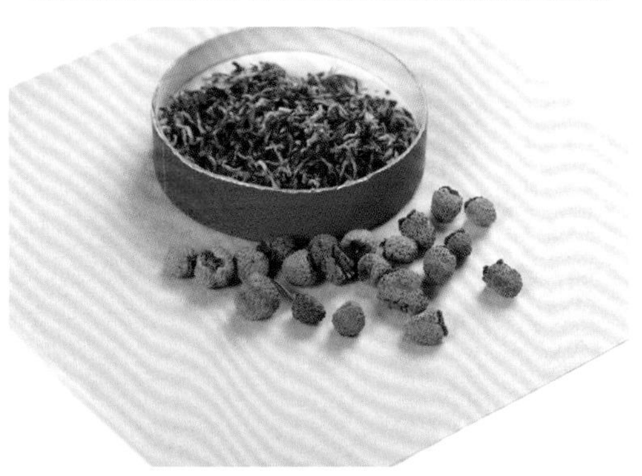

桑椹雙糖茶

材料／桑椹 60 克，白砂糖、冰糖各適量。

做法／

1. 將材料混合均勻，分成 4 等份。
2. 每份用茶包袋裝起來，熱水沖泡即可飲用。

用法及宜忌 每日早晚各一次。

功效 用於遺精等。

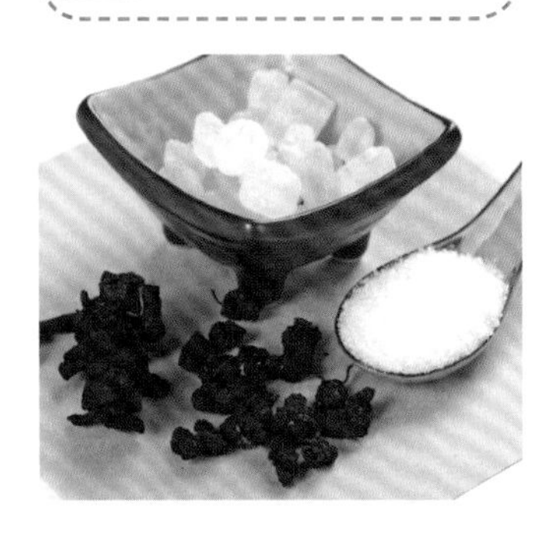

山茱萸茶

材料／山茱萸 60 克，益智仁 50 克，黨參 25 克，白朮 25 克。

做法／

1. 將材料混合均勻，分成 4 等份。
2. 每份用茶包袋裝起來，熱水沖泡即可飲用。

用法及宜忌 每日一次，睡前服用。

功效 澀精。用於腎虛遺精、陽痿、小便頻數。

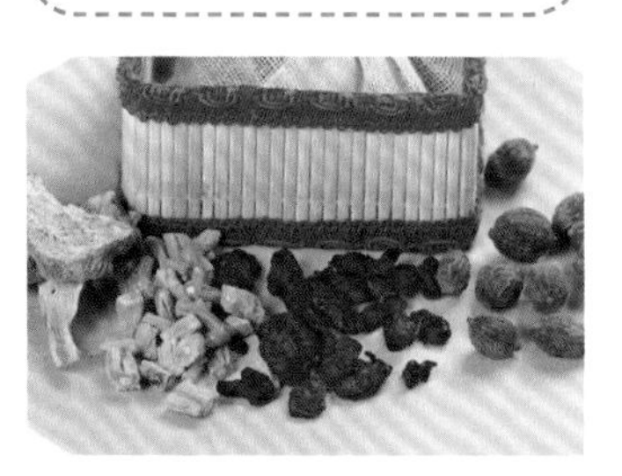

車前子茶

材料／車前子 30 克。

做法／

1. 將材料磨碎，分成 4 等份。
2. 每份用茶包袋裝起來，熱水沖泡即可飲用。

用法及宜忌 每日早晚各一次。

功效 澀精。用於腎虛遺精、陽痿、小便頻數。

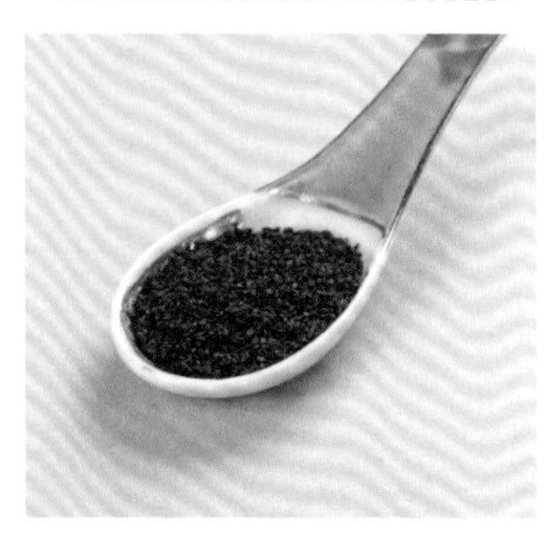

五子補腎茶

材料／菟絲子、枸杞子各 25 克，覆盆子 15 克，車前子 6 克，五味子 30 克。

做法／

1. 將材料混合均勻，分成 4 等份。
2. 每份用茶包袋裝起來，熱水沖泡即可飲用。

用法及宜忌 每日早晚各一次。

功效 扶陽固澀。用於男女久不生育，遺精、陽痿、早洩等。

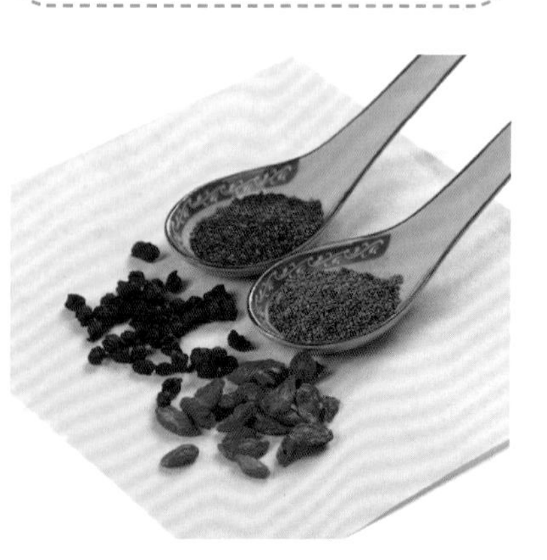

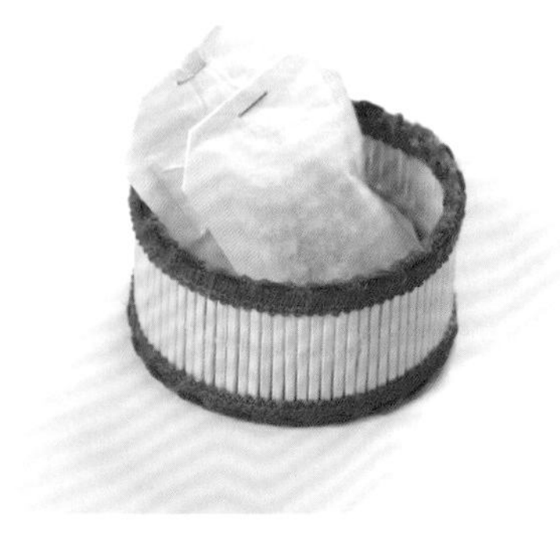

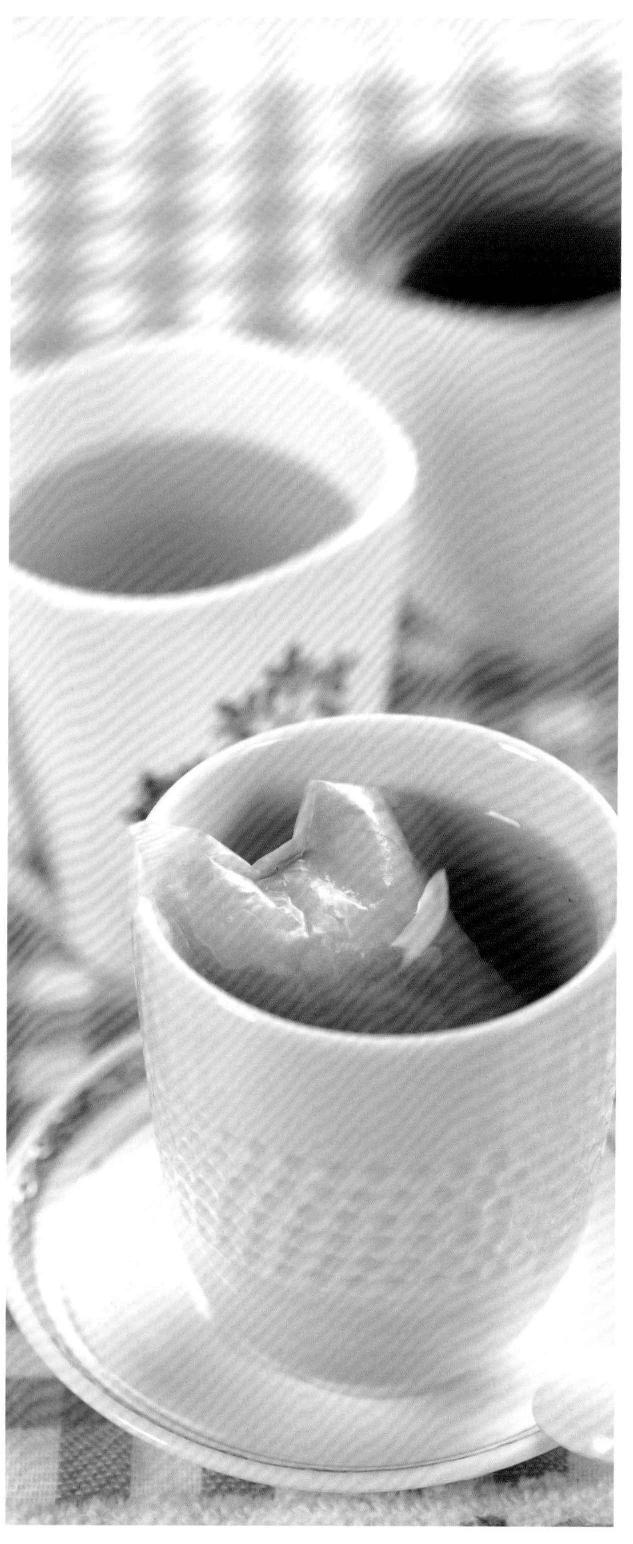

鎖陽黨參茶

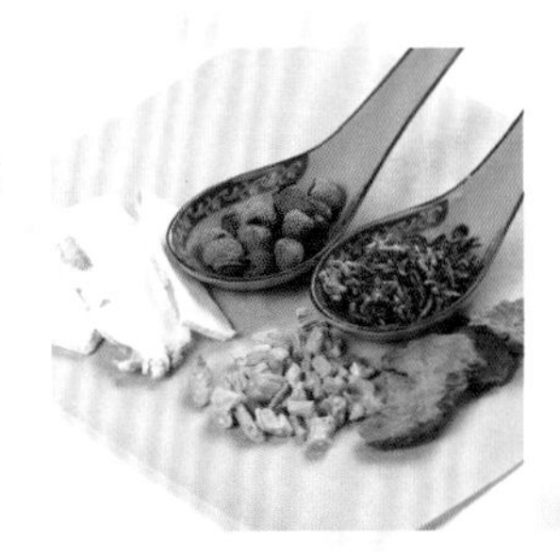

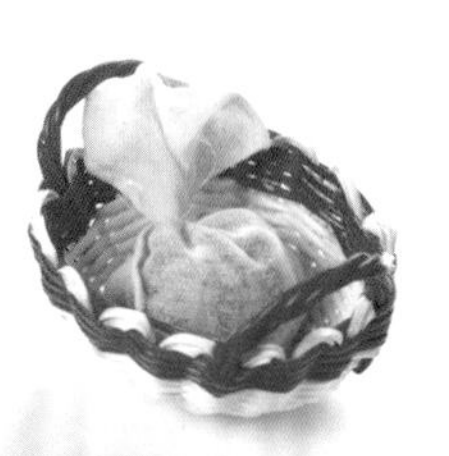

材料／鎖陽 15 克，黨參 12 克，覆盆子 9 克，綠茶適量。

做法／

1. 將材料搗成小塊，分成 3 等份。
2. 每份用茶包袋裝起來，熱水沖泡即可飲用。

用法及宜忌 每日早晚各一次。

功效 治陽痿、早洩等。

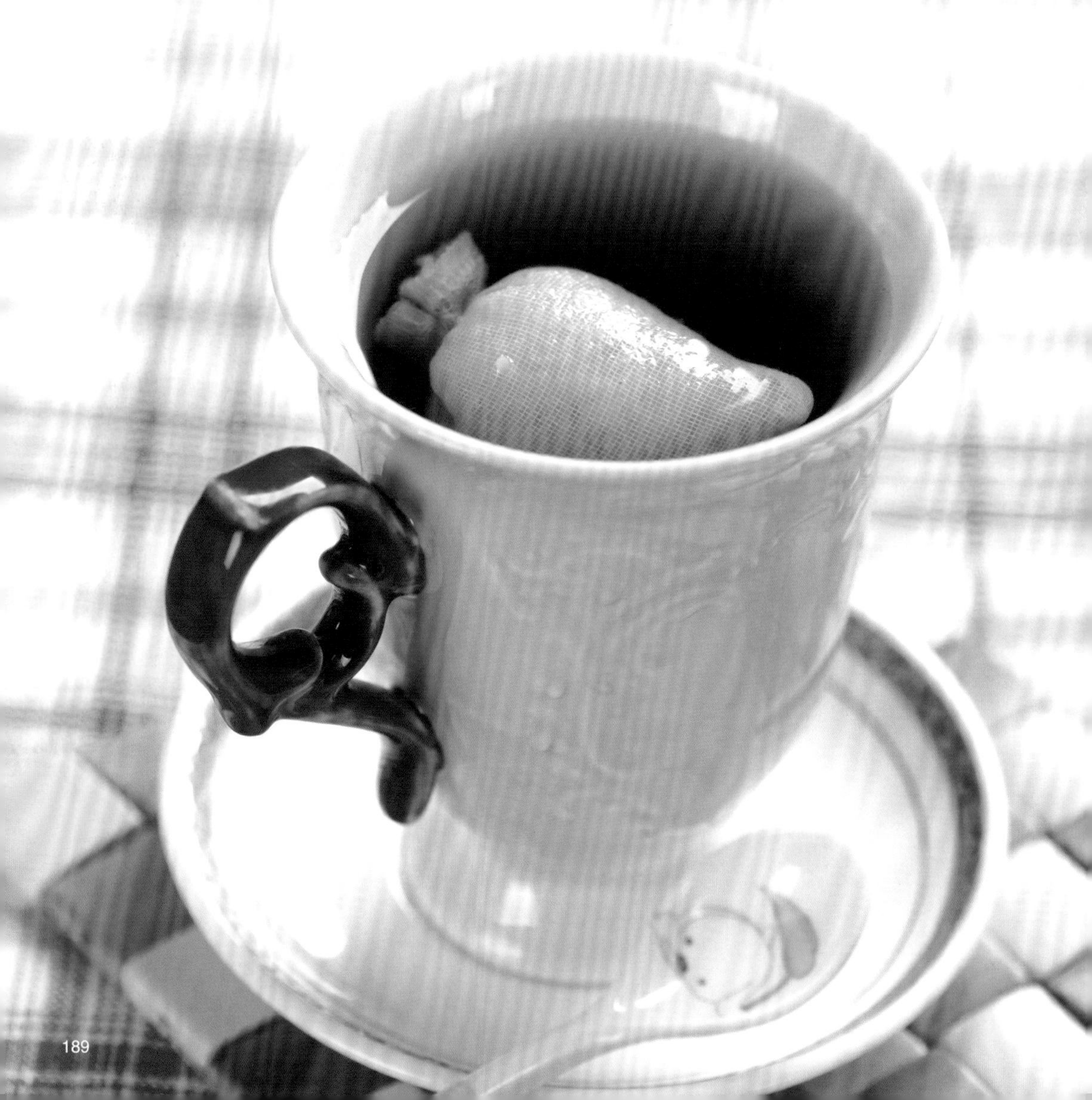

五味子茶

材料／五味子 10 克，冰糖適量。

做法／

1. 將材料混合均勻，分成 4 等份。
2. 每份用茶包袋裝起來，熱水沖泡即可飲用。

用法及宜忌 每日早晚各一次。

功效 澀精止遺。用於早洩、遺精患者。

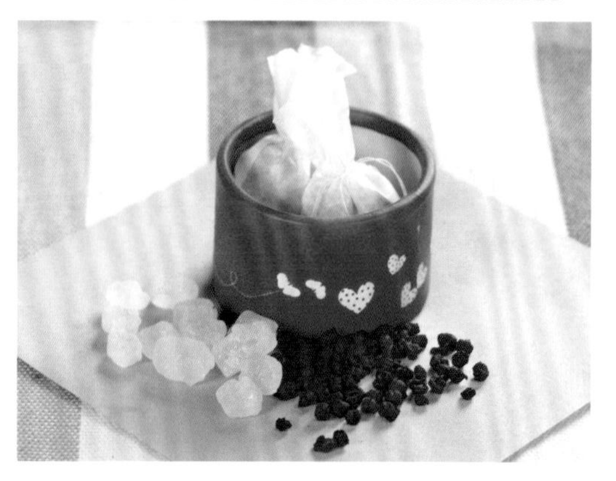

核桃仁茶

材料／核桃仁 20 克，白糖適量。

做法／

1. 將材料磨碎混合均勻，分成 4 等份。
2. 每份用茶包袋裝起來，熱水沖泡即可飲用。

用法及宜忌 每日早晚各一次。

功效 補腎壯陽。用於預防早洩。

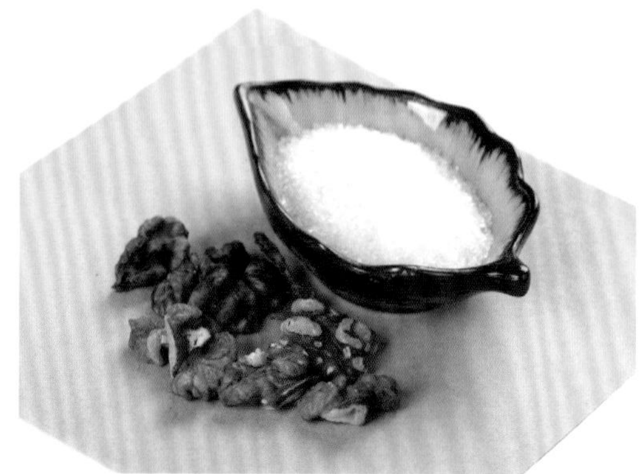

菟絲子茶

材料／菟絲子 10 克，黑糖適量。

做法／

1. 將材料混合均勻，分成 4 等份。
2. 每份用茶包袋裝起來，熱水沖泡即可飲用。

用法及宜忌 每日一次，睡前服用。

功效 補腎，固精。用於早洩，腰膝疲軟等症。

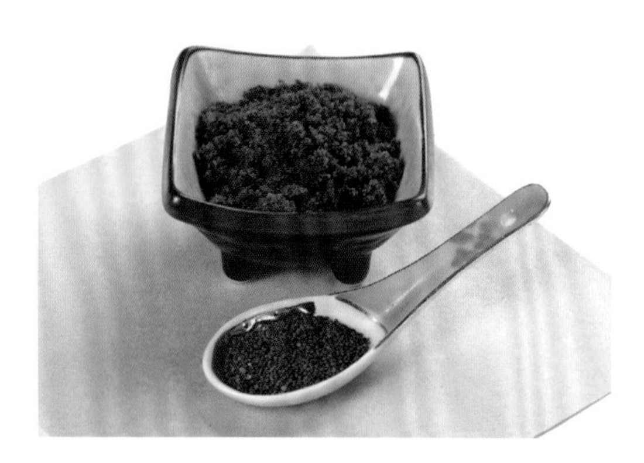

金櫻子茶

材料／金櫻子 30 克。

做法／

1. 將材料均勻分成 4 等份。
2. 每份用茶包袋裝起來，熱水沖泡即可飲用。

用法及宜忌 每日早晚各一次。

功效 治遺精早洩，婦女體虛白帶多。

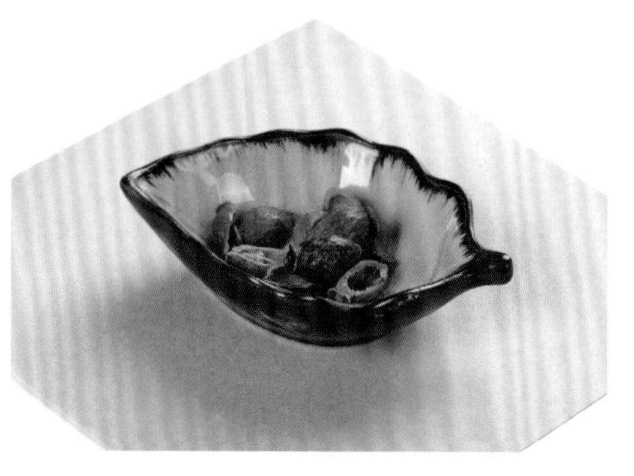

韭子蓮子茶

材料／韭菜子 50 克，蓮子 50 克。

做法／

1. 將材料混合均勻，分成 4 等份。
2. 每份用茶包袋裝起來，熱水沖泡即可飲用。

用法及宜忌 每日早晚各一次。

功效 治療遺精。

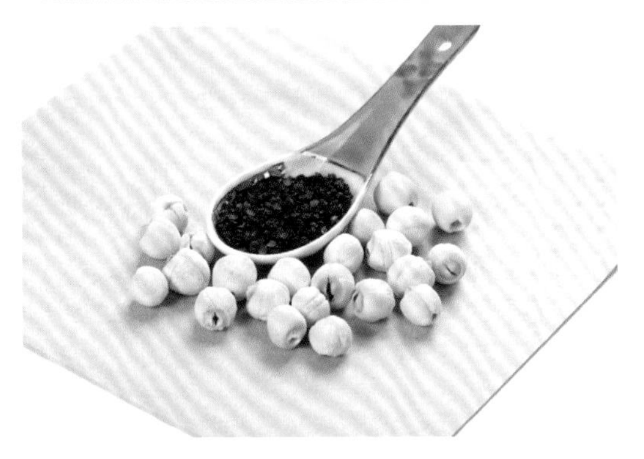

雞骨草黑豆茶

材料／雞骨草 100 克，黑豆 30 克，五味子 6 克。

做法／

1. 將材料混合均勻，分成 3 等份。
2. 每份用茶包袋裝起來，熱水沖泡即可飲用。

用法及宜忌 每日早晚各一次。

功效 溫腎壯陽。治早洩。

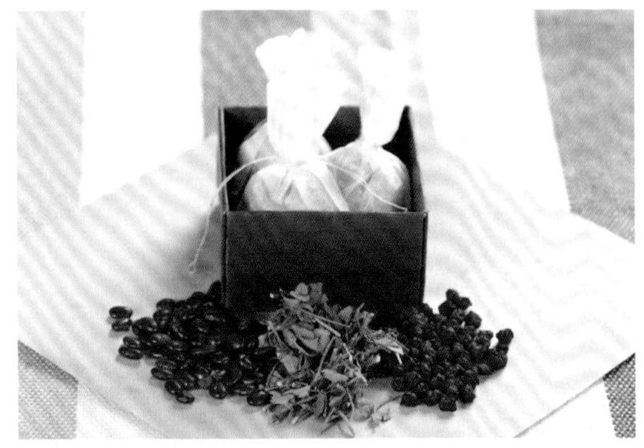

蟲草茶

材料／冬蟲夏草 15 克，山茱萸 12 克，甘草 6 克。

做法／

1. 將材料混合均勻，分成 4 等份。
2. 每份用茶包袋裝起來，熱水沖泡即可飲用。

用法及宜忌 每日一次，睡前服用。

功效 平補陰陽。用於陽痿、遺精等。

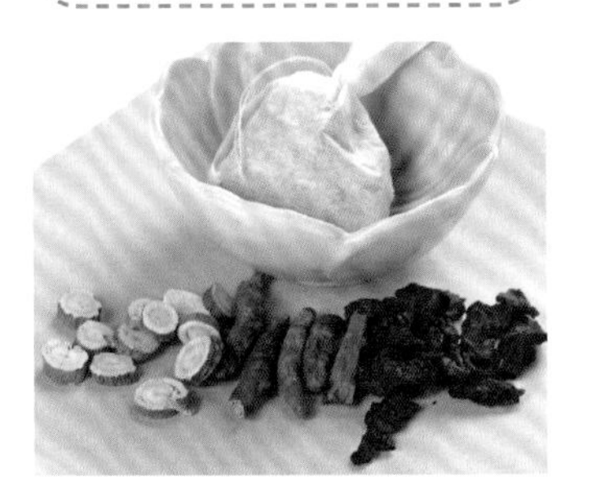

胡桃芡實茶

材料／核桃仁 15 克，芡實 15 克，薏仁 10 克。

做法／

1. 將核桃仁搗成小塊，全部材料混合，分成 3 等份。
2. 每份用茶包袋裝起來，熱水沖泡即可飲用。

用法及宜忌 每日早晚各一次。

功效 治腎虛引起的陽痿、遺精、小便頻繁。

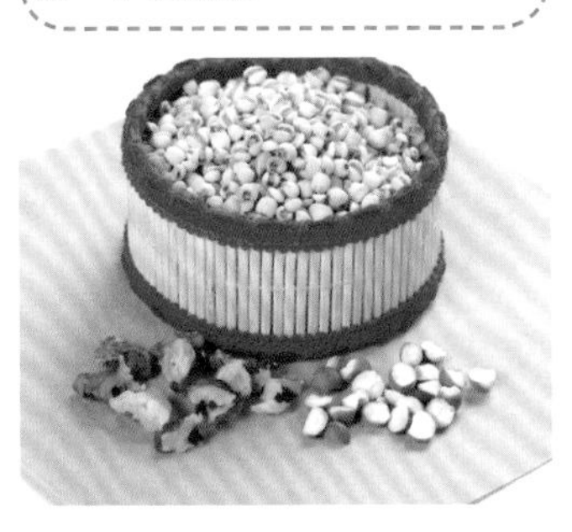

南瓜子薑糖茶

材料／南瓜子 10 克，老薑 15 克，黑糖 25 克。

做法／

1. 將材料搗成小塊後混合均勻，分成 4 等份。
2. 每份用茶包袋裝起來，熱水沖泡即可飲用。

用法及宜忌 每日一次，睡前服用。

功效 治久病腎虧，遺精夢遺。

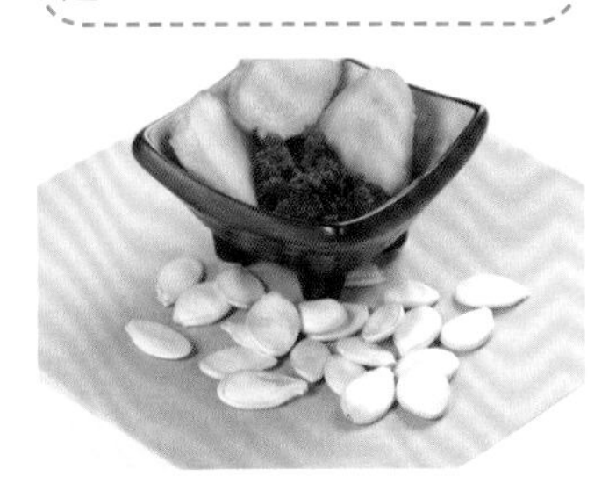

女性保健茶包

不良生活習慣和壓力使現代女性或多或少都有「女人」問題，在調養的同時，最重要的是讓自己的生活習慣回到健康的軌道上來。

閉經

閉經通常指婦女在未到停經時期，月經未來或停閉達 3 個月以上者。一般認為，此症有虛、實之分，因虛引起的閉經，可採用補氣益血的方法治療；實者可採用活血化瘀、通經的方法治療。根據具體病情，可選用以下的風味茶方。

益母草黑糖茶

材料／益母草 20 克，黑糖 15 克。

做法／

1. 將材料混合均勻，分成 4 等份。
2. 每份用茶包袋裝起來，熱水沖泡即可飲用。

用法及宜忌 每日早晚各一次。

功效 調經，理氣。適用月經驟停伴有腰痛、腹脹。

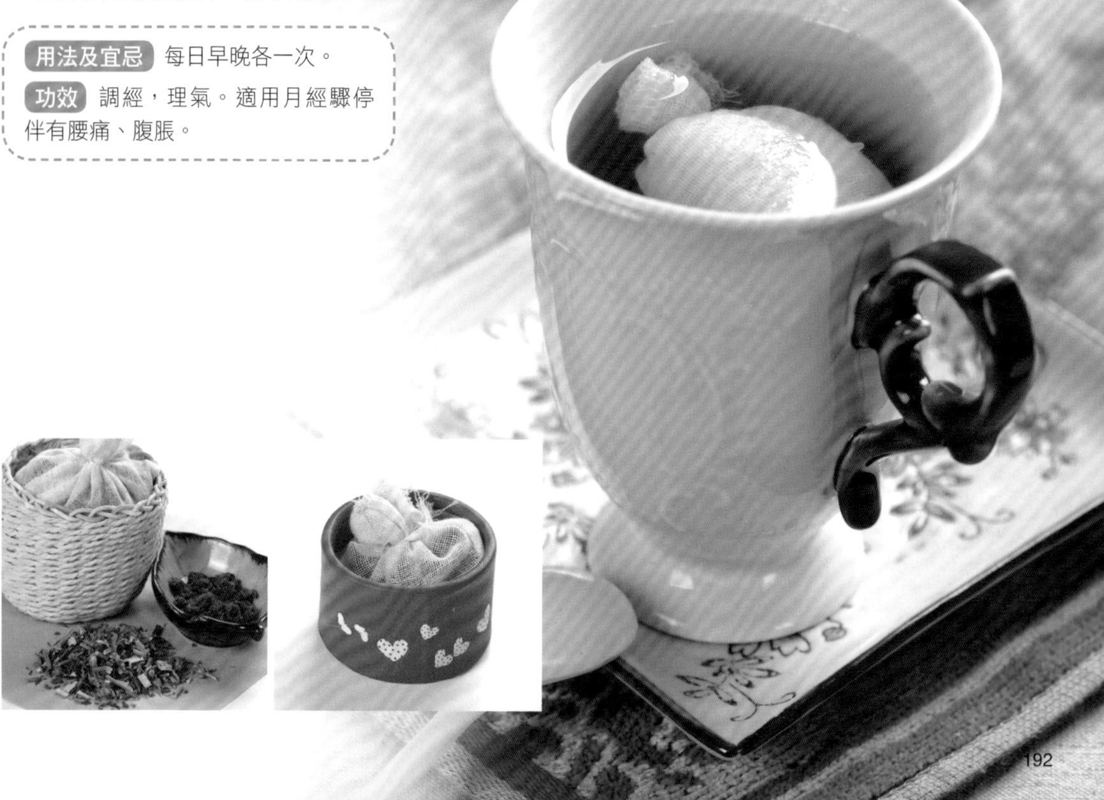

山楂黑糖茶

材料／山楂 15 克，黑糖 20 克。

做法／

1. 將材料搗成小塊後混合均勻，分成 3 等份。
2. 每份用茶包袋裝起來，熱水沖泡即可飲用。

用法及宜忌 每日早晚各一次。

功效 補氣，益血，調經。

白糖茶

材料／白糖 100 克，綠茶 5 克。

做法／

1. 將材料混合均勻，分成 4 等份。
2. 每份用茶包袋裝起來，熱水沖泡即可飲用。

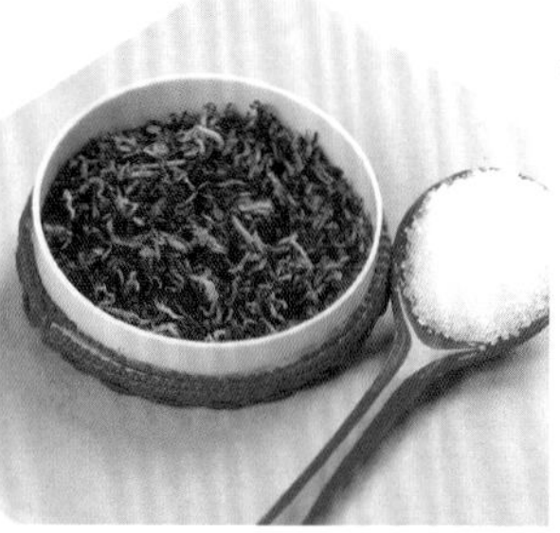

用法及宜忌 每日早晚各一次。

功效 調經，理氣。適用月經驟停伴有腰痛、腹脹。

棗薑糖茶

材料／紅棗60克，老薑15克，黑糖60克，綠茶1克。

做法／

1. 紅棗去核切小塊，生薑切片，全部材料混合均勻，分成3等份。
2. 每份用茶包袋裝起來，熱水沖泡即可飲用。

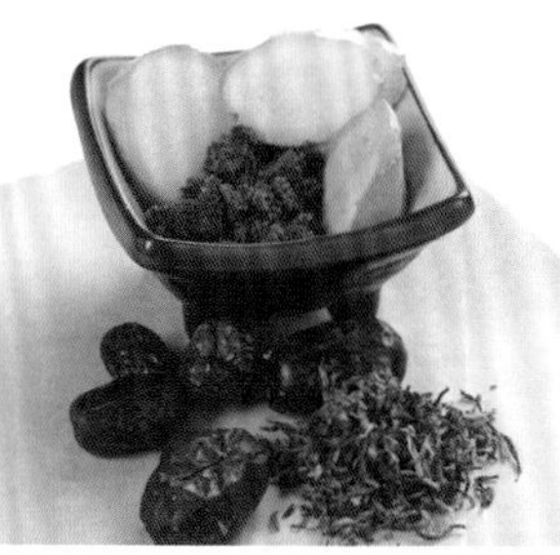

用法及宜忌 每日早晚各一次。

功效 補氣，益血，調經。

雞血藤黑糖茶

材料／雞血藤 20 克，黑糖 15 克。

做法／

1. 將材料搗成小塊後混合均勻，分成 4 等份。
2. 每份用茶包袋裝起來，熱水沖泡即可飲用。

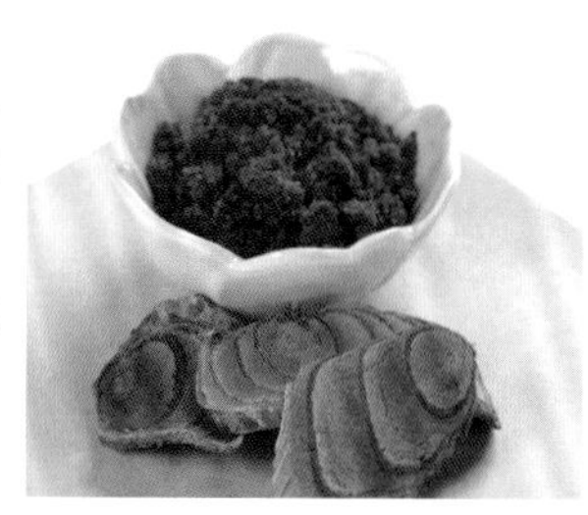

用法及宜忌 每日早晚各一次。

功效 補氣，益血，調經。

丹參黑糖茶

材料／丹參 10 克，黑糖 20 克。

做法／

1. 將材料混合均勻，分成 4 等份。
2. 每份用茶包袋裝起來，熱水沖泡即可飲用。

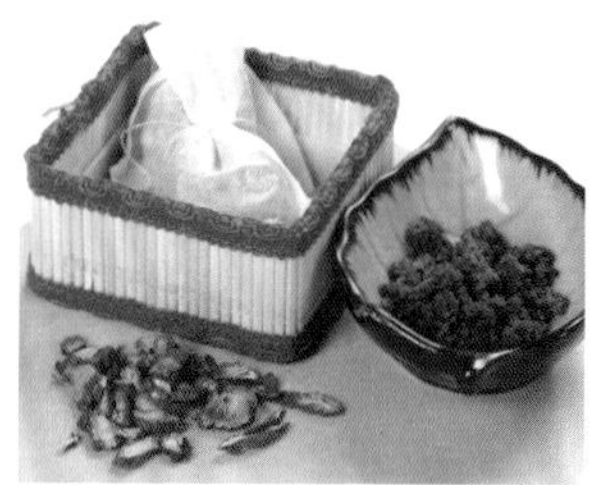

用法及宜忌 每日早晚各一次。

功效 補氣，益血，調經。

艾葉黑糖茶

材料／艾葉 15 克，黑糖 15 克。

做法／

1. 將材料混合均勻，分成 4 等份。
2. 每份用茶包袋裝起來，熱水沖泡即可飲用。

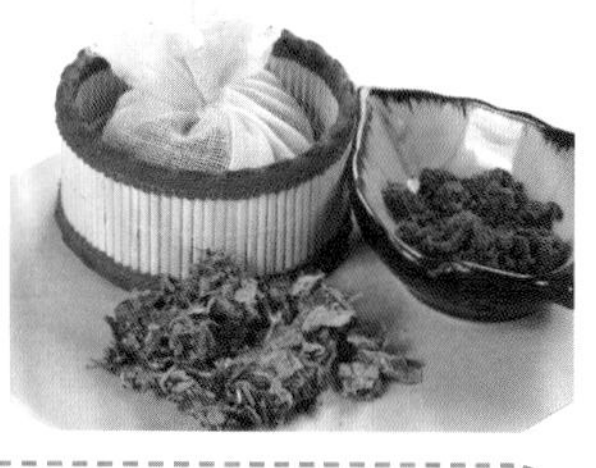

用法及宜忌 每日一次，睡前服用。

功效 補氣，益血，調經。

經痛

經痛指婦女經期或經期前後出現小腹或腰部疼痛，並隨每月經週期而發的病症。此病發生原因較為複雜，寒溫不節、精神憂鬱、經期貪食生冷之物，都有可能引起經痛。

月季花茶

材料／月季花 3～5 克，黑糖 25 克，紅茶 15 克。

做法／

1. 將材料混合均勻，分成 4 等份。
2. 每份用茶包袋裝起來，熱水沖泡即可飲用。

用法及宜忌 每日早晚各一次。

功效 活血，調經，消腫，止痛。適用經痛、月經不順、經期食慾不振、血瘀腫痛。

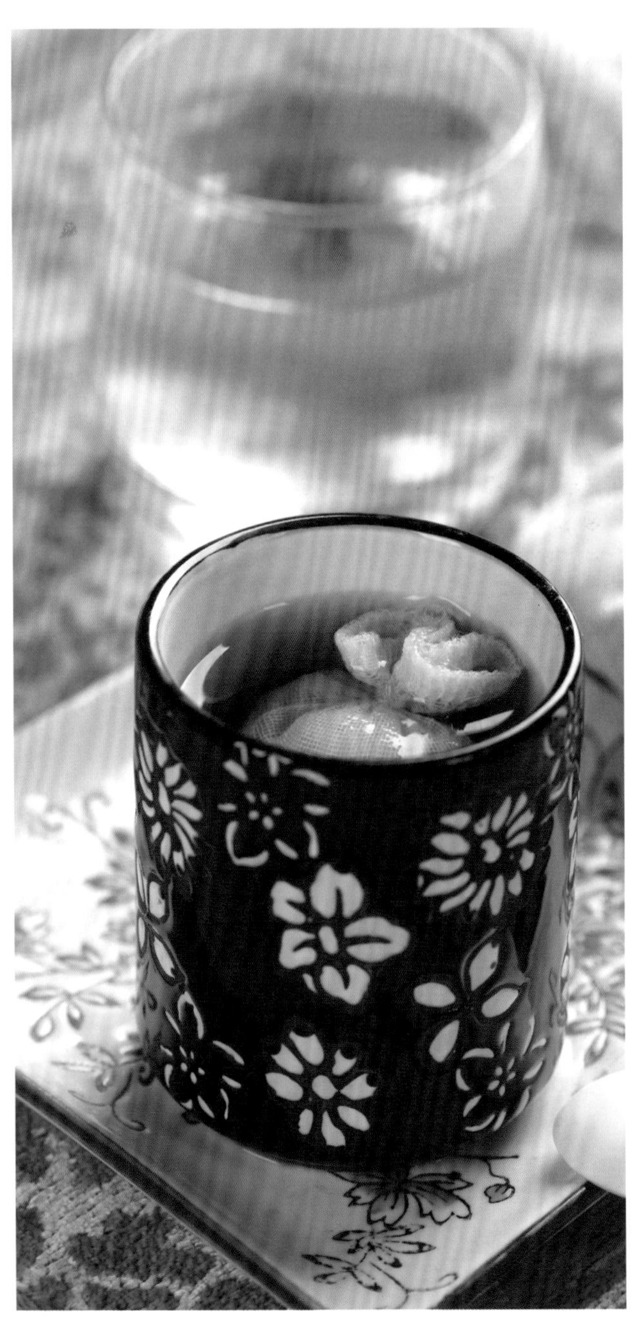

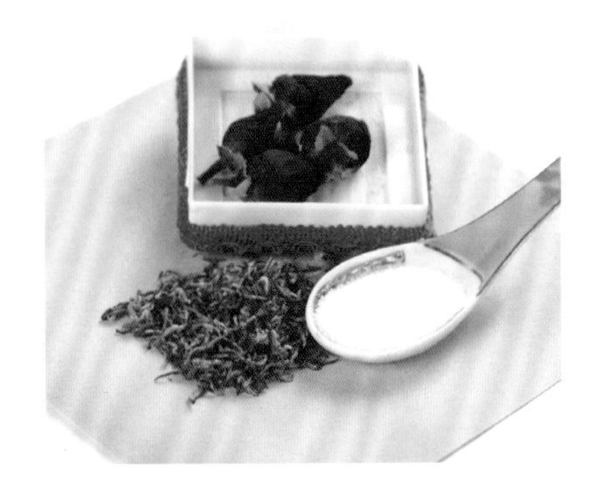

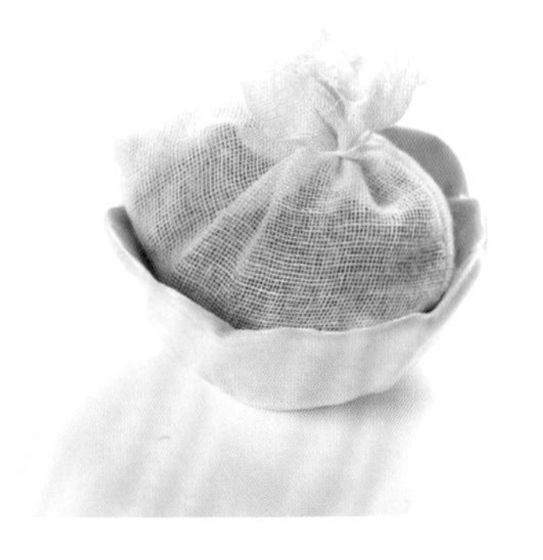

二花茶

材料／玫瑰花 9 克，月季花 9 克，紅茶 3 克。

做法／

1. 將材料混合均勻，分成 4 等份。
2. 每份用茶包袋裝起來，熱水沖泡即可飲用。

用法及宜忌 每日早晚各一次。

功效 活血，祛瘀，理氣，止痛。適用於氣凝血瘀引起的經痛、閉經、經色暗紅或有血塊。

黑糖茶

材料／黑糖 10 克，茶葉 2 克。

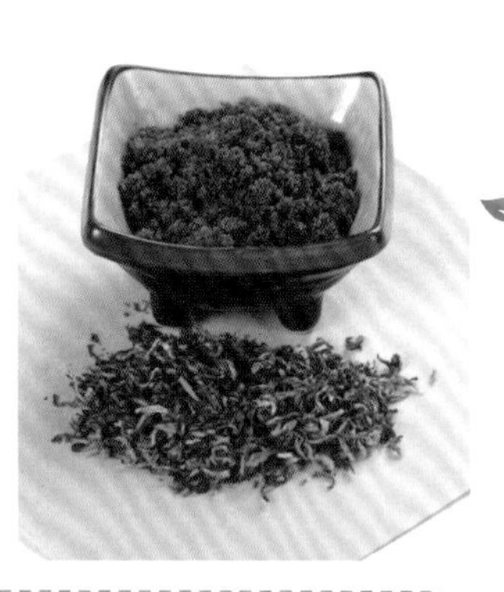

做法／

1. 將材料混合均勻，分成 4 等份。
2. 每份用茶包袋裝起來，熱水沖泡即可飲用。

用法及宜忌 每日早晚各一次。

功效 調經，止痛，散寒。適用痛經。

芝麻鹽茶

材料／黑豆 15 克，黑芝麻 8 克、食鹽 4 克、茶葉 12 克。

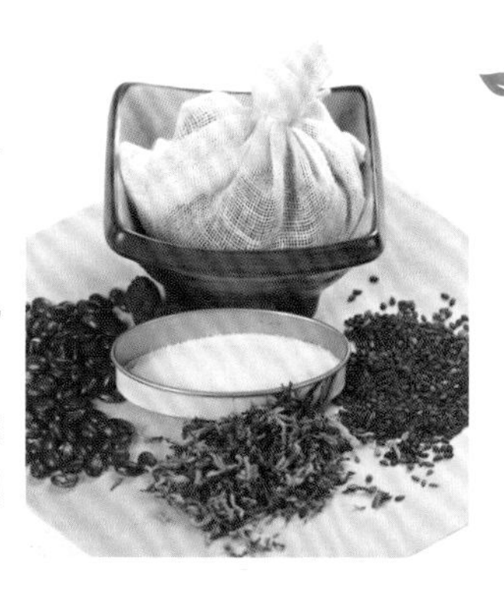

做法／

1. 將材料混合均勻，分成 4 等份。
2. 每份用茶包袋裝起來，熱水沖泡即可飲用。

用法及宜忌 每日早晚各一次。

功效 通血脈，養脾氣，厚腸胃，益肝腎。適用經期下腹痛、腰痛。

生薑黑糖茶

材料／生薑 15 克，黑糖 50 克。

做法／

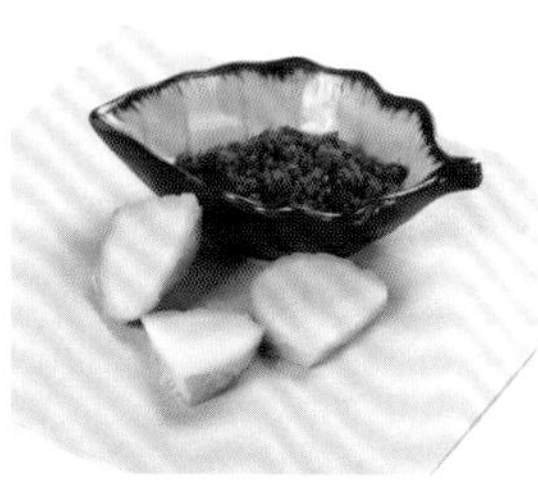

1. 生薑切片，將材料混合，分成 3 等份。
2. 每份用茶包袋裝起來，熱水沖泡即可飲用。

用法及宜忌 每日早晚各一次。

功效 活血，祛瘀，理氣，止痛。

益母草茶

材料／益母草 30 克。

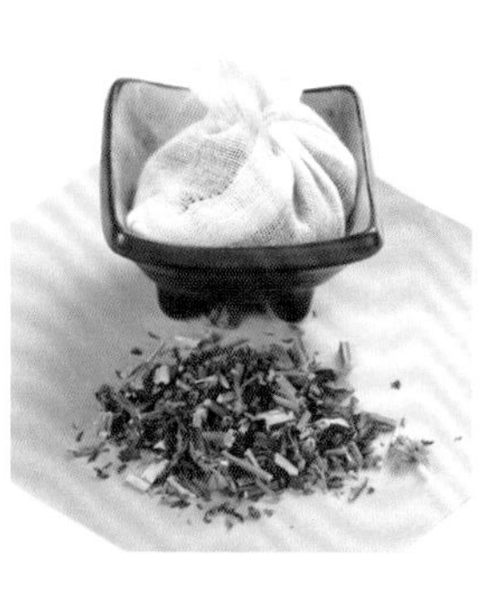

做法／

1. 將材料撕碎，分成 4 等份。
2. 每份用茶包袋裝起來，熱水沖泡即可飲用。

用法及宜忌 每日早晚各一次。

功效 活血，祛瘀，理氣，止痛。

丹參綠豆茶

材料／丹參 12 克，綠豆 15 克。

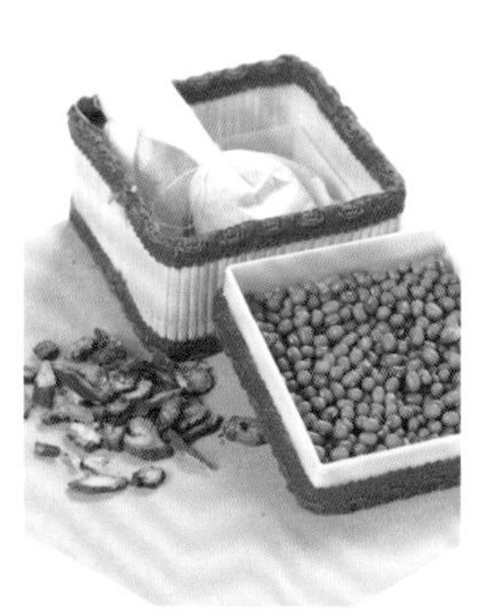

做法／

1. 將綠豆炒糊，材料混合均勻，分成 4 等份。
2. 每份用茶包袋裝起來，熱水沖泡即可飲用。

用法及宜忌 每日早晚各一次。

功效 活血，祛瘀，理氣，止痛。

月經不調

月經不調主要指月經的週期和經量出現異常，如月經早來、月經晚到、月經無定期、經期延長及月經過多或過少等症。引起月經不調的原因有很多，在服用茶方前最好先到醫院查清病因後，再對症服用茶飲。

蓮子茶

材料／蓮子30克，茶葉5克，冰糖20克。

做法／

1. 將材料混合均勻，分成4等份。
2. 每份用茶包袋裝起來，熱水沖泡即可飲用。

用法及宜忌 每日一次，睡前服用。

功效 健脾，益腎。適用月經過多、崩漏。

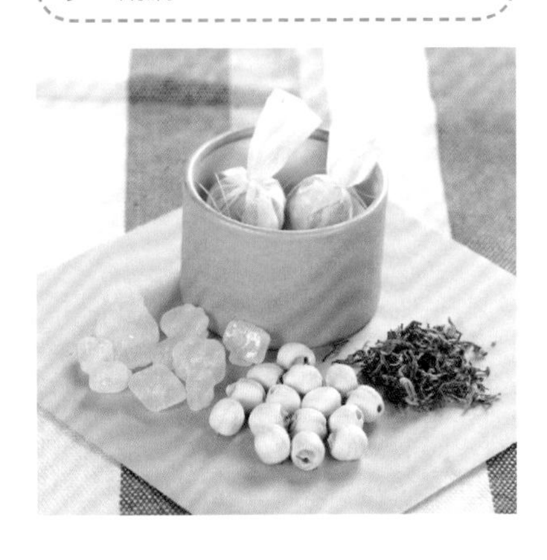

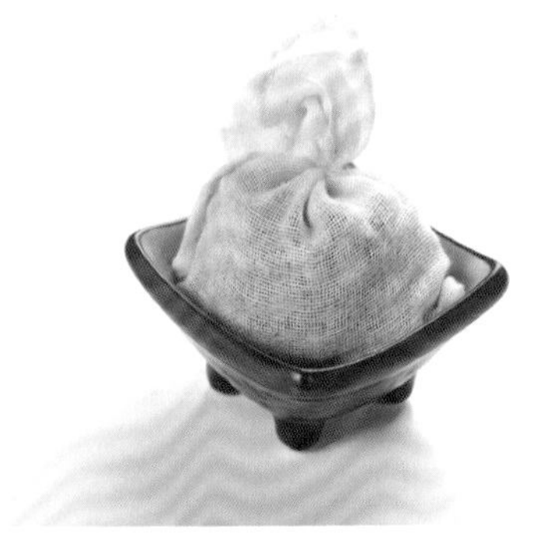

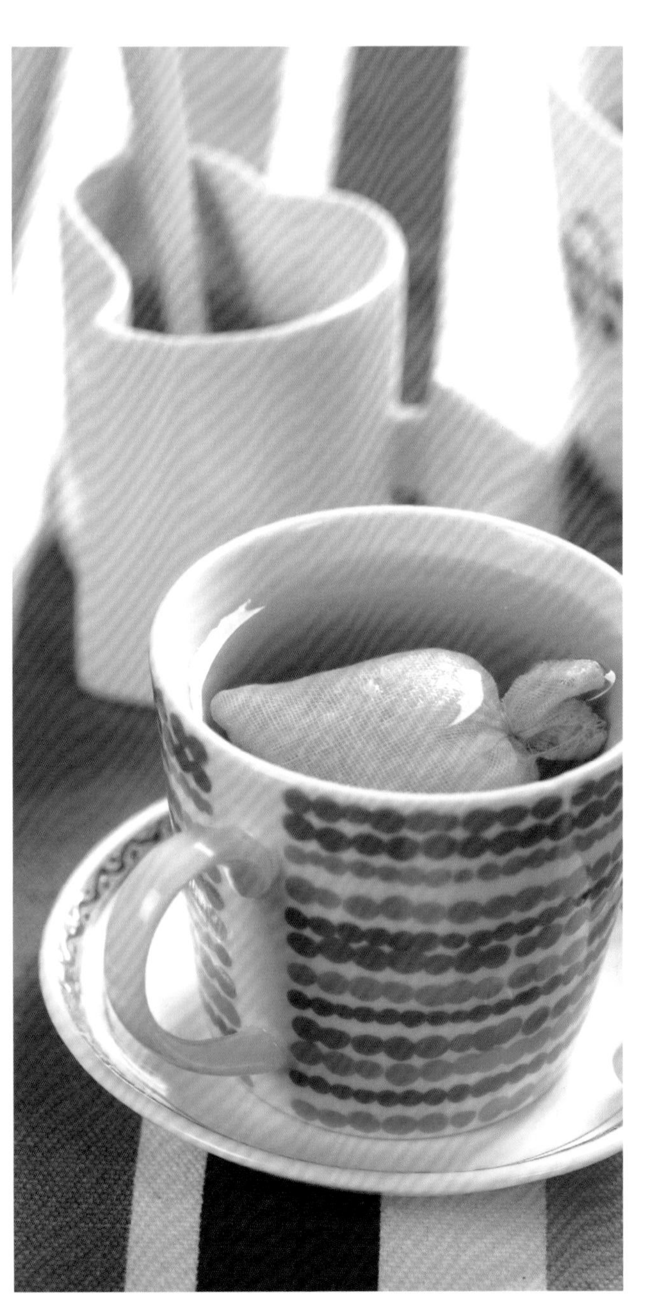

雞冠花茶

材料／乾雞冠花 5 ～ 10 克，白糖 25 克，高級綠茶 15 克。

做法／

1. 將材料混合均勻，分成 4 等份。
2. 每份用細紗布包起來，熱水沖泡即可飲用。

用法及宜忌 每日早晚各一次。

功效 涼血，止血。適用月經過多、赤白帶下、吐血、血尿。

荷葉茶

材料／荷葉 6 克，綠茶 3 克。

做法／

1. 將荷葉撕成小塊，與茶葉混勻後分成 3 等份。
2. 每份用茶包袋裝起來，熱水沖泡即可飲用。

用法及宜忌 每日早晚各一次。

功效 涼血，清心，活血，止血。適用月經過多、瘀血腹痛、吐血。

益母草黑糖茶

材料／益母草 30 克。黑糖 20 克。

做法／

1. 將材料混合均勻分成 4 等份。
2. 每份用茶包袋裝起來，熱水沖泡即可飲用。

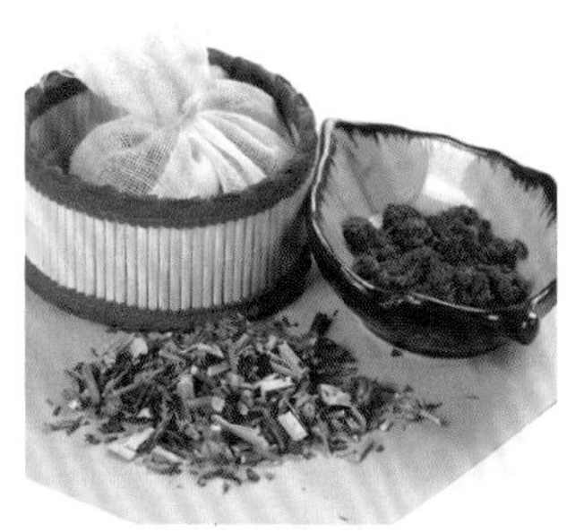

用法及宜忌 每日早晚各一次。

功效 活血，祛瘀，理氣，止痛。

西瓜子茶

材料／西瓜子 20 克。

做法／

1. 將材料炒糊磨碎，分成 4 等份。
2. 每份用茶包袋裝起來，熱水沖泡即可飲用。

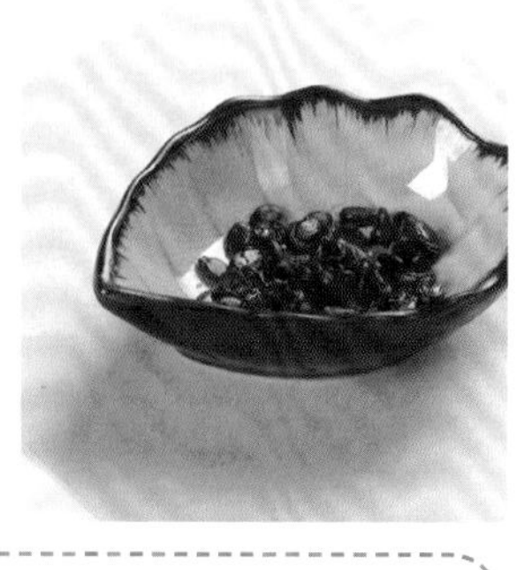

用法及宜忌 每日早晚各一次。

功效 涼血，止血。

蒼耳茶

材料／蒼耳子 40 克。

做法／

1. 將材料磨碎，分成 4 等份。
2. 每份用茶包袋裝起來，熱水沖泡即可飲用。

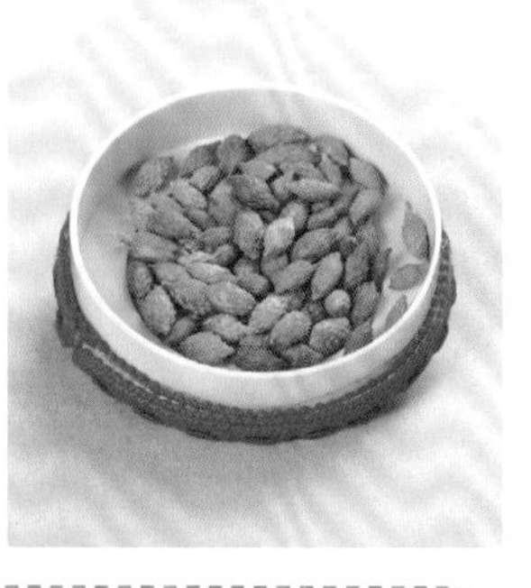

用法及宜忌 每日早晚各一次。

功效 涼血，止血。

當歸茶

材料／當歸 25 克。

做法／

1. 將材料搗成小塊，分成 3 等份。
2. 每份用茶包袋裝起來，熱水沖泡即可飲用。

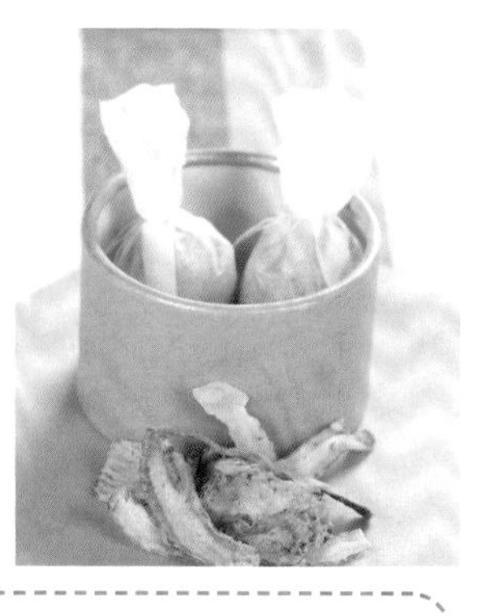

用法及宜忌 每日早晚各一次。

功效 涼血，止血。

白帶異常

正常白帶是無色透明或略帶黃色，在月經中期（排卵期）較多，無味。白帶異常是指白帶的量、形狀或顏色發生改變，如量明顯增多；形狀變得稠厚，或豆渣樣，或泡沫狀等；顏色為黃色或黃綠色；有異味。白帶異常一般是表示女性生殖系統有發炎的症狀。

冬瓜子茶

材料／冬瓜子 30 克，冰糖 30 克。

做法／

1. 將材料混合均勻，分成 4 等份。
2. 每份用茶包袋裝包起來，熱水沖泡即可飲用。

用法及宜忌 每日早晚各一次。

功效 調經止帶。

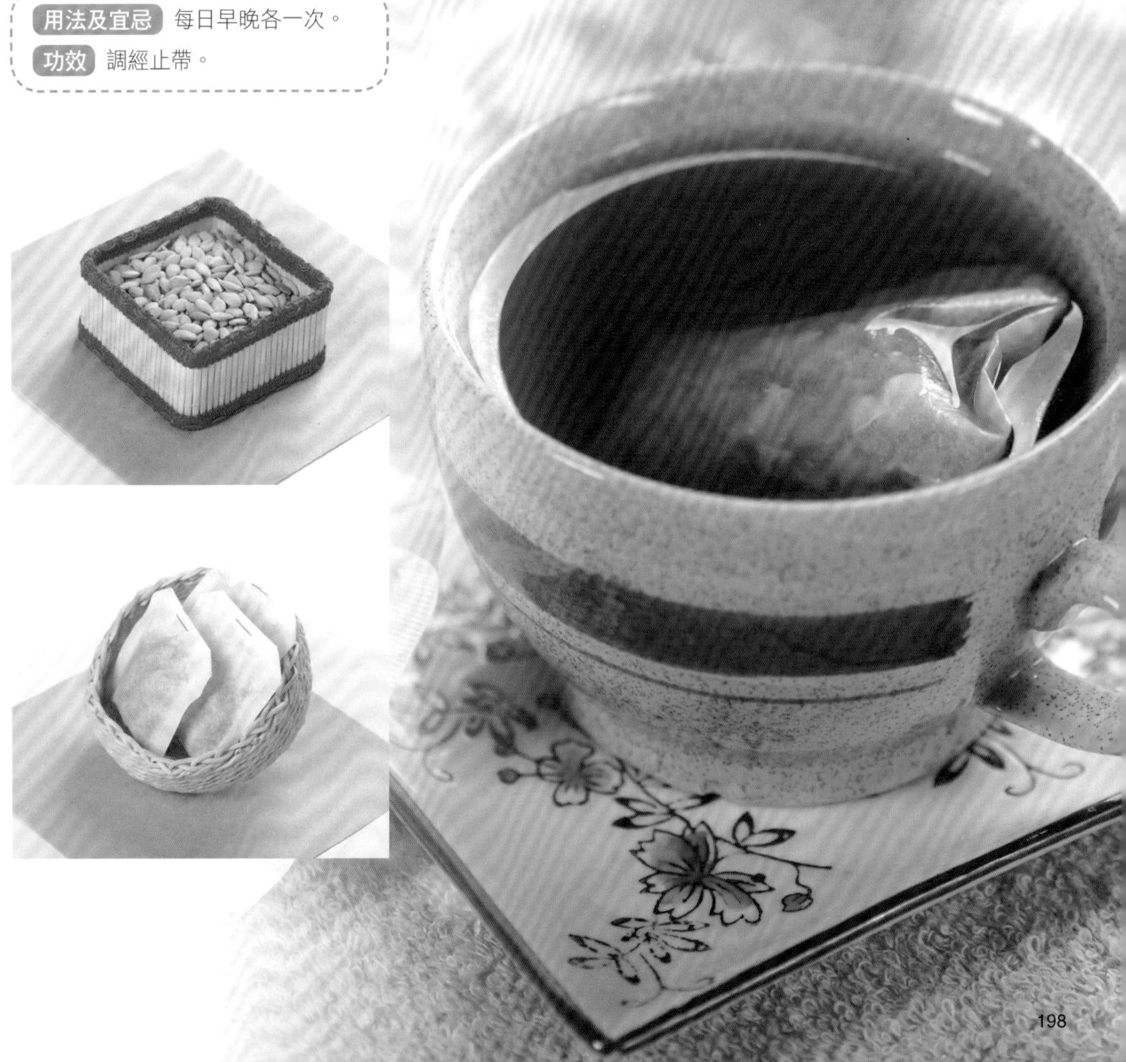

蠶豆花茶

材料／蠶豆花 20 克。

做法／將材料分成 4 等份。每份用茶包袋裝起來，熱水沖泡即可飲用。

用法及宜忌 每日早晚各一次。

功效 調經止帶。

益母草茶

材料／益母草 20 克。

做法／

1. 將材料磨碎，分成 4 等份。
2. 每份用茶包袋裝起來，熱水沖泡即可飲用。

用法及宜忌 每日早晚各一次。

功效 調經止帶。

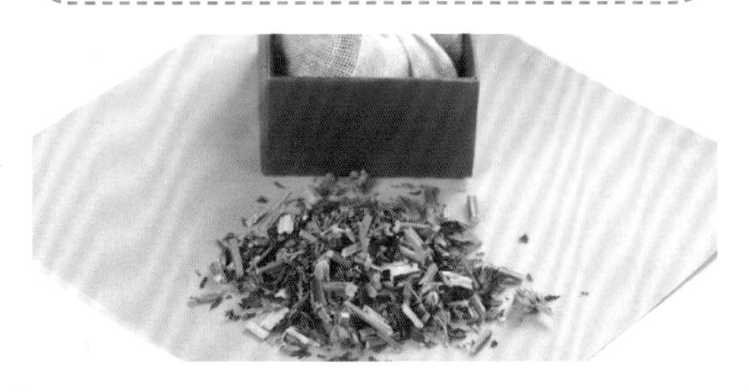

核桃葉茶

材料／核桃葉 20 克。

做法／

1. 將材料撕碎，分成 4 等份。
2. 每份用茶包袋裝起來，熱水沖泡即可飲用。

用法及宜忌 每日早晚各一次。

功效 調經止帶。

敗醬草茶

材料／敗醬草 30 克。

做法／

1. 將材料磨碎，分成 4 等份。
2. 每份用茶包袋裝起來，熱水沖泡即可飲用。

用法及宜忌 每日早晚各一次。

功效 調經止帶。

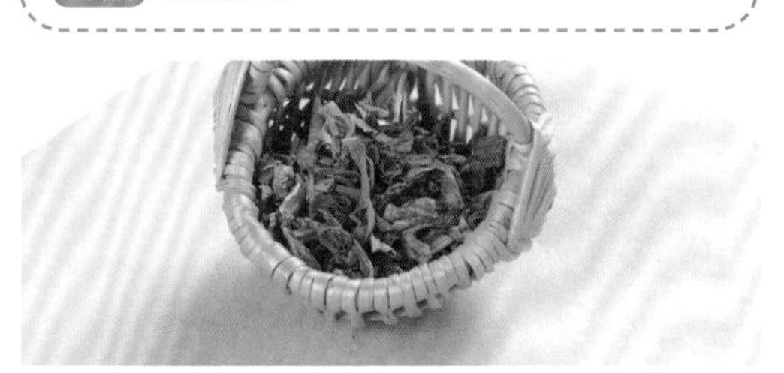

柳葉茶

材料／柳葉 20 克。

做法／

1. 將材料撕碎，分成 3 等份。
2. 每份用茶包袋裝起來，熱水沖泡即可飲用。

用法及宜忌 每日一次，睡前服用。

功效 調經止帶。

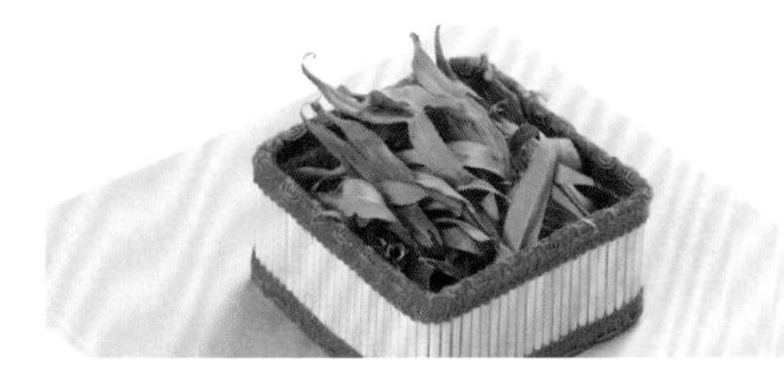

沙參茶

材料／沙參 30 克。

做法／

1. 將材料磨碎，分成 4 等份。
2. 每份用茶包袋裝起來，熱水沖泡即可飲用。

用法及宜忌 每日早晚各一次。

功效 調經止帶。

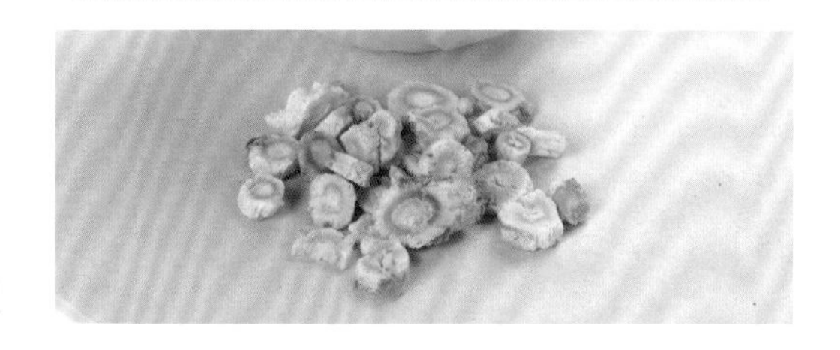

崩漏

崩漏是指女性非週期性子宮出血，崩是指出血量急且多；漏則是指出血量不多，但是淋漓反覆，持續時間很長。

荔枝殼茶

材料／荔枝殼 30 克。

做法／將材料分成 4 等份，每份用茶包袋裝起來，熱水沖泡即可飲用。

用法及宜忌 每日早晚各一次。

功效 補血止漏。

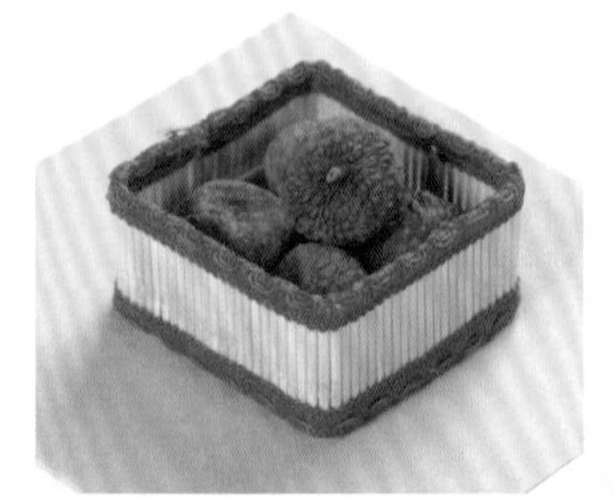

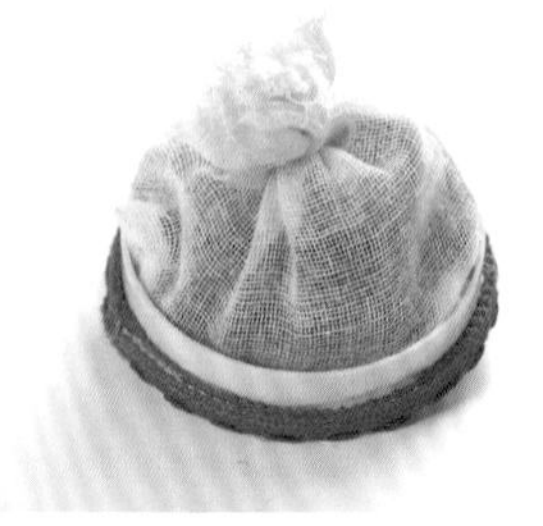

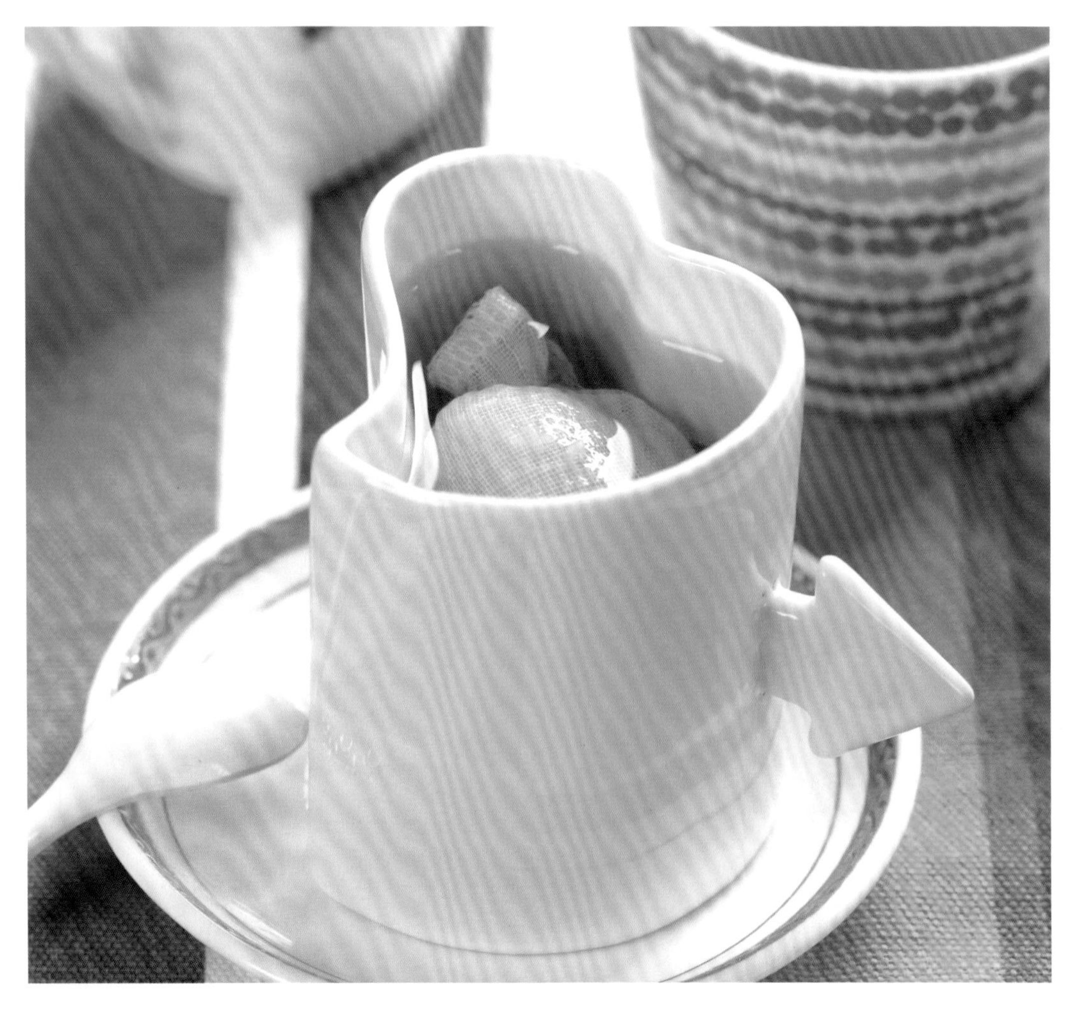

金櫻子茶

材料／金櫻子 30 克，黑糖 30 克。

做法／

1. 將金櫻子搗成小塊，與黑糖均勻分成 3 等份。
2. 每份用茶包袋裝起來，熱水沖泡即可飲用。

用法及宜忌 每日早晚各一次。

功效 補血止漏。

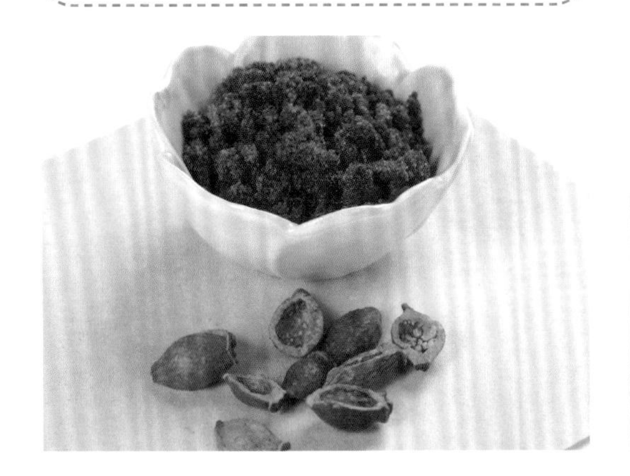

桑寄生茶

材料／桑寄生 15 克，黑糖 15 克。

做法／

1. 將材料混合均勻，分成 4 等份。
2. 每份用茶包袋裝起來，熱水沖泡即可飲用。

用法及宜忌 每日早晚各一次。

功效 補血止漏。

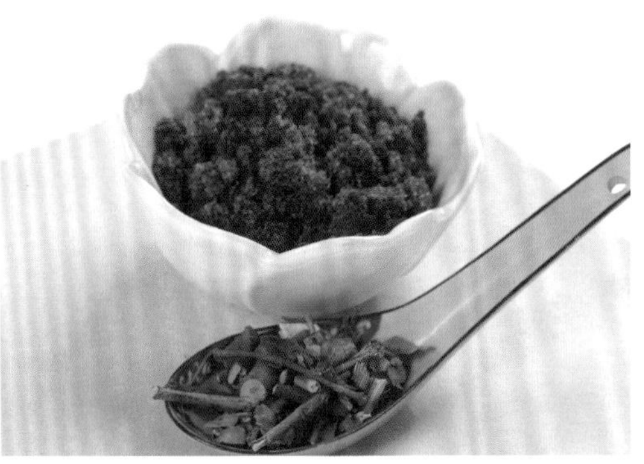

烏梅茶

材料／烏梅 20 克。

做法／

1. 將材料切小塊，分成 4 等份。
2. 每份用茶包袋裝起來，熱水沖泡即可飲用。

用法及宜忌 每日一次，睡前服用。

功效 補血止漏。

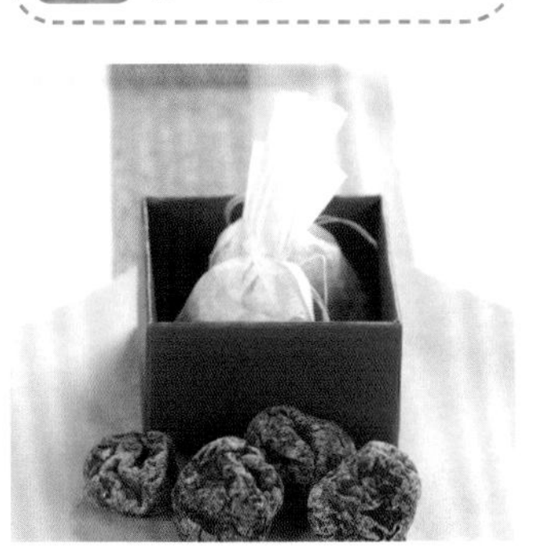

扁柏葉茶

材料／扁柏葉 30 克。

做法／

1. 將材料磨碎，分成 4 等份。
2. 每份用茶包袋裝起來，熱水沖泡即可飲用。

用法及宜忌 每日早晚各一次。

功效 補血止漏。

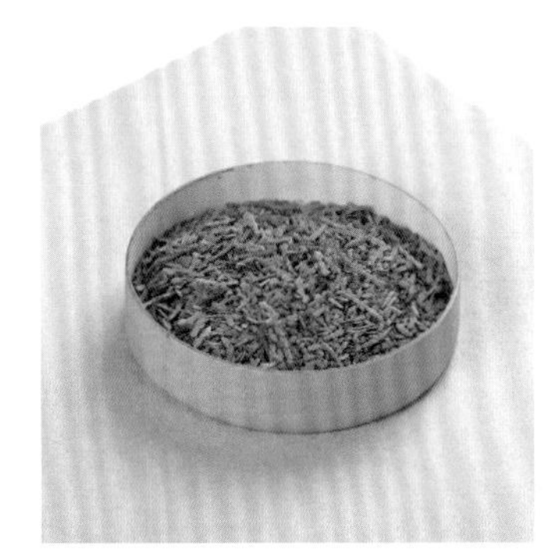

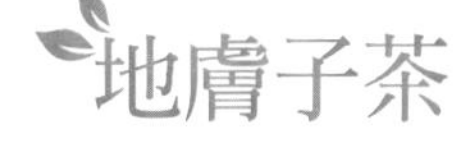

地膚子茶

材料／地膚子 20 克。

做法／

1. 將材料分成 4 等份。
2. 每份用茶包袋裝起來，熱水沖泡即可飲用。

用法及宜忌 每日早晚各一次。

功效 補血止漏。

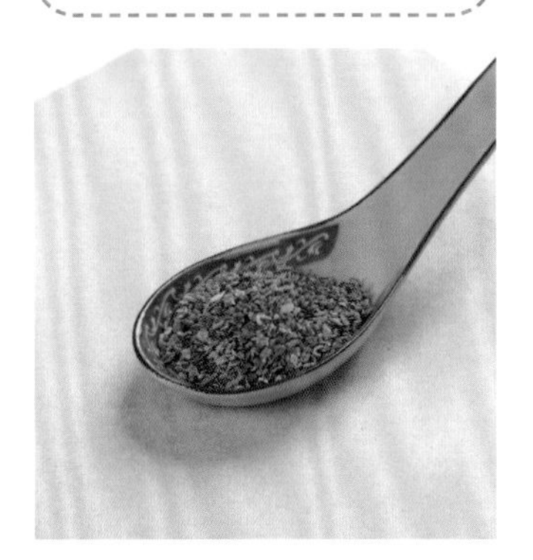

催乳茶包

很多新手媽媽因為身體或情緒上的原因，產後奶水不足，不僅影響孩子的健康，還可能會引起乳腺炎等問題。喝上一杯通乳茶，再加上其他輔助療法，可以在短時間內達到下乳、通乳的效果。

赤小豆茶

材料／赤小豆 30 克。

做法／

1. 將材料磨碎，分成 4 等份。
2. 每份用茶包袋裝包起來，熱水沖泡即可飲用。

用法及宜忌 每日早晚各一次。

功效 通乳下乳。

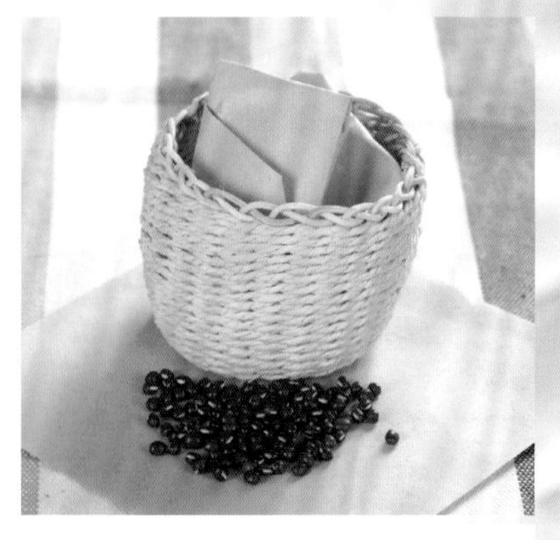

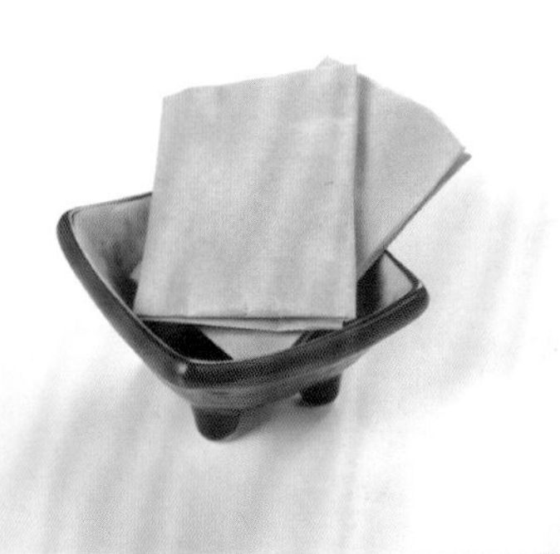

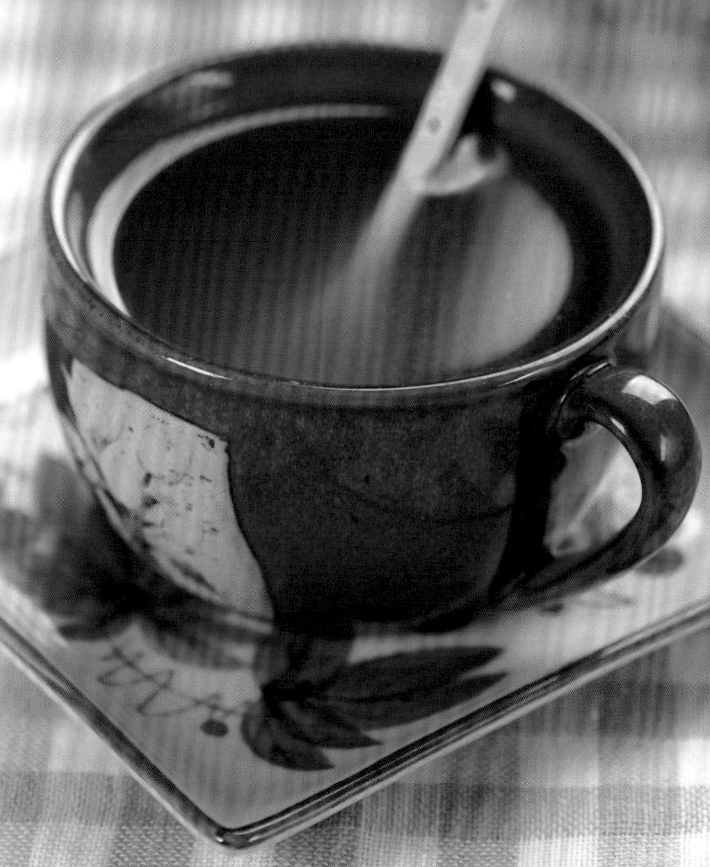

花生棗蜜茶

材料／熟花生米 30 克，紅棗 30 克，蜂蜜適量。

做法／

1. 花生米搗碎，紅棗切成小塊，平均分成 6 等份。
2. 每份用茶包袋裝起來，熱水沖泡調入蜂蜜即可飲用。

用法及宜忌 每日早晚各一次。

功效 改善體質，輔助催乳。

芝麻杏仁茶

材料／黑芝麻 40 克，甜杏仁 20 克，白糖 20 克，蜂蜜適量。

做法／

1. 將黑芝麻，杏仁、白糖磨成粉末狀。
2. 將材料分成 4 等份，每份用紙包起來，熱水沖泡加入蜂蜜調勻後即可飲用。

用法及宜忌 每日早晚各一次。糖尿病患者可僅用黑芝麻和杏仁，並適當減少主食的量。

功效 緩解產後便祕，改善乳汁品質。

芝麻核桃茶

材料／黑芝麻 100 克，核桃仁 100 克。

做法／

1. 將黑芝麻和核桃仁分別搗碎，磨成碎末。
2. 每種各取 10 克混合在一起用紙包起來，熱水沖服。

用法及宜忌 每日早晚各一次，高血脂患者每天早上一次即可。

功效 緩解產後便祕，改善乳汁品質。

半夏茶

材料／半夏 20 克。

做法／

1. 將材料搗成小塊，分成 3 等份。
2. 每份用茶包袋裝起來，熱水沖泡即可飲用。

用法及宜忌 每日早晚各一次。

功效 通乳下乳。

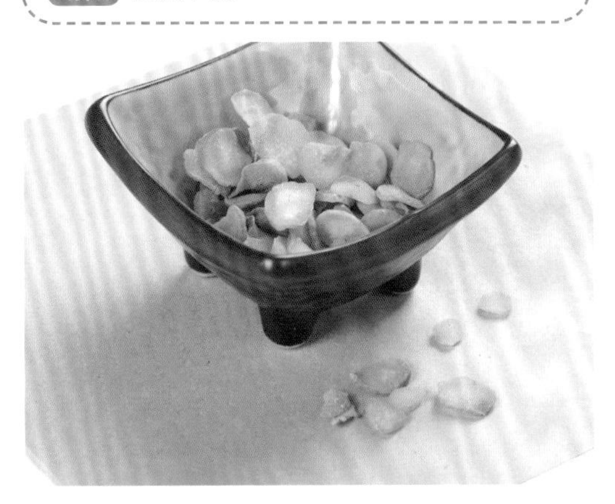

瓜蔞子茶

材料／瓜蔞子 30 克。

做法／

1. 將材料搗碎，分成 4 等份。
2. 每份用茶包袋裝起來，熱水沖泡即可飲用。

用法及宜忌 每日早晚各一次。

功效 通乳下乳。

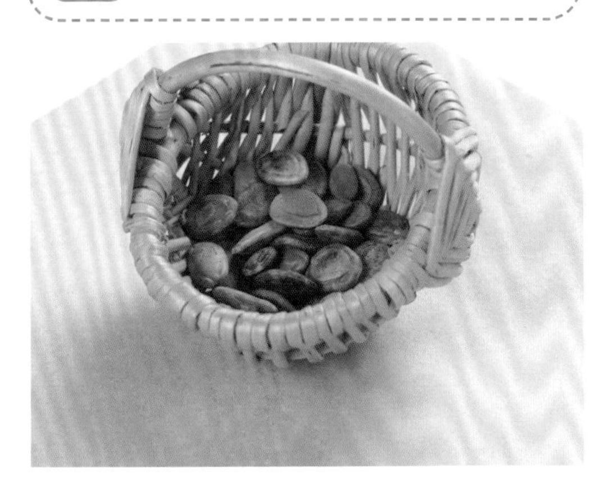

產後疾病

婦女分娩後，由於津血大量消耗，造成陰精虧虛，元氣受損。如果產後營養不良，更易誘發各種產後疾病，諸如產後便祕、產後腹痛、產後頭痛、產後出血、產後嘔吐等。診治時，要辨清病因，或補或瀉，才可針對症狀選擇茶飲，做為婦女產後疾病的輔助藥物。

蔥白茶

材料／蔥白適量，紅茶茶末適量。

做法／

1. 將材料混合均勻，分成 4 等份。
2. 每份用茶包袋裝起來，熱水沖泡即可飲用。

用法及宜忌 每日早晚各一次。

功效 導氣，潤腸，通便。適用產後便祕。

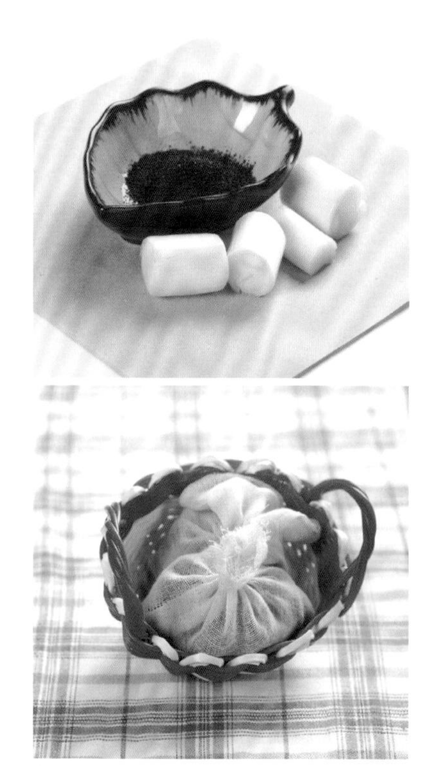

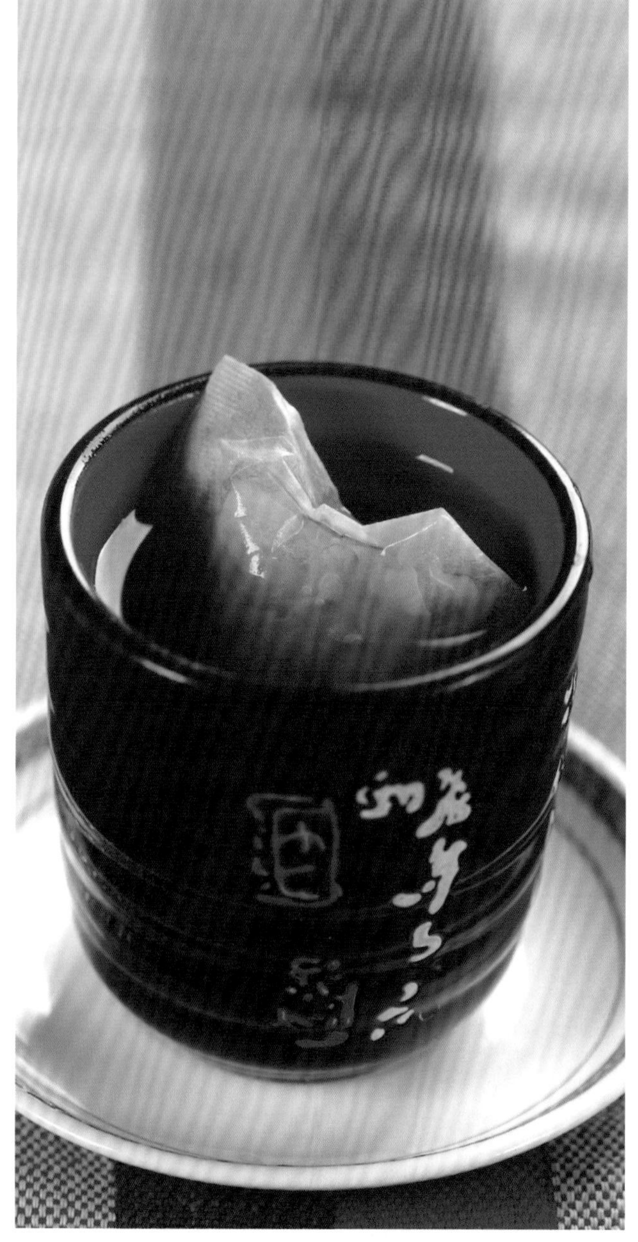

黃花黑糖茶

材料／金針乾 50 克，黑糖 25 克。

做法／

1. 金針乾切碎後，放在碗裡搗幾下。
2. 金針乾 10 克、黑糖 5 克用茶包袋裝好，熱水沖泡即可飲用。

用法及宜忌 每日晚飯後一次。

功效 清熱利尿，養血平肝。

黑糖茶

材料／黑糖 25 克，綠茶適量。

做法／

1. 將材料混合均勻，分成 4 等份。
2. 每份用茶包袋裝起來，熱水沖泡即可飲用。

用法及宜忌 每日早晚各一次。

功效 活血，寧心，安神。適用產後惡露不絕。

艾葉白米黑糖茶

材料／艾葉 20 克，白米 10 克，黑糖 10 克。

做法／

1. 將材料混合均勻，分成 4 等份。
2. 每份用茶包袋裝起來，熱水沖泡即可飲用。

用法及宜忌 每日一次，睡前服用。

功效 收斂止瀉，保護腸胃。

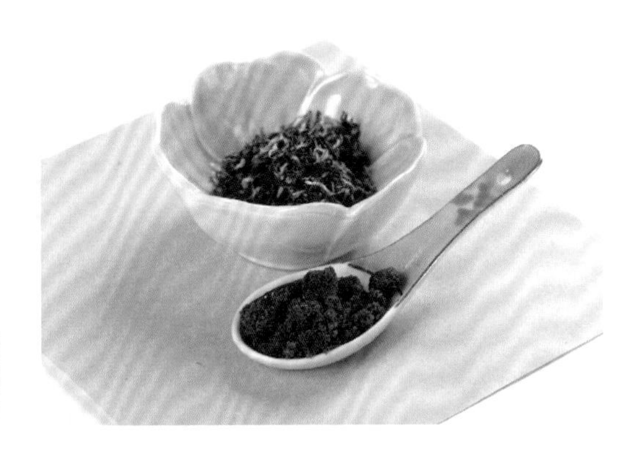

蜜茶

材料／蜂蜜 2 毫升、綠茶 3 克。

做法／

1. 將綠茶分成 4 等份。
2. 每份用茶包袋裝起來，熱水沖泡調入適量蜂蜜即可飲用。

用法及宜忌 每日早晚各一次。

功效 潤腸，清熱，通便。適用產後便祕。

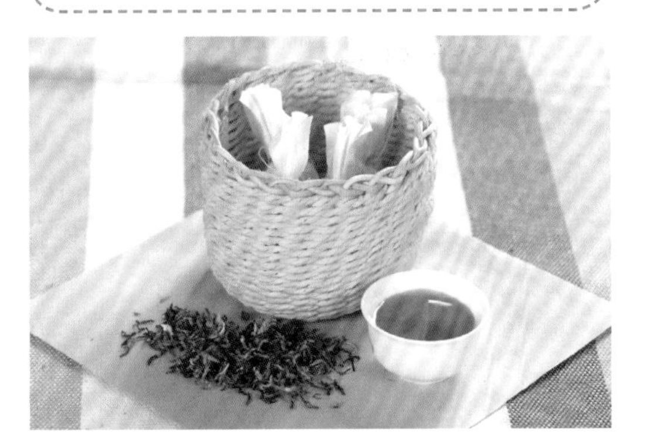

山楂黑糖茶

材料／乾山楂 50 克，黑糖 25 克。

做法／

1. 將乾山楂入鍋炒糊。
2. 山楂 10 克、黑糖 5 克用茶包袋裝好，熱水沖泡即可飲用。

用法及宜忌 每日兩次，不拘時間。

功效 專治傷食腹痛。

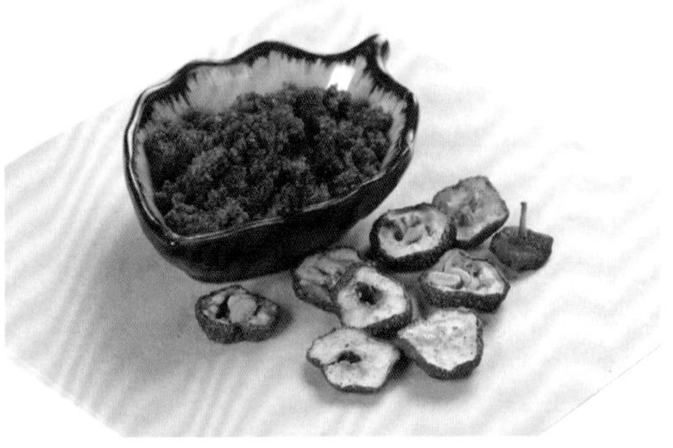

兒童健康茶包

小孩子有時發生一些小病症，父母會擔心若去看西醫怕用藥對身體有害，不去又怕萬一症狀變得嚴重，所以現在家長越來越傾向於當兒童的小病症發生時，使用一些中藥的方子來取代西藥，安全且無副作用。

兒童咳嗽

咳嗽乃呼吸系統疾病的主要臨床症狀之一，如兒童感冒、肺炎、支氣管炎、百日咳等都以咳嗽為主要症狀。導致兒童咳嗽的主要原因在於兒童肺臟嬌嫩，極易為風邪相干，對於兒童咳嗽的治療，當以宣肺、潤肺為要，平時則以扶正固表為大法。

川貝鮮梨茶

材料／川貝母（去心）6 克，鮮梨 1 個，冰糖適量。

做法／

1. 梨子切成小塊，將材料混合均勻，分成 4 等份。
2. 每份用茶包袋裝起來，熱水沖泡即可飲用。

用法及宜忌 睡前服用，也可於咳嗽時用來鎮咳。

功效 滋陰潤肺，化痰止咳。適用於肺熱咳嗽，痰黃黏稠，不易咳出；或肺陰不足，乾咳不已等。

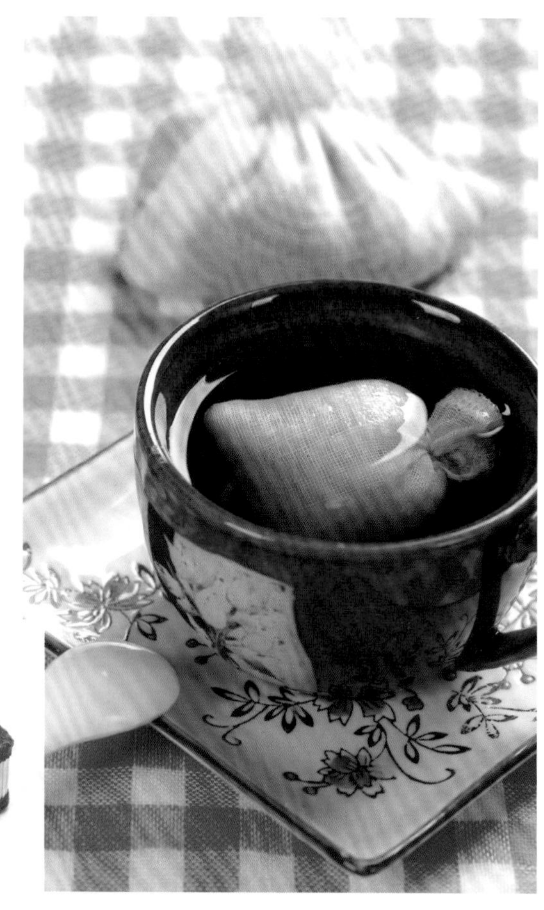

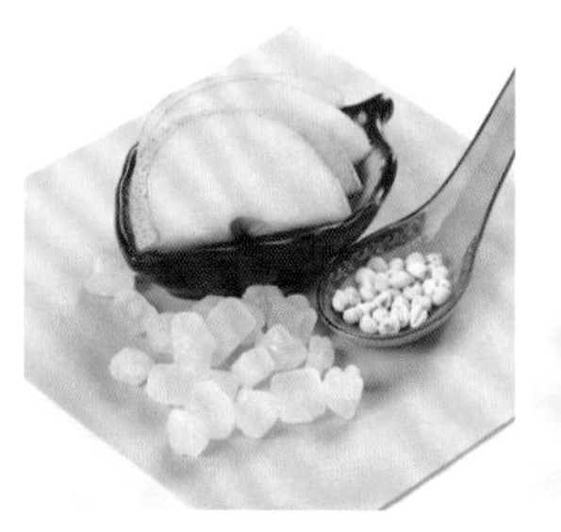

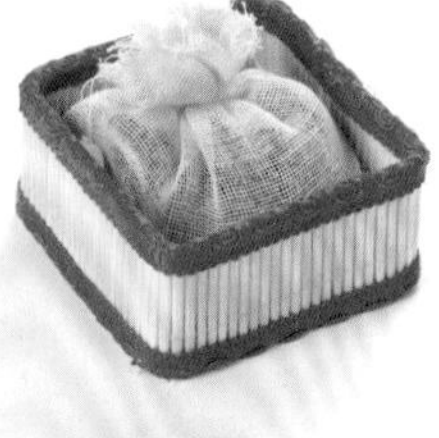

二百二冬茶

材料／百合、百部各15克，天冬、麥冬各20克。

做法／

1. 將材料搗成小塊，分成10等份。
2. 每份用茶包袋裝起來，熱水沖泡即可飲用。

用法及宜忌 睡前服用，也可於咳嗽時用來鎮咳。

功效 肺陰不足之久咳不已。

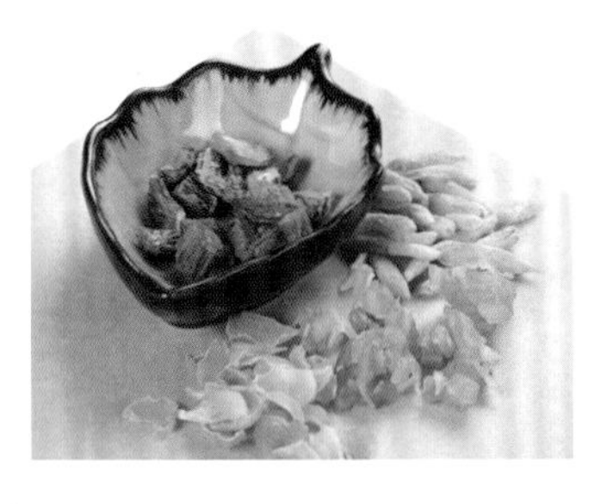

止咳茶

材料／麥冬、五味子、黨參、黃耆各10克，砂糖20克。

做法／

1. 將材料混合均勻，分成6等份。
2. 每份用茶包袋裝起來，熱水沖泡即可飲用。

用法及宜忌 睡前服用，也可於咳嗽時用來鎮咳。

功效 肺氣虛而致的肺虛久咳。

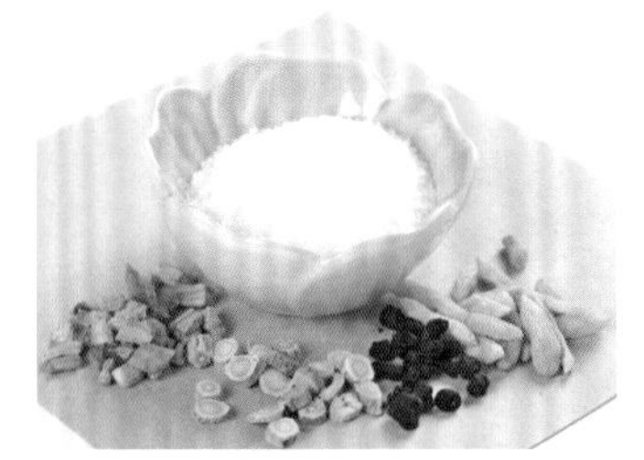

橄欖竹糖茶

材料／綠茶3克，淡竹葉25克，黑糖25克，橄欖15克。

做法／

1. 將材料混合均勻，分成6等份。
2. 每份用茶包袋裝起來，熱水沖泡即可飲用。

用法及宜忌 睡前服用，也可於咳嗽時用來鎮咳。

功效 清肺化痰、止咳和胃，用於兒童百日咳。

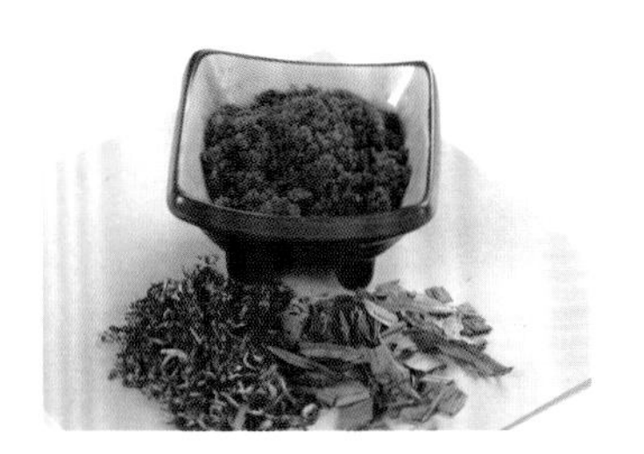

羅漢綠茶

材料／綠茶1克，羅漢果20克。

做法／

1. 將材料磨碎混合均勻，分成4等份。
2. 每份用茶包袋裝起來，熱水沖泡即可飲用。

用法及宜忌 睡前服用，也可於咳嗽時用來鎮咳。

功效 清熱潤肺、化痰止咳。主治兒童百日咳。

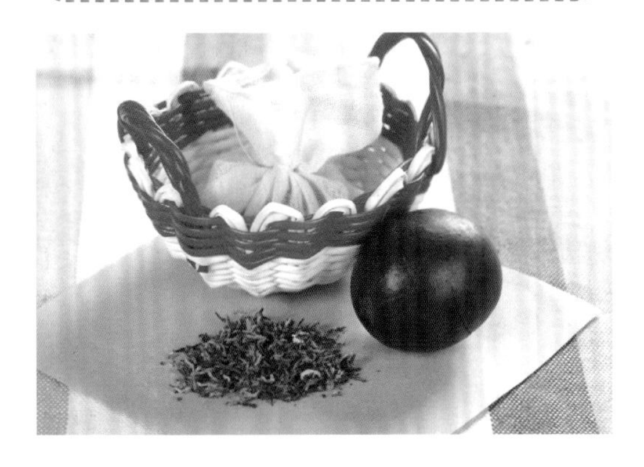

百部二白茶

材料／百部、白芍、桑白皮、冰糖各15克。

做法／

1. 將材料搗成小塊，分成6等份。
2. 每份用茶包袋裝起來，熱水沖泡即可飲用。

用法及宜忌 睡前服用，也可於咳嗽時用來鎮咳。

功效 清肺養陰、降氣化痰。適用於百日咳陣咳期。

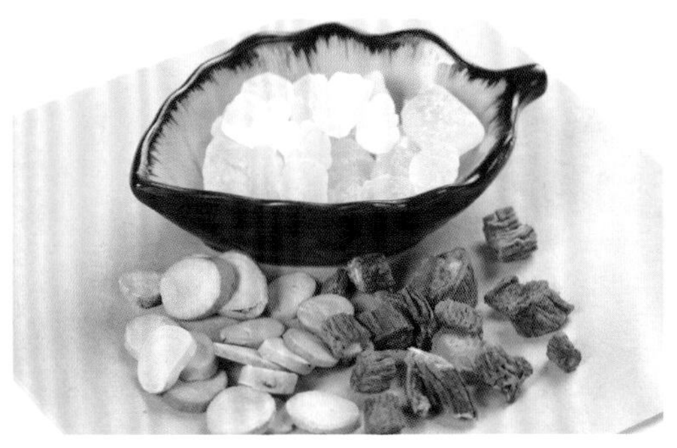

夏季熱

夏季熱為嬰幼兒時期特有的疾病，尤以 6 個月～ 3 歲的嬰幼兒多見。臨床以長期發燒不退、口渴、多飲、多尿、汗閉或少汗為主症。由於發熱持續不退，幼兒可能出現多飲多尿、食慾減退、面色蒼白、日見消瘦、口唇乾燥、皮膚灼熱、肢端欠溫、精神疲乏等虛弱症狀。部分幼兒可連續發病幾年，但再發病時症狀較輕，病程亦較短。

三鮮茶

材料／荷葉、竹葉、薄荷各 30 克。

做法／

1. 將材料混合均勻，分成 6 等份。
2. 每份用茶包袋裝起來，熱水沖泡即可飲用。

用法及宜忌 每日早晚各一次。

功效 有生津止渴、清熱解毒的良效。

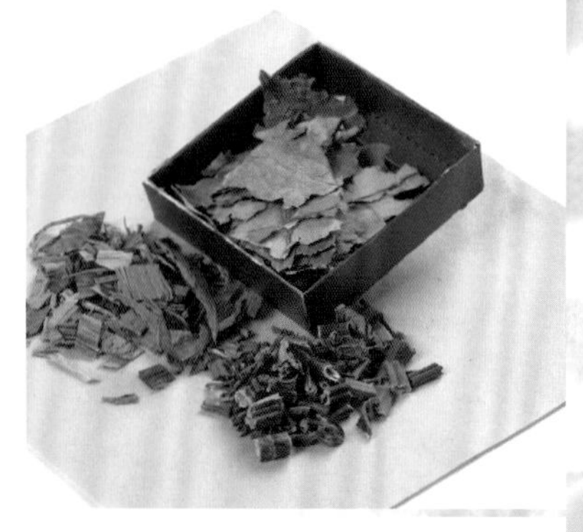

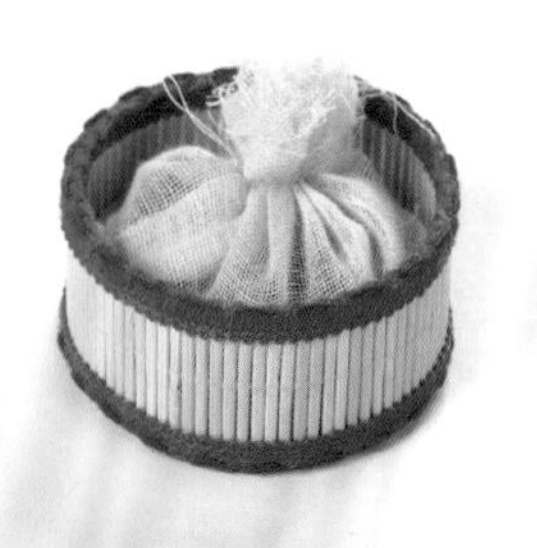

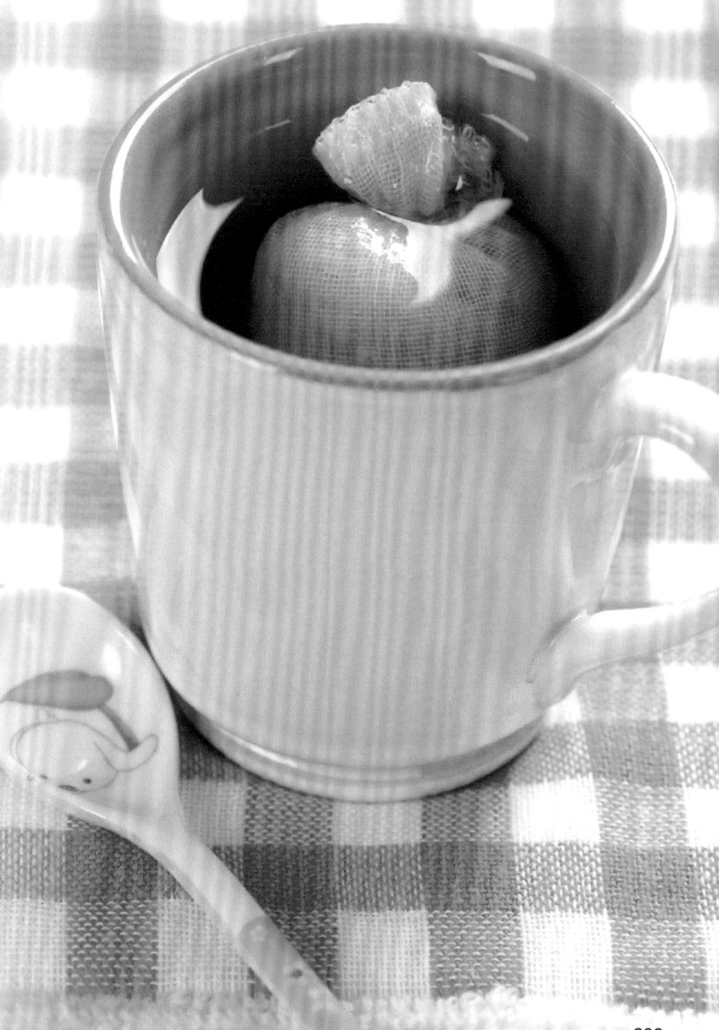

香菜茶

材料／香菜 3 克，青茶 1 克，六一散 3 克，扁豆衣 5 克，西瓜翠衣 5 克。

做法／

1. 將材料混合均勻，分成 4 等份。
2. 每份用茶包袋裝起來，熱水沖泡即可飲用。

用法及宜忌 每日一次，睡前服用。

功效 治療孩童暑熱症狀，有清熱解毒、祛暑利濕的作用。

三葉茶

材料／絲瓜葉、苦瓜葉、鮮荷葉各 10 克。

做法／

1. 將材料混合均勻，分成 6 等份。
2. 每份用茶包袋裝起來，熱水沖泡即可飲用。

用法及宜忌 每日早晚各一次。脾腎虛寒者忌用。

功效 絲瓜葉性味甘平，有清熱解毒、利濕化痰的功效；苦瓜，又名涼瓜，性味甘苦寒，其葉清熱解毒；荷葉性味苦平，有解暑、清熱，開胃進食、散瘀止血的功效。三藥同用清暑解毒，可做為治療兒童夏季熱的清涼飲料。

蠶繭棗豆茶

材料／蠶繭 10 個，紅棗 15 顆，扁豆 10 克。

做法／

1. 將材料搗成小塊混合均勻，分成 4 等份。
2. 每份用茶包袋裝起來，熱水沖泡即可飲用。

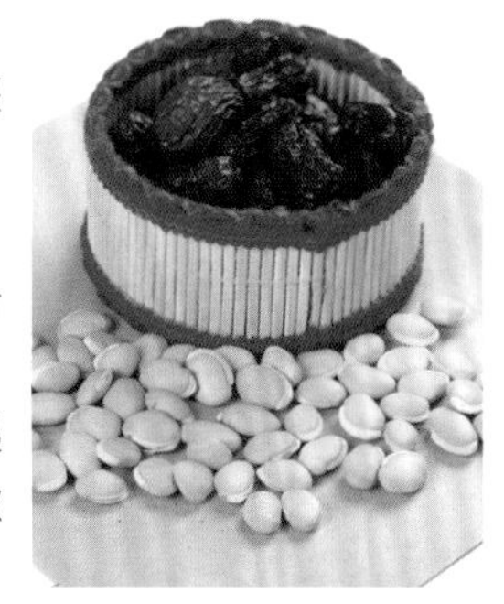

用法及宜忌 每日早晚各一次。

功效 益氣清暑，健脾和中。適用於夏季熱、口渴多飲、頻尿量多，神倦乏力、納呆便溏者。

清暑金香茶

材料／金銀花 6 克，杏仁 3 克，淡竹葉 5 克，綠茶 1 克。

做法／

1. 將材料搗成小塊混合均勻，分成 3 等份。
2. 每份用茶包袋裝起來，熱水沖泡即可飲用。

用法及宜忌 每日早晚各一次。

功效 清熱解毒，祛暑利濕，潤肺止咳。治兒童暑熱口渴、煩躁不安等。

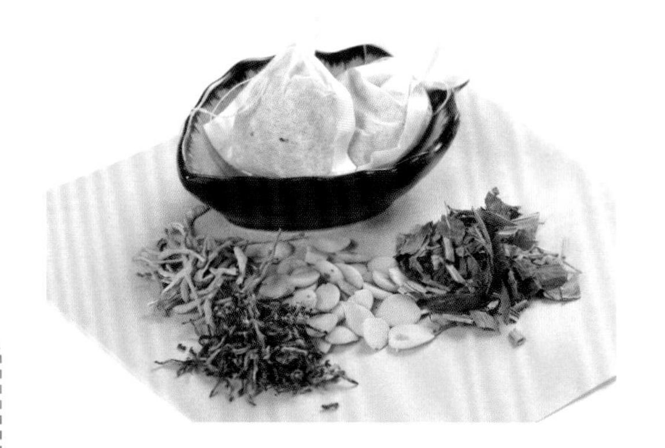

銀花梔子茶

材料／金銀花、梔子、山楂各 15 克，甘草 5 克。

做法／

1. 將材料搗成小塊後混合均勻，分成 4 等份。
2. 每份用茶包袋裝起來，熱水沖泡即可飲用。

用法及宜忌 每日早晚各一次。

功效 清熱、去火、消暑、爽身。

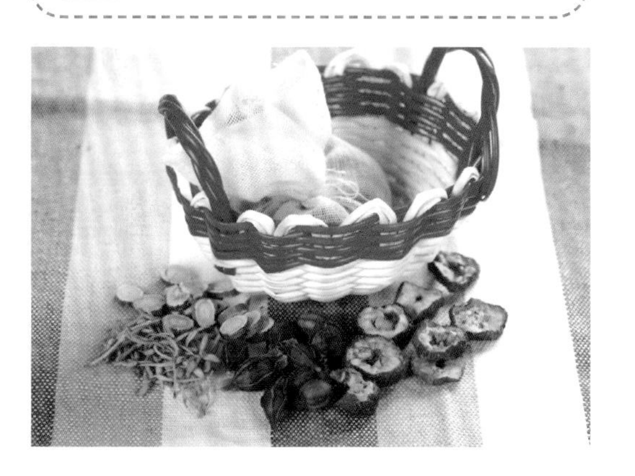

兒童消化不良

兒童消化不良是嬰幼兒夏季最常見的一種消化道症狀，常伴有發燒、腹脹、嘔吐、不吃奶及哭叫不安等現象。由於夏天氣溫太高，食物得不到充分消化；加上夏天病菌繁殖很快，病菌透過飲食進入人體後使胃腸發炎，都容易使兒童發生消化不良。

治療兒童消化不良，除了使用一些助消化的藥物外，有些食物對兒童消化不良也有一些幫助。

化積茶

材料／山楂 15 克，麥芽 10 克，大黃 2 克，茶葉 2 克。

做法／

1. 將材料混合均勻，分成 4 等份。
2. 每份用茶包袋裝好，熱水沖泡即可飲用。

用法及宜忌 每日早晚各一次。

功效 幫助消化。適用於兒童食積、消化不良症。

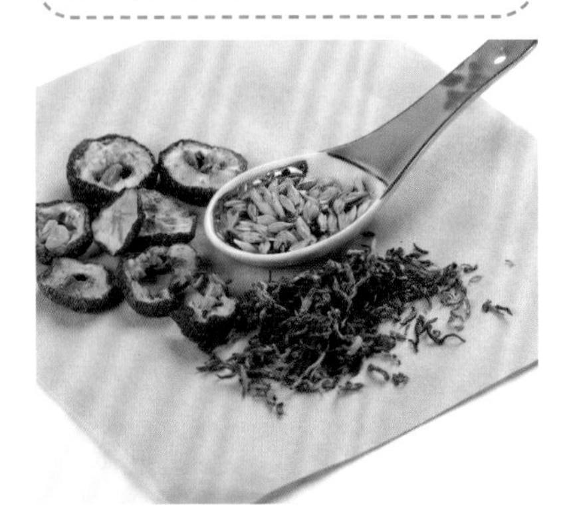

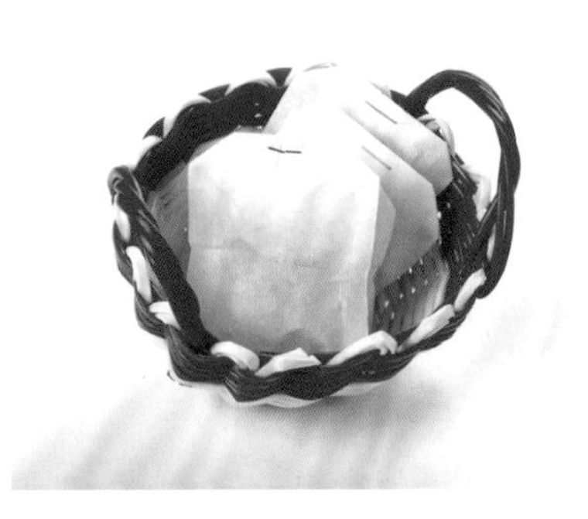

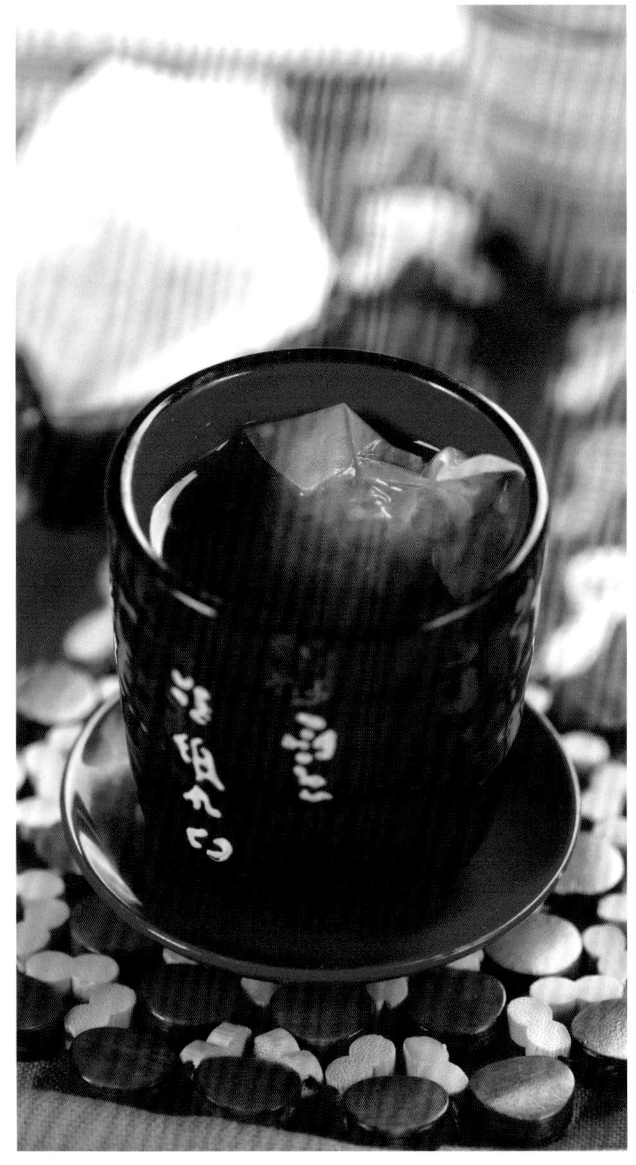

橘花紅茶

材料／橘花 10 克，紅茶 10 克。

做法／

1. 將材料混合均勻，分成 4 等份。
2. 每份用茶包袋裝起來，熱水沖泡即可飲用。

用法及宜忌 每日早晚各一次。

功效 理氣和胃。適用胃脘脹痛，咳嗽痰多，噯氣嘔吐，食積不化或傷食生冷瓜果等。

紅麴茶

材料／紅麴 15 克。

做法／

1. 將材料均勻分成 4 等份。
2. 每份用茶包袋裝起來，熱水沖泡即可飲用。

用法及宜忌 每日早晚各一次。

功效 健脾、幫助消化。適用於積滯，食而不化，腹脹，厭食。

兒童七星茶

材料／薏仁、山楂各 10 克，竹葉 5 克，鉤藤 3 克。

做法／

1. 將山楂搗成小塊，所有材料混合均勻，分成 4 等份。
2. 每份用茶包袋裝起來，熱水沖泡即可飲用。

用法及宜忌 每日一次，睡前服用。

功效 健脾胃，清煩熱，甯心志。主治兒童消化不良，不思飲食，小便短赤，夜臥不寧。

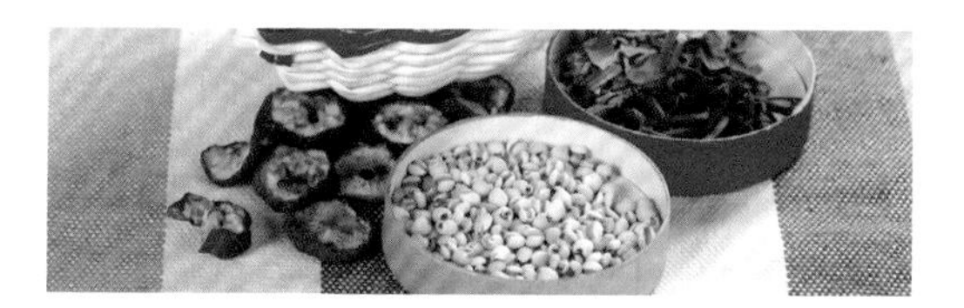

二芽消食湯

材料／生穀芽 15 克，麥芽 15 克。

做法／

1. 將材料混合均勻，分成 4 等份。
2. 每份用茶包袋裝起來，熱水沖泡即可飲用。

用法及宜忌 每日早晚各一次。

功效 適用於脾胃虛弱兼有積滯，納差便溏，食後腹脹腹痛者。

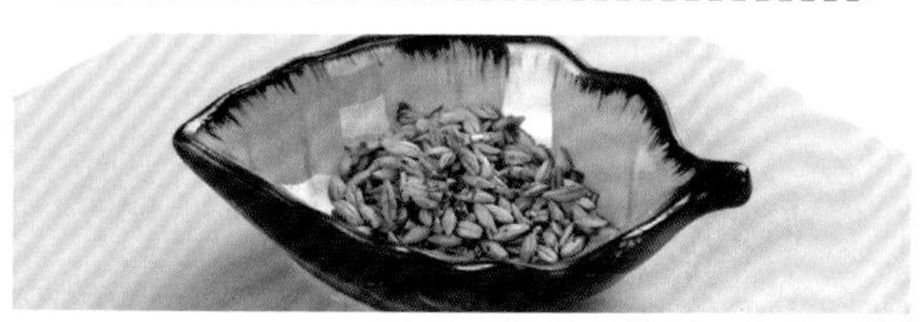

化食茶

材料／紅茶 50 克，白砂糖 50 克。

做法／

1. 將材料混合均勻，分成 4 等份。
2. 每份用茶包袋裝起來，熱水沖泡即可飲用。

用法及宜忌 每日早晚各一次。

功效 化食消滯。適用於消化不良、胃脘飽脹不舒等症。

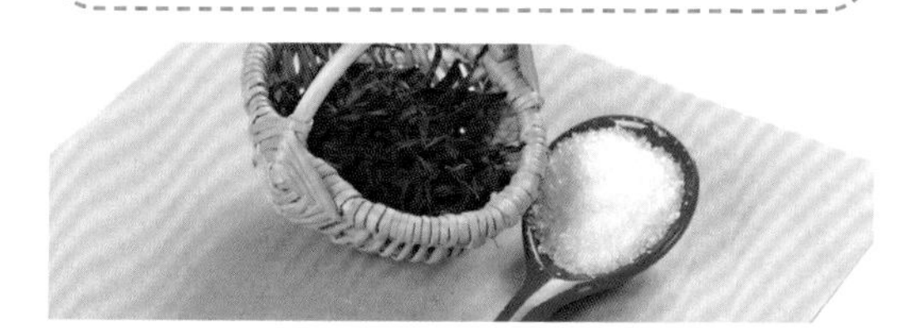

陳倉米柿餅茶

材料／陳倉米 60 克，柿餅 10 克。

做法／

1. 柿餅切成小塊，將材料混合均勻，分成 4 等份。
2. 每份用茶包袋裝起來，熱水沖泡即可飲用。

用法及宜忌 每日早晚各一次。

功效 開胃健脾。適用於兒童消化不良。

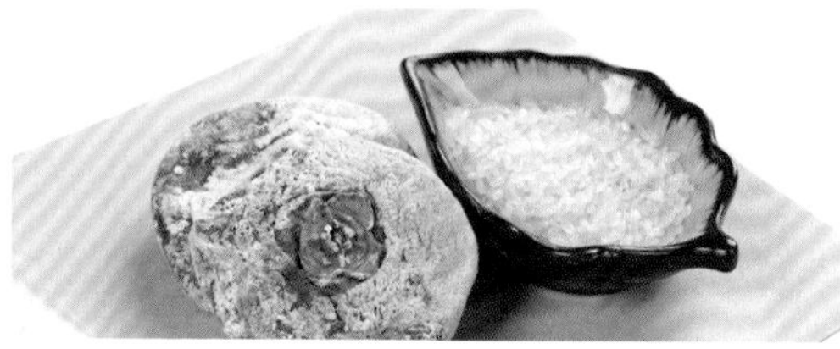

兒童秋季腹瀉

秋季腹瀉多發生在6個月～2歲的嬰幼兒，腹瀉之前常常有1～2天發燒、咳嗽和腹瀉，一天瀉 10 多次，嚴重時瀉 30～40 次。大便很像蛋花湯，稀水中漂浮著片片白色或黃色糞質。罹患秋季腹瀉的兒童容易口渴，見水就飲，但喝下去後很快又瀉出來。發生秋季腹瀉時，建議在醫生指導下用「口服補液鹽」治療，不要濫用抗生素。適當選用藥茶有輔助治療的作用。

乳茶

材料／綠茶 10 克，母乳或奶粉適量。

做法／

1. 將綠茶分成 3 等份。
2. 每份用茶包袋裝起來，熱水沖泡後調入乳汁即可飲用。

用法及宜忌 每日早晚各一次。

功效 清熱、幫助消化、止瀉，用於嬰幼兒腹瀉。

小提醒

母乳餵養有助於預防兒童秋季腹瀉。母乳中含有兒童所需要的多種消化酶和抗體，各種營養成分都非常適合兒童的消化和吸收，比牛乳及一切母乳替代品都好得多，而且衛生、經濟、方便。

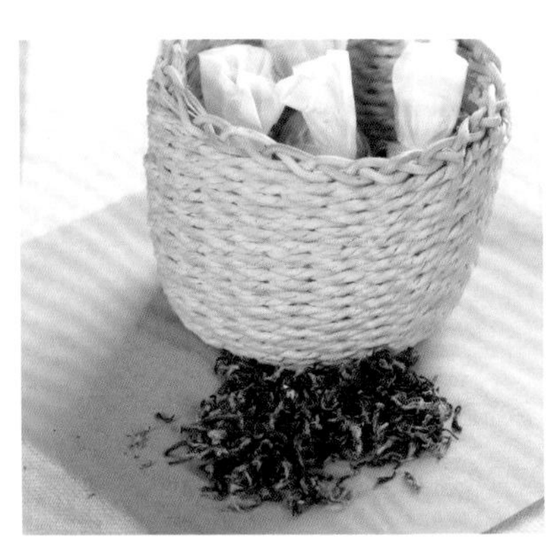

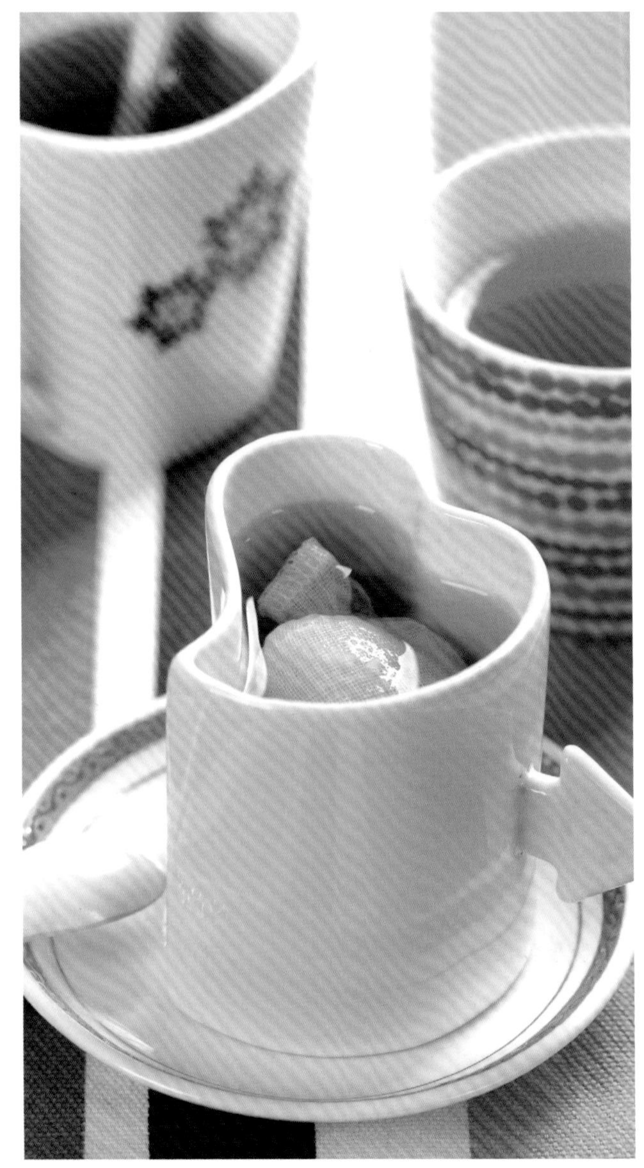

孩兒茶

材料／兒茶（孩兒茶）適量。

做法／

1. 將材料分成 4 等份。
2. 每份用茶包袋裝起來，熱水沖泡即可飲用。

用法及宜忌 每日早晚各一次。

功效 清熱、幫助消化，用於兒童秋季腹瀉。

楊梅茶

材料／楊梅乾 20 個。

做法／

1. 取 5 個楊梅乾用茶包袋裝好。
2. 取一袋用沸水沖泡，待 20 分鐘水涼後飲用。

用法及宜忌 每日 1 ～ 2 次，症狀減輕為止。

功效 收斂止瀉。

黑糖濃茶

材料／紅茶 50 克，黑糖 100 克。

做法／

1. 紅茶倒入黑糖內，攪拌均匀。
2. 取 20 克混合物，用紙包好，每次沖服一包。

用法及宜忌 每日一次，腹痛難忍時可達到鎮痛效果。

功效 收斂、消積、止痛、止瀉。

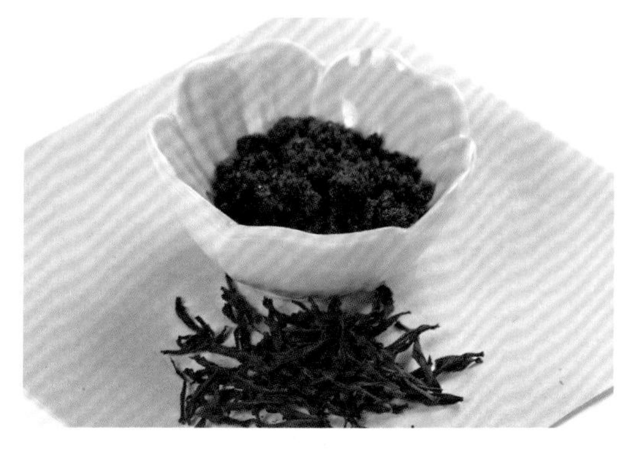

陳皮茶

材料／茶葉 5 克，陳皮 15 克。

做法／

1. 將材料混合均匀，分成 4 等份。
2. 每份用茶包袋裝起來，熱水沖泡即可飲用。

用法及宜忌 每日早晚各一次。

功效 用於兒童消化不良，腹脹腹瀉。

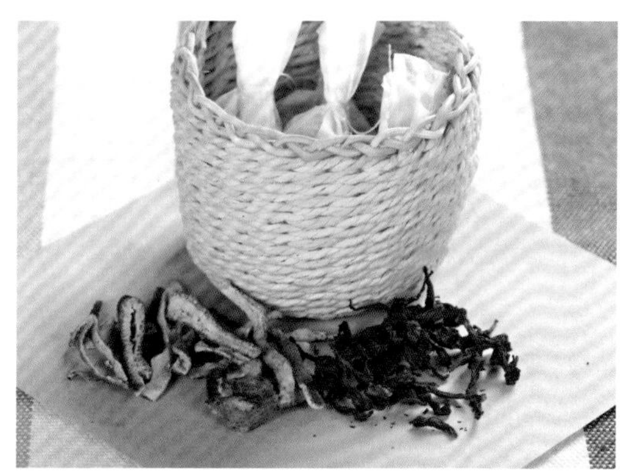

薑茶

材料／茶葉 30 克，乾薑 30 克。

做法／

1. 將乾薑切小片或丁。
2. 取茶葉、乾薑各 5 克用茶包袋裝好，熱水沖泡即可。

用法及宜忌 每日兩次，不拘時間。

功效 收斂、發汗、止痛、止瀉。

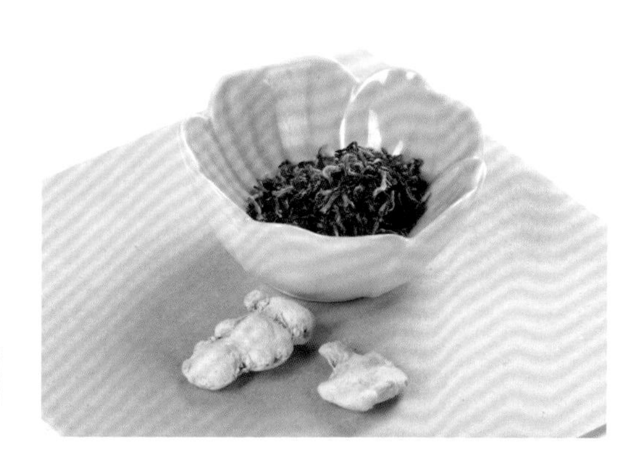

兒童流涎

流涎俗稱流口水。兒童流口水的原因是多方面的。嬰兒正處於生長發育階段，唾液腺尚不完善，加上嬰兒口腔淺，不能節制口腔內的液體，因此，兒童流口水是很正常的現象。隨著年齡的增長，流涎會自然停止。

病理性流涎是指嬰幼兒不正常流口水，原因大致有兩個方面：一是大人們經常因寶寶好玩而捏壓兒童臉頰部位，導致腺體機械性損傷。腮腺有損傷的兒童，唾液的分泌量和流涎現象就會超過正常兒童。二是兒童患有口腔疾病，如口腔炎、黏膜充血或潰爛，或舌尖部、頰部、唇部潰瘍等，也可導致兒童流口水。

脾經蘊熱型兒童流涎

口水較稠，浸濕胸前，進食時更多，伴有面色潮紅，大便偏乾，小便短少，舌紅，苔薄黃。治療應用清泄脾熱之法。

青果茶

材料／青果 10 克，石斛 15 克，燈心草 2 克，生地黃 15 克。

做法／

1. 將材料搗成小塊，混合均勻，分成 6 等份。
2. 每份用茶包袋裝起來，熱水沖泡即可飲用。

用法及宜忌 每日早晚各一次。

功效 對熱邪壅滯之流涎有良效。

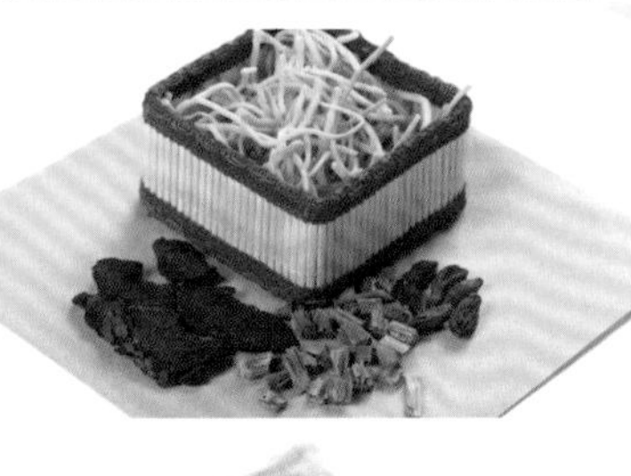

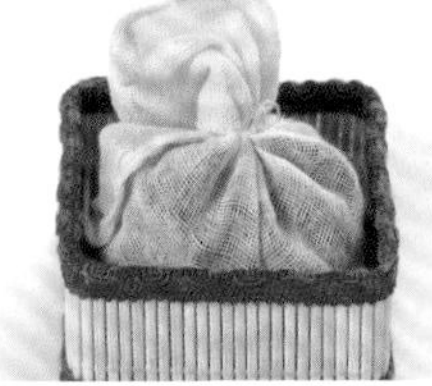

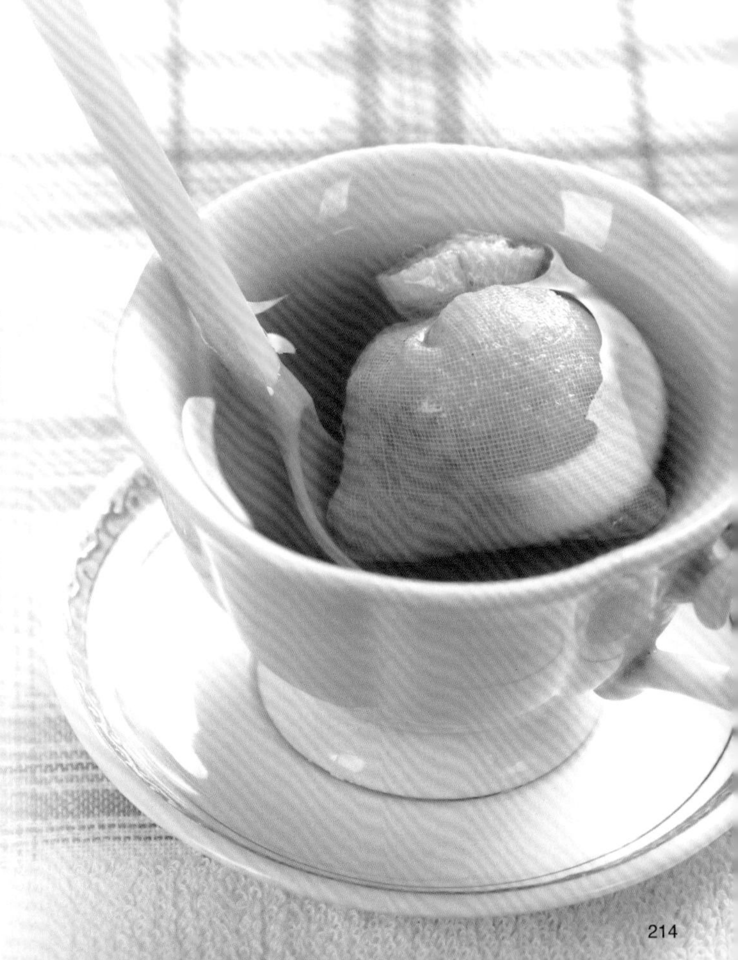

脾臟虛寒型兒童流涎

口水清澈，色白不稠，大便不實，小便清長，舌質胖嫩，舌苔薄白。治療當用溫補脾陽之法。

薑糖神曲茶

材料／生薑 15 克，神曲 10 克，白砂糖 15 克。

做法／

1. 生薑切片，神曲搗成小塊，將材料混合均勻，分成 4 等份。
2. 每份用茶包袋裝起來，熱水沖泡即可飲用。

用法及宜忌 每日早晚各一次。

功效 健脾溫中、止涎。

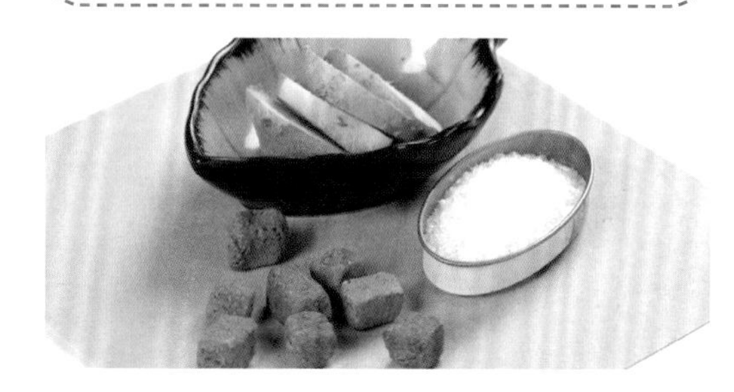

白朮益智仁茶

材料／炒白朮 9 克，益智仁 6 克。

做法／

1. 將材料搗成小塊，分成 4 等份。
2. 每份用茶包袋裝起來，熱水沖泡即可飲用。

用法及宜忌 每日一次，睡前服用。

功效 健脾化濕，溫中止涎。

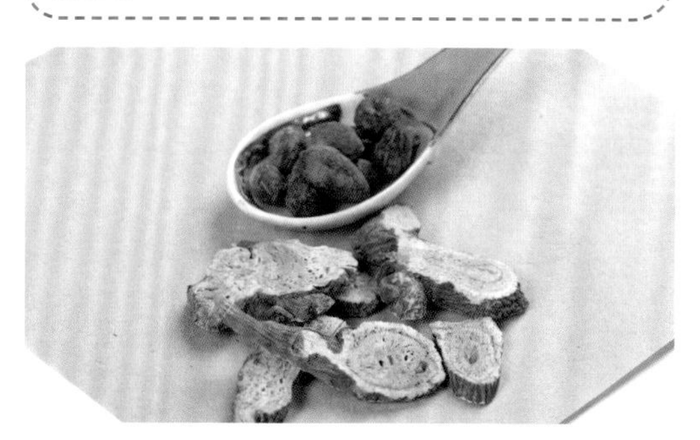

薏仁山楂茶

材料／薏仁 100 克，生山楂 20 克。

做法／

1. 山楂搗成小塊，將材料混合均勻，分成 10 等份。
2. 每份用茶包袋裝起來，熱水沖泡即可飲用。

用法及宜忌 每日早晚各一次。

功效 健脾化濕，溫中止涎。

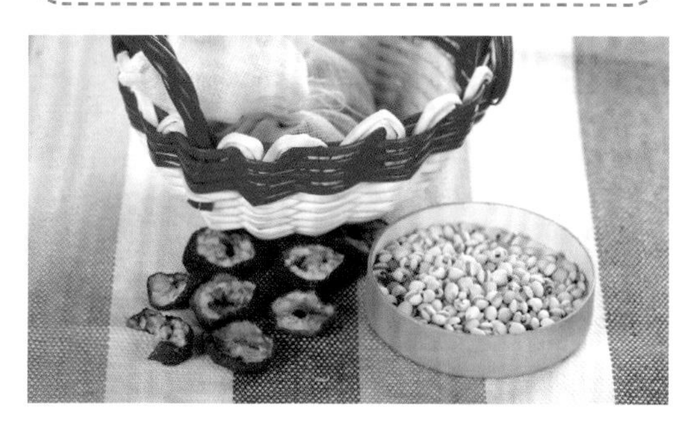

白朮綠茶飲

材料／綠茶 5 克，白朮 15 克，甘草 5 克。

做法／

1. 將材料搗成小塊，分成 5 等份。
2. 每份用茶包袋裝起來，熱水沖泡即可飲用。

用法及宜忌 每日早晚各一次。

功效 健脾祛濕，治脾虛而不能攝津之流涎。

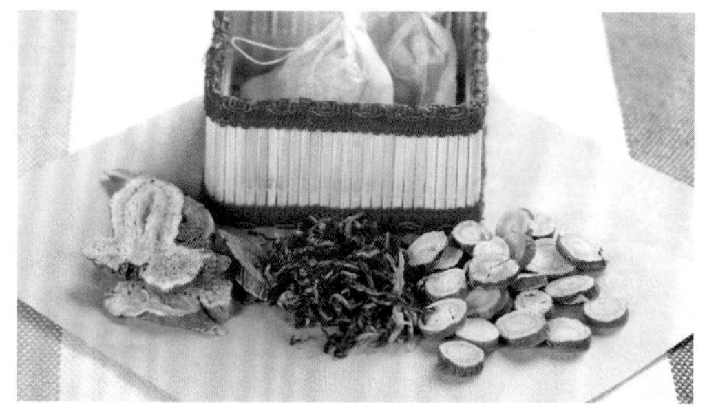

兒童遺尿

本病又稱「尿床」，是指3歲以上的兒童睡眠中不自覺排尿，醒後才察覺的一種病症。3歲以內的嬰幼兒，由於大腦發育不完善，尚不能完全控制排尿，形成暫時性遺尿，不作病態。3歲以上的兒童，偶有一次遺尿，或白天精神過度緊張而致遺尿者，也不作病態。如果經常性尿床，排除泌尿系感染和畸形、寄生蟲病等，即可診斷為本病。

中醫認為，就兒童遺尿而言虛證為多，因此，治療以溫補脾腎、固腎縮尿為基本原則，以下藥茶方可供選用。

黃耆牡茶

材料／黃耆、牡蠣各20克，桑螵蛸10克。

做法／

1. 桑螵蛸搗成小塊，將材料混合均勻，分成6等份。
2. 每份用茶包袋裝起來，熱水沖泡即可飲用。

用法及宜忌 每日早晚各一次。

功效 緩解習慣性遺尿。

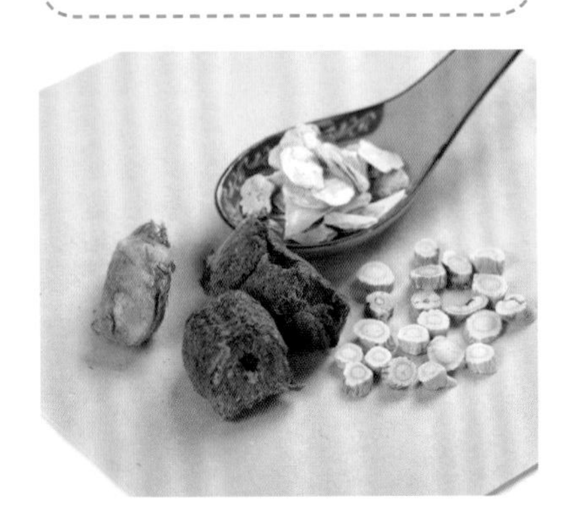

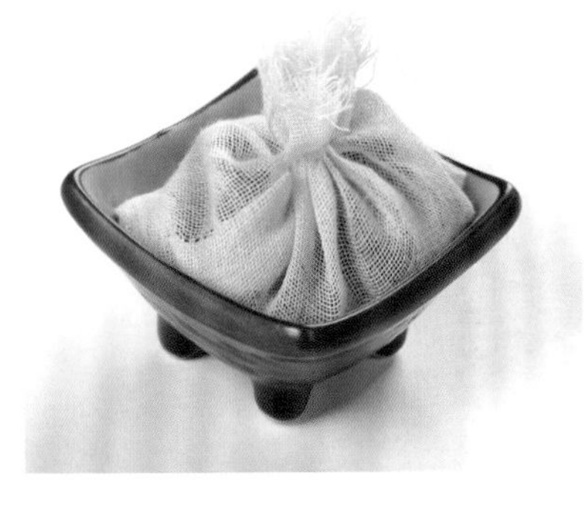

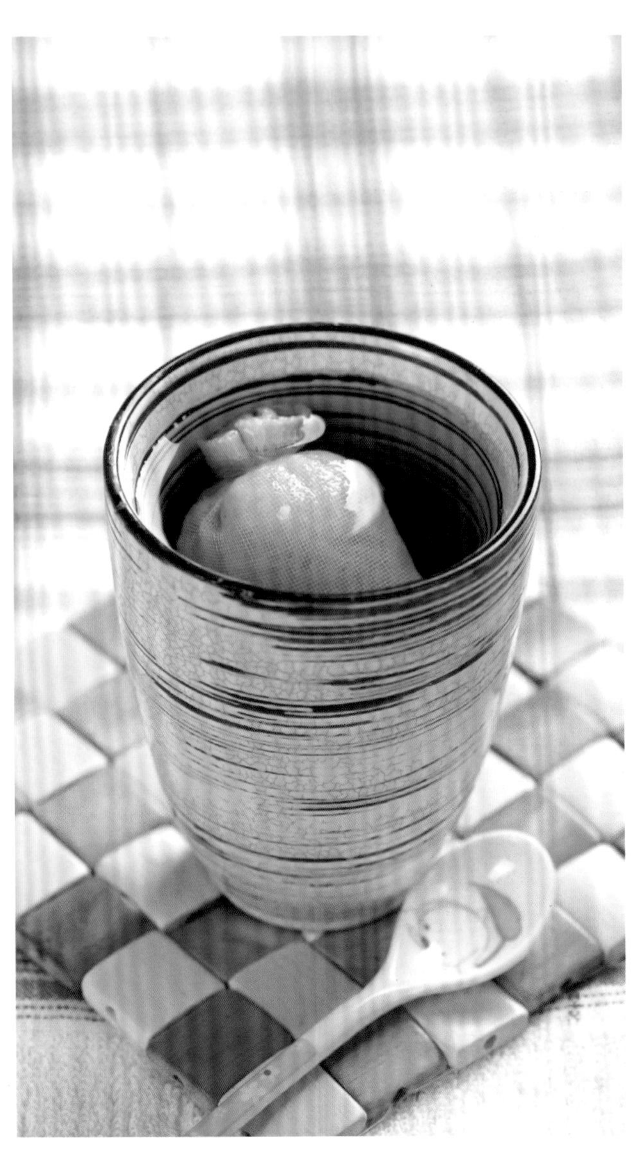

縮尿茶

材料／烏藥 30 克。

做法／

1. 將材料搗成小塊，分成 3 等份。
2. 每份用茶包袋裝起來，熱水沖泡即可飲用。

用法及宜忌 每日早晚各一次。

功效 溫腎散寒，縮小便。適用遺尿及虛寒所致的頻尿清長等。

韭菜根茶

材料／韭菜根 50 個。

做法／

1. 將韭菜根洗淨，切碎。
2. 每 5 克用茶包袋裝好，熱水沖泡即可飲用。

用法及宜忌 晚飯後一次。

功效 溫腎散寒，治遺尿。

桑龍茶

材料／桑螵蛸、白龍骨粉各 30 克，芡實 10～15 克。

做法／

1. 桑螵蛸搗成小塊，將材料混合均勻，分成 10 等份。
2. 每份用茶包袋裝起來，熱水沖泡即可飲用。

用法及宜忌 每日一次，睡前服用。

功效 溫腎散寒，治遺尿。

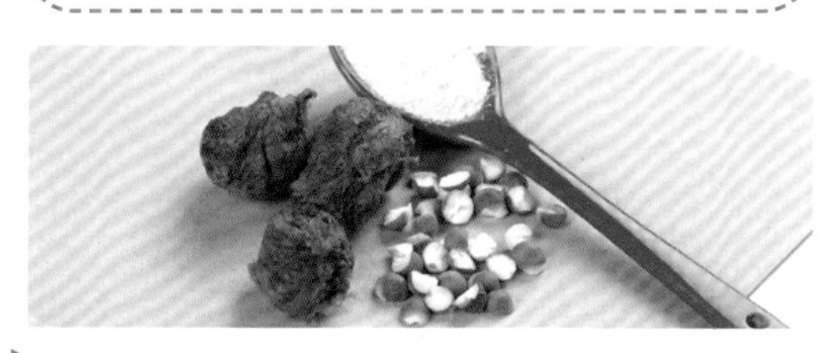

水陸二仙茶

材料／芡實 30 克，金櫻子 20 克。

做法／

1. 將材料混合均勻，分成 5 等份。
2. 每份用茶包袋裝起來，熱水沖泡即可飲用。

用法及宜忌 每日早晚各一次。

功效 溫腎散寒，治遺尿。

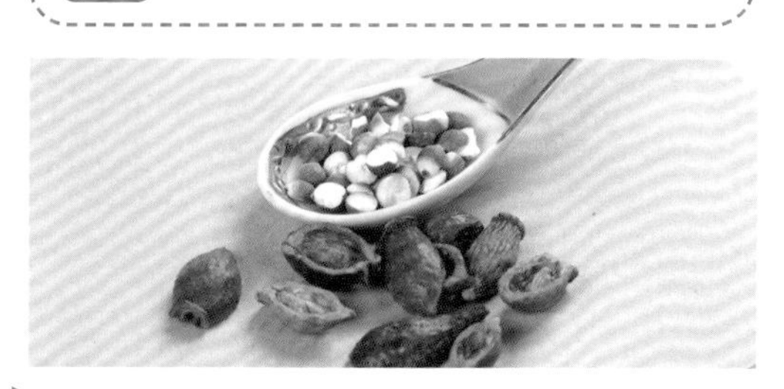

玉竹茶

材料／玉竹 50 克。

做法／

1. 將材料磨碎，分成 6 等份。
2. 每份用茶包袋裝起來，熱水沖泡即可飲用。

用法及宜忌 每日早晚各一次。

功效 補陰益腎。適用體質虛弱，小便頻多，兼有夜間遺尿的兒童。

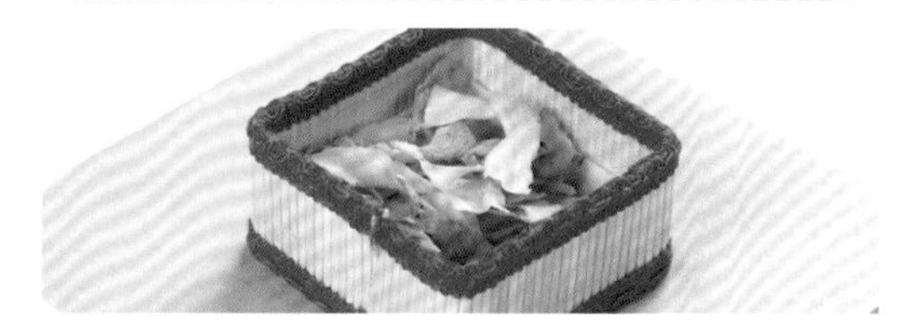

金櫻子茶

材料／金櫻子 150 克，白糖 1 大勺。

做法／

1. 將材料混合均勻，分成 4 等份。
2. 每份用茶包袋裝起來，熱水沖泡即可飲用。

用法及宜忌 每日早晚各一次。

功效 補陰益腎。適用體質虛弱，小便頻多，兼有夜間遺尿的兒童。

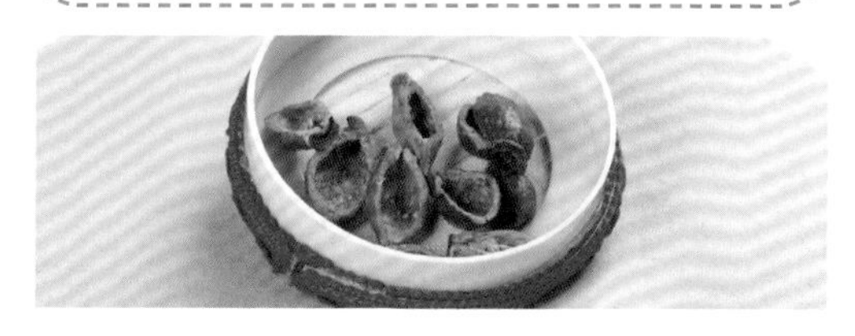

兒童口瘡

許多孩子在感冒發燒過程中，或吃了過熱、過硬的食物後，出現哭鬧不安，拒乳或拒食，流口水，甚至伴有發燒等。這時可見孩子的口腔黏膜、喉嚨、上腭、齒齦或舌體上有皰疹或潰瘍，這便是生口瘡了。中醫認為，口瘡的主要原因是心脾積熱或虛火上炎，治療以瀉火為宜。同時，因為口瘡局部疼痛較重，飲食以清淡、冷熱適宜的流質或半流質食物為宜。

心脾積熱型兒童口瘡

主要表現為口唇、齒齦或舌上潰瘍或皰疹，疼痛重，甚至拒乳或拒食，伴煩躁、哭鬧、流涎、大便乾結，或發熱面赤，舌紅苔黃，舌尖紅赤。治宜清熱瀉脾。

孩兒蓮子茶

材料／太子參 10 克，蓮子 30 克，冰糖 30 克。

做法／

1. 將材料搗碎後混合均勻，分成5等份。
2. 每份用茶包袋裝起來，熱水沖泡即可飲用。

用法及宜忌 每日一次，睡前服用。

功效 孩兒參即太子參，可益氣生津；蓮子清心脾之熱，共奏養陰清虛火之功。

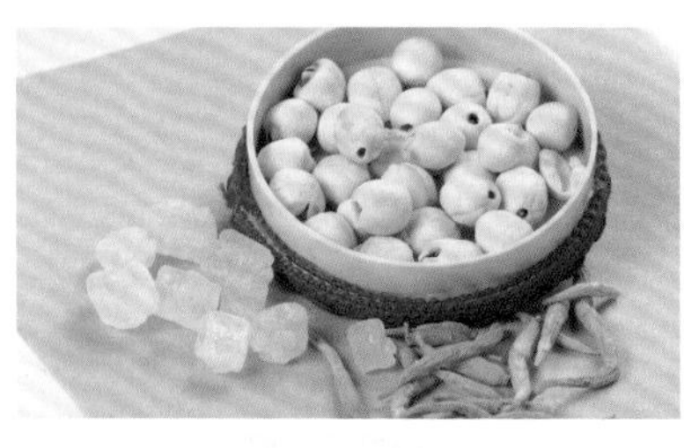

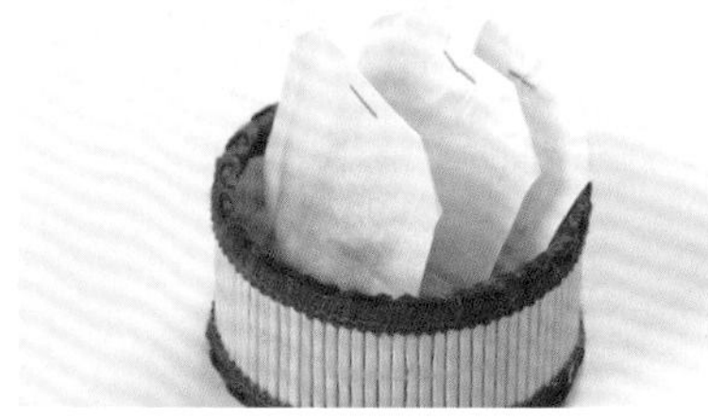

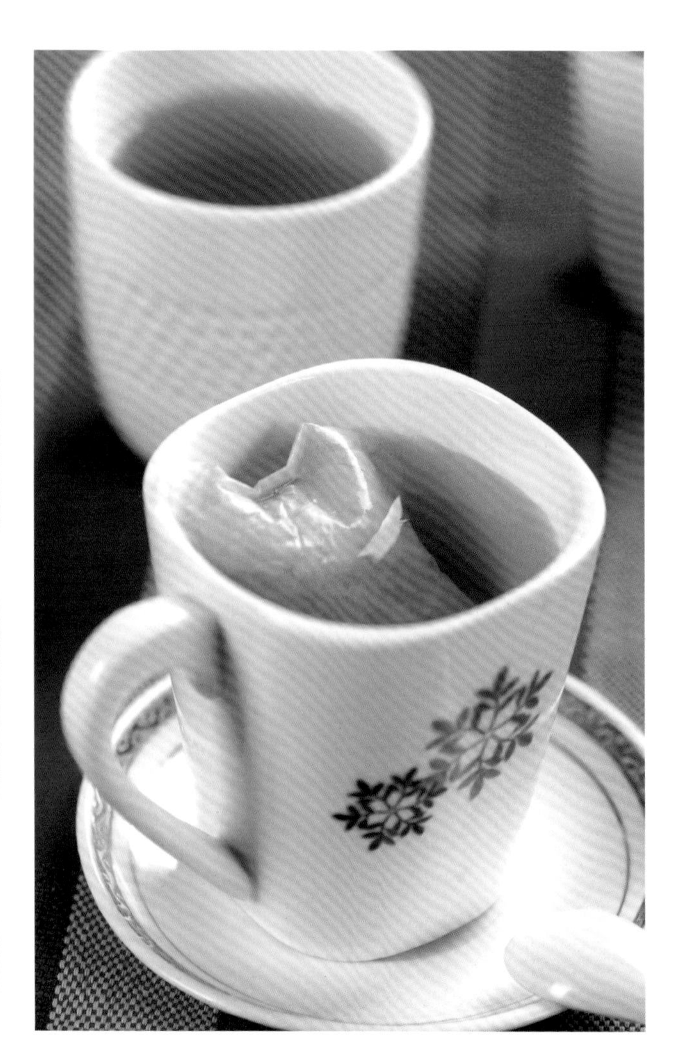

薔薇茶

材料／野薔薇花 10 克。

做法／

1. 將材料搗成小塊，分成 3 等份。
2. 每份用茶包袋裝起來，熱水沖泡即可飲用。

用法及宜忌 每日早晚各一次。

功效 野薔薇花又名白殘花，《備急千金要方》有「薔薇花根為口瘡神藥」的記載。此花既能清熱燥濕，又可活血止血，為治口瘡之良藥。

竹葉燈心茶

材料／竹葉 15 克，燈心草 3 克。

做法／

1. 將材料混合均勻，分成 4 等份。
2. 每份用茶包袋裝起來，熱水沖泡即可飲用。

用法及宜忌 每日早晚各一次。

功效 清心降火，治心火上炎之口瘡。

桑菊竹葉茶

材料／桑葉、菊花各 5 克，苦竹葉、白茅根各 30 克，薄荷 3 克，白糖 20 克。

做法／

1. 將材料混合均勻，分成 4 等份。
2. 每份用茶包袋裝起來，熱水沖泡即可飲用。

用法及宜忌 每日早晚各一次。

功效 清熱散風，解表。

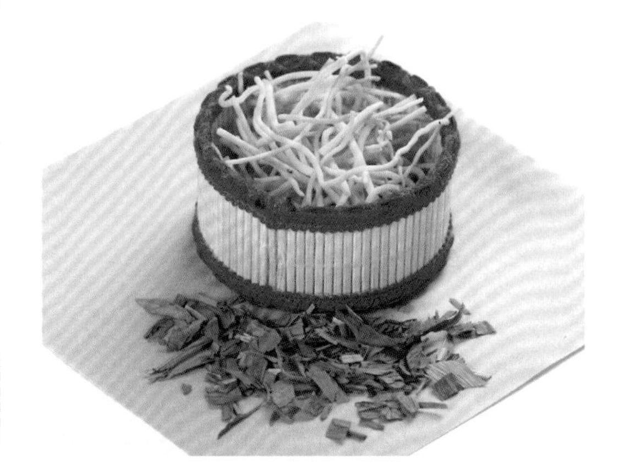

虛火上炎型兒童口瘡

特徵為口瘡反覆發作，口瘡數量少，疼痛較輕，伴口乾咽燥、午後潮熱，治宜養陰清熱。

生地蓮心茶

材料／生地黃 9 克，蓮子心 6 克，甘草 6 克。

做法／

1. 將材料混合均勻，分成 4 等份。
2. 每份用茶包袋裝起來，熱水沖泡即可飲用。

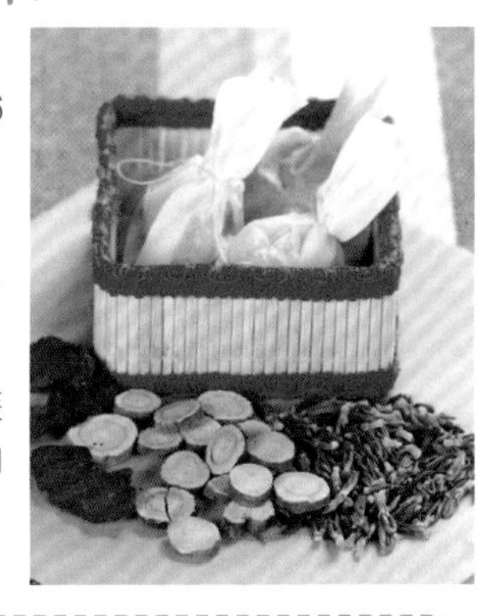

用法及宜忌 每日早晚各一次。

功效 養陰生津涼血，治陰虛心火旺之口瘡。

玄參麥冬茶

材料／玄參 15 克，麥冬 9 克，甘草 3 克。

做法／

1. 將材料混合均勻，分成 4 等份。
2. 每份用茶包袋裝起來，熱水沖泡即可飲用。

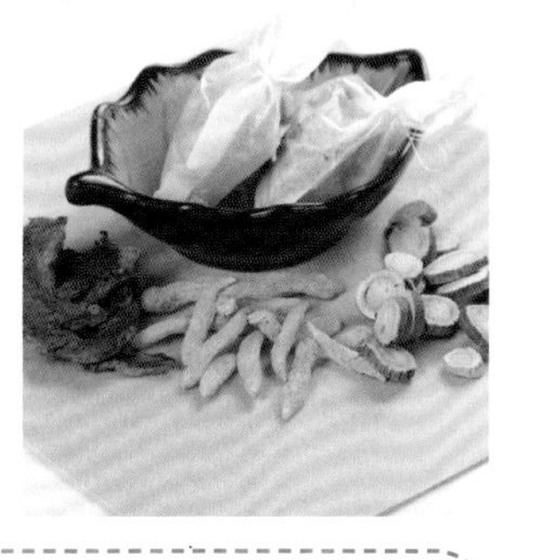

用法及宜忌 每日早晚各一次。

功效 養陰、生津、清熱。

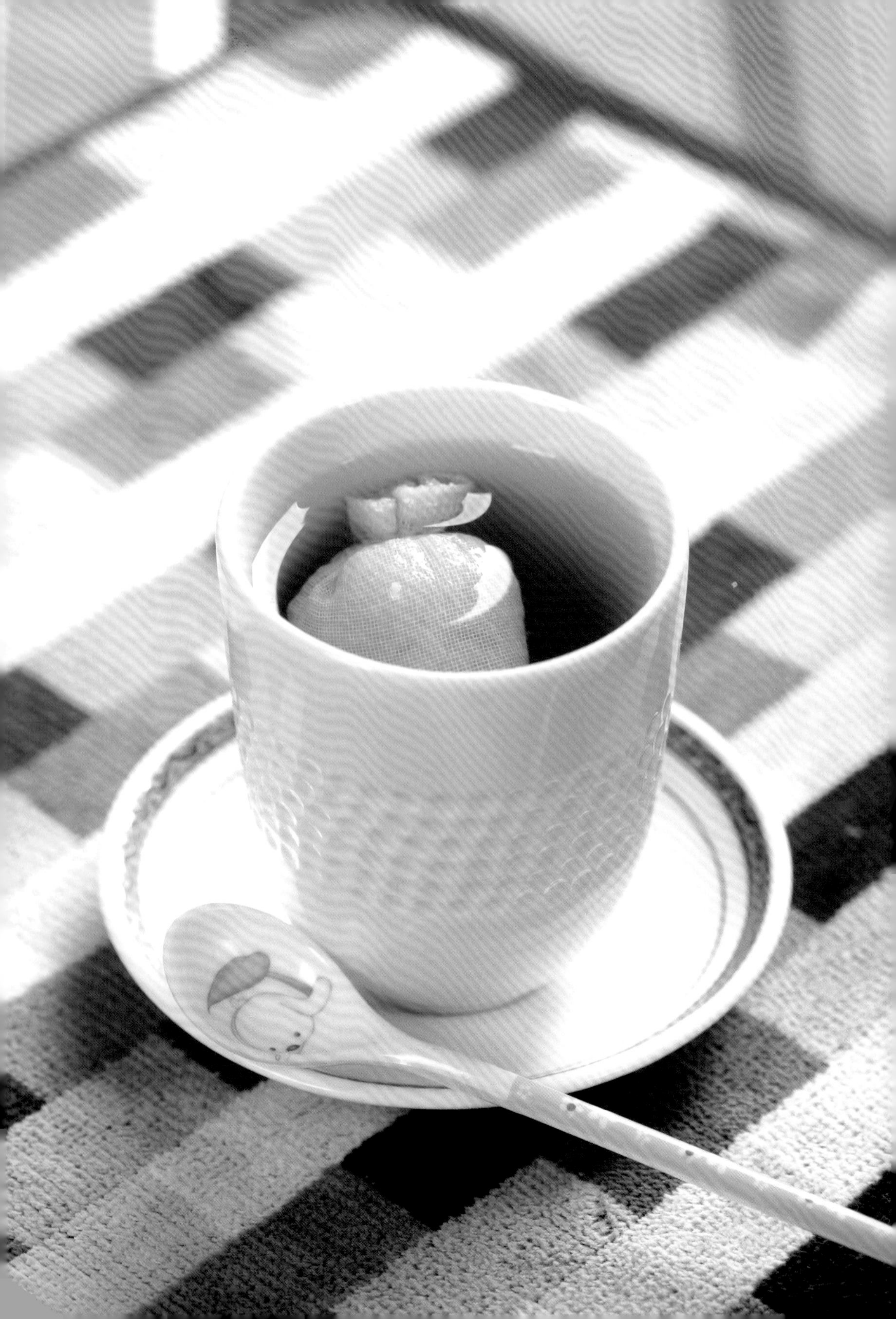

給上班族準備的職業茶包

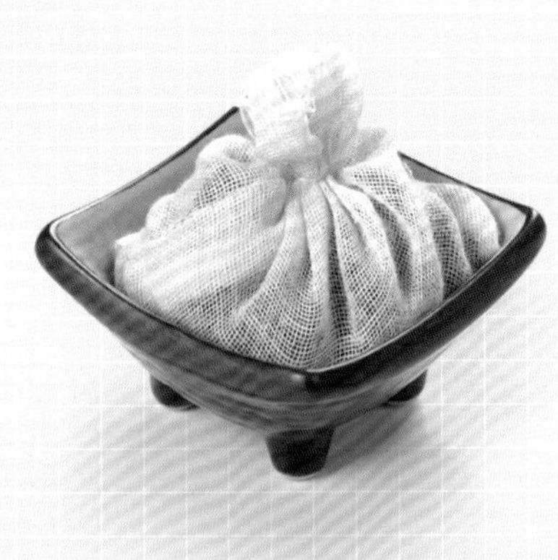

飛揚的粉筆灰下口乾舌燥講課的老師，
除了睡覺就是盯著電腦的文字工作者，
不管寒冬酷暑都在戶外辛勤勞動的建築工人，
每天熬到三更半夜的「夜貓族」……
越來越多的人，因為工作而失去健康；
越來越多的人，罹患各種可能糾纏一生的職業病……
不僅應該提高警覺、在小心注意的同時，
也不妨喝上一杯精心準備的清茶，
減少工作帶給你的健康隱憂。

給體力勞動者準備的補水、補能量茶包

從現代科學上來講，體力勞動者需要全面補充能量物質，從中醫的角度，重度體力勞動者往往陰陽兩虛，需要溫和地平補。同時，千萬不要認為辦公室一族就不會出現上述問題，腦力勞動者每日的能量消耗不亞於一位中度體力勞動者。所以腦力勞動者也要注意及時給身體充電。

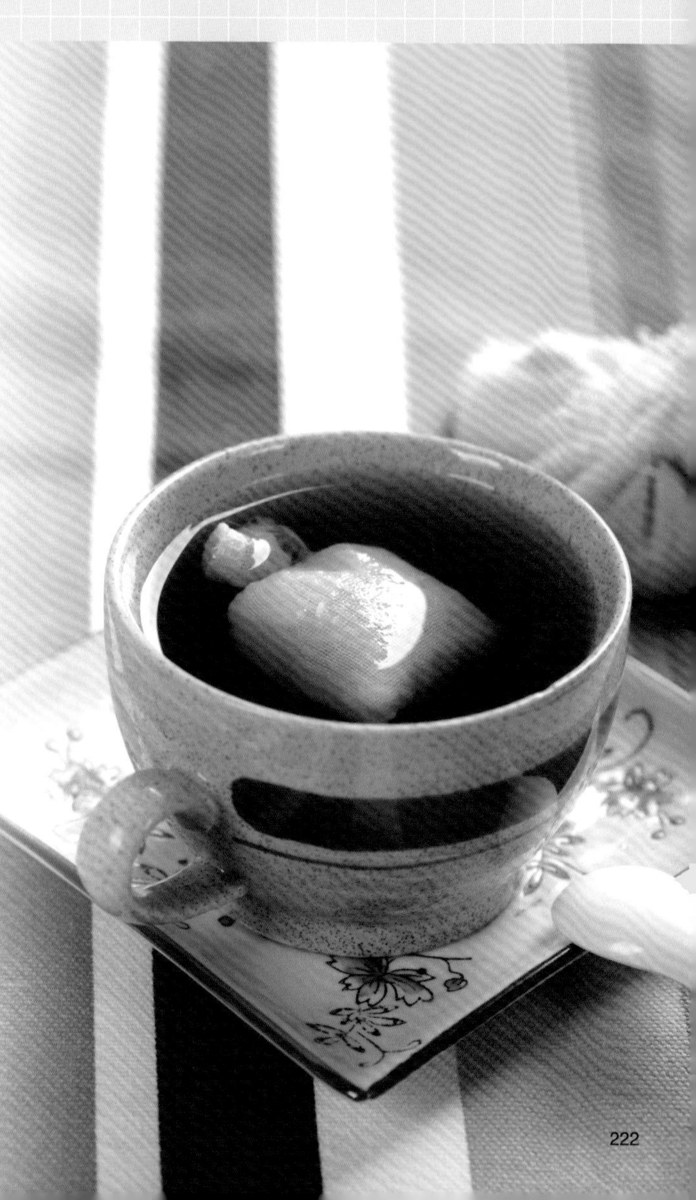

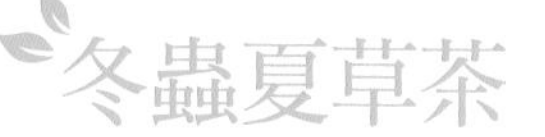

冬蟲夏草茶

材料／冬蟲夏草 5 克，紅茶適量，蜂蜜適量。

做法／

1. 將冬蟲夏草與紅茶混合均勻，分成 4 等份。
2. 每份用茶包袋裝起來，熱水沖泡後調入適量蜂蜜即可飲用。

用法及宜忌　每日早晚各一次。

功效　強健身體，改善體虛症狀。

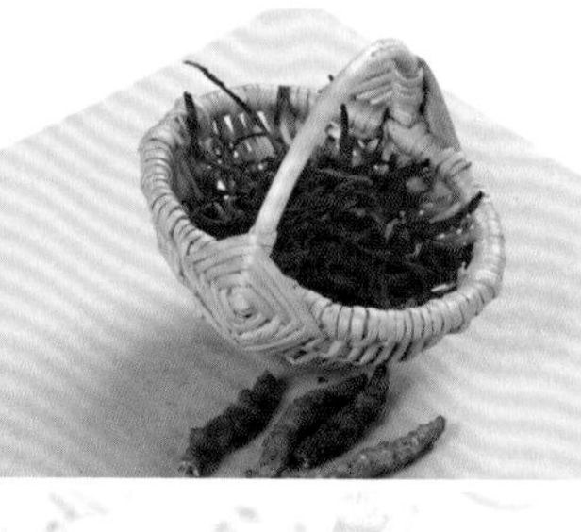

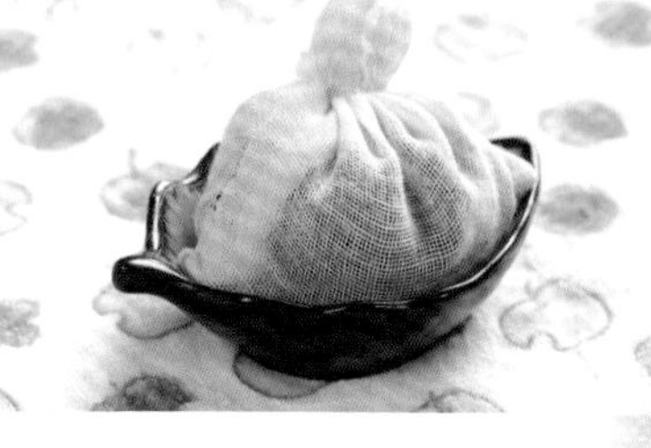

桂圓紅棗紅茶

材料／桂圓、紅棗、紅茶各 20 克。

做法／

1. 將材料混合均匀，分成 4 等份。
2. 每份用茶包袋裝起來，熱水沖泡即可飲用。

用法及宜忌　每日早晚各一次。

功效　補氣血，增強精神。

白朮山藥茶

材料／山藥 20 克，白朮 15 克。

做法／

1. 將山藥、白朮弄成小塊，分成 4 等份。
2. 每份用茶包袋裝起來，熱水沖泡即可飲用。

用法及宜忌　每日早晚各一次。

功效　健胃補脾，幫助消化，協助補充體力。

蓮子冰糖茶

材料／蓮子 30 克，茶葉 15 克，冰糖 20 克。

做法／

1. 將材料混合均匀，分成 4 等份。
2. 每份用茶包袋裝起來，熱水沖泡即可飲用。

用法及宜忌　勞動後飲用。

功效　健脾，益腎。

薑糖茶

材料／生薑 50 克，黑糖 20 克。

做法／

1. 生薑切片，將材料混合均匀，分成 4 等份。
2. 每份用茶包袋裝起來，熱水沖泡即可飲用。

用法及宜忌　每日早晚各一次。

功效　發汗解表，溫中和胃，對體力勞動者而言，既能禦寒，又能防暑。

人參紅棗茶

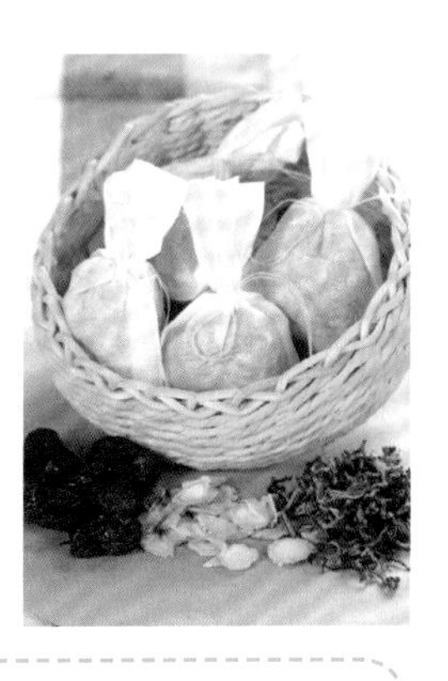

材料／人參 25 克，紅棗 25 顆，茶葉 5 克。

做法／

1. 將材料混合均匀，分成 4 等份。
2. 每份用茶包袋裝起來，熱水沖泡即可飲用。

用法及宜忌　每日早晚各一次。

功效　改善氣血不足，增強體力，恢復元氣。

人參核桃茶

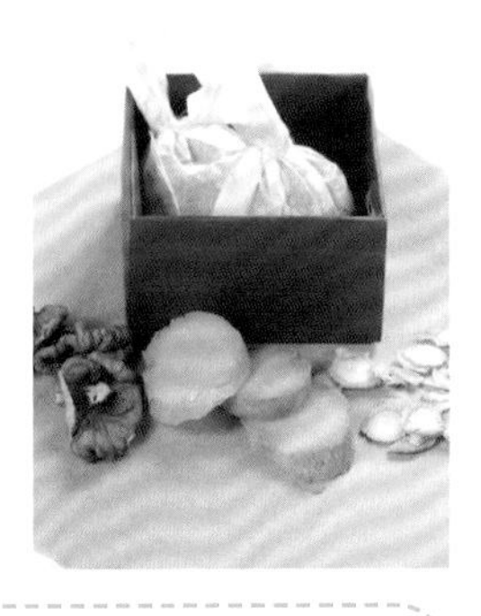

材料／人參 5 克，核桃仁 10 顆，生薑 3 片。

做法／

1. 將材料混合均匀，分成 4 等份。
2. 每份用茶包袋裝起來，熱水沖泡即可飲用。

用法及宜忌　每日早晚各一次。

功效　補氣，改善體虛。

桂圓人參茶

材料／桂圓肉 50 克，人參 25 克，冰糖 30 克。

做法／

1. 人參切片，冰糖搗成碎末。
2. 人參 2～3 克、桂圓肉 5 克、冰糖 3 克，用茶包袋包好，熱水沖泡即可飲用。

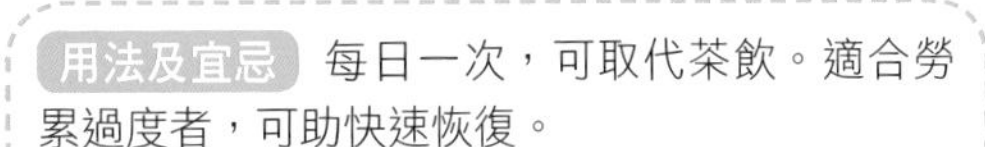

用法及宜忌　每日一次，可取代茶飲。適合勞累過度者，可助快速恢復。

功效　補充體力，適用於氣虛盜汗者。

給熬夜族準備的提神抗疲勞茶包

現代人熬夜的越來越多，有工作壓力大每日晚上加班的，有每日晚上熬夜上網的……，熬夜其實是最傷身體的一種不良習慣，到了一定年紀會發現熬夜一晚上，往往休息一星期都補不回來。如果確實因為工作需要，可以泡一杯既能提神，又能補充營養的茶包來飲用。

枸杞茶

材料／枸杞子 30 克。

做法／

1. 將枸杞子均勻分成 6 等份，用茶包分別包好。
2. 熱水沖泡即可飲用。

用法及宜忌 對眼睛酸澀、疲勞、近視加深等問題都有很大的緩解。

功效 每日一包，可反覆沖泡代茶飲。

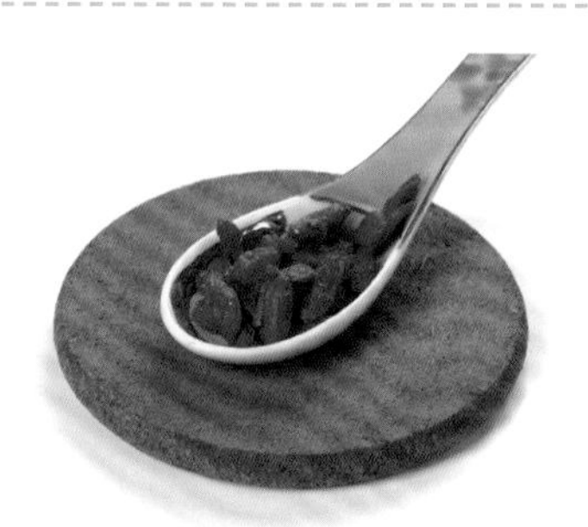

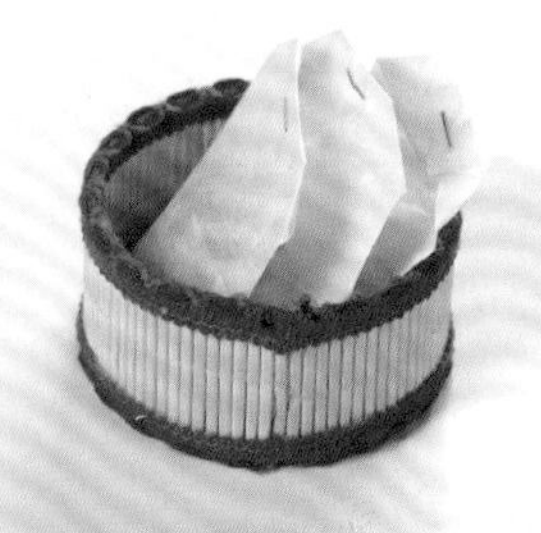

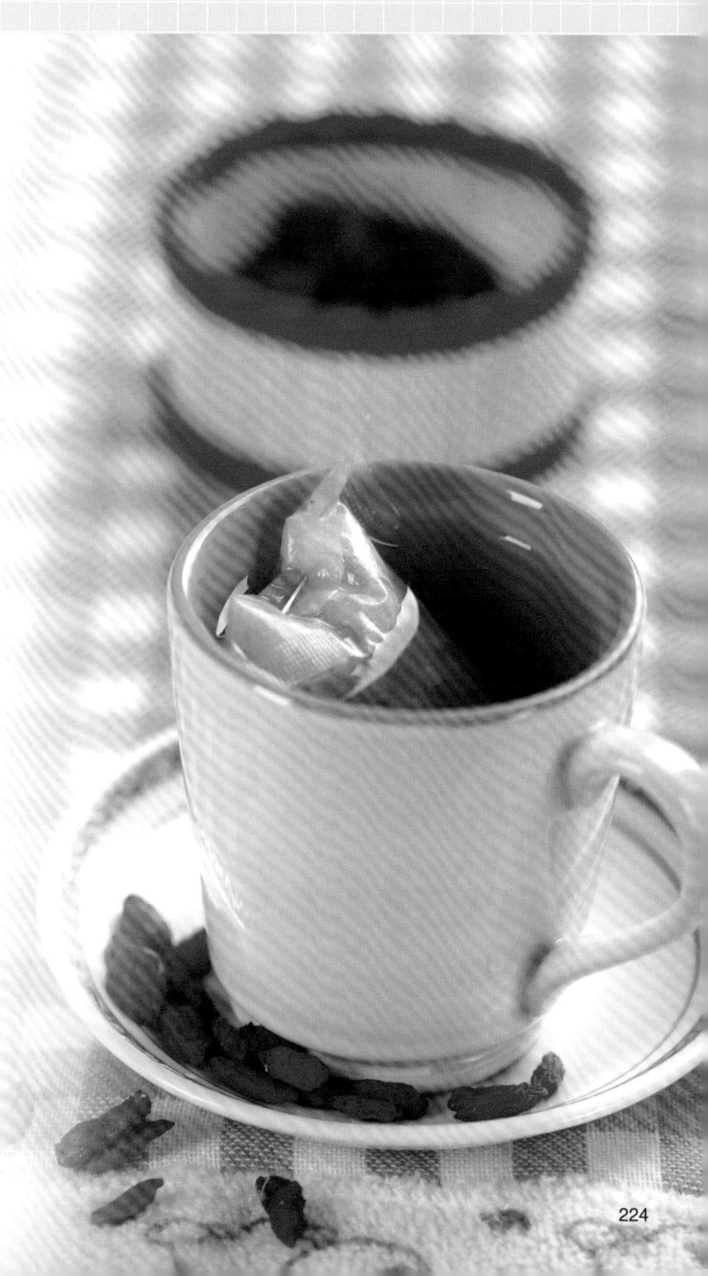

綠茶

材料／綠茶 30 克。

做法／

1. 將綠茶分成 6 等份。
2. 每份用茶包袋裝起來，熱水沖泡即可飲用。

用法及宜忌 不拘時間，每日 3～6 杯，脾胃虛寒者 2 杯。

功效 不但可以消除體內的自由基，還能促使身體分泌出可對抗緊張壓力的激素，達到排毒、提神、抗衰老的作用。

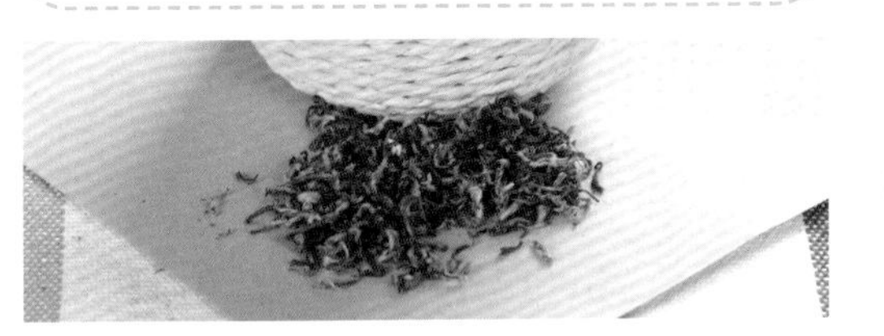

二寶茶

材料／金銀花 20 克，生地黃 15 克，蓮子心 10 克。

做法／

1. 將生地黃搗成小碎塊，將材料混合均勻，分成 5 等份。
2. 每份用茶包袋裝起來，熱水沖泡即可飲用。

用法及宜忌 每日一次，飯後服用，脾胃虛寒者慎用。

功效 清熱解毒，生津止渴，澀精止血，寧心安神。

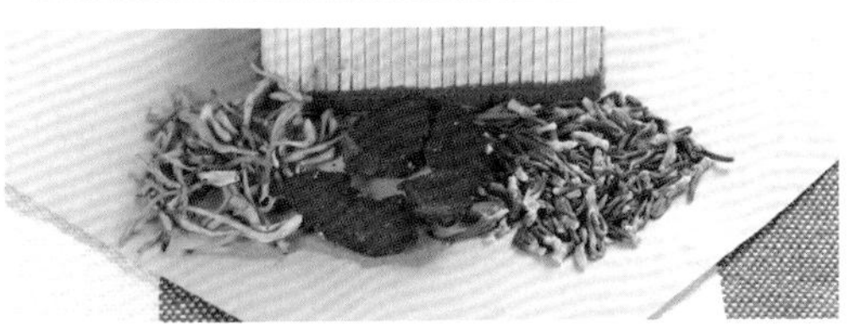

杜仲茶

材料／杜仲 30 克。

做法／

1. 將杜仲弄成碎片，分成 4 等份。
2. 每份用茶包袋裝起來，熱水沖泡即可飲用。

用法及宜忌 每日一次，晚飯後半小時服用。

功效 杜仲具有補腎與強壯筋骨的作用，對於久坐引起的腰酸背痛有一定的療效。

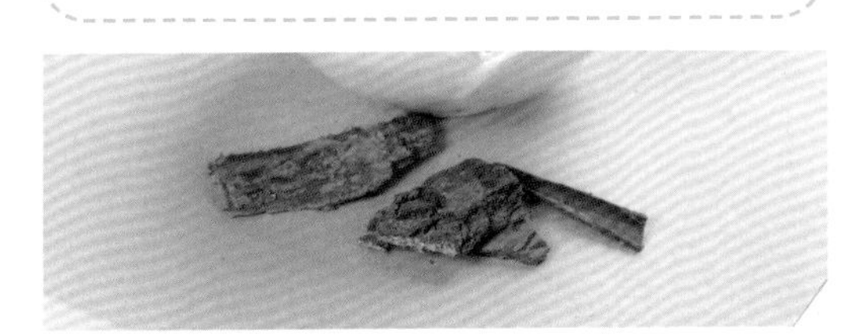

決明子茶

材料／決明子 50 克。

做法／

1. 將決明子入鍋乾炒至香，分成 4 等份。
2. 每份用茶包袋裝起來，熱水沖泡即可飲用。

用法及宜忌 每日兩次取代茶飲，不拘時間。

功效 清熱、明目、補腦髓、鎮肝氣、益筋骨。

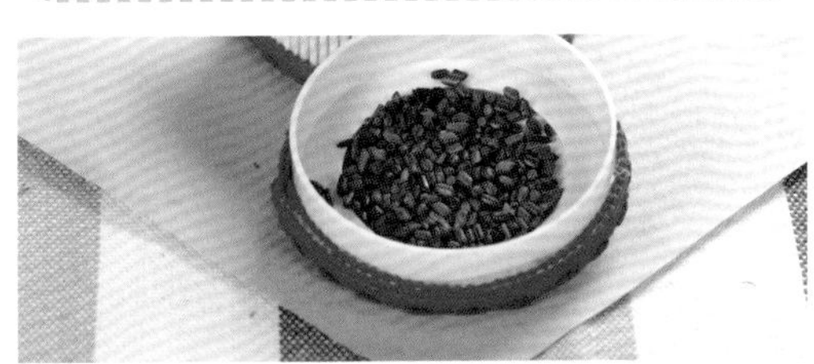

人參茶

材料／人參 30 克。

做法／

1. 將人參切成薄片，分成 6 等份。
2. 每份用茶包袋裝起來，熱水沖泡即可飲用。

用法及宜忌 每日一杯，可反覆沖泡取代茶飲。

功效 補五臟，安精神，定魂魄，止驚悸，明目益智，久服健身延年，並能抗疲勞。

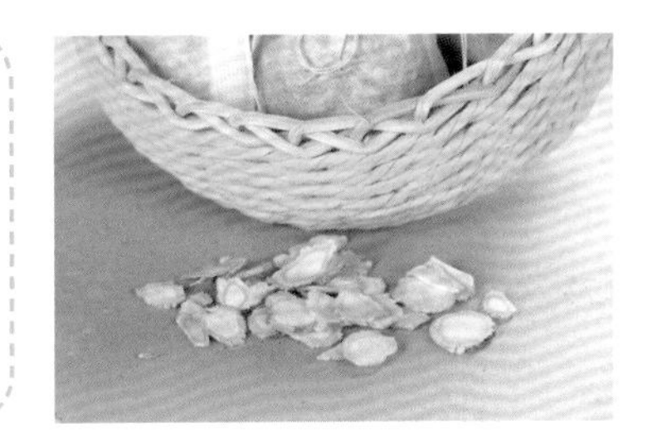

給粉塵環境工作者準備的清肺茶包

老師、車場工人、礦工等每天都在粉塵環境下工作的人，很容易對肺造成不可逆轉的傷害，除了多注意自我保護以外，喝一點清肺的茶，可以幫助排除肺部粉塵，重新自由呼吸。

羅漢果薄荷茶

材料／羅漢果 20 克，薄荷 10 克，甘草 5 克。

做法／

1. 將所有材料弄成小碎塊，混合均勻後分成 4 等份。
2. 每份用茶包袋裝起來，熱水沖泡即可飲用。

用法及宜忌

每日兩次，飯後服用。

功效

有生津潤燥、利咽潤喉之功效，對治療喉嚨發炎、失音、暑熱煩渴、痰火咳嗽、小便短赤等症有較好療效。

羅漢果的清肺效果非常好，是最適合粉塵工作者的茶飲素材之一，同時對吸菸者的幫助也很大。

薄荷、甘草都有清肺潤肺、化痰止咳的功效，都是保養肺的常用茶材。

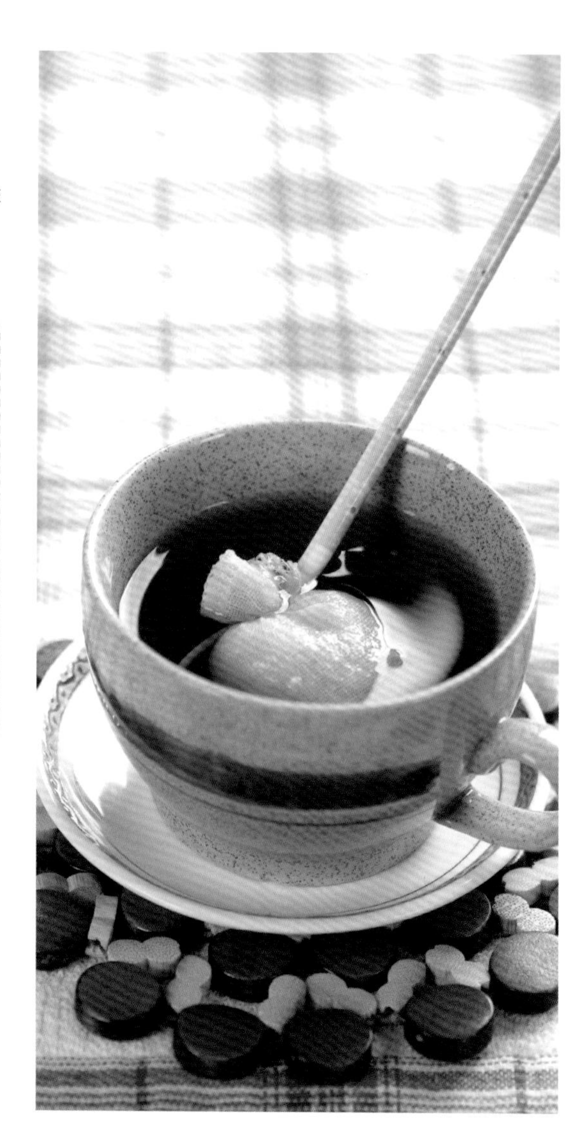

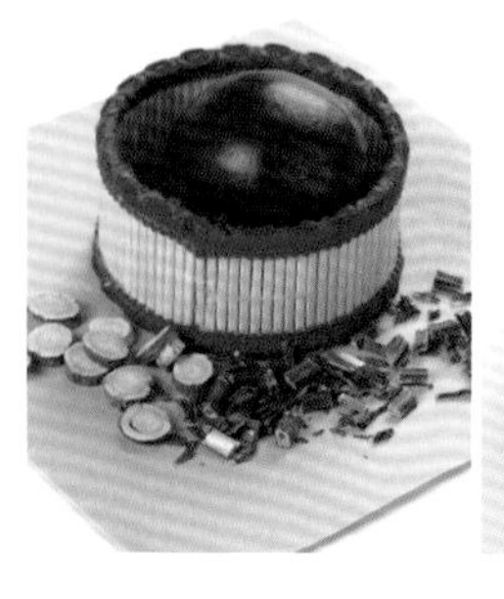

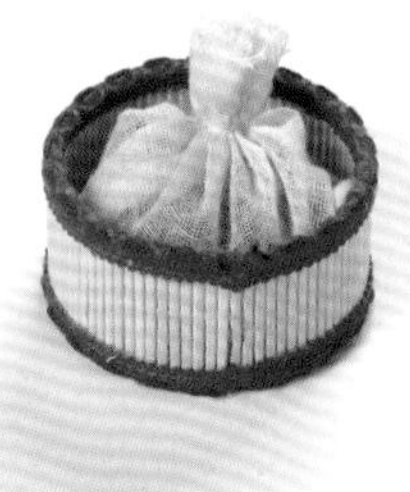

羅漢無花果茶

材料／羅漢果 20 克、無花果各 20 克。

做法／

1. 將材料搗成小塊，混合均勻，分成 3 等份。
2. 每份用茶包袋裝起來，熱水沖泡即可飲用。

用法及宜忌 每日一次，睡前服用。

功效 具有清肺止咳、潤腸通便之功效，對風熱襲肺造成的聲音嘶啞也有較好的療效。

羅漢夏枯茶

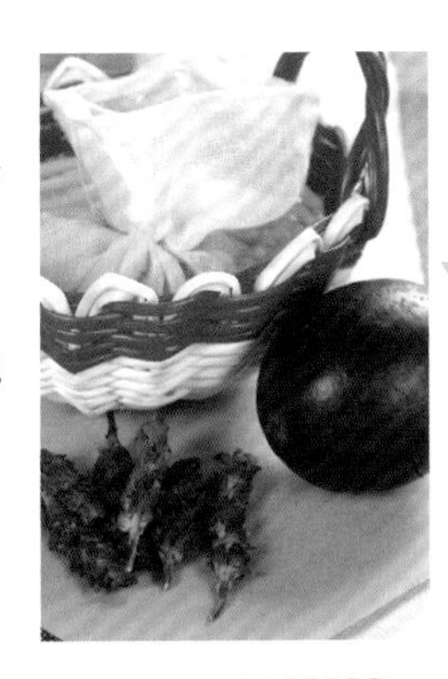

材料／羅漢果 1 個，夏枯草 15 克。

做法／

1. 將羅漢果搗碎，材料混合均勻，分成 4 等份。
2. 每份用茶包袋裝起來，熱水沖泡即可飲用。

用法及宜忌 每日兩次，飯後服用。

功效 有清肺、潤腸、化痰止咳之功，對急慢性喉炎及急慢性支氣管炎效果亦佳。

羅漢烏梅茶

材料／羅漢果 15 克，烏梅、五味子各 5 克，甘草 3 克。

做法／

1. 將羅漢果搗碎，材料混合均勻，分成 4 等份。
2. 每份用茶包袋裝起來，熱水沖泡即可飲用。

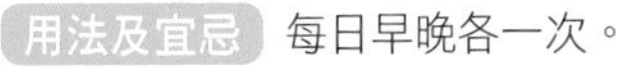

用法及宜忌 每日早晚各一次。

功效 有補中氣、清肺熱、利咽喉之功效，常飲對慢性支氣管炎、急慢性扁桃體炎、咽喉炎、喉痛音沙啞等症狀有效。

蘿蔔胡椒茶

材料／白蘿蔔 50 克，白胡椒 5 克，生薑 1 塊，陳皮 20 克。

做法／

1. 將蘿蔔切碎，生薑切片，陳皮撕碎，混合均勻後分成 4 等份。
2. 每份用茶包袋裝起來，熱水沖泡即可飲用。

用法及宜忌 每日早晚各一次。

功效 下氣消痰，治咳嗽痰多。

玉米鬚陳皮茶

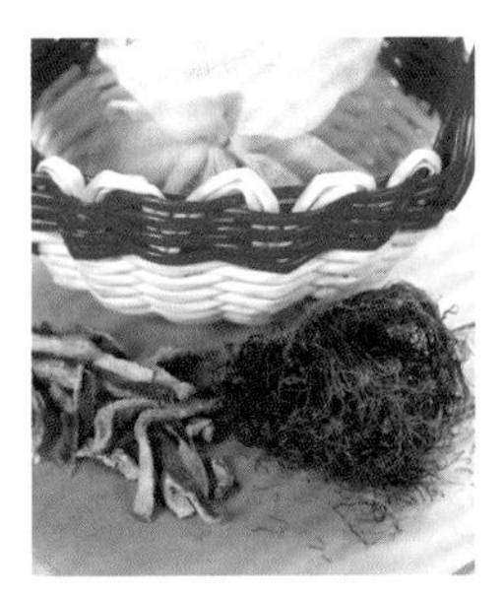

材料／玉米鬚 10 克，陳皮 20 克。

做法／

1. 將玉米鬚和陳皮撕碎，混合均勻，分成 4 等份。
2. 每份用茶包袋裝起來，熱水沖泡即可飲用。

用法及宜忌 每日三次，睡前禁用。

功效 止咳化痰，治風寒咳嗽、痰多。

芝麻冰糖水

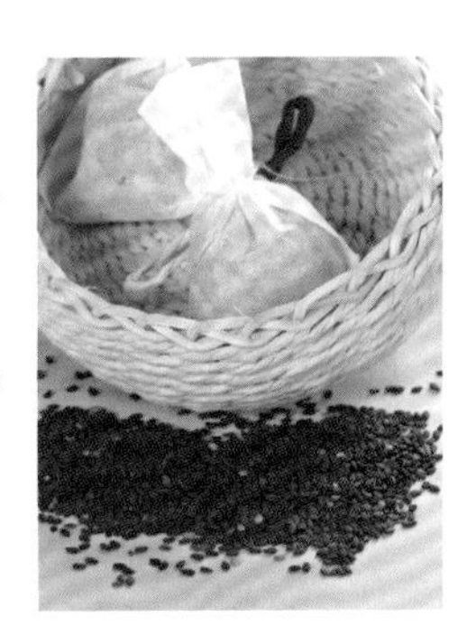

材料／黑芝麻 15 克，冰糖 15 克。

做法／

1. 將材料混合均勻，研磨成碎末後分成 4 等份。
2. 每份用紙茶包包起來，熱水沖服。

用法及宜忌 每日兩次，不拘時間。

功效 潤肺、生津、治夜嗽不止、咳嗽無痰。

糖漬陳皮

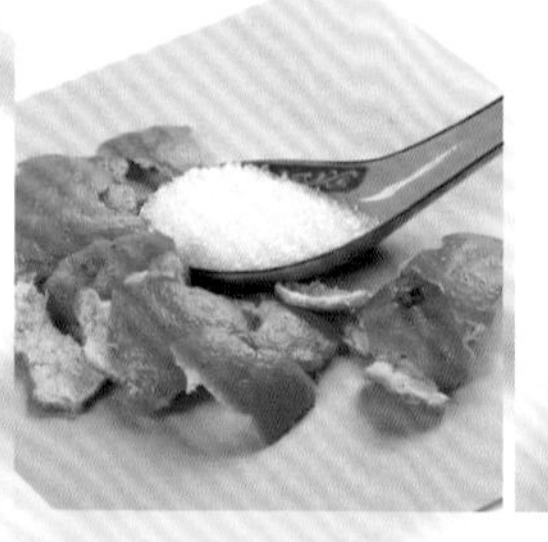

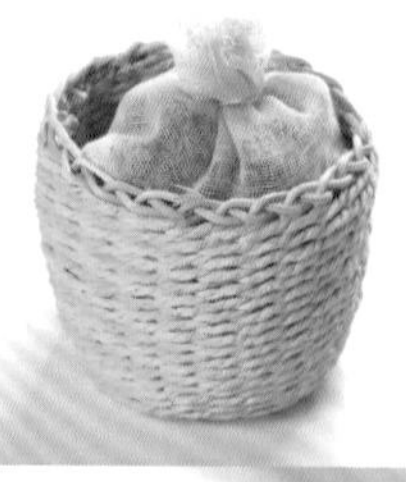

材料／鮮橘皮 40 克，白糖適量。

做法／

1. 在鮮橘皮上灑上少量水，將白糖均勻地撒在鮮橘皮上，放在陰涼乾燥的地方，等 1 ～ 2 天徹底乾燥。
2. 將材料分成 8 份，每份用茶包袋裝起來，熱水沖泡即可飲用。

用法及宜忌 每日三次，不限時間。糖尿病患者禁用。

功效 潤肺、燥濕、化痰、生津、治咳嗽多痰等。鮮橘皮有燥濕化痰的功效，促進肺部淤積的粉塵隨痰排出；白糖有溫中養胃、鎮咳的功效，可以補肺之虛。

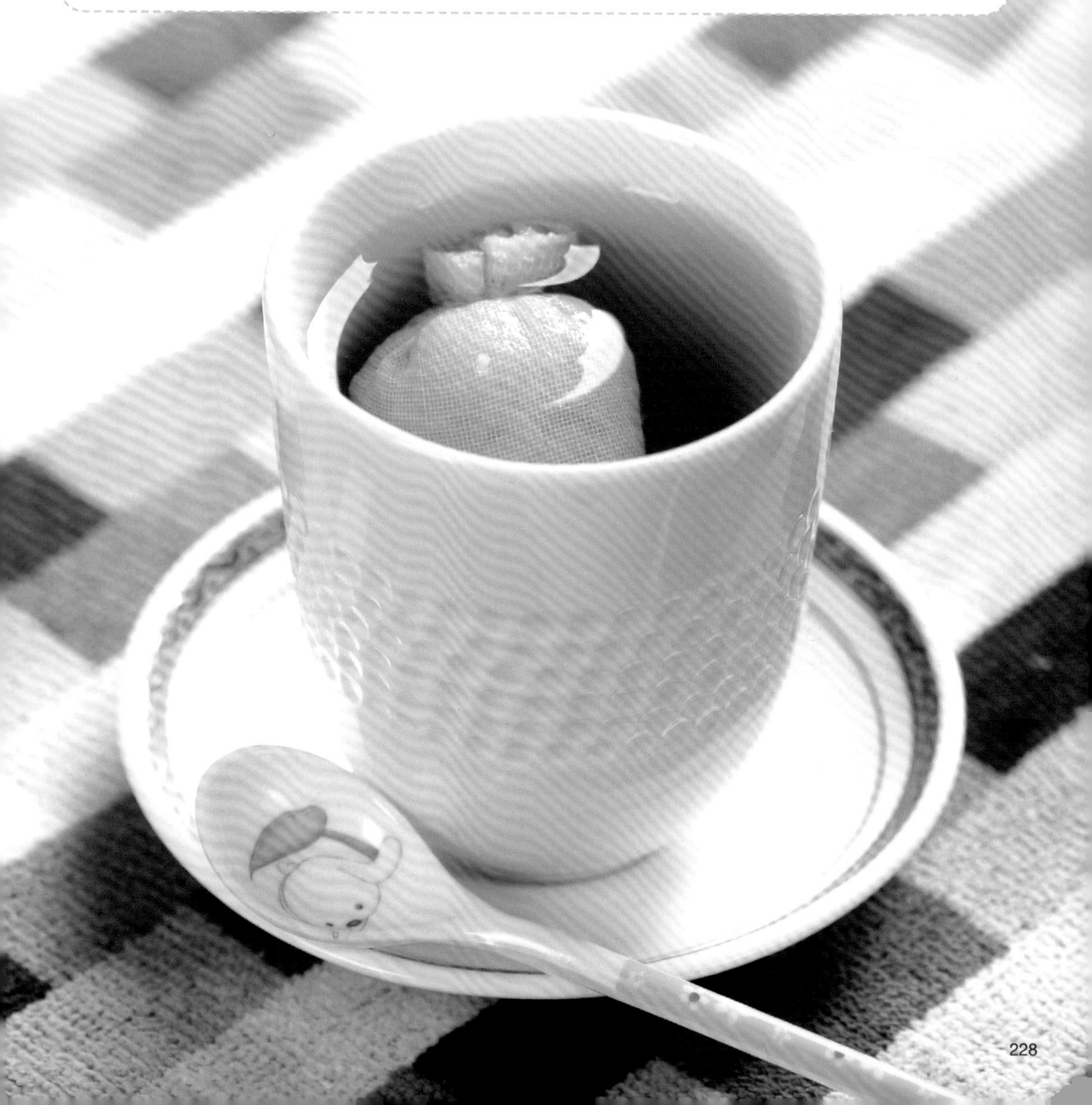

無花果冰糖茶

材料／無花果乾 30 克，冰糖適量。

做法／

1. 將無花果和冰糖都搗碎，分成 4 等份。
2. 每份用茶包袋裝起來，熱水沖泡即可飲用。

用法及宜忌 每日一次，不限時間，糖尿病患者禁用。

功效 祛痰理氣、潤肺止咳、解毒潤腸；治肺熱咳嗽、聲音嘶啞、咽乾喉痛、便祕、痔瘡出血等。

黃精冰糖茶

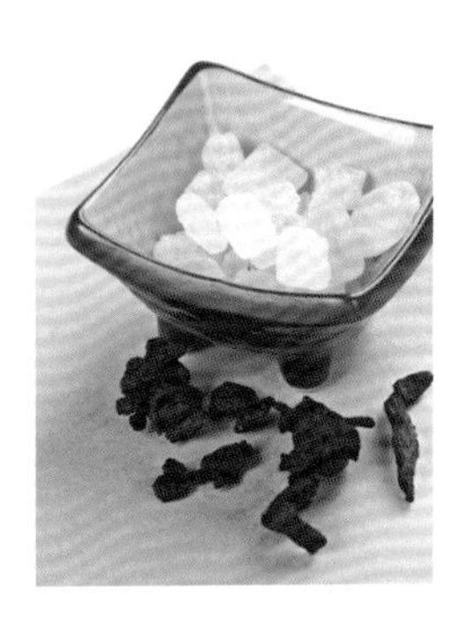

材料／黃精 30 克，冰糖 30 克。

做法／

1. 將材料混合均勻，分成 4 等份。
2. 每份用茶包袋裝起來，熱水沖泡即可飲用。

用法及宜忌 每日早晚各一次。

功效 補氣血，提振精神。

花生棗蜜茶

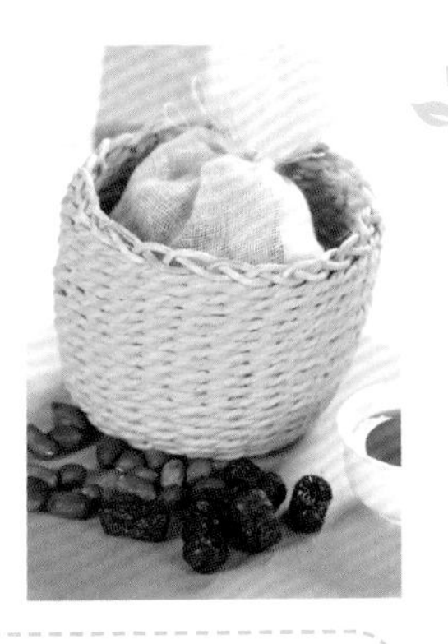

材料／熟花生米 30 克，紅棗 30 克，蜂蜜適量。

做法／

1. 花生米搗碎，紅棗切成小塊，分成 6 等份。
2. 每份用茶包袋裝起來，熱水沖泡加蜂蜜調勻即可飲用。

用法及宜忌 每日早晚各一次。

功效 止嗽化痰，用於咳嗽、形體消瘦、腸鳴、胸肋支滿、目眩氣短。

百合蜜茶

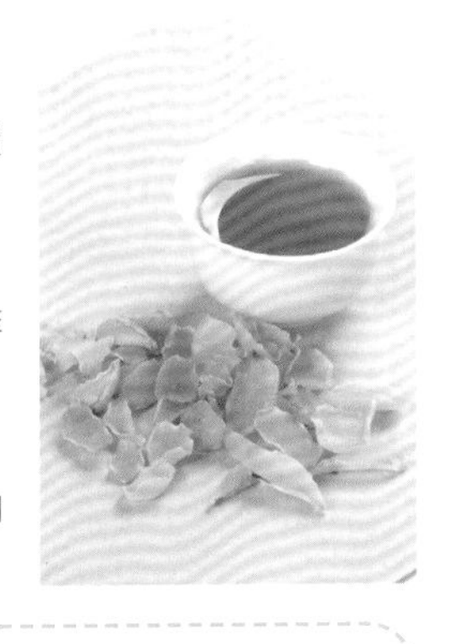

材料／百合 50 克，蜂蜜適量。

做法／

1. 將百合揉碎，分成 4 等份。
2. 每份用茶包袋裝起來，熱水沖泡加蜂蜜調味即可飲用。

用法及宜忌 每日兩次，不拘時間。

功效 清肺寧神，用治肺臟壅熱、煩悶咳嗽。

花生百合茶

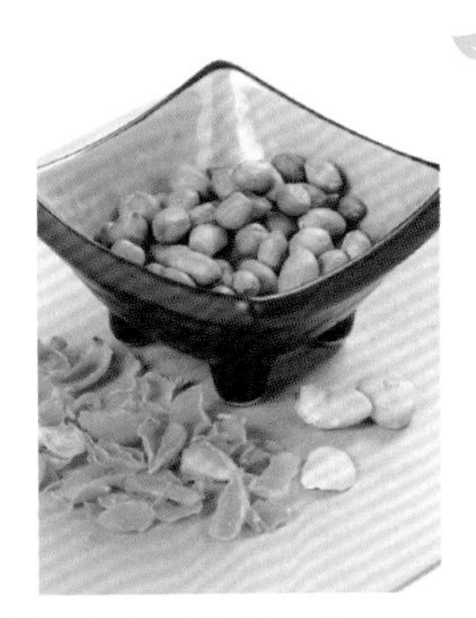

材料／花生米 20 克，白果 10 克，百合 10 克，冰糖 20 克。

做法／

1. 將材料搗碎後混合均勻，分成 6 等份。
2. 每份用茶包袋裝起來，熱水沖泡即可飲用。

用法及宜忌 每日早晚各一次。

功效 潤肺化痰，治久咳痰少、氣短喉乾。

白蘿蔔子茶

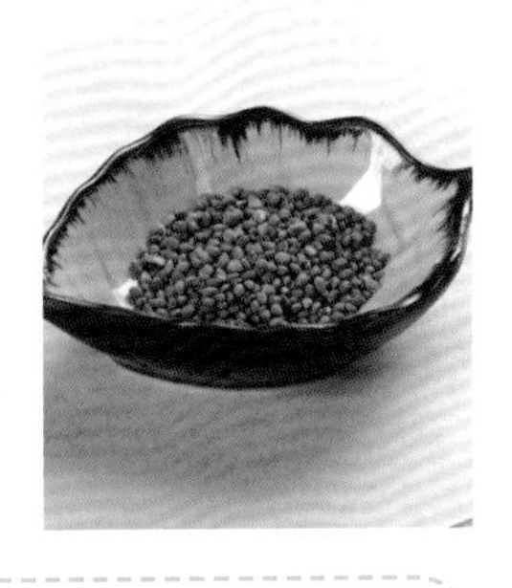

材料／白蘿蔔子 20 克。

做法／

1. 將白蘿蔔子炒至半熟。
2. 將材料分成 4 等份，用茶包袋裝起來，熱水沖泡即可飲用。

用法及宜忌 每日早晚各一次。

功效 潤肺清肺，止咳化痰。

給長期使用電腦者準備的護眼明目茶包

長期面對電腦螢幕，對眼睛的傷害極大，除了要養成適當休息的好習慣以外，一杯明目的清茶在提神的同時，也保護了視力。

枸杞菊花茶

材料／枸杞子 10 克，白菊花 10 克，紅茶 15 克。

做法／

1. 將枸杞子微微炒糊。
2. 所有材料混合均勻後分成 5 等份，用茶包袋裝好，熱水沖泡即可飲用。

用法及宜忌

每日三次，不拘時間。

功效

養肝明目，疏風散熱。用於視力衰退，目眩，夜盲症。枸杞子有明目安神的作用，對肝臟有利，長期面對電腦者一般久坐都會肝火虛旺而傷眼，所以平時泡一點枸杞子喝最為適宜。

菊花的明目效果最明顯，還能有效緩解視疲勞；紅茶性質溫和，是所有茶類中芳香物質含量最高的，最具提神效果，讓你的工作效率更高。

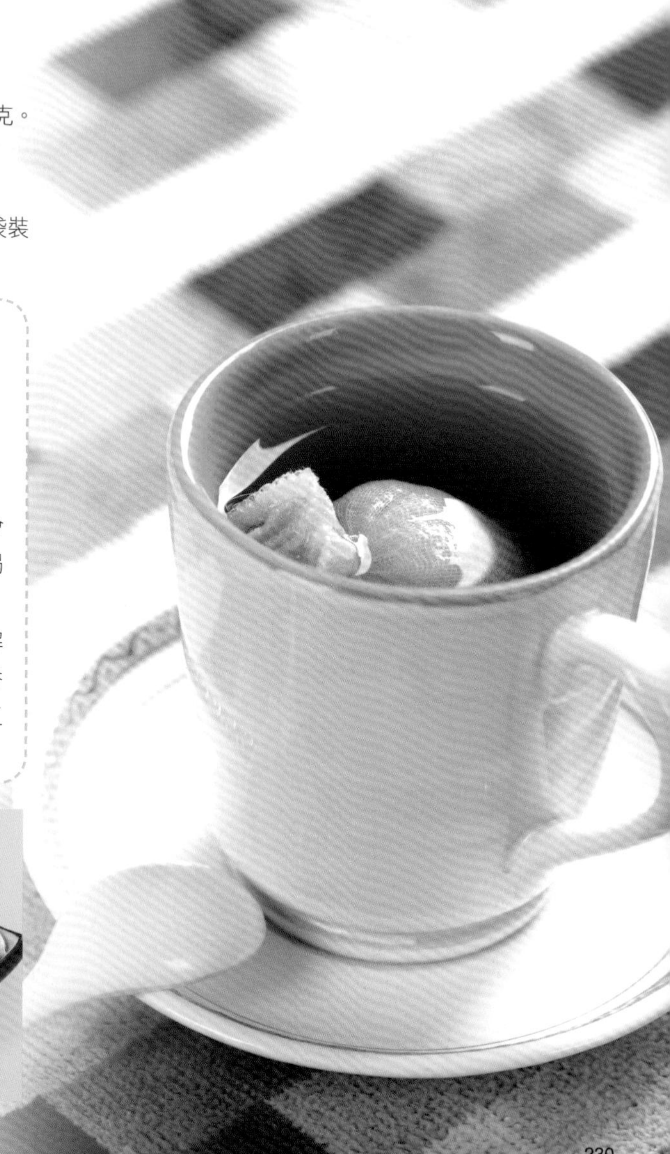

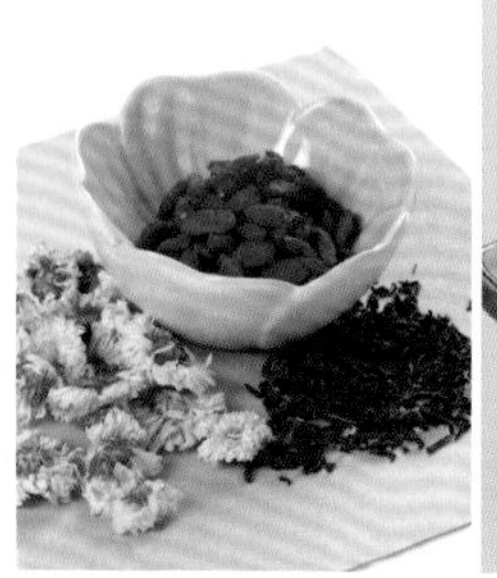

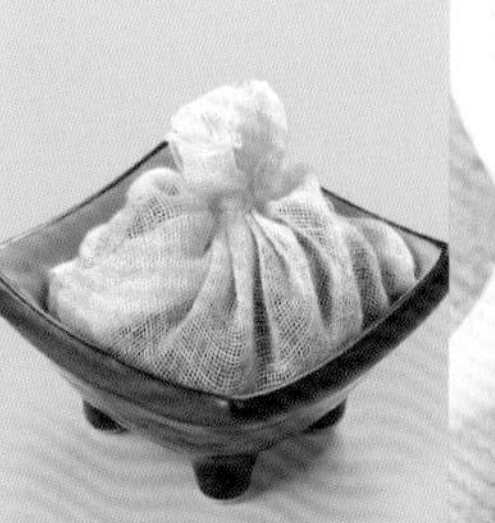

決明茶

材料／決明子30克，茶葉15克。

做法／

1. 決明子磨成細末，和茶葉混合均勻，分成6等份。
2. 每份用茶包袋裝好，熱水沖泡即可飲用。

用法及宜忌 每日早晚各一次。

功效 疏風，清熱，明目，消炎，抗菌，適用於目赤腫痛，風熱頭痛。

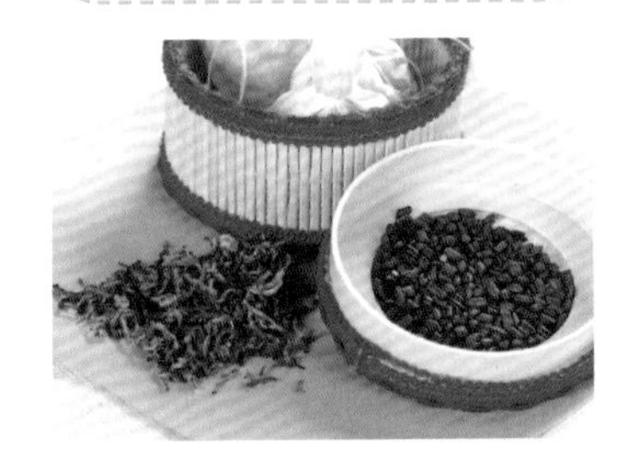

桑葉茶

材料／桑葉15克，菊花15克、甘草10克，綠茶10克。

做法／

1. 將甘草弄成小碎塊。
2. 將材料混合在一起，分成5等份，分別用茶包袋裝好，熱水沖泡即可飲用。

用法及宜忌 每日兩次，脾胃虛寒者每日飯後一次。

功效 清肝明目，消炎解毒，祛痰鎮咳。

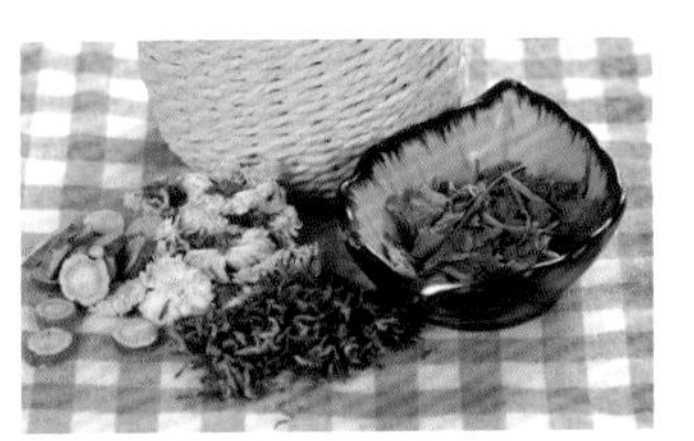

茉莉花茶

材料／茉莉花8克，綠茶15克。

做法／

1. 將材料混合均勻，分成5等份。
2. 每份用茶包袋裝好，熱水沖泡即可飲用。

用法及宜忌 每日兩次，時間不限，忌空腹。

功效 理氣，開鬱，和中，下氣，適用於下痢腹痛、結膜炎。

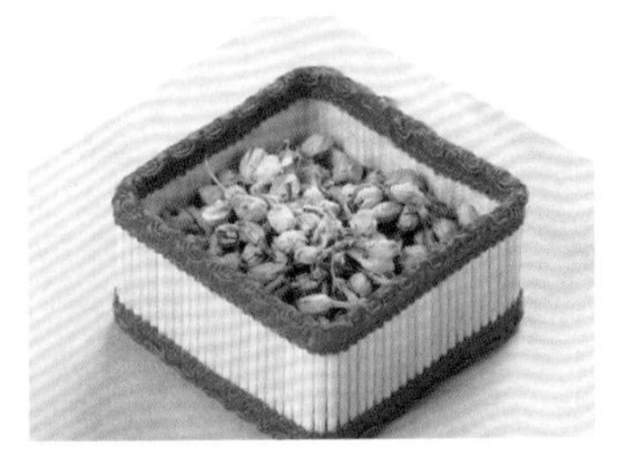

菊花龍井茶

材料／菊花10克，龍井茶15克。

做法／

1. 將材料混合均勻，分成5等份。
2. 每份用茶包袋裝好，熱水沖泡即可飲用。

用法及宜忌 每日三次，不拘時間。

功效 抗炎，殺菌，清熱，明目。適用於肝火上升所致的結膜炎。

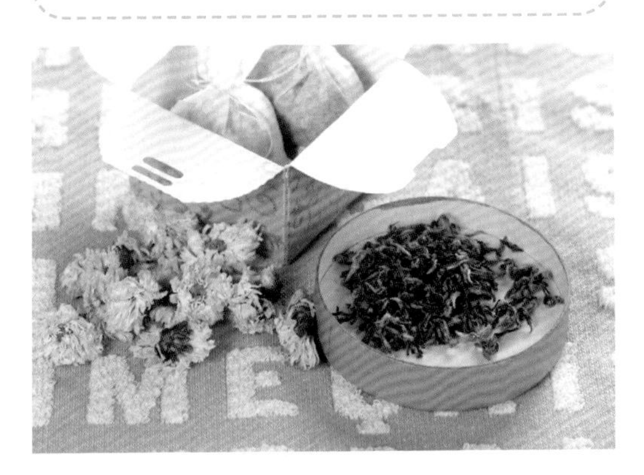

銀耳冰糖茶

材料／銀耳30克，冰糖30克，茶葉15克。

做法／

1. 將銀耳碾碎。
2. 材料混合均勻後分成6等份，分別用茶包袋裝好，熱水沖泡即可飲用。

用法及宜忌 每日早晚各一次。

功效 清肺熱，益脾胃，適用於結膜炎初起。

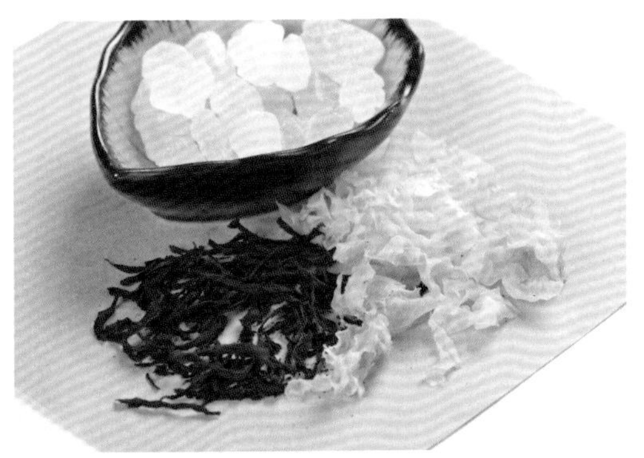

附錄：進補茶方

補氣

氣虛症者多見全身疲乏無力，精神不振，氣短聲低，倦怠乏力，面色發白，動則氣促，虛汗自出，食慾不振，大便溏薄，舌淡白、脈弱等症。臨床分心氣虛、脾氣虛、腎氣虛等。

補氣的茶方

人參茶

材料／白參 6 片。

做法／切片後直接泡水飲用即可。取代茶飲用，每日一劑。

功效／大補元氣，補益脾肺，生津固脫，安神增智。適用於久病氣虛，脾肺不足，食慾缺乏，動則氣喘，自汗乏力，面色少華，或脈虛，津傷口渴、消渴、失眠、心悸等。

人參果露茶

材料／人參 6 克，鳳梨汁 30 克，白糖 50 克，蜂蜜 60 克。

做法／人參洗淨，切成薄片，加少量開水浸泡後搗爛；再加少許白糖浸漬。另外將白糖（剩餘）、蜂蜜加入 500 毫升水中，加熱煮沸，再加入鳳梨汁，攪勻。將人參汁加入蜜糖鳳梨汁中攪勻即可。每次取 2 勺，沖入開水，取代茶飲，每日 2 ～ 3 次。

功效／大補元氣。適用於神疲乏力，氣短自汗，頭昏健忘等症。

西洋參茶

材料／西洋參 5 克，綠茶少許。

做法／將西洋參切成薄片與綠茶一起用沸水沖泡，加蓋泡幾分鐘後即可。每日一劑，飲至味淡後，可食用西洋參。

功效／益氣生津，適用於氣虛津虧而引起的乏力、氣短、心慌等症，也可用於虛火引起的發熱、口乾、煩躁不安等症。

山藥白糖茶

材料／山藥 120 克，白糖少許。

做法／山藥洗淨，去皮，切成薄片放鍋內，加適量水。用大火燒沸後轉小火煮約 50 分鐘，取汁。待汁稍涼，加白糖攪勻。可取代茶飲。

功效／潤肺補脾，益腎固腸。適用於脾氣不足、脾腎兩虛之小便不利、大便溏瀉等症。

太子參烏梅茶

材料／太子參、烏梅各 10 克，甘草 5 克，冰糖適量。

做法／將太子參、烏梅、甘草混合在一起一同水煎煮，煮成後去藥渣，加冰糖，可代茶飲。

功效／潤燥補虛。

黃耆茶

材料／生黃耆 15 ～ 30 克，紅棗 30 克。

做法／將材料加水煎煮 30 分鐘後飲服，可反覆煎泡代茶飲用。每日一劑，根據病情可連續服用 1 週至 3 個月不等。

功效／補氣升陽，固表止汗，健脾養血。適用於面色不華，疲乏無力，氣短汗出等症。經常服用本茶，具有強壯作用。

太子參紅棗飲

材料／太子參、黃耆各 10 克，五味子、白扁豆各 5 克，紅棗 5 顆。

做法／將材料混合在一起，共煎水，取代茶飲。

功效／益氣補血。

靈芝茶

材料／靈芝 10 克，綠茶少許。

做法／靈芝切薄片，用沸水沖泡，加綠茶飲用。

功效／補中益氣、增強筋骨，美容養顏。可以延年益壽，亦可防治高血脂症。

人參三七飲

材料／人參 8 克，三七末 3 克。

做法／人參用燉盅隔水蒸熟，取汁送服三七末。

功效／補中益氣、生津養血、健脾益肺。

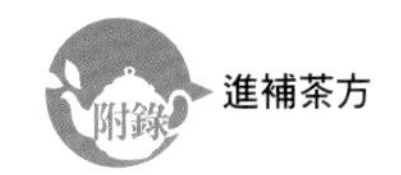

蓮子太子參茶

材料／太子參 15 克，蓮子 20 克。

做法／將材料加水上鍋煮至蓮肉爛熟為度，食肉，喝湯。

功效／健胃、幫助消化，補氣養脾。

太子鮮茶

材料／太子參 10 克，麥冬、百合各 8 克，雪梨 1 個。

做法／將太子參先煮 40 分鐘，再放入麥冬、百合、雪梨塊，繼續煮半小時即可。

功效／益氣養陰。

雙參茶

材料／太子參、沙參、石斛、麥冬各 15 克。

做法／將所有材料用水浸泡 1 小時，入砂鍋加水煮沸 30 分鐘，加白糖攪拌放涼，擠入檸檬汁數滴，置冰箱冷藏，每次服用 2 勺。

功效／補氣潤胃生津，最宜夏天飲用。

參棗桂圓飲

材料／西洋參、桂圓肉各 5 克，紅棗 10 克，黑糖少許。

做法／將所有材料入水煎煮 40 分鐘，分早、中、晚各服 2 勺。

功效／益氣養血安神。

黨參紅棗茶

材料／黨參 20 克，紅棗 10 ～ 20 顆，茶葉 3 克。

做法／將黨參、紅棗用水洗淨後，同煮茶飲用。

功效／補脾益氣，生津和胃。適用於體虛，病後飲食減少，大便稀溏，體倦神疲，心悸怔忡，婦女臟躁。

淮山茶

材料／淮山 30 克。

做法／將材料搗成小塊，熱水沖泡即可飲用。

功效／補氣血，提振精神。

白朮山藥茶

材料／山藥 20 克，白朮 15 克，桂圓肉 15 克。

做法／將山藥、白朮弄成小塊，加入桂圓後混合均勻，熱水沖泡即可飲用。

功效／溫中補氣，健胃補脾。

固表茶

材料／黃耆 5 克，防風 5 克，白朮 5 克，烏梅 3 克。

做法／將材料混合用茶包袋裝好，熱水沖泡即可飲用。

功效／益氣固表，可增強抗病能力。

黃耆三寶茶

材料／黃耆、菊花、羅漢果、茶葉各 4 克。

做法／將材料混合用茶包袋裝起來，熱水沖泡即可飲用。

功效／補氣治頭暈。

精耆當歸茶

材料／黃精、黃耆各 4 克，當歸、芍藥各 2 克。

做法／將材料搗碎後混合均勻，用茶包袋裝起來，熱水沖泡即可飲用。

功效／氣血雙補。

黃耆西洋參茶

材料／黃耆 5 克，西洋參 10 克。

做法／黃耆、西洋參分別切片，直接用熱水沖泡代茶飲，可反覆沖泡。

功效／益氣固表。

參麥茶

材料／太子參 9 克，浮小麥 15 克。

做法／將材料放入保溫杯內，用沸水沖泡 20 分鐘後即可。代茶飲用，每日一劑。

功效／益氣斂汗。適用於氣血不足，或病後虧虛，倦怠乏力，自汗不已，心悸口乾等症。

北耆黨參飲

材料／北耆、黨參各 15 克，紅棗 10 顆。

做法／將材料混合一同煎汁，加適量白糖服食。每日 1 劑，連服一週。

功效／補氣升陽，固表止汗，健脾養血。

補血

血虛又稱營血不足證或血液虧虛症，為體內血液不足、肢體臟腑百脈失去濡養而出現全身多種衰弱徵兆的總稱。

補血的茶方

丹參黃精茶

材料／丹參 10 克，黃精 10 克，茶葉 5 克。

做法／以上材料共研磨成末，沸水沖泡，加蓋泡 10 分鐘即可飲用。

功效／活血補血，填髓。適用於貧血和白血球減少。

當歸補血茶

材料／當歸 6 克，黃耆 30 克。

做法／以上材料共研磨為細末，置於保溫瓶中，用沸水適量沖泡加蓋泡 20 分鐘，代茶頻飲。

功效／補血止頭痛。

血藤耆棗茶

材料／雞血藤 30 克，黃耆 15 克，紅棗 5 顆。

做法／紅棗泡開，去核，與其他材料同煎煮 20 分鐘，取汁代茶飲。

功效／補血益氣。

花生衣紅棗茶

材料／花生 60 ～ 90 克，紅棗 20 克。

做法／先將花生在溫水中浸泡半小時，取皮，曬乾備用；紅棗洗淨後溫水泡開去核，酌加清水煎煮半小時後揀去花生衣，加適量黑糖分次飲汁並吃棗。

功效／補血止血。

雞蛋綠茶

材料／雞蛋 1 ～ 2 個，綠茶 1 克，蜂蜜 25 克。

做法／鍋中加水 300 毫升，煮沸後加入以上三種材料，煮至蛋熟時吃蛋飲茶。

功效／補氣血，適用於手術後氣血兩虛者。

地黃薑糖茶

材料／生地黃 10 克，黃連 3 克，天冬 12 克。

做法／全部材料以水煎煮，可取代茶飲。

功效／穩定血糖指數，降血糖。

桂圓冰糖茶

材料／桂圓肉 10 克，冰糖 3 克。

做法／將桂圓肉洗淨，與冰糖放入茶杯中，用沸水沖泡，隨泡隨飲。

功效／益氣養血，補心脾。

花生桂圓茶

材料／花生米 20 克，桂圓肉 25 克。

做法／以上材料加水煎煮。取代茶飲服，每日兩劑。

功效／補中益氣，養血安神，健脾胃。主治貧血。

地黃阿膠茶

材料／熟地黃 20 克，當歸 15 克，阿膠 15 克，陳皮 6 克。

做法／以水煎煮，取代茶飲。

功效／專治貧血。

地黃降壓茶

材料／熟地黃 10 克。

做法／以水煎煮，取代茶飲。

功效／補血降壓。

首烏枸杞茶

材料／何首烏 12 克，枸杞子 12 克。

做法／全部材料用茶包袋裝起來，熱水沖泡即可飲用。

功效／適用腰酸膝軟等肝腎虧虛之證。

桂圓洋參茶

材料／桂圓肉 30 克，西洋參 6 克，白糖少許。

做法／將西洋參浸潤切片，桂圓肉去雜質洗淨；共同放入碗內，加入白糖，再加水適量，置沸水鍋內蒸 40 ～ 50 分鐘即成。

功效／益氣養血，寧心安神。

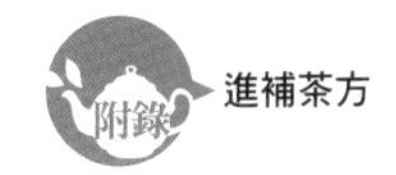

首烏生地茶

材料／何首烏 9 克，生地黃 9 克。

做法／全部材料用茶包袋裝起來，熱水沖泡即可飲用。

功效／養血涼血，益腎清腦，適用於少年白或鬢髮早白。

當歸首烏茶

材料／何首烏 3 克，白芍 3 克，當歸 3 克。

做法／全部材料放入杯中，以熱水沖泡即可飲用。

功效／養血涼血，益腎清腦，適用少年白或鬢髮早白。

芝麻首烏茶

材料／何首烏 3 克，黑芝麻 10 克，黑豆 10 克。

做法／全部材料用茶包袋裝起來，熱水沖泡即可飲用。

功效／養血涼血，益腎清腦，適用於少年白或鬢髮早白。

桂圓冰糖茶

材料／桂圓肉 5 克，冰糖 10 克。

做法／開水沖泡即可飲用。

功效／補血益氣，和胃潤肺，尤其適合身體虛弱者。

桂圓人參茶

材料／桂圓肉 5 克，人參 2 克，冰糖 10 克。

做法／人參切片，冰糖搗成碎末。全部材料放入杯中，以熱水沖泡即可飲用。

功效／氣血雙補。

桂圓茶

材料／桂圓肉 4 克，綠茶 5 克，冰糖適量。

做法／全部材料放入杯中，以熱水沖泡即可飲用。

功效／益心、補血、安神。

桂圓酒茶

材料／桂圓 4 顆，香油 1 小匙，米酒 1 小匙，黑糖適量。

做法／全部材料熱水沖泡即可飲用。

功效／暖身補血，利於睡眠。

養血美顏茶

材料／青果 5 克，桂圓肉 5 克，枸杞子 6 克，冰糖適量。

做法／全部材料用熱水沖泡即可飲用。

功效／養血滋陰。適用於美顏及皮膚保健，特別適用於陰虛、枯瘦、肌膚色澤不潤之人飲用。

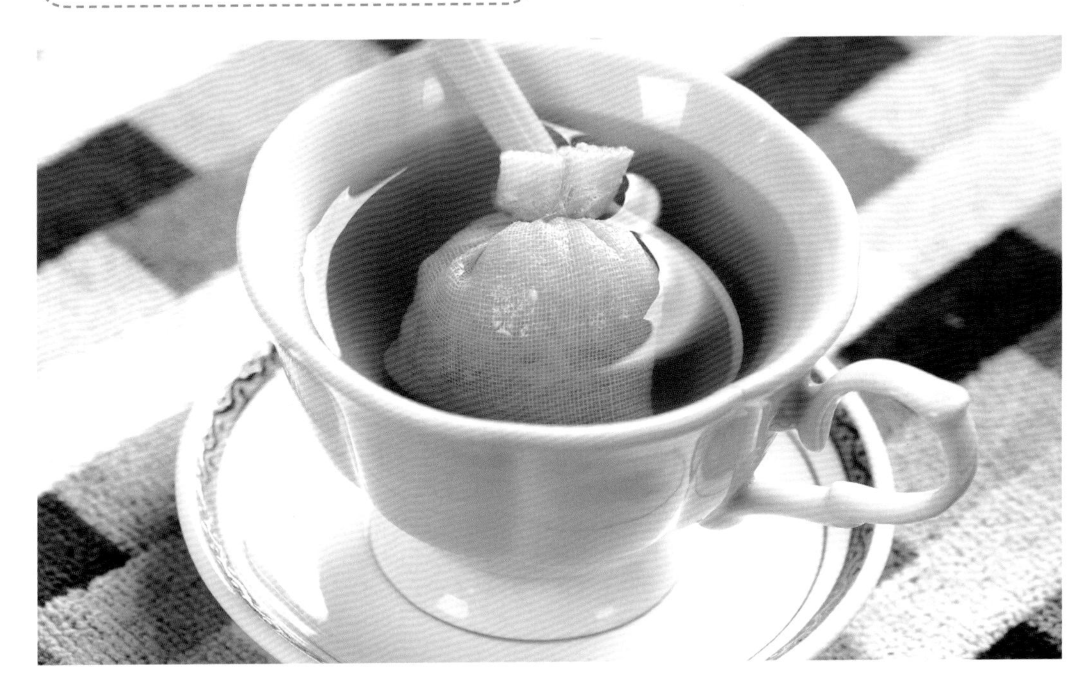

補陰

所謂陰虛，指的是人體真陰虛損。表現為形體消瘦，面容憔悴，兩顴紅赤，手足心熱，骨蒸潮熱，肌膚乾澀，毛髮枯黃，口乾喉燥，齒齦萎縮，牙齒鬆動，心煩盜汗，多夢失眠，頭目暈眩，舌紅苔少，脈象虛細，或虛細而數。臨床上又有腎陰虛、肝陰虛、心陰虛和肺陰虛之不同。

補陰的茶方

胡桃五味子茶

材料／核桃仁 20 克，五味子 6 克，蜂蜜適量。

做法／上沸水沖泡，取代茶飲。

功效／補腎斂肺，生津潤燥。

桑椹蜜茶

材料／鮮桑椹 60 克，蜂蜜 20 ～ 30 克。

做法／將鮮桑椹搗碎後和蜂蜜共置保溫杯中，用沸水適量沖泡，不拘時間取代茶飲。

功效／補肝益腎，息風滋液。

益肝腎茶

材料／熟地黃 20 克，枸杞子 15 克，制首烏 18 克，全當歸 10 克，杭菊花 4 克。

做法／將全部藥物研磨為粗末，置熱水瓶中，沖入沸水，加蓋泡 20 ～ 30 分鐘，頻頻飲用。

功效／補肝益腎，養血明目。

枸杞茶

材料／枸杞子 5 克，紅茶 5 克。

做法／沸水沖泡飲服。

功效／補肝明目，滋腎潤肺。

枸杞蜂蜜茶

材料／枸杞子 10 克，蜂蜜適量。

做法／枸杞子洗淨後放入杯中，用開水沖泡，等到水溫稍涼時，再加一匙蜂蜜，攪勻後即可飲用。

功效／養肝腎，明目。防治老花眼。

枸杞滋補茶

材料／枸杞子 10 克，五味子 6 克。

做法／將二味藥一同放入保溫杯中，沖入 300 毫升熱水，泡 30 分鐘後，代茶飲用。

功效／滋補肝腎，養心斂汗，生津止渴。

首烏枸杞茶

材料／何首烏 10 克，枸杞子各 10 克。

做法／將何首烏、枸杞子洗淨，同置杯中，沖入沸水浸泡，代茶飲服。

功效／滋補肝腎，消脂化痰。

丹參麥冬茶

材料／丹參、麥冬各 10 克。

做法／將二味藥用熱水沖泡後，代茶飲用。

功效／活血滋陰。

麥冬杏仁茶

材料／杏仁 6 克，麥冬 5 克。

做法／將二味藥煎煮後，代茶飲用。

功效／宣肺止咳、養陰生津。

麥冬枸杞茶

材料／麥冬 15 克，五味子、枸杞子各 10 克。

做法／全部洗淨放入杯中，沸水沖泡後，加蓋泡約 30 分鐘，代茶飲用。

功效／滋陰潤肺，提神醒腦。

麥地茶

材料／麥冬 15 克，生地黃 15 克。

做法／水煎服，代茶飲。

功效／滋陰散熱，可治療鼻出血。

女貞桑椹茶

材料／女貞子 12 克，桑椹 15 克，制首烏 12 克，墨旱蓮 10 克。

做法／把以上材料搗碎，置於熱水瓶中，用沸水適量沖泡，加蓋泡約 20 分鐘，頻頻飲用。

功效／養陰，滋補肝腎。肝腎陰虧，頭暈目眩，兩目乾澀，腰膝酸軟，或鬢髮早白。

天冬茶
材料／天冬 5 克。
做法／用茶包袋裝起來，熱水沖泡即可飲用。
功效／補陰長壽。

人參固本茶
材料／人參 6 克，天冬、麥冬、生地黃、熟地黃各 12 克。
做法／熱水沖泡即可飲用。
功效／益氣養陰，扶正固本。

女貞子茶
材料／女貞子 20 克。
做法／將女貞子蒸 20 分鐘後曬乾，搗碎成粉末狀。溫開水沖服即可。
功效／專治陰虛哮喘。

芝麻黑豆茶
材料／黑芝麻 12 克，黑豆 10 克。
做法／將材料用熱水沖泡即可飲用。
功效／養血涼血，益腎清腦。

小麥百合茶
材料／小麥、乾百合各 15 克。
做法／將小麥炒熟，放涼後搗碎；乾百合切碎，一同用熱水沖泡即可。
功效／益氣養陰、清熱安神。

百合茶
材料／百合 15 克。
做法／熱水沖泡即可飲用。
功效／補陰益腎。

二百二冬茶
材料／百合、白及、百部各 5 克，天冬、麥冬各 6 克。
做法／將材料用茶包袋裝起來，熱水沖泡即可飲用。
功效／適用於肺陰不足之久咳不已。

百合蜜
材料／百合 15 克，蜂蜜適量。
做法／熱水沖泡，加蜂蜜調味即可飲用。
功效／潤腸，清熱，通便，排毒。

花生百合茶
材料／花生米 10 克，白果 10 克，百合 10 克，冰糖 15 克。
做法／將材料搗碎後用茶包袋裝起來，熱水沖泡即可飲用。
功效／潤肺化痰，治久咳痰少、氣短喉乾。

霜柿餅茶
材料／帶霜柿餅一個。
做法／將柿餅去蒂，切成小塊，用熱水沖泡即可飲用。
功效／潤肺滋陰。

花生核桃茶
材料／熟花生米 20 克，核桃仁 20 克。
做法／全部材料碾碎後，以熱水沖泡即可飲用。
功效／滋陰養胃，益壽延年。

枸杞菊花茶
材料／枸杞子 5 克，菊花 3 克，甘草 3 克。
做法／將材料混合均勻，熱水沖泡即可飲用。
功效／適用於體質虛弱，肝腎虧虛之症。

桑寄生杜仲茶
材料／桑寄生 5 克，杜仲 3 克。
做法／將材料搗碎，熱水沖泡即可飲用。
功效／適用於陰虛引起的肝腎虧虛。

補陽

所謂陽虛，說的是人體真陽虛損，表現為面色白，面目虛浮，唇色淡白，神疲懶言，倦怠乏力，精神委靡，語言低沉，蜷臥嗜睡，不思飲食，肢冷畏寒，自汗氣短，心悸不安，舌淡苔白，脈象虛弱。

補陽的茶方

鎖陽桑椹茶

材料／鎖陽、桑椹各 20 克，蜂蜜 10 克。

做法／鎖陽、桑椹各搗碎，置保溫瓶中，加蜂蜜，用適量沸水沖泡，加蓋泡 15 分鐘。頻頻飲用。

功效／補腎陽，益腎精，潤腸通便。

巴戟牛膝茶

材料／巴戟天 20 克，懷牛膝 15 克。

做法／將材料一同研磨為粗末，置於熱水瓶中，沖入適量沸水浸泡，加蓋泡約 20 分鐘，頻頻飲用。於一日內飲盡。每日中晚可配合飲用黃酒各 1 杯。

功效／溫補腎陽，強腰健膝。

硫黃茶

材料／硫黃 9 克，訶子皮 9 克，紫筍茶 9 克。

做法／將硫黃磨為細末，用茶包袋裝好，與訶子皮、紫筍茶共加水適量，煎煮 10～15 分鐘即可，過濾取汁用。每日 1 劑，溫服。

功效／溫腎壯陽，斂澀止瀉。不可久服；陰虛陽亢者或孕婦忌服。

人參核桃茶

材料／人參 3 克，核桃仁 10 克。

做法／洗淨，人參切片，一同置鍋內，加清水適量，用大火燒開後轉小火煮 1 小時，每日一劑，睡前服用。

功效／具有益氣助陽，固腎納氣的功效。

冬蟲夏草茶

材料／冬蟲夏草 5 克，紅茶 5 克。

做法／將冬蟲夏草 5 克放入鍋中，煎煮半小時。將適量紅茶放入再煮約 5 分鐘後，加入適量蜂蜜調勻即可飲用。

功效／補腎壯陽。

黨參黃米茶

材料／黨參 10 克，炒米 30 克。

做法／將以上二味入鍋內，加水 4 碗，煎煮至 1 碗半。代茶飲用。

功效／溫陽益氣，健脾和胃。

仙靈木瓜茶

材料／仙靈脾（淫羊藿）15 克，川木瓜 12 克，甘草 9 克。

做法／將材料混合均勻，分成 4 等份後用茶包袋裝起來，熱水沖泡即可飲用。

功效／補腰腎，壯陽。

川芎杜仲茶

材料／川芎 30 克，杜仲 30 克，五味子 18 克。

做法／川芎和杜仲切片，五味子碾碎。5 克川芎，5 克杜仲，3 克五味子用茶包袋裝起來，熱水沖泡即可飲用。

功效／補腎壯陽，對偏頭痛十分有效。

桑寄生杜仲茶

材料／桑寄生 5 克，杜仲 4 克，續斷 3 克，狗脊 2 克。

做法／用茶包袋裝起來，熱水沖泡即可飲用。

功效／適用於肝腎虧虛之腰肌勞損。

三七骨碎補茶

材料／三七 4 克，骨碎補 4 克，當歸尾 2 克。

做法／熱水沖泡即可飲用。

功效／益陽，助骨傷恢復。

香附骨碎補茶

材料／香附、骨碎補各 4 克。

做法／熱水沖泡即可飲用。

功效／適用於膝關節腫脹、疼痛。

骨碎補茶

材料／骨碎補 6 克，當歸尾 3 克，桂枝 3 克。

做法／熱水沖泡即可飲用。

功效／適用於陽虛引起的腰腿疼痛，身體側轉困難之症。

骨碎補紅棗茶

材料／骨碎補 15 克，紅棗 20 克。

做法／熱水沖泡即可飲用。

功效／補腎，接骨，活血，常用於腎虛牙痛，耳鳴，久瀉等證。

沙苑子茶

材料／沙苑子 12 克。

做法／熱水沖泡即可飲用。

功效／健身益年。久服可補腎強腰。

王母桃茶

材料／白朮、熟地黃各 5 克，何首烏、巴戟天、枸杞子各 3 克。

做法／熱水沖泡即可飲用。

功效／健脾運中，溫補肝腎。

杜仲獨活茶

材料／杜仲、獨活各 4 克，補骨脂、肉蓯蓉各 3 克。

做法／熱水沖泡即可飲用。

功效／適用於腎陽虛之腰肌勞損症。

韭菜子茶

材料／韭菜子 5 克，蜂蜜適量。

做法／韭菜子先入鍋稍炒一下。用熱水沖泡加蜂蜜調飲即可飲用。

功效／溫腎益陽。

韭菜根茶

材料／韭菜根 20 個。

做法／韭菜根洗淨切碎，熱水沖泡即可飲用。

功效／溫腎益陽，兒童服用減半。

鹿茸枸杞茶

材料／鹿茸 3 克，枸杞子 5 克。

做法／直接用熱水沖泡即可飲用，鹿茸反覆使用，枸杞子泡後即食。

功效／補腎陽，益精血，強筋骨。

杜仲五味子茶

材料／杜仲 6 克，五味子 3 克。

做法／熱水沖泡即可飲用。

功效／補肝益腎，滋腎澀精，強健筋骨。

人參壯陽茶

材料／人參 4 克，茶葉 5 克。

做法／熱水沖泡即可飲用。

功效／壯陽補元，強腎益氣。治男性性功能障礙。

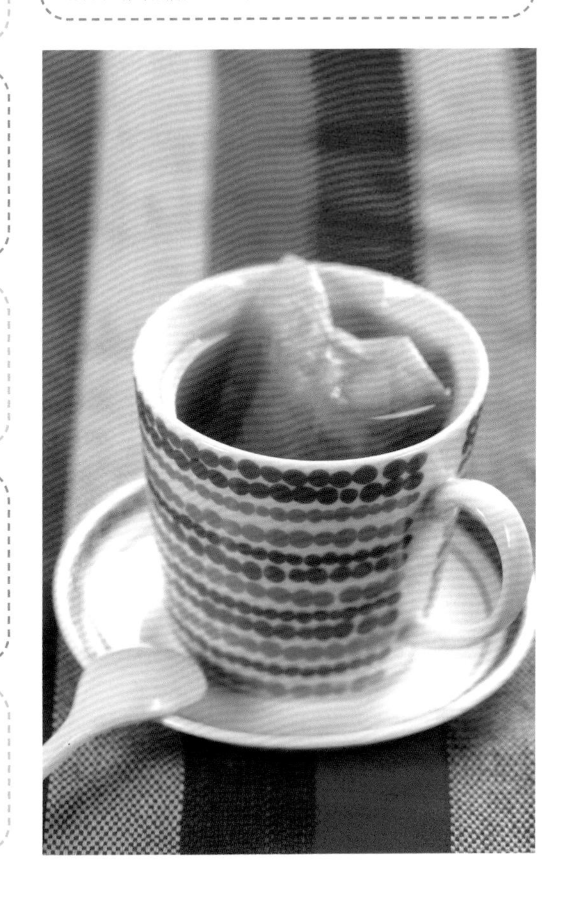

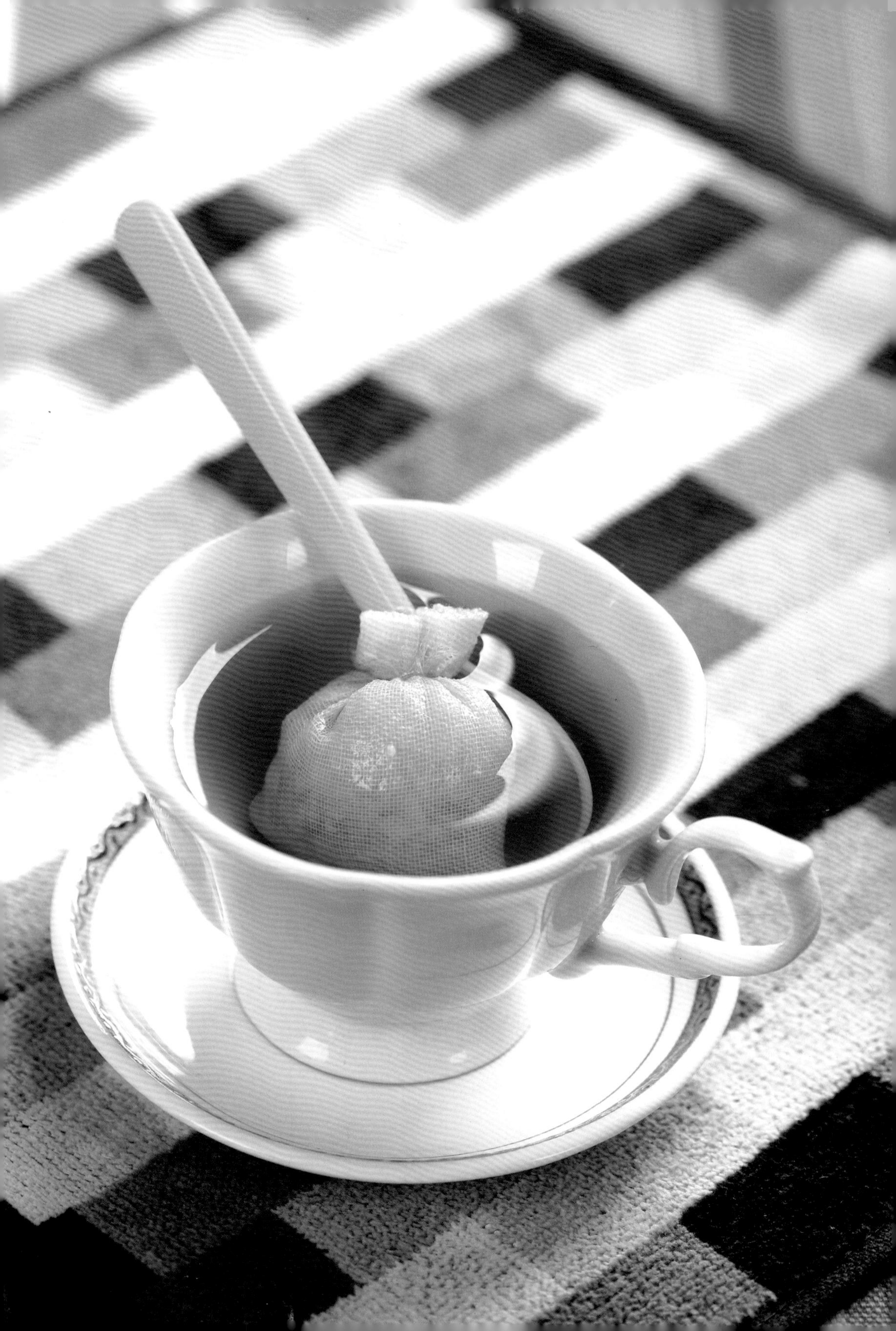